Any screen.
Any time.
Anywhere.

原著（英語版）のeBook版を
無料でご利用いただけます

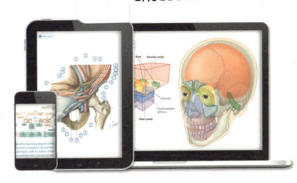

"Student Consult"ではオンライン・オフラインを問わず，原著（英語版）を閲覧することができ，
検索やコメントの記入，ハイライトを行うことができます．

Student Consultのご利用方法

① studentconsult.inkling.com/redeem にアクセスします．

② 左ページのスクラッチを削って，コードを入手します．

③ "Enter code"にStudent Consult用のコードを入力します．

④ "REDEEM"ボタンをクリックします．

⑤ Log in（すでにアカウントをお持ちの方）もしくはSign upします（初めて利用される方）．
※Sign upにはお名前・e-mailアドレスなどの個人情報が必要となります．

⑥ "ADDING TO LIBRARY"ボタンを押すと，MY LIBRARYに本書が追加され，
利用可能になります．

テクニカル・サポート（英語対応のみ）：
email studentconsult.help@elsevier.com
call 1-800-401-9962（inside the US）
call +1-314-447-8200（outside the US）

ELSEVIER

・本電子マテリアルは，studentconsult.inkling.comに規定されたライセンスの条項に従うことを条件に使用できます．この電子マテリアルへの
　アクセスは，本書の表紙裏側にあるPINコードを最初にstudentconsult.inkling.comで利用した個人に制限されます．また，その権利は転売，貸
　与，またはその他の手段によって第三者に委譲することはできません．
・本電子マテリアルの提供は事前予告なく終了することがあります．

身体所見のメカニズム
── A to Z ハンドブック

Mechanisms of CLINICAL SIGNS 2nd Edition　原書2版

Dennis, Bowen and Cho

監訳　内藤 俊夫

ELSEVIER　　　　　　　　　　　　　　　　　　丸善出版

ELSEVIER

Higashi-Azabu 1-chome Bldg. 3F
1-9-15, Higashi-Azabu,
Minato-ku, Tokyo 106-0044, Japan

MECHANISMS OF CLINICAL SIGNS

Copyright 2016 Elsevier Australia. 1st edition © 2012 Elsevier Australia
Reprinted 2016

ISBN: 978-0-7295-4237-1

This translation of *Mechanisms of Clinical Signs, Second Edition* by **Mark Dennis, William Talbot Bowen and Lucy Cho**, was undertaken by Maruzen Publishing Co., Ltd. and is published by arrangement with Elsevier Australia.

本書，**Mark Dennis, William Talbot Bowen and Lucy Cho** 著：*Mechanisms of Clinical Signs, Second Edition* は，Elsevier Australia. との契約によって出版されている．

身体所見のメカニズム　原書2版―A to Z ハンドブック by **Mark Dennis, William Talbot Bowen and Lucy Cho.**
Copyright © 2019, Elsevier Japan KK. Reprinted 2020.
ISBN: 978-4-621-30414-3

All rights reserved. No part of this publication may be reproduced or transmitted in any form or by any means, electronic or mechanical, including photocopying, recording, or any information storage and retrieval system, without permission in writing from the publisher. Details on how to seek permission, further information about the Publisher's permissions policies and our arrangements with organizations such as the Copyright Clearance Center and the Copyright Licensing Agency, can be found at our website: www.elsevier.com/permissions.

This book and the individual contributions contained in it are protected under copyright by the Publisher (other than as may be noted herein).

注　意

　本翻訳は，エルゼビア・ジャパンがその責任において請け負ったものである．医療従事者と研究者は，ここで述べられている情報，方法，化合物，実験の評価や使用においては，常に自身の経験や知識を基盤とする必要がある．医学は急速に進歩しているため，特に，診断と薬物投与量については独自に検証を行うものとする．法律のおよぶ限り，Elsevier，出版社，著者，編集者，監訳者，翻訳者は，製造物責任，または過失の有無に関係なく人または財産に対する被害および／または損害に関する責任，もしくは本資料に含まれる方法，製品，説明，意見の使用または実施における一切の責任を負わない．

In Memoriam
Doctor John Morgan 27.9.1930–14.7.2014
Surgeon, gentleman, teacher and friend.

'I shall not see his like again'

監訳者序文

■ ■ ■

　問診表に「日光過敏症があります」と記載があった瞬間に，医師は「SLEだ！」と思い込んでしまう．現在の医学部教育の賜物である．このようなAnchoring（先入観のアンカーを打ち込まれる）やPremature closure（思いついた診断をもとに鑑別を早期に止めてしまう）による誤診を防ぐために，慎重に身体所見を取ることは大変重要である．

　医学部ではObjective Structured Clinical Examination（OSCE）等の客観的臨床能力試験が行われているが，単純に所見の名前の暗記テストに留まっており，所見のメカニズム・有用性についての教育は皆無と言っていい．この状況への憂いもあり，本書「身体所見のメカニズム」を監訳させていただいた．ぜひ，多くの医学生・研修医に手に取っていただきたい．2020年からは医学部6年次にPost-Clinical Clerkship OSCE（臨床実習後OSCE）の実施も予定されている．この試験においても本教科書は重要な指針となると自負している．

　臨床実習の多くの時間が単なる手技・手術の見学に終わっているのは大変残念である．私は教授回診で臨床実習の学生に「今朝，患者さんは座ってテレビを観ていましたか？」と聞くことが多いが，この質問にさえ答えられない学生がいることは驚きである．医療過誤や副作用の原因の63%は「医師が診察を行わなかったこと」による[1]という事実を，我々は重く受け止めるべきである．医学生・研修医に，この教科書を持ってベッドサイドで1日を過ごしてほしい．

　医師は血液検査の感度・特異度は意識するが，身体所見において感度・特異度を考慮することを忘れてしまいがちである．このため，「頸が固くなかったので腰椎穿刺は施行せずに帰宅させました」という誤ったプラクティスが起きる．本教科書の特徴は，「記載されている全ての身体所見が有用なわけではない」ことである．国家試験対策の教科書や多くのマニュアル本では，病名と身体所見が線で繋がっている．しかし，実際の臨床現場では，目の前の患者の身体所見の結果が有用かを判断するのが重要になる．この判断を意識して診療に当たることは，臨床医の修練において最も大切なことである．

　今回は，日本病院総合診療医学会若手部会のメンバーを中心に翻訳を行った．実際に研修医・学生教育に携わっている医師による翻訳は，学習者に寄り添ったものになっている．今後，病院総合診療専門医制度の中心となるメンバーの手による本書を，各施設での教育に役立てていただくことを期待する．

2019年11月
順天堂大学医学部総合診療科学講座主任教授
日本病院総合診療医学会理事
内藤俊夫

---

1) Verghese A et al., Inadequacies of Physical Examination as a Cause of Medical Errors and Adverse Events: A Collection of Vignettes. *Am J Med.* 2015;128(12):1322-4.e3.

監訳

内藤俊夫　順天堂大学医学部総合診療科学講座 主任教授

翻訳

志水太郎　獨協医科大学総合診療医学 主任教授／獨協医科大学病院総合診療科 診療部長［第 1 章］
本田優希　獨協医科大学総合診療医学［第 1 章］
和足孝之　島根大学医学部附属病院卒後臨床研修センター 助教［第 2 章］
松浦史奈　島根大学医学部附属病院卒後臨床研修センター［第 2 章］
佐々木陽典　東邦大学医療センター大森病院総合診療・急病センター 助教［第 3 章 P162 ～ 231］
近藤　猛　名古屋大学医学部附属病院総合診療科／卒後臨床研修・キャリア形成支援センター［第 3 章 P232 ～ 299］
鋪野紀好　千葉大学医学部附属病院総合診療科 特任助教［第 4 章］
小林知貴　広島大学病院総合内科・総合診療科 助教［第 5 章 P340 ～ 408］
西村義人　岡山大学病院総合内科・総合診療科 助教［第 5 章 P409 ～ 479］
原田　拓　昭和大学江東豊洲病院総合診療科／獨協大学病院総合診療科非常勤スタッフ医師［第 5 章 P480 ～ 548］
山下　駿　佐賀大学医学部附属病院総合診療部［第 6 章］
池崎裕昭　九州大学大学院医学研究院連携総合診療内科学講座 准教授［第 7 章］

（2019 年 11 月現在）

序　文

　高度な画像診断技術がある21世紀において，私たちは注意深い身体診察によって得た臨床所見を不要なものとしてしまいがちである．だが，これは大きな過ちである．それは，材料の乏しい環境で，身体所見とその正確な解釈が最も重要となるからというだけではない．より高度なテクノロジーのために適切なトリアージを行ったり，その結果が身体的な徴候から得られた所見と一致しない場合に適切に疑問を持つためにも重要となるからである．これらはすべての医学生および臨床医にとって必要不可欠なスキルである．

　肥満患者の頚静脈圧の解釈や，腎動脈狭窄症を有する若年高血圧患者の腹部血管雑音など，非常に難しい身体的徴候もある．大動脈縮窄における橈骨・大腿動脈拍動遅延など，思い出すのは簡単だが，忘れてしまいがちな徴候もある．身体所見のメカニズムを深く理解しようとすることは，疾患の病態生理を理解するという知的満足感を高めるだけでなく，徹底した，かつ思いやりのある診察の価値を理解するための重要な学習にもなるだろう．

　この本は非常によく構成されている．まず，「系」を基本にした章（筋骨格系，呼吸器系など）があり，次に一般的な徴候を細かく分け，アルファベット順に配置している．ほとんどの徴候は，関連する写真や図表で説明されており，明解な図と文章により，非常に読みやすく，わかりやすい医学教育の必需品となっている．本書は，特定の疑問に対する参考資料として使うことも，端から端まで読んで徴候を正しく解釈し，最も効果的な「手当て」を実践する能力を身につけるための教科書として利用することもできる．私の知るかぎり，ほかに類を見ない教科書である．

　本書は，Mechanisms of Clinical Signs（『身体所見のメカニズム』）の第2版であり，旧版同様，ヒトの疾患における臨床的に明らかな症状の主要な部分をカバーする，明解かつ詳細なテキストとなっている．さらに第2版には，音声や動画ファイルなどの機能，わかりやすい「フロー図」や，「Clinical Pearl（クリニカルパール）」の見出しが追加されている．

　本書は，医学生，研修医にとって非常に満足できる教科書となるだろう．経験豊富な臨床医にとっても，頻繁に見られる臨床徴候の背後にあるメカニズムについてさらに学ぶことができる．先人たちによって実践されてきたように，病歴と身体所見は，正確な診断を下すと同時に，患者に十分なサービスを提供する能力の基盤となっている．本書は，より完璧な医師を目指す人にすばらしいリソースを提供できる一冊と言えるだろう．

David S Celermajer
AO MB BS PhD DSc FRACP

はじめに

■ ■ ■

　本書の初版のリリースから3年間，多くのことが変化している．だが，高度な診断検査が容易にできる時代にあって，身体所見の正確な解釈は今も臨床判断を左右する．本書の初版を患者のケアにおいて有益だと感じ，さまざまなフィードバックをくれた学生や臨床医師たちに心から感謝する．

　彼らのフィードバックにより，本書の第2版は更新と改善に至った．しかし医療における身体所見のメカニズムを理解するという焦点はそのままである．コンテンツが多すぎることと内容が単純化しすぎることは紙一重だが，第2版ではいくつかの項目を強化し，逆にいくつかは簡略化した．また，新しい臨床徴候もいくつか追加した．新しく追加した図や画像，フロー図の数々は，理解を深めるために役立つだろう．また，このテクノロジーの時代において，オンラインコンテンツとの併用で補強されない教科書はありえない．本書も，徴候を実演および／または解説する音声と動画のファイルを読者に提供している．

　さらに，各身体所見の根拠を見直し，徴候の適中率は，可能な箇所において再レビューおよび修正を行った．特に有用な所見においては「Clinical Pearl（クリニカルパール）」という見出しで強調もしている．

　多くの点で，現代医学はよりアルゴリズム的で，ガイドライン偏重的である．病歴および診察を介したベッドサイドの患者情報の正確な解釈は，医学における教養課程であり，すべての良好な臨床診断が行われる基盤となる．

謝　辞

■ ■ ■

　私たちの家族や友人，関わってくれた人々全員の揺るぎないサポートに感謝したい．また，常に「なぜ」と問い続け，先輩臨床医の指導のもと，テキスト改良の方向性を示してくれた医学生たち全員に感謝する．

Authors

Mark Dennis MBBS（Honours）
Cardiology Advance Trainee /Intensive Care Trainee,
Royal Prince Alfred Hospital, Clinical Lecturer, Sydney Medical School,
University of Sydney, NSW, Australia

William Talbot Bowen MBBS, MD
Emergency Medicine Physician, Board Eligible
Louisiana State University Health Sciences Center
New Orleans, LA, United States

Lucy Cho BA, MBBS, MIPH
General Practice Registrar
Appletree Family Practice
Newcastle, NSW, Australia

Reviewers

第2章 呼吸器系の所見：
Dr Keith Wong MBBS（Hons）
MMed（Clin Epi）PhD FRACP
Research Fellow, Sleep and Circadian Research Group, Woolcock Institute of Medical Research; Staff Specialist, Department of Respiratory and Sleep Medicine, Royal Prince Alfred Hospital, University of Sydney
Professor Ivan Young PhD FRACP
Clinical Professor, Central Clinical School（Medicine）, University of Sydney; Department of Respiratory Medicine, Royal Prince Alfred Hospital

第3章 心血管系の所見：
Dr Rajesh Puranik MBBS PhD FRACP
Consultant Cardiologist, Royal Prince Alfred Hospital, NHMRC/NHF Postdoctoral Fellow, University of Sydney

第4章 血液疾患および腫瘍の所見：
Professor Douglas Joshua MD
Professor of Internal Medicine, University of Sydney; Head of Institute of Haematology, Royal Prince Alfred Hospital

第5章 神経系の所見：
Dr John Carmody MB BCh MRCPI FRACP
Staff Specialist Neurologist, Hon. Clinical Senior Lecturer, University of Wollongong
Associate Professor Leo Davies MD MB BS FRACP
Sub-Dean and Head of Assessment, Sydney Medical School, University of Sydney; Australian & New Zealand Association of Neurologists; Australian Association of Neurologists

第6章　消化器系の所見：
Associate Professor Meng C Ngu MBBS(Hons) BMedSc(Hons) PhD FRACP
Clinical Associate Professor, University of Sydney; Consultant Gastroenterologist

第7章　内分泌系の所見：
Professor Stephen Twigg MBBS (Hons-I) PhD FRACP
Professor in Medicine, Central Clinical School and the Bosch Institute, University of Sydney; Senior Staff Specialist in Endocrinology, Royal Prince Alfred Hospital

---

Awais Saleem Babri (MBBS, PGDipSc, PhD, GradCertEdu)
School of Biomedical Sciences, The University of Queensland, Qld, Australia

Timothy Billington PhD
Lecturer Medical Sciences and Medical Education, School of Medicine, University of Wollongong, NSW, Australia

Wai Ping (Alicia) Chan MBBS FRACP PhD FCSANX

Shiv Chitturi FRACP
Staff Specialist, Canberra Hospital, ACT, Australia

Simon Dimmitt MBBS, BMedSc(Hons), FRACP, FCSANZ
Clinical Professor of Medicine, University of Western Australia

Ulrich Orda Staatsexamen Medizin (D), PhD (D), Facharzt fuer Innere Medizin (D), Allgemeinmedizin (D), Notfallmedizin (D), FACRRM / GEM
Director of Emergency Mount Isa Hospital, Director of Clinical Training North West Hospital and Health Service, Qld, Australia; Associate Professor James Cook University/ Mount Isa Institute for Rural and Remote Medicine, Qld, Australia

Zoë Raos MBChB FRACP
Gastroenterologist and General Physician, North Shore Hospital – Waitemata District Health Board, Auckland, New Zealand

Philip Robinson B Med Sc, MB BS, MD, PhD FRACP
Paediatric Respiratory Physician, Royal Children's Hospital, Vic, Australia

Milana Votrubec MB BS MA MM ME USyd FRACGP FFPMANZCA
Senior Clinical Tutor University of Sydney and Notre Dame, NSW, Australia

目次

監訳者序文	v
訳者一覧	vi
序文	vii
はじめに／謝辞	viii
Authors & Reviewers 一覧	ix
目次（所見別 A to Z 順）	xi
目次（病態別 A to Z 順）	xxii

第1章　筋骨格系の所見　Musculoskeletal Signs ——— 1

前方引き出しテスト　anterior drawer test	2
Apley（アプレー）圧迫テスト　Apley's grind test	3
Apley（アプレー）スクラッチテスト　Apley's scratch test	4
見かけ上の脚長（機能的脚長）不等 apparent leg length inequality（functional leg length）	5
アプリヘンションテスト　apprehension test	6
アプリヘンション–リロケーションテスト（Fowler（ファウラー）徴候） apprehension–relocation test（Fowler's sign）	7
Bouchard（ブシャール）結節，Heberden（ヘバーデン）結節 Bouchard's and Heberden's nodes	8
ボタン穴変形　boutonnière deformity	9
バルジ／ワイプ／ストロークテスト　bulge/wipe/stroke test	11
蝶形紅斑　butterfly rash（malar rash）	12
石灰沈着症／皮膚石灰沈着症　calcinosis/calcinosis cutis	14
Charcot（シャルコー）足　Charcot foot	16
骨摩擦音　crepitus	18
ドロップアームテスト　dropped arm test	19
Finkelstein（フィンケルシュタイン）テスト　Finkelstein's test	20
Gottron（ゴットロン）丘疹　Gottron's papule	21
Hawkins（ホーキンス）インピンジメントテスト　Hawkins' impingement test	22
ヘリオトロープ疹　heliotrope rash	24
脊柱後弯症　kyphosis	25
Lachman（ラックマン）テスト　Lachman's test	27
網状皮斑　livedo reticularis	28
McMurray（マクマレー）テスト　McMurray's test	31
Neer（ニア）インピンジメントテスト　Neer's impingement test	32
膝蓋骨アプリヘンションテスト　patellar apprehension test	34
膝蓋跳動　patellar tap	35

Patrick(パトリック)テスト(FABER(フェーバー)テスト)
 Patrick's test (FABER test) ……………………………………… 36
Phalen(ファレン)徴候 Phalen's sign ……………………………… 37
近位筋力低下／近位筋ミオパチー proximal weakness/proximal myopathy ……… 38
爪乾癬／乾癬性爪異栄養症 psoriatic nail/psoriatic nail dystrophy ……… 39
Raynaud(レイノー)症候群／現象 Raynaud's syndrome/phenomenon ……… 41
鞍鼻 saddle nose deformity ………………………………………… 44
ソーセージ様指(指炎) sausage-shaped digits (dactylitis) ……………… 45
肢端硬化 sclerodactyly ………………………………………………… 47
ショール徴候 shawl sign ……………………………………………… 48
Simmonds-Thompson(シモンズ・トンプソン)テスト
 Simmonds-Thompson test …………………………………………… 49
Speed(スピード)テスト Speed's test …………………………………… 50
皮下結節(リウマトイド結節) subcutaneous nodule (rheumatoid nodule) ……… 51
サルカス徴候 sulcus sign …………………………………………… 52
棘上筋テスト(empty-can テスト) supraspinatus test (empty-can test) ……… 53
スワンネック変形 swan-neck deformity ……………………………… 54
毛細血管拡張 telangiectasia ……………………………………… 56
Thomas(トーマス)テスト Thomas' test …………………………………… 58
Tinel(ティネル)徴候 Tinel's sign ……………………………………… 59
Trendelenburg(トレンデレンブルグ)徴候 Trendelenburg's sign ……… 60
真の脚長不等(解剖学的脚長不等)
 true leg length inequality (anatomic leg length inequality) ……… 61
尺側偏位 ulnar deviation …………………………………………… 62
V徴候 V-sign …………………………………………………………… 63
外反変形 valgus deformity ………………………………………… 64
内反変形 varus deformity …………………………………………… 66
Yergason(ヤーガソン)徴候 Yergason's sign ……………………………… 68

第2章 呼吸器系の所見 Respiratory Signs — 73

呼吸補助筋を用いた呼吸 accessory muscle breathing …………… 74
死戦期呼吸 agonal respiration ……………………………………… 76
持続性吸息 apneustic breathing ……………………………………… 77
無呼吸 apnoea ………………………………………………………… 78
羽ばたき振戦 asterixis ………………………………………………… 81
非対称性の胸郭拡張 asymmetrical chest expansion ………………… 82
非同期性呼吸 asynchronous respiration …………………………… 85
運動失調性呼吸(Biot(ビオー)呼吸) ataxic (Biot's) breathing ………… 86
ビア樽状胸 barrel chest ……………………………………………… 88

徐呼吸　bradypnoea	90
呼吸音　breath sound	91
呼吸音：気管支呼吸音　breath sound: bronchial breath	94
呼吸音：減弱　brath sound: reduced or diminished	95
咳反射　cough reflex	99
クラックル（ラ音）　crackle（rale）	102
Dahl（ダール）徴候と三脚姿勢　Dahl's sign and tripod position	105
呼吸困難　dyspnoea	106
漏斗胸　funnel chest（pectus excavatum）	111
呻吟（うめき）　grunting	112
喀血　haemoptysis	113
Harrison（ハリソン）溝　Harrison's sulcus（Harrison's groove）	114
Hoover（フーバー）徴候　Hoover's sign	116
肥大性肺性骨関節症（HPOA）　hypertrophic pulmonary osteoarthropathy（HPOA）	117
過換気　hyperventilation	119
肋間陥凹　intercostal recession	121
Kussmaul（クスマウル）呼吸　Kussmaul's breathing	122
起坐呼吸　orthopnoea	124
奇異性腹部運動　paradoxical abdominal movement（abdominal paradox）	127
奇異呼吸　paradoxical respiration/breathing	128
発作性夜間呼吸困難（PND）　paroxysmal nocturnal dyspnoea（PND）	129
打診　percussion	130
打診：濁音　percussion: dullness	131
打診：共振（共鳴）／共鳴亢進　percussion: resonance/hyper-resonance	132
周期的呼吸　periodic breathing	133
鳩胸　pigeon chest（pectus carinatum）	134
プラティプニア（扁平呼吸）／起坐低酸素血症　platypnoea/orthodeoxia	135
胸膜摩擦音　pleural friction rub	138
口すぼめ呼吸　pursed-lip breathing（PLB）	139
喀痰　sputum	140
いびき呼吸　stertor	141
ストライダー　stridor	142
皮下気腫／外科的気腫　subcutaneous emphysema/surgical emphysema	144
頻呼吸　tachypnoea	146
気管牽引　tracheal tug	148
側臥位呼吸　trepopnoea	149
声音振盪／触覚振盪　vocal fremitus/tactile fremitus	150
声帯共鳴　vocal resonance	151
wheeze（喘鳴）　wheeze	153

第3章 心血管系の所見　Cardiovascular Signs — 161

- 心尖拍動または心拍動　apex beat (also cardiac impulse) — 162
- 心尖拍動：偏位　apex beat: displaced — 163
- 心尖拍動：二峰性拍動または三峰性拍動　apex beat: double impulse or triple impulse — 164
- 心尖拍動：拍動亢進／容量負荷　apex beat: hyperdynamic apical beat/volume-loaded — 165
- 心尖拍動：左室隆起／持続性心尖拍動／心尖部圧負荷
  apex beat: left ventricular heave/sustained apical impulse/pressure-loaded apex — 166
- 心尖拍動：タッピング　apex beat: tapping — 167
- 動脈拍動　arterial pulse — 168
- 動脈拍動：上行脚隆起波　arterial pulse: anacrotic pulse — 171
- 動脈拍動：二段脈　arterial pulse: bigeminal — 172
- 動脈拍動：重拍　arterial pulse: dicrotic — 173
- 動脈拍動：交互脈　arterial pulse: pulsus alternans — 174
- 動脈拍動：二峰性脈　arterial pulse: pulsus bisferiens — 176
- 動脈拍動：小遅脈(小脈／遅脈)　arterial pulse: pulsus parvus et tardus — 178
- 動脈拍動：洞性不整脈　arterial pulse: sinus arrhythmia — 180
- 徐脈　bradycardia — 181
- Buerger(バージャー)徴候　Buerger's sign — 183
- 毛細血管還流減少／毛細血管還流遅延　capillary return decreased/capillary return delay — 184
- 心臓悪液質　cardiac cachexia — 186
- 頚動脈血管雑音　carotid bruit — 188
- Cheyne-Stokes(チェーン・ストークス)呼吸　Cheyne-Stokes breathing — 189
- ばち指　clubbing — 192
- クラックル(ラ音)またはレイル　crackle (also rale) — 194
- チアノーゼ　cyanosis — 195
- チアノーゼ：中枢性　cyanosis: central — 196
- チアノーゼ：末梢性　cyanosis: peripheral — 199
- Ewart(エワート)徴候　Ewart's sign — 200
- 肝頚静脈反射(または腹部頚静脈反射)
  hepatojugular reflux (also abdominojugular reflux) — 201
- 高血圧性網膜症　hypertensive retinopathy — 203
- 高血圧性網膜症：動静脈交差(または動静脈狭窄)
  hypertensive retinopathy: arteriovenous (AV) nipping (or AV nicking) — 204
- 高血圧性網膜症：銅線動脈および銀線動脈
  hypertensive retinopathy: copper and silver wiring — 205
- 高血圧性網膜症：綿花様白斑　hypertensive retinopathy: cotton wool spot — 206
- 高血圧性網膜症：小動脈瘤　hypertensive retinopathy: microaneurysm — 207
- 高血圧性網膜症：網膜出血　hypertensive retinopathy: retinal haemorrhage — 208
- 閉塞性肥大型心筋症による雑音　hypertrophic obstructive cardiomyopathy murmur — 209

項目	英語	頁
Janeway（ジェインウェイ）病変	Janeway lesion	211
頸静脈圧	jugular venous pressure（JVP）	212
頸静脈圧：Kussmaul（クスマウル）徴候	JVP: Kussmaul's sign	213
頸静脈圧：上昇	JVP: raised	215
頸静脈圧：正常波形	JVP: the normal waveform	217
頸静脈圧波形異常：a波－大砲脈	JVP waveform variations: a-wave-cannon	218
頸静脈圧波形異常：a波－突出または巨大	JVP waveform variations: a-wave-prominent or giant	220
頸静脈圧波形異常：v波－巨大	JVP waveform variations: v-wave-large	222
頸静脈圧波形異常：x谷－欠如	JVP waveform variations: x-descent-absent	223
頸静脈圧波形異常：x谷－突出	JVP waveform variations: x-descent-prominent	224
頸静脈圧波形異常：y谷－欠如	JVP waveform variations: y-descent-absent	225
頸静脈圧波形異常：y谷－突出（Friedreich（フリードライヒ）徴候）	JVP waveform variations: y-descent-prominent（Friedrich's sign）	227
収縮中期クリック	mid-systolic click	229
僧帽弁顔貌	mitral face	231
斑状皮膚	mottling	232
心雑音	murmurs	233
心雑音（収縮期）：大動脈弁狭窄音	murmurs-systolic: aortic stenotic murmur	234
心雑音（収縮期）：僧帽弁逆流音	murmurs-systolic: mitral regurgitation murmur	237
心雑音（収縮期）：肺動脈弁狭窄音	murmurs-systolic: pulmonary stenotic murmur	239
心雑音（収縮期）：三尖弁逆流音（Carvello徴候含む）	murmurs-systolic: tricuspid regurgitation murmur（also Carvello's sign）	240
心雑音（収縮期）：心室中隔欠損音	murmurs-systolic: ventricular septal defect murmur	242
心雑音（拡張期）：大動脈弁逆流音	murmurs-diastolic: aortic regurgitation murmur	244
心雑音（拡張期）：大動脈弁逆流症に関連した人名のついた徴候	murmurs-diastolic: eponymous signs of aortic regurgitation	246
心雑音（拡張期）：Graham Steell（グラハム・スティール）雑音	murmurs-diastolic: Graham Steell murmur	248
心雑音（拡張期）：僧帽弁狭窄音	murmurs-diastolic: mitral stenotic murmur	249
心雑音（拡張期）：オープニングスナップ	murmurs-diastolic: opening snap（OS）	250
心雑音（拡張期）：肺動脈弁逆流音	murmurs-diastolic: pulmonary regurgitation murmur	251
心雑音（拡張期）：三尖弁狭窄音	murmurs-diastolic: tricuspid stenotic murmur	252
心雑音（持続性）：動脈管開存音	murmurs-continuous: patent ductus arteriosus murmur	253
Osler（オスラー）結節	Osler's node	255
血圧もしくは脈圧変動のための下肢挙上	passive leg raise with blood pressure or pulse pressure change	256
心膜ノック音	pericardial knock	257
心膜摩擦音	pericardial rub	258
末梢浮腫	peripheral oedema	259

脈圧	pulse pressure	263
脈圧：狭小化	pulse pressure: narrow	264
脈圧の変動	pulse pressure variation	266
脈圧：開大	pulse pressure: widened	270
奇脈	pulsus paradoxus	273
橈骨－橈骨遅延	radial–radial delay	277
橈骨－大腿遅延	radio–femoral delay	278
右室ヒーブ	right ventricular heave	279
Roth（ロス）斑	Roth spot	280
Ⅰ音：正常	S1 (first heart sound): normal	282
Ⅰ音：増強	S1 (first heart sound): accentuated	283
Ⅰ音：減弱	S1 (first heart sound): diminished	284
Ⅱ音：増強（もしくは P2 増強：Ⅱ音の肺成分） S2 (second heart sound): loud (or loud P2–pulmonary component of S2)		285
Ⅲ音	S3 (third heart sound)	286
Ⅳ音	S4 (fourth heart sound)	287
皮膚ツルゴール	skin turgor: decreased	288
線状出血	splinter haemorrhage	289
心音の分裂	splitting of the heart sounds	290
心音の分裂：生理的分裂	splitting heart sounds: physiological splitting	291
心音の分裂：奇異性（逆）分裂	splitting heart sounds: paradoxical (reverse) splitting	292
心音の分裂：広い分裂	splitting heart sounds: widened splitting	294
心音の分裂：広がった固定性分裂	splitting heart sounds: widened splitting–fixed	295
頻脈（洞性）	tachycardia (sinus)	296
黄色腫	xanthelasmata	298

第4章

血液疾患および腫瘍の所見　Haematological and Oncological Signs — 307

口角炎	angular stomatitis	308
萎縮性舌炎	atrophic glossitis	309
骨の圧痛／骨痛	bone tenderness/bone pain	310
シマリス様顔貌	chipmunk face	313
眼瞼結膜の蒼白	conjunctival pallor	315
出血斑，紫斑，点状出血	ecchymosis, purpura and petechiae	316
歯肉肥大（歯肉増殖症）	gum hypertrophy (gingival hyperplasia)	318
溶血性／肝前性黄疸	haemolytic–hepatic jaundice/pre–hepatic jaundice	319
さじ状爪	koilonychia	322
Leser–Trélat（レーザー・トレラ）徴候	Leser–Trélat sign	323
白斑症	leucoplakia	324

リンパ節腫脹	lymphadenopathy	325
腫瘍熱	neoplastic fever	329
橙皮状皮膚	peau d'orange	330
前立腺（異常）	prostate (abnormal)	332
直腸腫瘍	rectal mass	333
悪性腫瘍におけるTrousseau（トルソー）徴候	Trousseau's sign of malignancy	334

第5章　神経系の所見　Neurological Signs — 339

「関連する神経解剖と局所解剖」についての説明		340
外転神経（第Ⅵ脳神経）麻痺	abducens nerve (CN Ⅵ) palsy	342
瞳孔不同	anisocoria	346
無嗅覚症	anosmia	351
Argyll Robertson（アーガイル・ロバートソン）瞳孔と対光近見反応解離　Argyll Robertson pupils and light–near dissociation		354
失調性歩行	ataxic gait	357
筋萎縮（筋消耗）	atrophy (muscle wasting)	360
Babinski（バビンスキー）反射	Babinski response	363
動作緩慢	bradykinesia	365
Broca（ブローカ）失語（運動性失語）	Broca's aphasia (expressive aphasia)	368
Brown–Séquard（ブラウン・セカール）症候群	Brown–Séquard syndrome	371
Brudzinski（ブルジンスキー）徴候	Brudzinski sign	374
海綿静脈洞症候群	cavernous sinus syndrome	375
折りたたみナイフ現象	clasp–knife phenomenon	378
クローヌス	clonus	379
歯車様筋強剛	cogwheel rigidity	381
角膜反射	corneal reflex	383
交叉性内転筋反射	crossed–adductor reflex	386
構音障害	dysarthria	387
反復拮抗運動不全	dysdiadochokinesis	389
測定障害	dysmetria	391
発声障害	dysphonia	393
本態性振戦	essential tremor	395
顔面筋麻痺（片側性）	facial muscle weakness (unilateral)	397
線維束性収縮	fasciculation	401
咽頭反射	gag reflex	403
Gerstmann（ゲルストマン）症候群	Gerstmann's syndrome	406
眉間タップ（Myerson（マイヤーソン）徴候）	glabellar tap (Myerson's sign)	408
全失語	global aphasia	409
把握反射	grasp reflex	411

利き手	hand dominance	412
聴力障害	hearing impairment	413
半側無視症候群	hemineglect syndrome	416
鶏歩	high stepping gait	418
嗄声	hoarseness	421
Hoffman（ホフマン）徴候	Hoffman's sign	424
Horner（ホルネル）症候群	Horner's syndrome	426
Hutchinson（ハッチンソン）瞳孔	Hutchinson's pupil	430
Hutchinson（ハッチンソン）徴候	Hutchinson's sign	432
反射亢進	hyperreflexia	433
反射減弱および反射消失	hyporeflexia and areflexia	436
筋緊張低下	hypotonia	441
企図振戦	intention tremor	443
核間性眼筋麻痺	internuclear ophthalmoplegia（INO）	445
下顎反射	jaw jerk reflex	447
ジョルトサイン	jolt accentuation	449
Kernig（ケルニッヒ）徴候	Kernig's sign	450
対光近見反応解離	light-near dissociation	451
筋強直（叩打性ミオトニア，把握性ミオトニア）	myotonia-percussion, grip	454
動眼神経（第Ⅲ脳神経）麻痺	oculomotor nerve（CN Ⅲ）palsy	456
視神経萎縮	optic atrophy	462
眼窩先端部症候群	orbital apex syndrome	464
手掌オトガイ反射	palmomental reflex	467
乳頭浮腫	papilloedema	468
Parkinson（パーキンソン）病様歩行	Parkinsonian gait	470
Parkinson（パーキンソン）病様振戦	Parkinsonian tremor	471
羞明	photophobia	472
生理的振戦	physiological tremor	474
針穴瞳孔	pinpoint pupil	475
回内運動	pronator drift	480
眼瞼下垂	ptosis	483
相対的瞳孔求心路障害（Marcus Gunn（マーカスガン）瞳孔） relative afferent pupillary defect（RAPD）（Marcus Gunn pupil）		486
筋強剛	rigidity	489
Romberg（ロンベルグ）試験	Romberg's test	491
感覚レベル	sensory level	493
感覚喪失	sensory loss	495
痙縮	spasticity	504
胸鎖乳突筋および僧帽筋の筋力低下（副神経麻痺） sternocleidomastoid and trapezius muscle weakness（accessory nerve（CN XI）palsy）		506

舌偏倚（舌下神経麻痺）　tongue deviation (hypoglossal nerve (CN XII) palsy)	508
滑車神経麻痺　trochlear nerve (CN IV) palsy	510
体幹失調　truncal ataxia	514
口蓋垂偏倚　uvular deviation	516
垂直性注視麻痺　vertical gaze palsy	518
視力　visual acuity	520
視野欠損　visual field defect	523
動揺性歩行（両側のTrendelenburg（トレンデレンブルグ）歩行） waddling gait (bilateral Trendelenburg gait)	529
Wallenberg（ワレンベルグ）症候群（延髄外側症候群） Wallenberg's syndrome (lateral medullary syndrome)	531
筋力低下　weakness	533
Wernicke（ウェルニッケ）失語（感覚性失語）　Wernicke's aphasia (receptive aphasia)	546

第6章　消化器系の所見　Gastroenterological Signs — 559

腹水　ascites	560
アステリキシス（固定姿勢保持困難）：肝性の羽ばたき振戦も含む asterixis (also hepatic flap)	568
蠕動音　bowel sound	569
腸蠕動音：欠如　bowel sound: absent	570
蠕動音：過活動（腹鳴）　bowel sound: hyperactive (borborygmus)	572
蠕動音：金属音　bowel sound: tinkling	573
メデューサの頭　caput medusae	574
肉芽腫性口唇炎　cheilitis granulomatosa	576
コーヒー残渣様嘔吐／血性嘔吐／吐血 coffee ground vomiting/bloody vomitus/haematemesis	577
Courvoisier（クールボアジェ）徴候　Courvoisier's sign	579
Cullen（カレン）徴候　Cullen's sign	581
結節性紅斑　erythema nodosum	583
Grey Turner（グレイ・ターナー）徴候　Grey Turner's sign	585
筋性防御　guarding	586
女性化乳房　gynaecomastia	587
血尿　haematuria	590
肝性脳症　hepatic encephalopathy	592
肝性口臭　hepatic foetor	595
肝静脈こま音　hepatic venous hum	596
肝腫大　hepatomegaly	597
黄疸　jaundice	599
Kayser-Fleischer（カイザー・フライシャー）輪　Kayser-Fleischer ring	603

爪甲白斑症　leukonychia ………………………………………… 605
McBurney（マクバーニー）点の圧痛（外科的徴候）　McBurney's point tenderness ……… 607
黒色タール便（メレナ）　melaena ………………………………… 608
口腔内潰瘍（アフタ性潰瘍）　mouth ulcer (aphthous ulcer) …………… 609
Muehrcke（ミュルケ）線　Muehrcke's line …………………………… 610
Murphy（マーフィー）徴候（外科的徴候）　Murphy's sign ……………… 611
obturator（オブチュレーター）徴候（閉鎖筋徴候）（外科的徴候）　obturator sign … 612
乏尿／無尿　oliguria/anuria ……………………………………… 614
手掌紅斑　palmar erythema ……………………………………… 616
掻痒性の擦過痕／掻痒症　pruritic scratch mark/pruritus …………… 619
psoas（ソウアス）徴候（腸腰筋徴候）（外科的徴候）　psoas sign ………… 622
壊疽性膿皮症　pyoderma gangrenosum ………………………… 623
反跳痛（外科的徴候）　rebound tenderness ……………………… 624
筋強直と不随意的な防御（外科的徴候）　rigidity and involuntary guarding ……… 625
Rovsing（ロブシング）徴候（外科的徴候）　Rovsing's sign ……………… 626
強膜黄疸　scleral icterus ………………………………………… 627
唾液腺症　sialadenosis …………………………………………… 628
Sister Mary Joseph（シスター・メアリー・ジョセフ）の小結節（外科的徴候）
　Sister Mary Joseph nodule …………………………………… 629
くも状血管腫　spider naevus …………………………………… 630
脾腫　splenomegaly ……………………………………………… 632
脂肪便　steatorrhoea ……………………………………………… 635
皮膚線条　striae …………………………………………………… 637
ブドウ膜炎／虹彩炎　uveitis/iritis ……………………………… 638

第7章　内分泌系の所見　Endocrinological Signs ── 647

黒色表皮腫　acanthosis nigricans（AN）………………………… 648
網膜色素線条症　angioid streak ………………………………… 651
萎縮性精巣　atrophic testicle …………………………………… 652
腎腫大（触診可能腎）　ballotable kidney ………………………… 654
あざ　bruising …………………………………………………… 655
Chvostek（クボステック）徴候　Chvostek's sign ………………… 657
Cushing（クッシング）様症状　Cushingoid habitus ……………… 659
糖尿病性筋萎縮症（腰神経叢障害）　diabetic amyotrophy (lumbar plexopathy) … 661
糖尿病性網膜症　diabetic retinopathy …………………………… 662
前頭部隆起　frontal bossing ……………………………………… 665
乳汁漏出症　galactorrhoea ……………………………………… 666
甲状腺腫　goitre ………………………………………………… 669
環状肉芽腫　granuloma annulare ……………………………… 671

目次 xxi

甲状腺眼症（眼科疾患）　Graves' ophthalmopathy（orbitopathy） ……………… 672
多毛症　hirsutism ……………………………………………………………………… 676
高カロチン血症／柑皮症　hypercarotinaemia/carotenoderma ……………………… 678
色素沈着過多と青銅色肌　hyperpigmentation and bronzing ………………………… 680
腱反射亢進　hyperreflexia ……………………………………………………………… 683
甲状腺機能亢進症に伴う振戦　hyperthyroid tremor ………………………………… 684
腱反射低下／アキレス腱反射遅延（Woltman（ウォルトマン）徴候）
　Hyporeflexia/delayed ankle jerk (Woltman's sign) ………………………………… 685
低血圧症　hypotension ………………………………………………………………… 687
巨舌症　macroglossia …………………………………………………………………… 690
糖尿病性リポイド類壊死症　necrobiosis lipoidica diabeticorum（NLD） ………… 692
爪甲剥離症（Plummer（プランマー）爪）　onycholysis（Plummer's nail） ……… 693
Pemberton（ペンバートン）徴候　Pemberton's sign ……………………………… 694
周期性麻痺　periodic paralysis ………………………………………………………… 696
多血症　plethora ………………………………………………………………………… 697
多飲症　polydipsia ……………………………………………………………………… 699
多尿症　polyuria ………………………………………………………………………… 700
多尿症：Cushing 症候群　polyuria: Cushing's syndrome …………………………… 703
前脛骨粘液水腫（甲状腺皮膚障害）　pre–tibial myxoedema（thyroid dermopathy） 704
顎前突症　prognathism ………………………………………………………………… 706
近位筋ミオパチー　proximal myopathy ……………………………………………… 707
軟性線維腫（アクロコルドン）　skin tag（acrochordon） …………………………… 710
ステロイドざ瘡　steroid acne ………………………………………………………… 711
Trousseau（トルソー）徴候　Trousseau's sign ……………………………………… 712
尿素結晶析出　uraemic frost …………………………………………………………… 713
白斑　vitiligo …………………………………………………………………………… 714
翼状頚（頚部翼状片変形）　webbed neck（pterygium colli deformity） …………… 716

図版クレジット　Figure credits ……………………………………………………… 723
索引　Index ……………………………………………………………………………… 729

目次（病態別 A to Z）

アシドーシス状態：糖尿病ケトアシドーシス
Acidotic states: diabetic ketoacidosis

- Kussmaul（クスマウル）呼吸　Kussmaul's breathing ……………………… 122

末端肥大症　Acromegaly

- 黒色表皮腫　Acanthosis nigricans（AN） …………………………………… 648
- 前頭部隆起　Frontal bossing ……………………………………………… 665
- 顎前突症　Prognathism …………………………………………………… 706
- 軟性線維腫（アクロコルドン）　Skin tag（acrochordon） ……………… 710

Addison（アジソン）病　Addison's disease

- 色素沈着過多と青銅色肌　Hyperpigmentation and bronzing …………… 680
- 低血圧症　Hypotension …………………………………………………… 687
- 白斑　Vitiligo ……………………………………………………………… 714

気道閉塞　Airway obstruction

- いびき呼吸　Stertor ……………………………………………………… 141
- ストライダー　Stridor …………………………………………………… 142

貧血及び栄養素欠乏　Anaemia and nutrient deficiency

- 呼吸困難　Dyspnoea ……………………………………………………… 106
- 過換気　Hyperventilation ………………………………………………… 119
- 肋間陥凹　Intercostal recession …………………………………………… 121
- 拍動亢進／容量負荷　Hyperdynamic apical beat/volume-loaded ……… 165
- 頸動脈血管雑音　Carotid bruit …………………………………………… 188
- チアノーゼ　Cyanosis …………………………………………………… 195
- 頻脈　Tachycardia ………………………………………………………… 296
- 口角炎　Angular stomatitis ……………………………………………… 308
- 萎縮性舌炎　Atrophic glossitis …………………………………………… 309
- 眼瞼結膜の蒼白　Conjunctival pallor …………………………………… 315
- さじ状爪　Koilonychia …………………………………………………… 322
- 黄疸　Jaundice …………………………………………………………… 599

足関節／足の徴候　Ankle/foot signs

- Charcot（シャルコー）足　Charcot foot ………………………………… 16
- Simmonds—Thompson（シモンズ・トンプソン）テスト　Simmonds–Thompson test … 49
- 外反変形　Valgus deformity ……………………………………………… 64
- 内反変形　Varus deformity ……………………………………………… 66

大動脈弁閉鎖不全症（大動脈弁逆流症） Aortic regurgitation

- 拍動亢進／容量負荷　Hyperdynamic apical beat/volume-loaded ········ 165
- 二峰性脈　Pulsus bisferiens ········ 176
- Austin Flint（オースチン・フリント）雑音　Austin Flint murmur ········ 246
- Becker（ベッカー）徴候　Becker's sign ········ 246
- Corrigan（コリガン）徴候　Corrigan's sign ········ 246
- de Musset（ド・ミュッセ）徴候　de Musset's sign ········ 246
- Duroziez（デュロチー）徴候　Duroziez's sign ········ 246
- Gerhardt（ゲルハルト）徴候　Gerhardt's sign ········ 246
- Hill（ヒル）徴候　Hill's sign ········ 247
- Mayne（メイン）徴候　Mayne's sign ········ 247
- Müller（ミュラー）徴候　Müller's sign ········ 247
- Quincke（クインケ）徴候　Quincke's sign ········ 247
- Traube（トラウベ）徴候　Traube's sign ········ 247
- 脈圧：開大　Pulse pressure: widened ········ 270

大動脈弁狭窄症　Aortic stenosis

- 心尖拍動：偏位　Apex beat: displaced ········ 163
- 左室隆起／持続性心尖拍動／心尖部圧負荷
  Left ventricular heave/sustained apical impulse/pressure-loaded apex ········ 166
- 上行脚隆起波　Anacrotic pulse ········ 171
- 小脈　Pulsus parvus ········ 178
- 遅脈　Pulsus tardus ········ 178
- 収縮期駆出性雑音　Ejection systolic murmur ········ 233
- 脈圧：狭小化　Pulse pressure: narrow ········ 264
- Ⅳ音　S4（fourth heart sound） ········ 287
- 心音の分裂：奇異性（逆）分裂　Splitting heart sounds: paradoxical (reverse) splitting ········ 292

失語　Aphasia

- Broca（ブローカ）失語（運動性失語）　Broca's aphasia（expressive aphasia） ········ 368
- 全失語　Global aphasia ········ 409
- Wernicke（ウェルニッケ）失語（感覚性失語）　Wernicke's aphasia（receptive aphasia） ········ 546

虫垂炎　Appendicitis

- McBurney（マクバーニー）点の圧痛　McBurney's point tenderness ········ 607
- obturator（オブチュレーター）徴候（閉鎖筋徴候）　Obturator sign ········ 612
- psoas（ソウアス）徴候（腸腰筋徴候）　Psoas sign ········ 622
- Rovsing（ロブシング）徴候　Rovsing's sign ········ 626

心房中隔欠損症／心室中隔欠損症　Atrial septal defect/ventricular septal defect

プラティプニア(扁平呼吸)	Platypnoea	135
拍動亢進／容量負荷	Hyperdynamic apical beat/volume-loaded	165
汎収縮期の心雑音	Pansystolic murmur	233
心音の分裂：広がった固定性分裂	Splitting heart sounds: widened splitting-fixed	295

喘息　Asthma

呼吸窮迫	Respiratory distress	85
咳反射	Cough reflex	99
呼吸困難	Dyspnoea	106
肋間陥凹	Intercostal recession	121
奇異呼吸	Paradoxical respiration/breathing	128
頻呼吸	Tachypnoea	146
wheeze(喘鳴)	Wheeze	153
奇脈	Pulsus paradoxus	273

気管支炎　Bronchiectasis

咳反射	Cough reflex	99
クラックル(ラ音)	Crackle(rale)	102
呼吸困難	Dyspnoea	106
過換気	Hyperventilation	119
肋間陥凹	Intercostal recession	121
奇異呼吸	Paradoxical respiration/breathing	128
喀痰	Sputum	140

心タンポナーデ／心嚢液貯留　Cardiac tamponade/pericardial effusion

動脈拍動：二段脈	Arterial pulse: bigeminal	172
Ewart(エワート)徴候	Ewart's sign	200
頸静脈圧：上昇	JVP: raised	215
頸静脈圧波形異常：x 谷―突出	JVP waveform variations: x-descent-prominent	224
頸静脈圧波形異常：y 谷―欠如	JVP waveform variations: y-descent-absent	225
奇脈	Pulsus paradoxus	273

小脳徴候　Cerebellar signs

構音障害	Dysarthria	387
反復拮抗運動不全	Dysdiadochokinesis	389
測定障害	Dysmetria	391
筋緊張低下	Hypotonia	441
回内運動	Pronator drift	480
Romberg(ロンベルグ)試験	Romberg's test	491

慢性腎不全　Chronic renal failure

末梢浮腫	Peripheral oedema	259
掻痒性の擦過痕	Pruritic scratch mark	619
あざ	Bruising	655
尿素結晶析出	Uraemic frost	713

体幹失調　Truncal ataxia　514

うっ血性心不全　Congestive heart failure

咳反射	Cough reflex	99
クラックル（ラ音）	Crackle (rale)	102
過換気	Hyperventilation	119
肋間陥凹	Intercostal recession	121
起坐呼吸	Orthopnoea	124
発作性夜間呼吸困難	Paroxysmal nocturnal dyspnoea (PND)	129
頻呼吸	Tachypnoea	146
wheeze（喘鳴）	Wheeze	153
心尖拍動：偏位	Apex beat: displaced	163
動脈拍動：二段脈	Arterial pulse: bigeminal	172
動脈拍動：重拍	Arterial pulse: dicrotic	173
交互脈	Pulsus alternans	174
心臓悪液質	Cardiac cachexia	186
Cheyne-Stokes（チェーン・ストークス）呼吸	Cheyne–Stokes breathing	189
チアノーゼ	Cyanosis	195
肝頸静脈反射	Hepatojugular reflux	201
Kussmaul（クスマウル）徴候	Kussmaul's sign	213
頸静脈圧：上昇	JVP: raised	215
末梢浮腫	Peripheral oedema	259
脈圧：狭小化	Pulse pressure: narrow	264
Ⅲ音	S3 (third heart sound)	286
頻脈	Tachycardia	296
腹水	Ascites	560
メデューサの頭	Caput medusae	574
肝腫大	Hepatomegaly	597
脾腫	Splenomegaly	632

慢性閉塞性肺疾患（COPD）
Chronic obstructive pulmonary disease（COPD）

ビア樽状胸	Barrel chest	88

呼吸音：減弱　Breath sounds: reduced or diminished	95
クラックル（ラ音）　Crackle（rale）	102
Dahl（ダール）徴候　Dahl's sign	105
呼吸困難　Dyspnoea	106
Harrison（ハリソン）溝　Harrison's sulcus（Harrison's groove）	114
過換気　Hyperventilation	119
肋間陥凹　Intercostal recession	121
奇異呼吸　Paradoxical respiration/breathing	128
打診：共鳴亢進　Percussion: hyper-resonance	132
口すぼめ呼吸　Pursed-lip breathing（PLB）	139
頻呼吸　Tachypnoea	146
声音振盪　Vocal fremitus	150
声帯共鳴　Vocal resonance	151
wheeze（喘鳴）　Wheeze	153
ばち指　Clubbing	192

脳神経症状　Cranial nerve signs

外転神経（第Ⅵ脳神経）麻痺　Abducens nerve（CN Ⅵ）palsy	342
角膜反射　Corneal reflex	383
構音障害　Dysarthria	387
顔面筋麻痺（片側性）　Facial muscle weakness（unilateral）	397
咽頭反射　Gag reflex	403
聴力障害　Hearing impairment	413
嗄声　Hoarseness	421
下顎反射　Jaw jerk reflex	447
動眼神経（第Ⅲ脳神経）麻痺　Oculomotor nerve（CN Ⅲ）palsy	456
相対的瞳孔求心路障害（Marcus Gunn（マーカスガン）瞳孔）　Relative afferent pupillary defect（RAPD）（Marcus Gunn pupil）	486
胸鎖乳突筋および僧帽筋の筋力低下　Sternocleidomastoid and trapezius muscle weakness	506
舌偏倚（舌下神経麻痺）　Tongue deviation（hypoglossal nerve（CN XII）palsy）	508
滑車神経麻痺　Trochlear nerve（CN Ⅳ）palsy	510
口蓋垂偏倚　Uvular deviation	516
視力　Visual acuity	520

Cushing（クッシング）症候群　Cushing's syndrome

女性化乳房　Gynaecomastia	587
皮膚線条　Striae	637
あざ　Bruising	655
水牛様脂肪沈着　Buffalo hump	659

- 中心性肥満　Central adiposity ···················· 659
- 満月様顔貌　Moon face ···························· 659
- 多毛症　Hirsutism ·································· 676
- 多血症　Plethora ·································· 697
- 多尿症　Polyuria ·································· 700
- 近位筋ミオパチー　Proximal myopathy ················ 707
- ステロイドざ瘡　Steroid acne ······················ 711

嚢胞性線維症　Cystic fibrosis

- Harrison（ハリソン）溝　Harrison's sulcus (Harrison's groove) ···················· 114
- 肋間陥凹　Intercostal recession ···················· 121
- 喀痰　Sputum ···································· 140

皮膚筋炎　Dermatomyositis

- 石灰沈着症　Calcinosis ····························· 14
- Gottron（ゴットロン）丘疹　Gottron's papule ·········· 21
- ヘリオトロープ疹　Heliotrope rash ·················· 24
- ショール徴候　Shawl sign ·························· 48
- 毛細血管拡張　Telangiectasia ······················· 56
- Ⅴ徴候　V-sign ····································· 63
- 近位筋ミオパチー　Proximal myopathy ················ 707

糖尿病　Diabetes

- Charcot（シャルコー）足　Charcot foot ·············· 16
- 綿花様白斑　Cotton wool spot ······················ 206
- 黄色腫　Xanthelasmata ···························· 298
- 黒色表皮腫　Acanthosis nigricans (AN) ·············· 648
- 糖尿病性筋萎縮症　Diabetic amyotrophy ·············· 661
- 糖尿病性網膜症　Diabetic retinopathy ················ 662
- 環状肉芽腫　Granuloma annulare ···················· 671
- 糖尿病性リポイド類壊死症　Necrobiosis lipoidica diabeticorum (NLD) ············ 692
- 多飲症　Polydipsia ································ 699
- 多尿症　Polyuria ·································· 700
- 軟性線維腫（アクロコルドン）　Skin tag (acrochordon) ······ 710
- ステロイドざ瘡　Steroid acne ······················ 711

心内膜炎　Endocarditis

- ばち指　Clubbing ································· 192
- Janeway（ジェインウェイ）病変　Janeway lesion ········ 211
- Osler（オスラー）結節　Osler's node ················ 255

Roth（ロス）斑　Roth spot ･････････････････････････････････････ 280
線状出血　Splinter haemorrhage ･････････････････････････････ 289

体液状態　Fluid Status

毛細血管還流減少／毛細血管還流遅延　Capillary return decreased/capillary return delay ･･･ 184
下肢挙上　Passive leg raise ･･････････････････････････････････ 256
脈圧：狭小化　Pulse pressure: narrow ･････････････････････････ 264
脈圧の変動　Pulse pressure variation ･･････････････････････････ 266
皮膚ツルゴール　Skin turgor: decreased ････････････････････････ 288
頻脈　Tachycardia ･･ 296
乏尿　Oliguria ･･･ 614
低血圧症　Hypotension ････････････････････････････････････ 687

歩行異常　Gait abnormalities

失調性歩行　Ataxic gait ････････････････････････････････････ 357
鶏歩　High stepping gait ･･･････････････････････････････････ 418
Parkinson（パーキンソン）病様歩行　Parkinsonian gait ･･････････････ 470
痙縮　Spasticity ･･･ 504
動揺性歩行　Waddling gait ･････････････････････････････････ 529

ヘモクロマトーシス　Haemochromatosis

色素沈着過多と青銅色肌　Hyperpigmentation and bronzing ････････････ 680

心臓ブロック　Heart block

徐脈　Bradycardia ･･ 181
a 波―大砲脈　A-waves−cannon ･･････････････････････････････ 218

腰の徴候　Hip signs

見かけ上の脚長不等　Apparent leg length inequality ････････････････ 5
Patrick（パトリック）テスト（FABER（フェーバー）テスト）
　Patrick's test（FABER test） ･･･････････････････････････････ 36
Thomas（トーマス）テスト　Thomas' test ･･･････････････････････ 58
Trendelenburg（トレンデレンブルグ）徴候　Trendelenburg's sign ･･････ 60
真の脚長不等　True leg length inequality ････････････････････････ 61
外反変形　Valgus deformity ････････････････････････････････ 64
内反変形　Varus deformity ･････････････････････････････････ 66

高血圧　Hypertension

左室隆起／持続性心尖拍動／心尖部圧負荷
　Left ventricular heave/sustained apical impulse/pressure − loaded apex ････ 166

動静脈交差　Arteriovenous (AV) nipping		204
銅線動脈　Copper wiring		205
銀線動脈　Silver wiring		205
綿花様白斑　Cotton wool spot		206
小動脈瘤　Microaneurysm		207
網膜出血　Retinal haemorrhage		208
Ⅳ音　S4 (fourth heart sound)		287

甲状腺機能亢進症　Hyperthyroidism

女性化乳房　Gynaecomastia		587
手掌紅斑　Palmar erythema		616
甲状腺腫　Goitre		669
甲状腺眼症　Graves' ophthalmopathy		672
眼瞼遅滞　Lid lag		672
Abadie（アバディ）徴候　Abadie's sign		675
Ballet（バレー）徴候　Ballet's sign		675
結膜浮腫　Chemosis		675
Dalrymple（ダルリンプル）徴候　Dalrymple's sign		675
複視　Diplopia		675
Griffith（グリフィス）徴候　Griffith's sign		675
兎眼　Lagophthalmos		675
眼球突出　Proptosis		675
Riesman（リースマン）徴候　Riesman's sign		675
Von Graefe（フォン・グレーフェ）徴候　Von Graefe's sign		675
甲状腺機能亢進症に伴う振戦　Hyperthyroid tremor		684
爪甲剥離症　Onycholysis		693
Pemberton（ペンバートン）徴候　Pemberton's sign		694
周期性麻痺　Periodic paralysis		696
前脛骨粘液水腫　Pre-tibial myxoedema		704
近位筋ミオパチー　Proximal myopathy		707
白斑　Vitiligo		714

閉塞性肥大型心筋症　Hypertrophic obstructive cardiomyopathy

心尖拍動：二峰性拍動または三峰性拍動		
Apex beat: double impulse or triple impulse		164
左室隆起／持続性心尖拍動／心尖部圧負荷		
Left ventricular heave/sustained apical impulse/pressure – loaded apex		166
二峰性脈　Pulsus bisferiens		176
脈圧：狭小化　Pulse pressure: narrow		264
Ⅳ音　S4 (fourth heart sound)		287

低カルシウム血症　Hypocalcaemia

悪性腫瘍における Trousseau（トルソー）徴候
Trousseau's sign of malignancy ································ 334
Chvostek（クボステック）徴候　Chvostek's sign ················ 657

甲状腺機能低下症　Hypothyroidism

甲状腺腫　Goitre ·· 669
腱反射低下／アキレス腱反射遅延　Hyporeflexia/delayed ankle jerk ············ 685
低血圧症　Hypotension ··· 687
巨舌症　Macroglossia ··· 690
Pemberton（ペンバートン）徴候　Pemberton's sign ················ 694
近位筋ミオパチー　Proximal myopathy ···································· 707

炎症性腸疾患　Inflammatory bowel disease

結節性紅斑　Erythema nodosum ·· 583
口腔内潰瘍　Mouth ulcer ·· 609
壊疽性膿皮症　Pyoderma gangrenosum ·· 623
ブドウ膜炎／虹彩炎　Uveitis/iritis ··· 638

膝の徴候　Knee signs

前方引き出しテスト　Anterior drawer test ····································· 2
Apley（アプレー）圧迫テスト　Apley's grind test ····················· 3
バルジ／ワイプ／ストロークテスト　Bulge/wipe/stroke test ····· 11
骨摩擦音　Crepitus ··· 18
Lachman（ラックマン）テスト　Lachman's test ························· 27
McMurray（マクマレー）テスト　McMurray's test ···················· 31
膝蓋骨アプリヘンションテスト　Patellar apprehension test ········ 34
膝蓋跳動　Patellar tap ·· 35
外反変形　Valgus deformity ··· 64
内反変形　Varus deformity ··· 66

左脚ブロック　Left bundle branch block

心音の分裂：奇異性（逆）分裂
Splitting heart sounds: paradoxica(l reverse) splitting ················ 292

白血病／リンパ腫　Leukaemia/lymphoma

歯肉肥大　Gum hypertrophy ··· 318
リンパ節腫脹　Lymphadenopathy ·· 325
脾腫　Splenomegaly ··· 632

肝疾患／肝硬変　Liver disease/cirrhosis

プラティプニア（扁平呼吸）　Platypnoea	135
ばち指　Clubbing	192
末梢浮腫　Peripheral oedema	259
腹水　Ascites	560
アステリキシス（固定姿勢保持困難）：肝性の羽ばたき振戦 Asterixis (also hepatic flap)	568
メデューサの頭　Caput medusae	574
女性化乳房　Gynaecomastia	587
肝性脳症　Hepatic encephalopathy	592
肝性口臭　Hepatic foetor	595
肝腫大　Hepatomegaly	597
黄疸　Jaundice	599
爪甲白斑症　Leukonychia	605
Muehrcke（ミュルケ）線　Muehrcke's line	610
手掌紅斑　Palmar erythema	616
掻痒性の擦過痕　Pruritic scratch mark	619
強膜黄疸　Scleral icterus	627
くも状血管腫　Spider naevus	630
脾腫　Splenomegaly	632
萎縮性精巣　Atrophic testicle	652

肺がん悪性腫瘍：原発性または続発性　Lung cancer malignancy: primary or secondary

気管支呼吸音　Bronchial breath	94
咳反射　Cough reflex	99
クラックル（ラ音）　Crackle (rale)	102
喀血　Haemoptysis	113
肥大性肺性骨関節症　Hypertrophic pulmonary osteoarthropathy (HPOA)	117
過換気　Hyperventilation	119
肋間陥凹　Intercostal recession	121
喀痰　Sputum	140
声音振盪　Vocal fremitus	150
声帯共鳴　Vocal resonance	151
Pemberton（ペンバートン）徴候　Pemberton's sign	694

悪性腫瘍：その他　Malignancy: other

骨痛　Bone pain	310
Leser–Trélat（レーザー・トレラ）徴候　Leser–Trélat sign	323
リンパ節腫脹　Lymphadenopathy	325

- Virchow（ウィルヒョウ）リンパ節　Virchow's node ········· 328
- 腫瘍熱　Neoplastic fever ········· 329
- 悪性腫瘍におけるTrousseau（トルソー）徴候　Trousseau's sign of malignancy ········· 334
- 肝腫大　Hepatomegaly ········· 597
- Sister Mary Joseph（シスター・メアリー・ジョセフ）の小結節
  - Sister Mary Joseph nodule ········· 629

髄膜炎　Meningitis

- Brudzinski（ブルジンスキー）徴候　Brudzinski sign ········· 374
- ジョルトサイン　Jolt accentuation ········· 449
- Kernig（ケルニッヒ）徴候　Kernig's sign ········· 450
- 羞明　Photophobia ········· 472

僧帽弁閉鎖不全症（僧帽弁逆流症）　Mitral regurgitation

- 拍動亢進／容量負荷　Hyperdynamic apical beat/volume-loaded ········· 165
- 汎収縮期の心雑音　Pansystolic murmur ········· 233
- 右室ヒーブ　Right ventricular heave ········· 279
- Ⅰ音：減弱　S1（first heart sound）: diminished ········· 284

僧帽弁狭窄症　Mitral stenosis

- 心尖拍動：タッピング　Apex beat: tapping ········· 167
- 僧帽弁顔貌　Mitral face ········· 231
- 拡張期低ピッチ乱流音　Diastolic rumbling murmur ········· 249
- オープニングスナップ　Opening snap（OS） ········· 250
- 脈圧：狭小化　Pulse pressure: narrow ········· 264
- 右室ヒーブ　Right ventricular heave ········· 279
- Ⅰ音：増強　S1（first heart sound）: accentuated ········· 283
- Ⅰ音：減弱　S1（first heart sound）: diminished ········· 284
- 多血症　Plethora ········· 697

変形性関節症　Osteoarthritis

- Bouchard（ブシャール）結節　Bouchard's node ········· 8
- Heberden（ヘバーデン）結節　Heberden's node ········· 8
- ボタン穴変形　Boutonnière deformity ········· 9
- 骨摩擦音　Crepitus ········· 18

Parkinson（パーキンソン）病　Parkinson's disease

- 動作緩慢　Bradykinesia ········· 365
- 歯車様筋強剛　Cogwheel rigidity ········· 381
- 眉間タップ　Glabellar tap ········· 408

Parkinson（パーキンソン）病様振戦　Parkinsonian tremor ……………………… 471
　　筋強剛　Rigidity ……………………………………………………………………… 489

動脈管開存症　Patent ductus arteriosis

　　拍動亢進／容量負荷　Hyperdynamic apical beat/volume-loaded ……………… 165
　　二峰性脈　Pulsus bisferiens …………………………………………………………… 176
　　心雑音（持続性）：動脈管開存音
　　　　Murmurs-continuous: patent ductus arteriosus murmur ………………………… 253

心外膜炎／収縮性心外膜炎　Pericarditis/constrictive pericarditis

　　Kussmaul（クスマウル）徴候　Kussmaul's sign …………………………………… 213
　　心膜ノック音　Pericardial knock ……………………………………………………… 257
　　心膜摩擦音　Pericardial rub …………………………………………………………… 258

胸水　Pleural effusion

　　非対称性の胸郭拡張　Asymmetrical chest expansion ………………………………… 82
　　気管支呼吸音　Bronchial breath ………………………………………………………… 94
　　呼吸音：減弱　Breath sounds: reduced or diminished ………………………………… 95
　　呼吸困難　Dyspnoea …………………………………………………………………… 106
　　肋間陥凹　Intercostal recession ………………………………………………………… 121
　　打診：濁音　Percussion: dullness ……………………………………………………… 131

肺炎　Pneumonia

　　非対称性の胸郭拡張　Asymmetrical chest expansion ………………………………… 82
　　気管支呼吸音　Bronchial breath ………………………………………………………… 94
　　咳反射　Cough reflex …………………………………………………………………… 99
　　クラックル（ラ音）　Crackle(rale) …………………………………………………… 102
　　呼吸困難　Dyspnoea …………………………………………………………………… 106
　　過換気　Hyperventilation ……………………………………………………………… 119
　　肋間陥凹　Intercostal recession ………………………………………………………… 121
　　奇異呼吸　Paradoxical respiration …………………………………………………… 128
　　打診：濁音　Percussion: dullness ……………………………………………………… 131
　　胸膜摩擦音　Pleural friction rub ……………………………………………………… 138
　　喀痰　Sputum …………………………………………………………………………… 140
　　声音振盪　Vocal fremitus ……………………………………………………………… 150
　　声帯共鳴　Vocal resonance …………………………………………………………… 151
　　wheeze（喘鳴）　Wheeze …………………………………………………………… 153

気胸　Pneumothorax

　　非対称性の胸郭拡張　Asymmetrical chest expansion ………………………………… 82

目次（病態別 A to Z）

呼吸困難	Dyspnoea	106
打診：共鳴亢進	Percussion: hyper-resonance	132
声音振盪	Vocal fremitus	150

筋力　Power

筋委縮（筋消耗）	Atrophy（muscle wasting）	360
筋力低下	Weakness	533

乾癬性関節炎　Psoriatic arthritis

爪乾癬	Psoriatic nail	39
ソーセージ様指（指炎）	Sausage-shaped digits（dactylitis）	45
爪甲剥離症	Onycholysis	693

肺血栓塞栓症　Pulmonary embolus

咳反射	Cough reflex	99
呼吸困難	Dyspnoea	106
喀血	Haemoptysis	113
過換気	Hyperventilation	119
胸膜摩擦音	Pleural friction rub	138
右室ヒーブ	Right ventricular heave	279
頻脈	Tachycardia	296

肺線維症　Pulmonary fibrosis

咳反射	Cough reflex	99
クラックル（ラ音）	Crackle（rale）	102
呼吸困難	Dyspnoea	106
Harrison（ハリソン）溝	Harrison's sulcus（Harrison's groove）	114
過換気	Hyperventilation	119

肺高血圧　Pulmonary hypertension

頸静脈圧：上昇	JVP: raised	215
a 波—突出または巨大	A-waves-prominent or giant	220
v 波—巨大	V-waves-large	222
Graham Steell（グラハム・スティール）雑音	Graham Steell murmur	248
右室ヒーブ	Right ventricular heave	279
Ⅱ音：増強	S2（second heart sound）: loud	285
心音の分裂	Splitting of the heart sounds	290

肺動脈弁逆流症　Pulmonary regurgitation

心雑音（拡張期）	Murmurs-diastolic	251

肺動脈弁狭窄症　Pulmonary stenosis

- 収縮期駆出性雑音　Ejection systolic murmur ……… 233
- 右室ヒーブ　Right ventricular heave ……… 279
- 心音の分裂　Splitting of the heart sounds ……… 294

反射　Reflexes

- 角膜反射　Corneal reflex ……… 383
- 交叉性内転筋反射　Crossed-adductor reflex ……… 386
- 咽頭反射　Gag reflex ……… 403
- 眉間タップ　Glabellar tap ……… 408
- 把握反射　Grasp reflex ……… 411
- 反射亢進　Hyperreflexia ……… 433
- 反射減弱および反射消失　Hyporeflexia and areflexia ……… 436
- 下顎反射　Jaw jerk reflex ……… 447
- 手掌オトガイ反射　Palmomental reflex ……… 467

腎不全　Renal failure

- 女性化乳房　Gynaecomastia ……… 587
- 爪甲白斑症　Leuconychia ……… 605
- 掻痒性の擦過痕　Pruritic scratch mark ……… 619

関節リウマチ　Rheumatoid arthritis

- 皮下結節（リウマトイド結節）
  - Subcutaneous nodule (rheumatoid nodule) ……… 51
- スワンネック変形　Swan-neck deformity ……… 54
- 尺側偏位　Ulnar deviation ……… 62
- 胸膜摩擦音　Pleural friction rub ……… 138

右脚ブロック　Right bundle branch block

- 心音の分裂　Splitting of the heart sounds ……… 294

強皮症　Scleroderma

- 石灰沈着症／皮膚石灰沈着症　Calcinosis/calcinosis cutis ……… 14
- 肢端硬化　Sclerodactyly ……… 47
- 毛細血管拡張　Telangiectasia ……… 56
- 線状出血　Splinter haemorrhage ……… 289

感覚　Sensation

- 感覚レベル　Sensory level ……… 493
- 感覚喪失　Sensory loss ……… 495

敗血症　Sepsis

動脈拍動：二段脈	Arterial pulse: bigeminal	172
動脈拍動：重拍	Arterial pulse: dicrotic	173
斑状皮膚	Mottling	232
脈圧：開大	Pulse pressure: widened	270

肩の徴候　Shoulder signs

Apley（アプレー）スクラッチテスト	Apley's scratch test	4
アプリヘンションテスト	Apprehension test	6
アプリヘンション―リロケーションテスト（Fowler（ファウラー）徴候）	Apprehension-relocation test（Fowler's sign）	7
ドロップアームテスト	Dropped arm test	19
Hawkins（ホーキンス）インピンジメントテスト	Hawkins' impingement test	22
Neer（ニア）インピンジメントテスト	Neer's impingement test	32
Speed（スピード）テスト	Speed's test	50
サルカス徴候	Sulcus sign	52
棘上筋テスト（empty-can テスト）	Supraspinatus test（empty-can test）	53
Yergason（ヤーガソン）徴候	Yergason's sign	68

固形がん　Solid malignancies

骨痛	Bone pain	310
出血斑	Ecchymosis	316
点状出血	Petechiae	316
紫斑	Purpura	316
Leser-Trélat（レーザー・トレラ）徴候	Leser-Trélat sign	323
リンパ節腫脹	Lymphadenopathy	325
Virchow（ウィルヒョウ）リンパ節	Virchow's node	328
腫瘍熱	Neoplastic fever	329
悪性腫瘍におけるTrousseau（トルソー）徴候	Trousseau's sign of malignancy	334
肝腫大	Hepatomegaly	597

外科的徴候　Surgical signs

直腸腫瘍	Rectal mass	333
蠕動音	Bowel sound	569
McBurney（マクバーニー）点の圧痛	McBurney's point tenderness	607
Murphy（マーフィー）徴候	Murphy's sign	611
obturator（オブチュレーター）徴候（閉鎖筋徴候）	Obturator sign	612
psoas（ソウアス）徴候（腸腰筋徴候）	Psoas sign	622
筋強直と不随意的な防御	Rigidity and involuntary guarding	625
Rovsing（ロブシング）徴候	Rovsing's sign	626

Sister Mary Joseph（シスター・メアリー・ジョセフ）の小結節
 Sister Mary Joseph nodule ･････････････････････････････････････ 629

全身性エリテマトーデス（SLE）　Systemic lupus erythematosus
 蝶形紅斑　Butterfly rash（malar rash）････････････････････････････ 12
 石灰沈着症　Calcinosis ･･･ 14
 網状皮斑　Livedo reticularis（LR）････････････････････････････････ 28
 Raynaud（レイノー）症候群／現象　Raynaud's syndrome/phenomenon ･････ 41
 毛細血管拡張　Telangiectasia ････････････････････････････････････ 56
 胸膜摩擦音　Pleural friction rub ･････････････････････････････････ 138
 口腔内潰瘍　Mouth ulcer ･･･････････････････････････････････････ 609

緊張　Tone
 折りたたみナイフ現象　Clasp-knife phenomenon ･････････････････････ 378
 筋緊張低下　Hypotonia ･･･ 441
 筋強直（叩打性ミオトニア，把握性ミオトニア）　Myotonia–percussion, grip ･･･ 454
 痙縮　Spasticity ･･･ 504

振戦　Tremor
 本態性振戦　Essential tremor ････････････････････････････････････ 395
 企図振戦　Intention tremor ･････････････････････････････････････ 443
 Parkinson（パーキンソン）病様振戦　Parkinsonian tremor ･････････････ 471
 生理的振戦　Physiological tremor ････････････････････････････････ 474

三尖弁閉鎖不全症（三尖弁逆流症）　Tricuspid regurgitation
 v 波―巨大　V-waves–large ･･････････････････････････････････････ 222
 頸静脈圧波形異常：x 谷―欠如　JVP waveform variations: x-descent–absent ･･･ 223
 汎収縮期の心雑音　Pansystolic murmur ･･････････････････････････ 233

三尖弁狭窄症　Tricuspid stenosis
 心雑音（拡張期）　Murmurs–diastolic ････････････････････････････ 252

視力障害／神経眼科疾患　Vision defects/neurological eye signs
 瞳孔不同　Anisocoria ･･ 346
 Argyll Robertson（アーガイル・ロバートソン）瞳孔と対光近見反応解離
  Argyll Robertson pupils and light–near dissociation ･･････････････････ 354
 Horner（ホルネル）症候群　Horner's syndrome ･･･････････････････ 426
 核間性眼筋麻痺　Internuclear ophthalmoplegia（INO）･･････････････ 445
 視神経萎縮　Optic atrophy ･････････････････････････････････････ 462
 眼窩先端部症候群　Orbital apex syndrome ･･･････････････････････ 464

乳頭浮腫	Papilloedema	468
羞明	Photophobia	472
針穴瞳孔	Pinpoint pupil	475
眼瞼下垂	Ptosis	483

相対的瞳孔求心路障害（Marcus Gunn（マーカスガン）瞳孔）
　　Relative afferent pupillary defect（RAPD）（Marcus Gunn pupil） ············ 486

視力	Visual acuity	520
両耳側半盲	Bitemporal hemianopia	525
同名半盲	Homonymous hemianopia	525
四分盲	Homonymous quadrantanopia	525
視野狭窄	Tunnel vision	525
水平暗点	Altitudinal scotoma	524, 525
中心暗点	Central scotoma	525, 526
黄斑回避を伴う同名半盲	Homonymous hemianopia with macular sparing	525, 527

所見の有用性

　身体所見の聴取および特定は医学における必須スキルだが，とはいえ，それは入り口にすぎない．重要なのは，優れた医師は診断評価における徴候の適中率，エビデンスとその役割を理解しているということである．臨床徴候の有無はデータポイントを提供し，鑑別診断(つまり，リスク層別化のプロセス)として対象疾患の確率を絞り込むことができる．

　「所見の有用性」の項では，感度，特異度，陽性適中率，陰性適中率，および尤度比を含む，徴候のエビデンスベースの簡潔な解説を掲載．陽性尤度比(徴候あり)または陰性尤度比(徴候なし)の値から，以下の方程式(Bayesian(ベイズ)理論で構成)を使用して，検査後確率を決定できる：

$$検査前確率 \times 尤度比 = 検査後確率$$

例：
　免疫力のある20歳の男子学生が地元の救急部を受診し，激しい頭痛を訴えた．診察した若手医師は，患者の症状が中毒性および熱性であり，非白化性の紫斑発疹および非病巣性の神経系の所見があると指摘した．また，医師はケルニッヒ徴候がないことを明確に特定した．クリニカルシナリオ(CS)は，すべて髄膜炎菌血症を合併した髄膜炎菌による細菌性髄膜炎を示唆している．この患者は，細菌性髄膜炎である検査前確率が非常に高い．ケルニッヒ徴候(陰性尤度比1.0)がなくても，髄膜炎が存在する確率には影響しない．

$$非常に高い検査前確率 \times 1.0 = 非常に高い検査後確率$$

　臨床徴候の有無の適中率を理解することが重要である．若手臨床医は，ケルニッヒ徴候がないことに惑わされてはならない．この患者には，抗生物質の早急な静脈内投与，腰椎穿刺，および然るべき機関への届け出が必要である．特定のクリニカルシナリオでは，腰椎穿刺前のCTスキャンが考慮される場合がある．
　注意深い臨床医は，身体所見や診断検査，およびそれらが確率診断や管理計画にどのように影響するかを慎重に検討する．

第1章

筋骨格系の所見

Musculoskeletal Signs

前方引き出しテスト

anterior drawer test

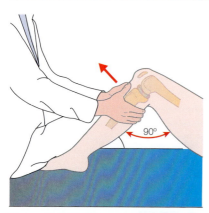

図1.1 前十字靭帯（ACL）損傷を評価する前方引き出しテスト

概要

患者を仰臥位にし，膝を90°に屈曲した状態で検者が足を動かないように固定して，脛骨の近位1/3を検者の方に引く．脛骨の前方運動に急激な停止がみられなければ陽性[1]．

関連する病態

- 前十字靭帯損傷（ACL（anterior cruciate ligament）injury）

メカニズム

ACLの起始は脛骨高原の前面で，停止は大腿骨外側顆の内側面である．ACLは脛骨が大腿骨より前方に動くのを制限している．ACLの連続性が断たれると脛骨の不適切な前方運動が起き，膝関節が不安定になる．

所見の有用性

6つの研究のレビューで，感度27〜88％，特異度91〜99％，陽性尤度比11.5，陰性尤度比0.5と報告されている[2]．9つの研究に関するSolomon DHらのレビューでは感度9〜93％，特異度23〜100％と報告されている[1]．

前方引き出しテスト陽性はACL損傷の強い根拠となる（陽性尤度比11.5）[2]．前方引き出しテストが陰性であってもACL損傷を除外することはできない（感度27〜88％，陰性尤度比0.5）[2]．前方引き出しテストは陰性だが臨床的にACL損傷の疑いが残る場合は，追加の診断的評価が必要である（期間をおいての再評価やMRI，関節鏡など）．

Apley(アプレー)圧迫テスト

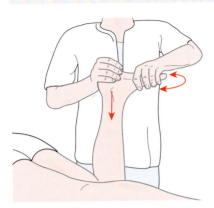

図 1.2　Apley 圧迫テスト

概要

患者を腹臥位にし，膝を 90°屈曲させ，下腿に軸方向の圧迫を加えながら内旋，外旋する．疼痛が誘発されれば陽性．

関連する病態

- 半月板損傷（meniscal injury）

メカニズム

損傷した半月板に直接機械的な力がかかることで疼痛が誘発される．

所見の有用性

Hegedus EJ らのレビューでは統合解析によって感度 60.7％，特異度 70.2％，オッズ比 3.4 と報告されている[3]．ただし，そのデータ内に有意な異質性があるため正確性には限界がある．概して，Apley 圧迫テストの診断的有用性や支持するデータには限界があり，また急性期に行うと強い痛みを誘発する手技である[4]．

McMurray（マクマレー）圧迫テスト（McMurray's grind test）の方が支持するデータはより強力である．

Apley's scratch test
Apley（アプレー）スクラッチテスト

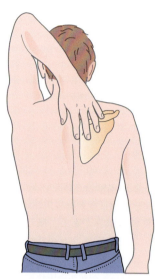

図 1.3 Apley スクラッチテストの主な 3 つの手技のうちの 1 つ

Woodward T, Best TM, The painful shoulder: part 1, clinical evaluation. Am Fam Phys 2000; 61(10): 3079–3088. に基づく．

関連する病態

一般的なもの
- 回旋筋腱板損傷（rotator cuff injury）
- 肩関節唇損傷（labral tear）
- 肩関節前方脱臼（anterior shoulder dislocation）
- 上腕二頭筋腱炎（bicipital tendonitis）
- 癒着性関節包炎（adhesive capsulitis）（凍結肩（frozen shoulder））
- 肩鎖関節損傷（acromioclavicular joint injury）

メカニズム

　肩関節は複雑な構造である．肩関節の構成要素は，上腕骨頭，肩甲関節窩，肩峰，鎖骨，肩甲骨，周囲の軟部組織である．正常の肩関節には広い可動域がある．Apley スクラッチテストは肩甲上腕関節の外転，内転，屈曲，伸展，内旋，外旋を評価する．疼痛や可動域制限がみられた場合は，肩関節の構成要素の 1 つあるいは複数に損傷が示唆される．

所見の有用性

　Apley スクラッチテストは肩の全般的な検査として有用だが，特異的な診断への有用性には限界がある．疼痛や可動域制限が生じるときの肩の位置を記録すべきである．Apley スクラッチテストが異常の患者には，鑑別診断を絞り込むために追加の診断的手技を行うべきである．

概要

　Apley スクラッチテストは肩関節（肩甲上腕関節，肩鎖関節，胸鎖関節，肩甲胸郭関節など）の可動域の全般的な評価法である．患者に対側の肩を（頭の後ろを通って）前後に触り，さらに肩甲骨の下方を後方から（背中の下側を通って）触るよう指示する．これらの動作中に疼痛や可動域制限がみられた場合，異常と考える[5]．

見かけ上の脚長(機能的脚長)不等 apparent leg length inequality (functional leg length)

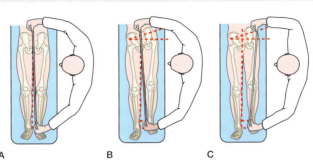

図1.4 脚長測定
A：見かけ上の脚長は臍から内果までの距離である。B：骨盤の回転は見かけ上の脚長の左右差をきたす。C：真の脚長は上前腸骨棘から内果までの距離である。
Firestein GS, Budd RC, Harris ED et al., Kelley's Textbook of Rheumatology, 8th edn, Philadelphia: WB Saunders, 2008: Fig 42-24. に基づく.

概要

臍から各下肢の内果までの距離の不均等のことを言う[6]。定義上は骨の異常を伴わない下肢の左右非対称を含む(本章の「真の脚長不等」参照)。

関連する病態

- 足力学の変化(altered foot mechanic)
- 軟部組織の適応短縮
  (adaptive shortening of soft tissue)
- 関節拘縮(joint contracture)
- 靱帯の弛緩(ligamentous laxity)
- 軸方向のアライメント不良
  (axial malalignment)

メカニズム

見かけ上、あるいは機能的な脚長の違いは、骨盤から足にかけてのどこかで生じる[6]。

靱帯の弛緩

例えば股関節において、一側の靱帯が対側よりも柔軟で長いと、大腿骨が関節包内でより下方に下がる。

関節拘縮

関節拘縮があると、可動域が損なわれる。膝関節に屈曲位での拘縮があると、最大屈曲を試みた際の脚長が対側より短くなる。

足力学の変化

足の過度の回内があると、正常と比較してアーチの高さが低くなることで機能的脚長が短くなる[6]。

所見の有用性

臨床的に有意な影響をもたらす見かけ上の脚長不等が3〜22 mmの間のどの程度かには議論の余地がある[6]。このテストは患者の病歴や歩行の評価との関連を踏まえて解釈するべきである。

アプリヘンションテスト

apprehension test

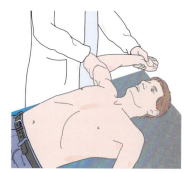

図 1.5 アプリヘンションテスト
上腕は外転，外旋位とする．検者の右上腕が上腕骨を前方に牽引することで上腕骨頭の後部を前方に引っ張っていることに注目する．同様の検査は，患者の上体を起こし，検者が上腕骨頭の後部を前方に押す方法で背側から実施することも可能である．

概要

アプリヘンションテストは肩甲上腕関節の不安定性の評価法である．患者を坐位か仰臥位にし，肩を 90°外転，90°外旋し，肘を 90°屈曲する．検者が上腕骨頭を前方に動かすように上腕骨近位の後面を圧迫する（図 1.5）．患者が肩甲上腕関節の亜脱臼（subluxation）あるいは脱臼が起こりそうな不安を感じたら陽性[7]．

関連する病態

一般的なもの：外傷性

- 再発性の肩甲上腕関節の亜脱臼あるいは脱臼
- 回旋筋腱板損傷
- 関節唇の損傷（glenoid labrum injury）
- 関節窩の損傷（glenoid defect）（Bankart（バンカート）骨折（Bankart's fraction）など）
- 上腕骨頭の損傷（Hill-Sachs（ヒル・サックス）骨折（Hill-Sacks fracture）など）

あまり一般的でないもの：非外傷性

- 結合織疾患：Ehlers-Danlos（エーラス・ダンロス）症候群（Ehlers-Danlos syndrome），Marfan（マルファン）症候群（Marfan's syndrome）
- 先天性関節欠損（congenital absence of glenoid）

メカニズム

肩甲上腕関節の不安定性は関節の安定性を維持する骨あるいは軟部組織構造，すなわち関節窩，上腕骨頭，関節包，関節包靱帯あるいは関節上腕靱帯，関節唇，回旋板筋の機能障害によって起こる．肩関節は本来可動性が高いことと，安定性を維持する軟部組織構造が複雑なことにより，不安定になりやすい．

アプリヘンションテストでは関節が不安定になりやすい位置になる．これは外傷性の肩関節前方脱臼を起こす典型的な位置である．このため，多くの健常人でもこの手技により不安を感じる．

所見の有用性

T'Jonck らは感度 88％，特異度 50％，陽性尤度比 1.8，陰性尤度比 0.23 と報告している[8]．

アプリヘンションテストは肩甲上腕関節の不安定性のスクリーニングテストとして有用である．実際のデータに基づくと，このテストは診断を確定するために用いるには限界がある．急性の肩関節前方脱臼の状況では用いない．

apprehension–relocation test (Fowler's sign)
アプリヘンション – リロケーションテスト（Fowler（ファウラー）徴候）

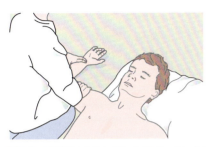

図 1.6 アプリヘンション – リロケーション（Fowler）テスト
上腕骨近位に前方から圧力がかかっていることに注目する．

概要

アプリヘンション – リロケーションテストは肩甲上腕関節の不安定性の評価法である．リロケーション手技は通常アプリヘンションテストに続けて行う（前項の「アプリヘンションテスト」参照）．患者を坐位か仰臥位にし，肩を90°外転，90°外旋し，肘を90°屈曲する．検者が上腕骨頭を後方に動かすように上腕骨近位の前面を圧迫する．患者が肩関節の脱臼が起こりそうにないと感じるなど不安が軽減すれば陽性．

関連する病態

- 再発性の肩甲上腕関節の亜脱臼あるいは脱臼
- 回旋筋腱板損傷
- 関節唇の損傷
- 関節窩の損傷（Bankart 骨折など）
- 上腕骨頭の損傷（Hill–Sachs 骨折など）

一般的なもの：非外傷性

- 結合織疾患：Ehlers–Danlos 症候群，Marfan 症候群
- 先天性関節欠損

メカニズム

背景となる解剖や肩甲上腕関節の不安定性の原因については「アプリヘンションテスト」に記載したものがここでも適用される．アプリヘンション – リロケーションテストでは，上腕骨頭が肩甲上腕関節内で解剖学的に正常な位置に戻ることにより症状が軽減する．

所見の有用性

T'Jonck らは感度85％，特異度87％，陽性尤度比6.5，陰性尤度比0.18と報告している[8]．Lo らは感度32％，特異度100％と報告している[9]．Speer らは感度68％，特異度100％と報告している[10]．

アプリヘンション – リロケーションテストは肩甲上腕関節の前方不安定性のスクリーニングテストとして有用である．アプリヘンションテスト単独よりも特異性が高い．

Bouchard(ブシャール)結節, Heberden(ヘバーデン)結節

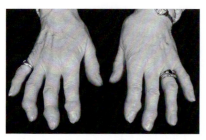

図 1.7　顕著な Heberden 結節
Ferri FF, Ferri's Clinical Advisor, Philadelphia: Elsevier, 2011: Fig 1-223. に基づく.

概要

　Bouchard 結節は手の**近位**指節間関節（PIP（proximal interphalangeal）joint）の骨性増殖あるいは結節である.
　Heberden 結節は同様のものが**遠位**指節間関節（DIP（distal interphalangeal）joint）に生じるものである.

関連する病態

- 変形性関節症（osteoarthritis）
- 家族性（familial）

メカニズム

　多くの研究で**骨棘の増大**が Bouchard 結節や Heberden 結節の主たる原因であるとされている[11]. 他の因子や理論として以下がある.

- 遺伝的素因
- 慢性的な変形性関節症の変化の結果として生じる肥大した軟骨の軟骨内骨化（endochrondral ossification）[12]
- 過度の緊張や繰り返す損傷による腱の反応性の成長[13]

所見の有用性

　Bouchard 結節や Heberden 結節は指節間関節の変形性関節症（interphalangeal osteoarthritis）の古典的所見であり[13,14], 全身性変形性関節症（generalised osteoarthritis）にも関連している[15,16]. Bouchard 結節や Heberden 結節の存在は変形性関節症の X 線変化の予測因子となる[17].

ボタン穴変形 boutonnière deformity

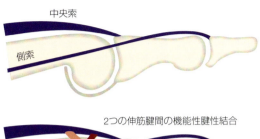
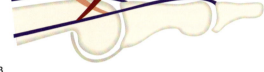

図 1.8 指伸展の機序

A：近位指節間(PIP)関節が中央索によって伸展する（手指伸筋腱の伸展）．**B**：Xは2つのシステム間の機能的線維性結合を表している．

DeLee JC, Drez D, Miller MD, DeLee and Drez's Orthopaedic Sports Medicine, 3rd edn, Philadelphia: Saunders, 2009: Fig 20B2-27. に基づく．

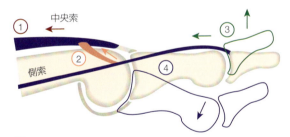

① 中央索が骨から引き離される
② 収縮した中央索が側索を引き寄せる
③ 側索が遠位指節間(DIP)関節を過伸展させる
④ 中央索が結合していないためPIP関節が屈曲し，完全なボタン穴変形に至る

図 1.9 ボタン穴変形の病態解剖

中央索の断裂が起きると同時に側索が引き寄せられ，DIP関節の過伸展とPIP関節の屈曲をきたす．

DeLee JC, Drez D, Miller MD, DeLee and Drez's Orthopaedic Sports Medicine, 3rd edn, Philadelphia: Saunders, 2009: Fig 20B2-28. に基づく．

ボタン穴変形 boutonnière deformity

概要

安静時に近位指節間(PIP)関節が屈曲し，遠位指節間(DIP)関節が過伸展する変形を指す．

関連する病態

- 炎症性関節症(inflammatory arthropathy)（関節リウマチ(rheumatoid arthritis)など）
- 中心索損傷(central slip extensor tendon injury)

メカニズム

伸筋腱の中心索の断裂あるいは剥離と側索の掌側偏位によってPIPの屈曲とDIPの伸展が起きる．この名称は断裂した中心索の外観がボタン穴(フランス語で*boutonnière*)に似ていることに由来する．

中心索は中節骨の背側に付着する．その主たる機能はPIP関節の伸展を維持し，伸筋腱を安定させることである．中心索が断裂あるいは剥離する（中節骨基部から剥がれる）と，側索と深指屈筋の運動が拮抗しなくなりPIPの屈曲とDIPの過伸展をきたす．

炎症性関節症(関節リウマチなど)

PIP関節のパンヌス(pannus)（関節リウマチでみられることがある）は中心索に傷害をきたしうる[18]．関節の慢性炎症(chronic inflammation)と滑膜炎(synovitis)は持続的なPIPの屈曲と中心索の徐々の伸長をもたらす．続いて起こる側索の掌側偏位によって，特徴的な変形が起こる[19-22]．

外傷

圧挫損傷あるいは穿通性損傷によって伸展したPIP関節に強制的な伸展が加わることで，中心索の剥離が起こる．典型的には，変形の程度は外傷後の時間経過とともに悪化する．急性期には変形は軽微な場合がある．

所見の有用性

ボタン穴変形は古典的には関節リウマチ患者の50%に起こるとされる．

鈍的あるいは穿通性外傷の患者では，ボタン穴変形は中心索損傷を疑う根拠となる．

バルジ／ワイプ／ストロークテスト

bulge/wipe/stroke test

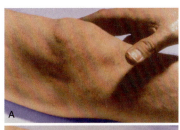
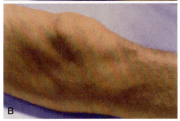

図 1.10 膝関節の少量の滑液貯留を証明するためのバルジテスト

膝関節の内側を擦って滑液をこの領域から移動させる（**A** でくぼんで陰になっている）．**B** では膝関節の外側を叩いた後，くぼんでいた領域が膨らんだことがわかる．

Firestein GS, Budd RC, Harris ED et al., *Kelley's Textbook of Rheumatology*, 8th edn, Philadelphia: WB Saunders, 2008: Figs 35-9A and B. に基づく．

概要

バルジ／ワイプ／ストロークテストは膝関節液の評価に用いられる．患者は仰臥位で膝を伸展し，検者が滑液を膝関節腔の上外側に移動させるように膝関節の内側を擦り，続いて外側を擦って滑液の移動がみえるか確認する．滑液の波動が観察されれば陽性．

関連する病態

膝関節液貯留（knee effusion）をきたす全ての状態．

一般的なもの

- 変形性関節症
- 関節リウマチ
- 関節血腫（haemarthrosis）：外傷（trauma），凝固異常（coagulopathy）
- 痛風（gout）
- 感染（infection）：化膿性関節炎（septic arthritis），淋菌性関節炎（gonococcal arthritis），一過性滑膜炎（transient synovitis）

あまり一般的でないもの

- 偽痛風（pseudogout）（ピロリン酸カルシウム結晶沈着症（calcium pyrophosphate deposition disease））
- 腫瘍（tumour）

メカニズム

関節包内の過剰な滑液の機械的操作によって滑液の移動が観察される．ワイプまたはバルジテストで滑液が関節内の一部から別の部分へ移動することによって，膝関節腫脹（knee swelling）の原因として関節液の存在が疑われる．

所見の有用性

このテストの有用性に関する根拠は限定的である．4〜8 mL 程度の少量の液貯留しか検出することができないとする報告がある[23]．急性外傷や全身性疾患がない場合の液貯留の大半は変形性関節症によるものである[24]．

Gogus F らは，ワイプテストによって膝関節液の存在を同定する感度は 11〜33％，特異度は 66〜92％と報告している[25]．整形外科的緊急症の1つである化膿性関節炎において関節液の存在を同定することは重要である．

蝶形紅斑

butterfly rash (malar rash)

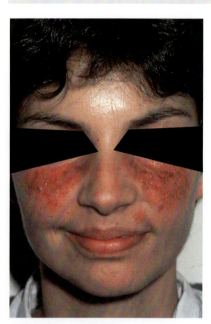

図 1.11　SLE の蝶形紅斑
Goldman L, Ausiello D, Cecil Medicine, 23rd edn, Philadelphia: Saunders, 2007: Fig 287-3. より許可を得て転載．

概要

鼻と両頬に橋渡しでみられる紅色あるいは紫色の斑状の，やや鱗状の皮疹．皮疹の形状が蝶に少し似ている．鼻唇溝は残存することが他の皮疹（酒さ（rosacea）など）との区別に役立つ．皮疹は日光過敏でもある．

関連する病態

一般的なもの

- 全身性エリテマトーデス
  （SLE：systemic lupus erythematosus）
- 薬剤誘発性ループス
  （drug-induced lupus erythematosus）
- 皮膚筋炎（dermatomyositis）

メカニズム

正確な機序はわかっていない．しかし，SLE における障害のように，遺伝的，環境的，免疫学的要因による自己免疫反応の結果と考えられる．

関連があるとされている要因は以下のとおり[26]．

- 遺伝的素因によって補体が無力化あるいは欠損していることで，アポトーシス細胞の免疫複合体が除去不全となり，自己免疫が成り立ちやすくなる．
- 日光が表皮のケラチノサイトタンパクを傷害してアポトーシスを誘導し，また自己抗体産生を促進する．日光は補体と抗体によるケラチノサイトの破壊が起こりやすくする．
- 狼瘡（ループス（lupus））の皮膚病変をまとめた研究では，細胞性，液性免疫反応の変化が指摘されている．

これらの要因の組み合わせが皮膚の免疫反応，障害，浮腫，典型的な蝶形紅斑を誘導していると考えられる．

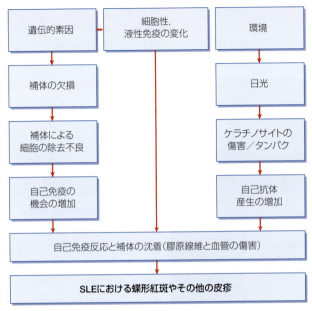

図 1.12　蝶形紅斑の機序

所見の有用性

　蝶形紅斑は SLE 患者の約 40% でみられる[26]．蝶形紅斑がみられないからといって SLE を除外することはできない．

石灰沈着症／皮膚石灰沈着症

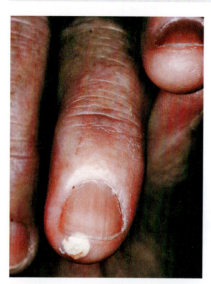

図1.13 石灰沈着症 皮膚筋炎の患者でみられる異栄養性石灰化を表す手指の硬いやや白色の結節.

James WD, Berger T, Elston D, Andrews' Diseases of the Skin: Clinical Dermatology, 11th edn, Philadelphia: Saunders, 2011: Fig 26-12. より許可を得て転載.

概要

石灰沈着症とは軟部組織へのカルシウムの形成・沈着のことである. **皮膚石灰沈着症**は皮膚へのカルシウム沈着を指す,より特異的な用語である.

関連する病態

石灰沈着症に関連する状態は,異栄養性(dystrophic),転移性(metastatic),腫瘍関連,医原性(iatrogenic),特発性(iatrogenic)に分類される.

- 異栄養性石灰沈着症 (dystrophic calcinosis)
  - 強皮症(scleroderma)
  - 皮膚筋炎
  - 全身性エリテマトーデス(SLE)
  - 全身性硬化症(systemic sclerosis)
  - 熱傷(burn)
- 転移性
  - さまざまな原因による高カルシウム血症(hypercalcaemia)や高リン酸血症(hyperphosphataemia)
  - 慢性腎不全(chronic renal failure): 最も頻度が高い
  - ビタミンD過剰
  - 原発性副甲状腺機能亢進症 (primary hyperparathyroidism): まれ
  - 腫瘍随伴性高カルシウム血症 (paraneoplastic hypercalcaemia)
  - 骨破壊性疾患 (destructive bone disease) (Paget 病 (Paget's disease) など)
- 医原性
  - グルコン酸カルシウムの注射 (calcium gluconate injection)
  - 腫瘍崩壊症候群 (tumour lysis syndrome)

メカニズム

異栄養性石灰沈着症

異栄養性石灰沈着症は,炎症,組織傷害,変性に続いて,リン酸カルシウムあるいはハイドロキシアパタイトの結晶が皮膚に沈着することで起こる[27]. カルシウムやリン酸の値は通常正常である. 以下の機序が考えられている.

- 局所の高濃度アルカリホスファターゼが,正常では石灰化を阻害しているリン酸を破壊する[28].

組織の崩壊がリン酸と結合するタンパクを変性させる．リン酸-タンパク複合体はカルシウムと反応して石灰化の場となる[29]．

転移性石灰沈着症

高濃度の異常なカルシウムあるいはリン酸代謝物のいずれかまたは両方が存在する．過剰なカルシウムやリン酸はカルシウム塩の形成と沈殿をもたらす．

慢性腎不全では多くの機序によってリン酸やカルシウムの代謝が変化している．

- リン酸の腎排泄低下が高リン酸血症をもたらす．
- 高リン酸血症によって，代償性にリン酸を排泄するため副甲状腺ホルモン（PTH）が増加する．PTHの増加によって消化管からのリン酸の吸収が促進し，骨からカルシウムが動員されるため，より多くのカルシウムとリン酸が沈殿することにつながる．
- 腎不全によるビタミンD欠乏（vitamin D deficiency）は低カルシウム血症を悪化させることで，さらに二次性副甲状腺機能亢進症（secondary hyperparathyroidism）を助長する．

医原性

カルシウムやリン酸の静脈内投与は，血管外漏出や周囲の組織へのハイドロキシアパタイトの沈着を引き起こす．投与に続く周囲の組織の炎症は，沈着に寄与するカルシウムやタンパクの放出をもたらす可能性もある．

特発性

組織傷害や全身性代謝異常を伴わずに起こる．

所見の有用性

この所見の根拠は非常に限られており，単独でみられることはほとんどない．みられた場合には，さらなる精査が必要である．

Charcot foot

Charcot（シャルコー）足

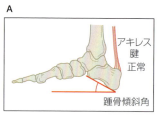
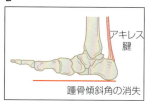

図 1.14 Charcot 足
A：正常な踵骨傾斜角の足．**B**：Charcot 足によりアーチがつぶれた患者における正常な踵骨傾斜角あるいは床面に対する角度の消失．
Mann JA, Ross SD, Chou LB, Chapter 9: Foot and ankle surgery. In: Skinner HB, Current Diagnosis & Treatment in Orthopedics, 4th edn, Fig 9-8. より許可を得て転載．http://proxy14.use.hcn.com.au/content.aspx?aID=2321540［10 Mar 2011］．

概要

足関節および足の進行性破壊性関節症[30]．早期には軽微な外傷に続発する片足の浮腫として出現する．進行すると骨や関節の重度の破壊（特に中足部）が起き，それによって足底アーチがつぶれて"揺り椅子状の足"となる場合がある．

関連する病態

感覚神経障害をきたす状態．
- 糖尿病（diabetes mellitus）：最も頻度が高い．
- 梅毒（syphilis）：原記載は Charcot による．

メカニズム

神経外傷理論では，糖尿病による末梢神経障害が痛覚を減弱させ，感覚受容を妨げる．急性外傷（微小骨折や亜脱臼，骨折など）が起きても患者はほとんど，あるいはまったく痛みを感じず，動かすときに足を"保護"しようともしない．このことが足の傷害と進行性の損傷が積み重なり続ける破壊のサイクルをもたらす[31]．

炎症理論では，局所損傷（微小骨折や亜脱臼，骨折）が起こると腫瘍壊死因子-α（TNF-α：tumour necrosis factor-α）やインターロイキン-1β（interleukin-1β）などの炎症性サイトカイン（inflammatory cytokine）が放出される．これら2つのサイトカインは RANK リガンド（RANK ligand）の活性化を増強することで NF-κB 転写因子（transcription factor NF-κB）を増加させることが示されている．その結果，**破骨細胞の成熟が促進され**，さらなる骨吸収が起きる．これにより，患者にさらに骨折，炎症，異常な荷重，骨溶解（osteolysis）の悪循環が生じやすくなる[31]．

その他の寄与する因子．
- 四肢遠位の交感神経除去により末梢血流が増加し，充血とさらなる炎症が生じる[32]．

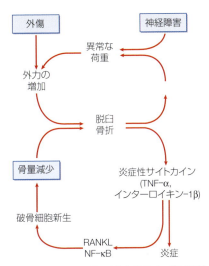

図 1.15 Charcot 足の炎症性および神経外傷性の機序
Jeffcoate WJ, Game F, Cavanagh PR, Lancet 2005; 366: 2058-2061. に基づく.

- 1 型および 2 型糖尿病ではさまざまな機序によりもともと骨量減少が存在し[32], それにより糖尿病患者は微小骨折を起こしやすい.
- 異常な荷重メカニクス.

所見の有用性

Charcot 足のある患者は糖尿病性足潰瘍(diabetic foot ulcer)のリスクが高く(患者の 50% にものぼる)[33,34], 切断のリスクも高い[32].

骨摩擦音

概要

他動的に関節可動域テストを行うときの，関節のキーキー，バリバリ，ポン，パチパチといった音や感覚．

関連する病態

- 関節症（arthropathy）
  - 変形性関節症
  - 関節リウマチ
- 外傷
  - 軟骨損傷（cartilaginous injury）：半月板損傷，関節唇損傷（labral injury）
  - 靱帯損傷（ligamentous injury）：前十字靱帯
  - 骨折（fracture）

メカニズム

関節の骨摩擦音は2つのざらざらした面が互いに擦れ合うと生じる．

関節リウマチ／変形性関節症

関節リウマチと変形性関節症では，ともに関節表面の軟骨が変性し，びらんや不整が形成されている．2つのざらざらした表面が互いに動くことで骨摩擦音が生じる．

関節リウマチでは，自己免疫反応と続発する炎症，サイトカイン放出，パンヌス形成が軟骨の破壊を引き起こす．

変形性関節症では，グリコサミノグリカン（glycosaminoglycan）の欠乏により繰り返しかかる張力とマトリックスメタロプロテアーゼ（MMP：matrix metalloproteinase）の活性化が損傷を起こす主な原因である．

所見の有用性

Altman Rらは骨摩擦音の変形性膝関節症に対する感度は89％，特異度は58％，陽性尤度比は3.0，陰性尤度比は0.2と報告している[35]．骨摩擦音は変形性関節症の患者でよくみられる．骨摩擦音は他の頻度の高い疾患でもみられるため，単独での診断的価値は限定的である．

ドロップアームテスト dropped arm test

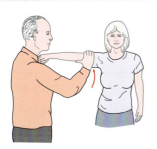
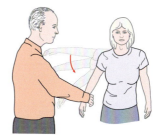

図 1.16 ドロップアームテスト

Multimedia Group LLC, Occupation Orthopedics. に基づく. http://www.eorthopod.com/eorthopodV2/index.php?ID=7244790ddace6ee8ea5da6f0a57f8b45&disp_type=topic_detail&area=6&topic_id=4357b9903d317fcb3ff32f72b24cb6b6 [28 Feb 2011].

概要

患者は直立し，検者が患者の上肢を他動的に90°外転させる．次に患者に上肢をゆっくり解剖学的肢位まで下ろしていくよう指示する．痛みによってその動作ができなかったり，上肢が側方に落下したりすると陽性．

関連する病態

- 回旋筋腱板損傷(棘上筋(supraspinatus)など)
- 肩峰下インピンジメント(subacromial impingement)
- 神経原性の筋力低下(neurogenic weakness)
- 肩甲上神経麻痺(suprascapular nerve palsy)
- 腋窩神経麻痺(axillary nerve palsy)
- C5神経根症(C5 radiculopathy)

メカニズム

上肢の0°から90°までの外転は棘上筋と三角筋が担っている．棘上筋は最初の15°を，三角筋は15°より上を担う[36]．回旋筋腱板損傷(棘上筋損傷など)や肩峰下インピンジメントが存在すると，上肢の外転を維持する力が損なわれる．

所見の有用性

Murrell GACらとDinnes Jらは回旋筋損傷に対する感度は10％，特異度は98％，陽性尤度比は10以上と報告している[37,38]．Park HBらは肩峰下インピンジメントに対する感度は27％，特異度は88％，陽性尤度比は2.3，陰性尤度比は0.8と報告している[39]．

ドロップアームテストが陽性であった場合，回旋筋腱板損傷(棘上筋損傷)や肩峰下インピンジメントの確率は有意に上昇する．陰性であった場合にそれらの診断を除外する信頼性は乏しい．

Finkelstein(フィンケルシュタイン)テスト

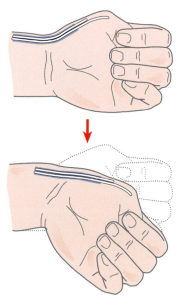

図 1.17 Finkelstein テスト
母指を手の中に入れ,手関節を尺屈させる.疼痛があれば陽性.

Frontera WR, Silver JK, Rizzo Jr TD, Essentials of Physical Medicine and Rehabilitation, 2nd edn, Philadelphia: Saunders, 2008: Fig 24-2. に基づく.

概要

検者は患者の母指中手骨に力を加え,手関節を尺屈させる.手技に伴い,手関節の橈側部(長母指外転筋腱(abductor pollicis longus tendon)あるいは短母指外転筋腱(extensor pollicis brevis tendon))に疼痛が出現すれば陽性.

関連する病態

- de Quervain(ドケルバン)腱鞘炎
 (de Quervain's tenosynovitis)

メカニズム

de Quervain 腱鞘炎は,第1伸筋コンパートメント(first extensor synovial compartment)の内容物である長母指外転筋腱や短母指外転筋腱の炎症である.

反復する張力傷害や炎症性疾患が炎症を引き起こして,手関節橈側部の腫脹を起こす.これにより長母指外転筋腱や短母指外転筋腱が手に向かって通過する空間が狭くなる.この手技により長母指外転筋腱や短母指外転筋腱が狭まったコンパートメント内へ動き,引き伸ばされることで痛みが誘発される[40].

所見の有用性

de Quervain 腱鞘炎の診断における Finkelstein テストの根拠となるデータは限られている.de Quervain 腱鞘炎は臨床診断である.

Gottron's papule
Gottron(ゴットロン)丘疹

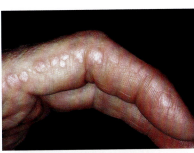

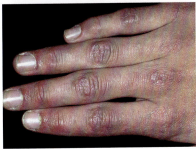

図 1.18 Gottron 丘疹
手指や肘，膝の骨突出部にみられる．わずかに隆起した青紫色の小さな丘疹．

Habif TP, Clinical Dermatology, 5th edn, Philadelphia: Mosby, 2009: Figs 17-20, 17-21. より許可を得て転載．

概要
指節間関節の背側にみられる青紫色の丘疹[41]．

関連する病態
- 皮膚筋炎

メカニズム
ある組織学的研究では，皮膚の基底層にリンパ球浸潤(lymphocytic infiltration)，表皮の萎縮(epidermal atrophy)，空胞化(vacuole)などの所見を認めた[42]．機序は不明である．

所見の有用性
Gottron 丘疹は皮膚筋炎に特徴的と言われているが，患者全員にみられるものではない[43]．

Hawkins（ホーキンス）インピンジメントテスト
Hawkins' impingement test

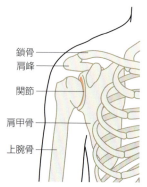

図 1.19　Hawkins テストの解剖

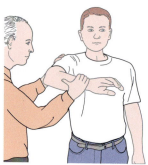 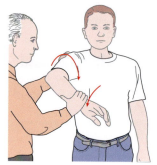

図 1.20　Hawkins テスト

概要

患者は直立で肩と肘をともに 90°屈曲し，検者が肩関節を内旋させる．疼痛が誘発されれば陽性（図 1.20）．

関連する病態

- 回旋筋腱板インピンジメント（rotator cuff impingement）：
  棘上筋（supraspinatus），小円筋（teres minor），棘下筋（infraspinatus muscle）
- 回旋筋腱板炎（rotator cuff tendonitis）

メカニズム

回旋筋腱板の腱は肩甲骨の肩峰突起と滑液包，上腕骨頭の間の狭い空間を通る．Hawkins インピンジメントテストは烏口肩峰間の空間（coracoacromial space）を狭め，もともと存在する腱や筋のインピンジメントを悪化させる．回旋筋腱板炎が存在すると，損傷した腱や筋へのこの手技による外力や圧迫が疼痛も誘発する[44]．

所見の有用性

Calis Mらは回旋筋腱板炎に対する感度は92％，特異度は26〜44％と報告している[45]．Macdonald PBらは回旋筋腱板損傷に対する感度は83％，特異度は51％，陰性尤度比は0.3と報告している[46]．

これらの結果から，陽性であっても価値はほとんどない．陰性であれば中等度の有用性がある．

ヘリオトロープ疹

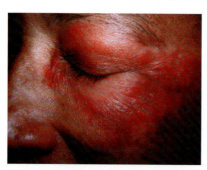

図 1.21 皮膚筋炎でみられたヘリオトロープ疹

Firestein GS, Budd RC, Harris ED et al., Kelley's Textbook of Rheumatology, *8th edn, Philadelphia: WB Saunders, 2008: Fig 47-10.* より許可を得て転載.

概要

両眼瞼と眼窩周囲組織にみられる，通常，斑状で融合した青紫色の皮疹．浮腫を伴うことも伴わないこともある．

関連する病態

- 皮膚筋炎
- 傍腫瘍症候群（paraneoplastic syndrome）

メカニズム

機序は不明だが自己免疫に起因すると考えられている．真皮の血管周囲にCD4陽性T細胞の浸潤を認める[47]．

所見の有用性

データは限られるが，ヘリオトロープ疹は皮膚筋炎に非常に特徴的であり，認めた場合は追加の診断的評価を行うべきである．

脊柱後弯症

kyphosis

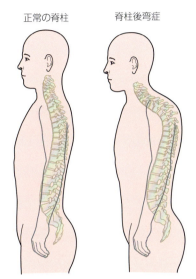

図 1.22　正常の脊柱と脊柱後弯症
脊柱後弯症での著しい凸弯に注目する．

概要

側方からみられる胸椎の異常な著しい凸弯．脊柱後弯症は重度であればどの方向からみてもわかる場合がある．高齢女性ではしばしば"dowager's hump（寡婦の肩）"とよばれている．

関連する病態

一般的なもの

- 骨粗鬆症（osteoporosis）／変形性関節症（degenerative joint disease）
- 外傷性：椎体骨折（vertebral body fracture）

あまり一般的でないもの

- 強直性脊椎炎（ankylosing spondylitis）
- 先天性
- Scheuermann（ショイエルマン）病（Scheuermann kyphosis）

メカニズム

脊柱後弯症の大半で椎体前面の狭小化がよくみられる．

骨粗鬆症／変形性関節症

変形性あるいは骨粗鬆症性脊柱後弯症（osteoporotic kyphosis）では，姿勢の悪さや機械的な緊張，骨粗鬆症によって椎体の変形あるいは圧迫骨折が起きる．椎体前面の高位が相対的に下がることにより，胸椎後弯が増強する．

先天性脊柱後弯症

先天性脊柱後弯症（congenital kyphosis）は椎体の**形成不全あるいは分裂不全**の結果として起きる[48]．分裂不全では椎体前面が下位の椎体から分離できず，椎体前面の結合を起こす．後面が成長し続ける結果として脊柱後弯症になる[48]．

Scheuermann病

Scheuermann病は青年期の脊柱後弯症の一型である．Scheuermann病の機序には多因子が関わる[49]．

- 椎体内への椎間板ヘルニアが椎体高の減少と前方への圧力の増強を起こし，椎体の異常な成長と楔状化をもたらす
- 前方の靱帯の肥厚
- 異常なコラーゲンマトリクス

所見の有用性

　小児における脊柱後弯症は先天性の可能性があり，未治療のままにすると重大な合併症や機能障害をきたす場合がある．高齢者における急激な脊柱後弯症の悪化は病的骨折を考慮すべきである．

Lachman(ラックマン)テスト

Lachman's test

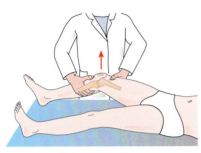

図 1.23 前十字靱帯(ACL)の Lachman テスト

膝関節を 20〜30°に屈曲し、脛骨を大腿骨の前方に動かし、ACL に異常がないことを検査する。

概要

患者は仰臥位で膝関節を 20〜30°屈曲させる。検者は片手で膝関節の直上で大腿骨を固定し、もう片方の手で母指を脛骨粗面に置いて脛骨近位を前方に引く。脛骨の前方運動に急激な停止がみられなければ陽性。

関連する病態

- 前十字靱帯(ACL)損傷

メカニズム

ACL の起始は脛骨高平部の前面で、停止は大腿骨外側顆の内側面である。ACL は脛骨が大腿骨より前方に動くのを制限している。ACL が正常だと脛骨に著しい前方運動は起きないが、断裂すると脛骨の不適切な前方運動が起き、膝関節が不安定になる。

所見の有用性

McGee の 5 つの研究のレビューでは、感度 48〜96%、特異度 90〜99%、陽性尤度比 17.0、陰性尤度比 0.2 と報告されている[2]。

Lachman テスト陽性は ACL 損傷の強い根拠となる(陽性尤度比 17.0)。臨床的に ACL 損傷の疑いが強い患者では Lachman テストが陰性でも(陰性尤度比 0.2)[2] 追加の評価が必要である(期間をおいての再評価や MRI など)。一般的に、Lachman テストは前方引き出しテストやピボットシフトテスト(pivot-shift test)と比較して ACL 損傷に対する最良の検査手技と考えられている[50]。

網状皮斑 livedo reticularis (LR)

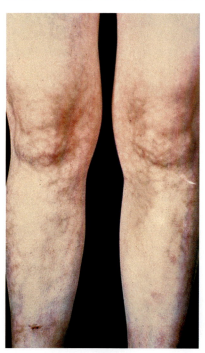

図 1.24 網状皮斑：網状の模様で，しばしば紅斑性あるいは青紫色

Floege J et al., Comprehensive Clinical Nephrology, 4th edn, Philadelphia: Saunders, 2010: Fig 64-13. より許可を得て転載．

概要

レース様あるいは網状の外観の斑状の青みがかった紫色の皮膚の変色．

関連する病態

一般的なもの
- 原発性網状皮斑（primary LR）あるいは特発性網状皮斑（idiopathic LR）
- 低体温
- 高齢

あまり一般的でないもの
- 続発性 LR（secondary LR）
  下記を含め，さまざまな疾患でみられる．
- 過凝固状態（hypercoagulable state）
  ▸ 抗リン脂質抗体症候群（antiphospholipid syndrome）
  ▸ クリオグロブリン血症（cryoglobulinaemia）
  ▸ 多発性骨髄腫（multiple myeloma）
  ▸ 深部静脈血栓症（DVT：deep vein thrombosis）
- 微小血管障害（microangiopathy）／微小血管障害性溶血性貧血（MAHA：microangiopathic haemolytic anaemia）
  ▸ 血栓性血小板減少性紫斑病（TTP：thrombotic/thrombocytopenic purpura）
  ▸ 溶血性尿毒症症候群（haemolytic uraemic syndrome）
  ▸ 播種性血管内凝固症候群（disseminated intravascular coagulation）
- 血管炎（vasculitis）／動脈症（arteriopathy）
  ▸ Sneddon（スネッドン）症候群（Sneddon's syndrome）
  ▸ カルシフィラキシス（calcyphylaxis）
- 結合織疾患（全身性エリテマトーデス（SLE），皮膚筋炎など）
- 塞栓症（embolisation）（コレステロール塞栓症症候群（cholesterol embolisation syndrome）など）
- 薬剤の副作用（drug side effect）
  ▸ アマンタジン（amantadine）
  ▸ キニン（quinine）

メカニズム

真皮から上がってきた細動脈は分岐して毛細血管床を形成する．毛細血管は静脈叢の細静脈へとつながる．網状皮斑は皮膚の**細静脈の見えやすさが増した**ものである．静脈叢における**表在細静脈の静脈拡張**と**血液の脱酸素**が2大要因である[51]．

一般的に，静脈拡張は自律神経系機能の変化や静脈拡張を起こす循環素因や局所の低酸素への反応によって起こる．静脈拡張によって細静脈は怒張，腫大し，皮膚を通して見やすくなる．

脱酸素は主に皮膚灌流の低下によって起こり[51]，細動脈からの流入の減少，あるいは静脈への流出の減少によって起こりうる．それらの原因は以下のとおりである．

- **細動脈からの流入の減少**：寒冷による血管攣縮，自律神経系の活動，動脈血栓症，血液粘稠度の増加
- **静脈への流出の減少**：静脈血栓症，血液粘稠度の増加

原発性網状皮斑あるいは突発性網状皮斑

基礎疾患のない LR は一過性の細動脈攣縮と関連しており，細動脈攣縮は酸素化された血液の流入を減少させることで組織の低酸素と静脈血の脱酸素を増強させる[52]．

低体温（自律神経系）

低体温に対する正常な生理反応は細動脈の攣縮である．それにより細動脈血流の減少，局所組織の低酸素，静脈叢の拡張が生じる．

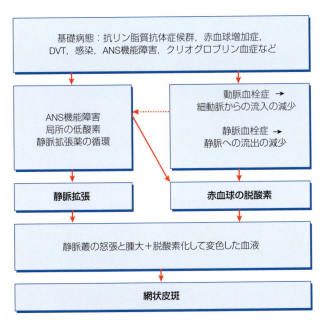

図 1.25 網状皮斑の機序

高齢

高齢患者にも前述の機序は生じるが，年齢による**皮膚の菲薄化**の要素が加わる．皮膚がもろくてより半透明であるため，静脈叢が見えやすくなる．

抗リン脂質抗体症候群

抗リン脂質抗体症候群は動脈および静脈の血栓症と関連しており，組織の低酸素や（静脈狭窄による）細静脈の拡張を生じる．

クリオグロブリン血症

クリオグロブリンは気温が下がると不溶性になり沈殿するタンパクである．粘稠性が高まることにより血流の停滞や組織の低酸素をきたす．さらに，クリオグロブリン血症は微小血管血栓症とも関連している．

所見の有用性

原発性あるいは特発性 LR は続発性の原因を確認したうえでの除外診断である．

- LR は抗リン脂質抗体症候群と強く関連しており，最大 40％の患者で LR が最初の徴候となる[53]．
- SLE 患者の網状皮斑は神経精神症候の進行と関連している．

McMurray(マクマレー)テスト

McMurray's test

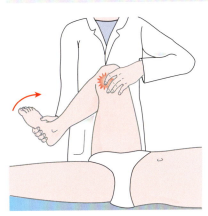

図 1.26　McMurray テスト

概要

このテストは患者が仰臥位で膝関節を90°屈曲した状態から開始する．関節の後内側縁から**内側半月板**を片手で触れ，もう一方の手で足関節を保持して**外旋**させる．**外側半月板**は下腿を**内旋**させ，関節の後側方から片手で評価する．半月板の断片が大腿骨に"ガチャン"と当たるのを感じたら陽性．

関連する病態

- 半月板損傷

メカニズム

下腿を外旋，内旋させながら屈曲した膝関節を伸展することにより大腿顆が脛骨や半月板を越えて動く．大腿骨が裂けた半月板の断片を越えて動くと軋轢音が生じる．

所見の有用性

McGee らの2つの研究のレビューでは，半月板損傷に対する感度は17〜29％，特異度は96〜98％，陽性尤度比は8.0，陰性尤度比は0.2と報告されている[2]．Scholten RJPM らのメタアナリシスでは，感度10〜63％，特異度57〜98％と報告されている[54]．

急性膝関節傷害の状況では，この手技は多くの膝関節疾患でしばしば非常に強い痛みを伴う．そのような患者には，膝を安静，冷却，挙上，固定し，再評価のため後日受診するよう指示する．

Neer(ニア)インピンジメントテスト

Neer's impingement test

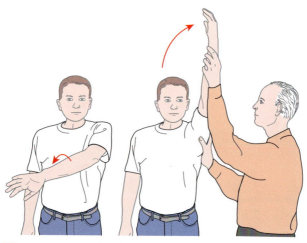

図 1.27　Neer インピンジメントテスト

概要

患者は肩を90°屈曲して内旋し、肘は完全に伸展させる。検者が片手で肩甲骨を支え、もう一方の手で他動的に肩関節を180°屈曲させる。肩関節の前外側に疼痛が誘発されれば陽性。

関連する病態

- 回旋筋腱板インピンジメント(rotator cuff impingement)／腱板炎
  - ▶ 棘上筋
  - ▶ 棘下筋
- 肩峰下滑液包炎(subacromial bursitis)

メカニズム

棘上筋腱と棘下筋腱は、上腕骨近位に付着する前に肩峰、烏口肩峰靱帯、上腕骨頭の間の狭い通路を横切る。肩峰の異常や回旋筋腱板の後方成分(棘上筋、棘下筋、小円筋)の虚弱、使い過ぎによる筋肥大によってこの空間が狭小化すると、インピンジメントと炎症が起きる。

Neerインピンジメントテストでは、肩関節を他動的に90°から180°へ屈曲させることで、肩峰や烏口肩峰靱帯、上腕骨頭により形成される通路の狭小化が増悪し、内容物(棘上筋腱や棘下筋腱など)が圧迫される。

所見の有用性

Calisらは感度88.7％、特異度30.5％、陽性適中率75.9％、陰性適中率52.3％と報告している[45]。Macdonaldらは、肩峰下滑液包炎に対する感度は75％、特異度は47.5％、陽性適中率は36％、陰性適中率は82.9％と報告している。同研究で回旋筋腱板のインピンジメントに対する感度は83.3％、特異度は50.8％、

陽性適中率は40.0％，陰性適中率は88.6％と報告されている[46].

Neerインピンジメントテストが陰性であれば回旋筋腱板のインピンジメントを除外するのにやや有用である．多くの肩に疼痛をきたす病態で"陽性"となってしまうため，このテストで回旋筋腱板のインピンジメントのある患者を同定するには限界がある.

膝蓋骨アプリヘンションテスト

patellar apprehension test

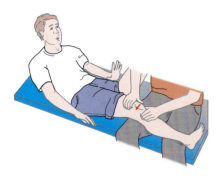

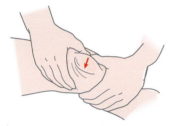

図1.28 膝蓋骨アプリヘンションテスト
患者は膝をわずかに屈曲した状態で膝蓋骨の内側縁に側方からの力が加わると、膝蓋骨が脱臼するような感覚を覚える。

DeLee JC, Drez D, Miller MD, DeLee and Drez's Orthopaedic Sports Medicine, *3rd edn, Philadelphia: Saunders, 2009: Fig 22C1-5.* より許可を得て転載.

概要

患者は仰臥位で膝をわずかに屈曲（20〜30°）させ、検者が膝蓋骨を側方に移動させるように力を加えながら患者に膝をまっすぐ伸ばすよう指示する。側方膝蓋骨の切迫した不安定性、脱臼、疼痛によって不安感が誘発されれば陽性。

関連する病態

- 膝蓋大腿関節不安定症（patellofemoral instability）

メカニズム

膝蓋骨は通常膝蓋大腿関節の溝の中にあり、膝の屈曲、伸展によりこの溝を滑り上がったり下がったりしている。四頭筋腱と膝蓋靱帯およびその他の支持組織により留められている。これらの構造が損傷すると、膝蓋骨は側方不安定性を起こしやすくなる。

検者は膝を伸展しようとしているときに膝蓋骨を側方に移動させることで、膝蓋骨を故意に溝の外に移動させるよう試みて、膝蓋大腿関節不安定症を評価する。

所見の有用性

このテストを用いることを支持する根拠は限られている。ある小規模の研究では感度39％と報告されている[55]。

膝蓋跳動

patellar tap

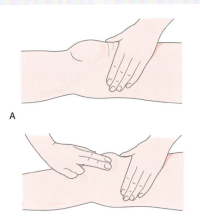

図 1.29　膝蓋跳動
左手で膝蓋上嚢を押さえつけ（**A**），右手で膝蓋骨を軽く叩く（**B**）．

概要

患者は仰臥位で膝を伸展させ，膝蓋上嚢を圧迫して滑液を膝蓋骨の方へ移動させる．もう一方の手で膝蓋骨を下方に押す，あるいは軽く叩く．膝蓋骨が下の骨に当たるクリックを触れれば陽性．膝蓋骨が検者の指に"弾んで"戻ってくる場合もある．

関連する病態

膝関節液貯留をきたすあらゆる状態．

一般的なもの
- 変形性関節症
- 関節リウマチ
- 関節血腫（haemarthrosis）：外傷，凝固異常
- 痛風
- 感染：化膿性関節炎，淋菌性関節炎，一過性滑膜炎

あまり一般的でないもの
- 偽痛風（ピロリン酸カルシウム結晶沈着症）
- 腫瘍

メカニズム

中等量から大量の関節液貯留があると，膝蓋骨は膝関節で遠位大腿骨より相対的に前方に移動している．膝蓋上嚢を圧迫すると，膝蓋骨の前方への移動が強調される．膝蓋骨を押すか"軽く叩く"と膝蓋骨が関節液の中を浮遊し，遠位大腿骨と衝突するように感じられる．正常の膝では膝蓋骨と大腿骨は近接しており，クリックを生じることはない．

所見の有用性

Gogusらは検査を行う臨床医によって感度は0～55%，特異度は46～92%と報告している[25]．外傷性膝関節傷害での液貯留をみたKasteleinらによるより大規模の研究では，感度83%，特異度49%，陽性尤度比1.6，陰性尤度比0.3と報告されている[56]．同研究ではbulgeテストの方がより少量の液貯留を同定できるかもしれないが，膝蓋跳動の方がより臨床的に重要な液貯留と関連していることが示唆されている．

異質性による制限はあるが，利用できるデータでは膝蓋跳動の有用性は限定的である．整形外科緊急症の1つである化膿性関節炎などの関節液貯留の原因を疑うことが重要である．

Patrick(パトリック)テスト (FABER(フェーバー)テスト)

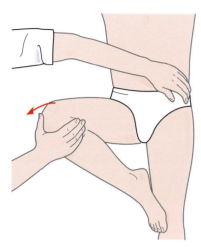

図 1.30　FABER テスト

概要

患者は仰臥位で膝を 90°屈曲させ，足を対側の膝の上に置く．検者は屈曲した膝を押し下げ，股関節を外旋させる．殿部に疼痛が誘発されれば仙腸関節炎（sacroiliitis），鼠径部に疼痛が誘発されれば股関節の病理が考えられる．

FABER はこのテストにおける股関節の運動の記憶法である（Flexion（屈曲），Abduction（外転），External Rotation（外旋））．

関連する病態

仙腸関節炎をきたすあらゆる原因が含まれるが限定されない．

一般的なもの
- 変形性関節症
- 外傷

あまり一般的でないもの
- HLA-B27 脊椎関節症
  （HLA-B27 spondyloarthropathy）
  - 強直性脊椎炎
  - 乾癬性関節炎（psoriatic arthritis）
  - 反応性関節炎（reactive arthritis）
  - 腸疾患関節炎（enteropathic arthritis）
    （炎症性腸疾患に関連する）
- 感染性仙腸関節炎
  （infectious sacroiliitis）

メカニズム

股関節を屈曲，外転，外旋する手技により炎症のある仙腸関節が動揺することで[57]，疼痛が誘発される．

所見の有用性

FABER テストに関する研究は方法論の妥当性に制限がある[58]．しかし，個々の研究では感度 69 〜 77%[58-60]，特異度 100％と報告されている[59]．

Phalen(ファレン)徴候

Phalen's sign

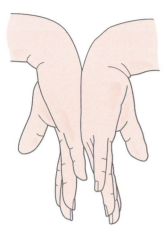

図 1.31 Phalen テストにおける手の位置

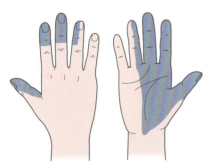

図 1.32 手の異常知覚における正中神経の分布

概要

患者は両手関節を 90°屈曲した状態で 1 分間互いに圧迫する．正中神経の分布領域に異常知覚あるいはしびれがみられれば陽性．

関連する病態

- 手根管症候群(carpal tunnel syndrome)（正中神経麻痺の原因として最多）

メカニズム

手根管症候群では，手根管内の密集あるいは反復運動過多損傷が正中神経の慢性炎症を引き起こす．手関節を屈曲すると，指屈筋腱上の滑車として作用する屈筋支帯が正中神経の上に腱を引き下げ[61]，急激に神経にかかる圧が増す．この手技は手根管内の圧を上げることで神経をさらに刺激し，神経障害性感覚異常を悪化させる．

所見の有用性

D'Arcy らは感度 10〜91％，特異度 33〜76％，陽性尤度比 1.1〜2.1，陰性尤度比 0.3〜1.0 と幅広い検査精度を報告している[62]．

手根管症候群の診断における Phalen テストの有用性は限定的である．検査が陰性というだけで確実に診断が除外されるわけではない．

近位筋力低下／近位筋ミオパチー

proximal weakness/proximal myopathy

概要

近位筋ミオパチーは近位筋群の筋力低下（**肩関節**：大胸筋，三角筋，上腕二頭筋／**股関節**：殿筋，大腿四頭筋，腸腰筋，内転筋）をきたす．近位筋力低下は，患者に坐位から立ち上がったり洗濯物を干す動作をしたりするよう指示することですぐに評価できる．完全な筋力の評価を行うべきである．

関連する病態

- 炎症性ミオパチー（inflammatory myopathy）
  - 多発筋炎（polymyositis）
  - 皮膚筋炎
- 内分泌性ミオパチー（endocrine myopathy）
  - 甲状腺機能亢進症（hyperthyroidism）（第7章「内分泌系の所見」参照）
  - 甲状腺機能低下症（hypothyroidism）（第7章「内分泌系の所見」参照）
  - 副甲状腺機能亢進症（hyperparathyroidism）（第7章「内分泌系の所見」参照）
- 全身性疾患（systemic disorder）
  - 全身性エリテマトーデス（SLE）
  - 関節リウマチ
- 遺伝性
  - 筋強直性ジストロフィー（myotonic dystrophy）
  - 脊髄性筋萎縮症（spinal muscular atrophy）

表1.1 炎症性ミオパチーの機序

疾患	機序
多発筋炎	T細胞（特にCD8）とマクロファージが筋線維を破壊
皮膚筋炎	補体と抗体が微小血管を破壊．補体と抗体複合体の沈着が炎症と筋線維の破壊による筋力低下をもたらす

- その他
  - 重症筋無力症（myasthenia gravis）
  - リウマチ性多発筋痛症（polymyalgia rheumatica）

メカニズム

炎症性ミオパチー

炎症性ミオパチーは免疫学的に媒介された炎症と骨格筋の破壊，筋力低下を引き起こす（**表1.1**）．

全身性疾患

近位筋ミオパチーはSLEや関節リウマチのような多くの全身性リウマチ疾患で起こりうる．抗体複合体が循環し，組織に沈着したり筋を標的としたりして筋線維を損傷することで筋力低下をきたすと考えられている．

所見の有用性

緩徐発症の進行性の全身性近位筋力低下を呈する患者に対しては，筋疾患の評価を行うべきである．

爪乾癬／乾癬性爪異栄養症 psoriatic nail/psoriatic nail dystrophy

爪乾癬／乾癬性爪異栄養症

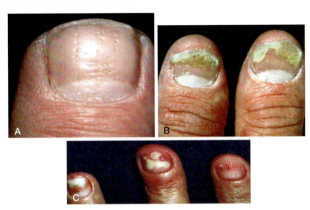

図 1.33　爪の異栄養性変化
A：爪の陥凹．**B**：爪甲剥離症．**C**：爪の欠損と膿疱形成を伴う重度の破壊性変化．
Firestein GS, Budd RC, Harris ED et al., Kelley's Textbook of Rheumatology, 8th edn, Philadelphia: WB Saunders, 2008: Fig 72-3．より許可を得て転載．

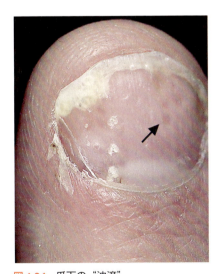

図 1.34　爪下の"油滴"
Habif TP, Clinical Dermatology, 5th edn, Philadelphia: Mosby, 2009: Fig 8-23．より許可を得て転載．

概要

乾癬の爪変化は，単一の所見というよりも異なる多数の異常を指す．下記の変化がみられる[63]．

- 爪甲の陥凹（nail pitting）
- 爪甲下の過角化（subungual keratosis）
- 爪甲剥離症（onycholysis）（爪甲の挙上）と爪甲の変形
- "油滴（oil drop）"と"サーモンパッチ（salmon patch）"
- 線状出血（splinter haemorrhage）

関連する病態

- 乾癬（psoriasis）
- 乾癬性関節炎

メカニズム

機序はあまりわかっていない．遺伝

性，免疫性，慢性炎症性の変化が組み合わさって爪乾癬の変化をきたすと考えられている．

乾癬は異常な T 細胞反応を起こす免疫異常疾患と考えられており，異常な T 細胞反応の一部として皮膚に遊走して活性化し，さまざまなサイトカイン（IFN-γ，TNF-α，IL-2 など）を放出する T 細胞の異常な増殖が起きる．これらのサイトカインは過角化を誘導し，乾癬の特徴的な皮膚病変の形成と関連している[64]．

爪甲の陥凹

爪甲の陥凹は多病巣性の異常な爪の成長によって起こる．爪甲を作るケラチンを生成する角化細胞によって爪母は形成される．新しい細胞が作られると古い細胞は前方に押しやられ，爪を"成長"させる．

爪乾癬では不全角化細胞が正常な角化と爪の形成を阻害している．これらの異常細胞が固まることで爪の成長が抜け落ち，爪甲の陥凹が生じる[63,65]．

爪甲下の過角化

爪甲下で角化細胞が過剰に増殖することで角化細胞が蓄積する．これにより，しばしば爪甲の挙上と肥厚が生じる．

油滴

好中球の集積によって爪甲を通してみえるようになると考えられている．

サーモンパッチ

局所的な爪床の過角化と血管新生の変化[63]．

線状出血

第 3 章「心血管系の所見」を参照．

所見の有用性

爪乾癬は乾癬症例の最大 15～50％でみられ，生涯有病率は 80～90％と報告されている[66,67]．乾癬性関節炎の患者では，爪病変の発症率がより高い（75～86％）とする報告が複数ある[68-71]．

Raynaud（レイノー）症候群／現象

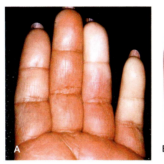
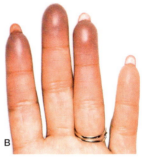
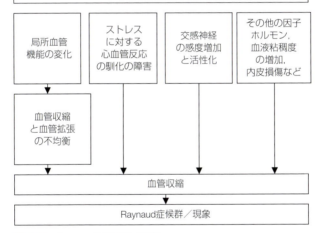

図 1.35 Raynaud 症候群／現象

A：指動脈の閉塞による手指遠位の境界のはっきりした蒼白．**B**：手指先端のチアノーゼ．

Kumar V, Abbas AK, Fausto N, Aster J, Robbins and Cotran Pathologic Basis of Disease, Professional Edition, *8th edn, Philadelphia: Saunders, 2009: Fig 11-28.* より許可を得て転載．

概要

Raynaud 症候群／現象は，さまざまな刺激により手指に起こる末梢の灌流障害と，その後の充血である．3つの"色"の段階がある．

1. 白色：血管収縮に関連した蒼白
2. 青色：チアノーゼ
3. 赤色：血流回復して充血することによる

関連する病態

一般的なもの
- Raynaud 現象

あまり一般的でないもの
- 血管炎
  ▶ Buerger（バージャー）病（Buerger's disease）
- 自己免疫／結合織疾患
  ▶ 強皮症（全身性硬化症）
  ▶ 全身性エリテマトーデス（SLE）
  ▶ CREST（クレスト）症候群：石灰沈着（Calcinosis），Raynaud 現象（Raynaud's phenomenon），食道運動障害（Oesophageal dysmotility），肢端硬化（Sclerodactyly），毛細血管拡張（Telangiectasia）
  ▶ Sjögren（シェーグレン）症候群（Sjögren's syndrome）
  ▶ 皮膚筋炎
  ▶ 多発筋炎
  ▶ 関節リウマチ
- 薬剤
  ▶ β遮断薬（beta blocker）

メカニズム

Raynaud 症候群は手指の一過性の血流停止をきたす過剰な血管収縮反応によって起こる[72-75]．

この異常な血管収縮反応の原因は複数ある．

1. **交感神経の活性化（中枢性および末梢性に生じる）**．寒冷やストレスに対する反応として過剰に交感神経が活性化し，手指の細動脈の血管収縮が起きる．多数の $α_2$-アドレナリン受容体によって，さらに著しい血管収縮が生じうる[72-75]．

2. **ストレスに対する心血管反応の馴化の障害**も寄与すると考えられる．馴化とは何度も刺激を受けると徐々に反応が消衰することを指す．正常ではストレスへの曝露が続くと馴化が起き，反応の発生頻度や期間が減少する[72,73]．

3. **局所の血管因子**．Raynaud 症候群では局所の血管収縮因子（エンドセリン，5-HT，トロンボキサン（TX），その他のシクロオキシゲナーゼ（COX）経路の産物）と血管拡張因子（一酸化窒素（NO））の不均衡[72,73]が生じているかもしれない．
   ▶ 局所のエンドセリンは血管拡張のために十分な NO を産生しないかもしれない[73]．
   ▶ 反復する血管攣縮が酸化ストレスを引き起こし，NO 産生を減少させることで，血管拡張を減弱させる[72]．
   ▶ 寒冷刺激に反応したエンドセリンとトロンボキサン A_2（TXA_2）の不適切な産生増加が著明な血管収縮を引き起こす[72,73]．
   ▶ 原発性 Raynaud 症候群の患者で，α作用を持つ血管収縮因子であるエンドセリン-1 が通常より多くみられるとの報告がある[73]．

4. **その他の因子**．
   ▶ エストロゲン：血管収縮への感作を起こす[72,73]．
   ▶ 血液粘稠度の増加[73]．
   ▶ カルシトシン遺伝子関連ペプチド（CGRP）ニューロンの減少：正常な神経の感受性や活性化，血管拡張を阻害する[73]．
   ▶ 内皮損傷．

続発性 Raynaud 症候群（secondary Raynaud's syndrome）

基礎疾患に続発して起こる Raynaud 現象には，（上述した要因に加えて）**血管の構造的異常**が関与していると考えられる．

強皮症（全身性硬化症）では内膜細胞の異常な増殖が内皮細胞の損傷を起こしている．異常な内皮細胞は以下の機序で血管攣縮を増強する[73,75]．

- 平滑筋細胞の不安定とそれによる増殖，収縮．
- 凝固促進活性と線溶阻害の増強による微小血栓形成．
- 接着因子の放出による炎症促進．

全身性硬化症ではその他の要因が寄与すると考えられている[73]．

- 血管収縮因子であるアンジオテンシンⅡの増加．
- 増殖した内膜の需要に対する血管新生の不足：虚血をきたす．

saddle nose deformity

鞍鼻

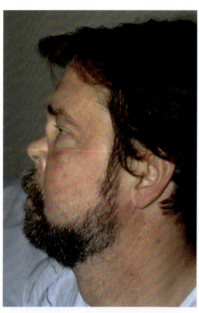

図 1.36 鞍鼻
Firestein GS, Budd RC, Harris ED et al., Kelley's Textbook of Rheumatology, *8th edn, Philadelphia: WB Saunders, 2008: Fig 82-5.* より許可を得て転載.

概要

鼻尖や鼻背と比較して鼻中部が鞍のように陥没する.

関連する病態

一般的なもの
- 外傷
- 医原性：鼻の手術

あまり一般的でないもの
- 多発血管性肉芽腫症
  （Wegener's granulomatosis）
- 再発性多発軟骨炎
  （relapsing polychondritis）
- コカイン使用の合併症
- 先天性梅毒：まれ

メカニズム

鼻中隔あるいは軟骨の破壊によって変形が生じる．直接外傷あるいは先行する手術が最も多い原因である．

多発血管性肉芽腫症

多発血管性肉芽腫症は上下気道の小血管に生じる壊死性肉芽腫症を特徴とする自己免疫性血管炎性疾患である．免疫複合体の沈着あるいは自己免疫反応によって血管や周囲の構造に炎症や，損傷／破壊が起きると考えられている.

再発性多発軟骨炎

再発性多発軟骨炎は，特に耳や鼻の軟骨の破壊をきたす自己免疫性慢性炎症性疾患である[23].

所見の有用性

鞍鼻は再発性多発軟骨炎の最大65％に生じ，多発血管性肉芽腫症の9〜29％に生じる[23].

ソーセージ様指（指炎）

sausage-shaped digits (dactylitis)

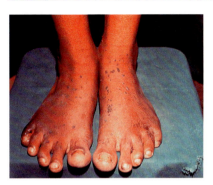

図 1.37　乾癬性関節炎の患者のソーセージ様指（指炎）

Tyring SK, Lupi O, Hengge UR, Tropical Dermatology, 1st edn, London: Churchill Livingstone, 2005: Fig 11-16. より許可を得て転載.

概要

個々の関節（PIP，DIP など）を見分けるのが困難になるような多数の指の紡錘状の腫脹[76]，あるいは，より単純に言えば，腫脹しすぎてソーセージ様にみえる手指や足趾を言う．指炎は典型的には多数の指に及ぶが，屈筋腱炎は通常1つの指に限局して存在する点が異なる．

関連する病態

一般的なもの

- HLA-B27 脊椎関節症
  - 乾癬性関節炎
  - 強直性脊椎炎
  - 反応性関節炎
  - 腸疾患関節炎（炎症性腸疾患（inflammatory bowel disease）に関連する）
- 鎌状赤血球性貧血（sickle cell anaemia）：小児

あまり一般的でないもの

- 結核（tuberculosis）
- 痛風
- サルコイドーシス（sarcoidosis）
- 播種性淋菌症（disseminated gonorrhoea）

メカニズム

脊椎関節症（spondyloarthropathy）

炎症誘発サイトカインによる屈筋腱や腱鞘，周囲の軟部組織の刺激によって，指に著明なびまん性の炎症が生じる[77,78]．

結核性指炎（tuberculosis dactylitis）

結核性肉芽腫が手や足の短い管状骨や周囲組織に浸潤し，炎症と腫脹をきたす結核性骨髄炎の一種[77]．

梅毒性指炎（syphilitic dactylitis）

先天性梅毒の一表現型で，梅毒スピロヘータが軟骨膜や骨，骨膜，骨髄に浸潤し，骨形成を阻害する．浸潤による炎症も，指の疼痛や腫脹に寄与する要因である[77]．

サルコイド指炎（sarcoid dactylitis）

サルコイド性非乾酪性肉芽腫が骨や軟部組織に浸潤し，腫脹や炎症を起こす[77]．

鎌状赤血球指炎（sickle cell dactylitis）

鎌状赤血球性貧血では，ヘモグロビンS遺伝子の変異が低酸素状態下で硬い"鎌状"の赤血球を生じる．末梢循環に

おける急激な鎌状化は，指の虚血と有痛性の紡錘状腫脹をきたす．典型的には，主に小児でみられる．

所見の有用性

血清反応陰性脊椎関節症の患者において，ソーセージ様指は感度17.9％，特異度96.4％である[79]．指炎の発症は乾癬性関節炎の進行の指標となり[80]，16〜24％の症例に存在し[80]，生涯発症率は48％，有病率は33％である[81]．結核患者では4％でしかみられない[77]．

成人においてソーセージ様指あるいは指炎を認めたら，血清反応陰性脊椎関節症の評価を行うべきである．アフリカや地中海家系の子どもにおいて指炎を認めたら，鎌状赤血球症の評価を行うべきである．

肢端硬化

sclerodactyly

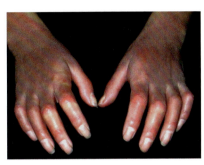

図 1.38 屈曲拘縮を伴う肢端硬化
Firestein GS, Budd RC, Harris ED et al., Kelley's Textbook of Rheumatology, 8th edn, Philadelphia: WB Saunders, 2008: Fig 47-12. より許可を得て転載.

概要

指の皮膚の肥厚と硬化.

関連する病態

- 強皮症(全身性硬化症)
- CREST症候群

メカニズム

強皮症では,T細胞が皮膚に浸潤することで**異常な線維芽細胞や成長因子の刺激**などのカスケードが動き始める.それにより**細胞外基質やフィブリン,1型膠原線維**などの産生が増加する.最終的に線維形成と皮膚の肥厚をきたす.

所見の有用性

皮膚の肥厚は限局型強皮症(5%)より,びまん型強皮症(27%)で多くみられる[82].

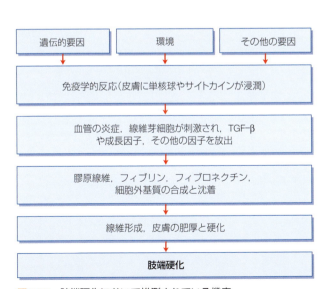

図 1.39 肢端硬化において推測されている機序

ショール徴候

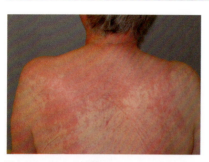

図 1.40　ショール徴候
肩および頚部の後方に変色がみられる．
Hochberg MC et al., Rheumatology, 5th edn, Philadelphia: Mosby, 2010: Fig 144-7. より許可を得て転載．

概要

　肩や頚部の後方にみられる融合した青紫色の斑状の皮疹．

関連する病態

- 皮膚筋炎

メカニズム

　補体と抗体が微小血管傷害を起こすことで皮疹が出現する[83]．皮膚筋炎は抗体複合体や補体の沈着による微小血管傷害を特徴とした，筋や皮膚を原発とする全身性炎症性疾患である．遺伝的素因やウイルス，紫外線のいずれもが関与していると考えられている[83]．

所見の有用性

　疾患特異的ではないが，ショール徴候は皮膚筋炎と強く関連している．皮膚筋炎の症例の最大30％が皮膚病変を生じる．

Simmonds–Thompson（シモンズ・トンプソン）テスト

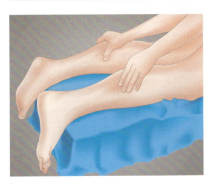

図 1.41 Simmonds–Thompson テスト
腓腹筋を強く握っても足関節が底屈しない場合は陽性.

概要

患者は検査台の上に腹臥位となり足関節を台の端に下垂し，検者が腓腹筋を強く握る．足関節の運動（底屈）が誘発されなければ陽性．

関連する病態

- アキレス腱断裂（achilles tendon rupture）

メカニズム

正常では，腓腹筋とヒラメ筋を強く握るとアキレス腱付着部と遠位大腿骨との距離が短縮し，足の底屈が起きる[84]．アキレス腱が断裂すると動きが起きない．

所見の有用性

テスト陽性は一般的にアキレス腱の完全断裂に特徴的と考えられる．

Speed(スピード)テスト

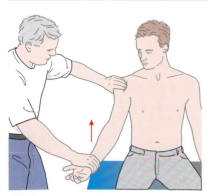

図 1.42 Speed テスト
患者が上腕を伸展して挙上するのに対し，検者が抵抗を加える．

概要

患者は坐位あるいは立位で肩を 90°屈曲して肘を伸展し，手掌を上にする(回外する)．患者は検者が加える抵抗に抗って，上腕の挙上を試みる．疼痛が誘発されれば陽性．

関連する病態

- 上腕二頭筋腱炎
- SLAP 損傷
  (SLAP lesion(Superior Labral tear from Anterior to Posterior))(上方肩関節唇前後損傷)：関節唇損傷の 1 つ

メカニズム

炎症の生じた上腕二頭筋腱の牽引あるいは関節唇の圧迫によって疼痛が起きる．

所見の有用性

Holtby らは，上腕二頭筋病変および SLAP 損傷に対する感度は 32％，特異度は 75％，陽性尤度比は 1.28，陰性尤度比は 0.91 と報告している[85]．有用性は限定的である．

皮下結節（リウマトイド結節）
subcutaneous nodule (rheumatoid nodule)

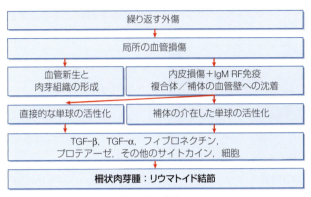

図 1.43　リウマトイド結節形成の機序

概要

典型的には骨突出部や伸筋表面にできる，目視および触知できる皮下結節．

関連する病態

- 関節リウマチ

メカニズム

Th1 を介した炎症反応が考えられている[86]．骨突出部の外傷が局所の血管損傷と，それによる血管新生や肉芽組織形成を引き起こす．内皮損傷は免疫複合体の蓄積と単球による IL-1，TNF，TGF-β，プロスタグランジン，およびプロテアーゼやコラゲナーゼ，フィブロネクチンなど，その他の因子の分泌刺激をもたらす．これにより，最終的に血管新生，フィブリン沈着，典型的なリウマトイド結節の形成が起きる[86,87]．

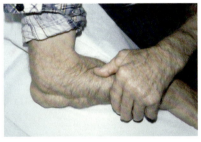

図 1.44　典型的な部位である前腕の伸筋表面および肘頭滑液包にみられた大きなリウマトイド結節

Goldman L, Ausiello D, Cecil Medicine, 23rd edn, Philadelphia: Saunders, 2007: Fig 285-9. より許可を得て転載．

25％にみられる．関節リウマチの関節外病変として最も多い．発生頻度はリウマトイド因子力価の上昇と関連している[87]．

所見の有用性

血清反応陽性関節リウマチの 20 ～

サルカス徴候

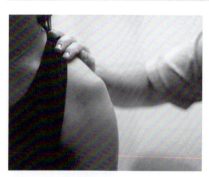

図 1.45　サルカス徴候
肩峰下のわずかなくぼみに注目する.
DeLee JC, Drez D, Miller MD, DeLee and Drez's Orthopaedic Sports Medicine, 3rd edn, Philadelphia: Saunders, 2009: Fig 17H2-16. より許可を得て転載.

概要

患者の上腕を緩めて側方に下垂し, 検者は肩に注目する. 慢性亜脱臼が疑われれば, サインを誘発するために検者が上腕を牽引してもよい. 肩峰と上腕骨頭との間に小さなくぼみがみられれば陽性.

関連する病態

- 肩関節前方脱臼
- 肩関節前方亜脱臼
  （anterior shoulder subluxation）

メカニズム

肩関節前方脱臼では上腕骨頭が肩甲上腕関節に対して下方に移動する. これにより, 肩甲上腕関節上の皮膚が牽引され, 肩峰と上腕骨頭の間の空間に小さなくぼみがみられることがある.

所見の有用性

肩関節前方脱臼は上腕を前方に内旋して観察することでわかりやすくなることが多い. 診断を確認するためにX線撮影を行うべきである.

棘上筋テスト（empty-can テスト）

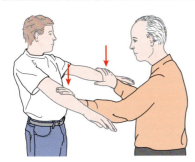

図 1.46　棘上筋テスト（empty-can テスト）

概要

患者は坐位あるいは立位で肩を 90° 屈曲，30° 外転し，肘を伸展して母指を地面に向け，2 つの缶を逆さにして空にするような肢位をとる．患者が上腕を持ち上げようとするのに対して検者が下方へ圧力をかける．患者が痛みを感じるか，上腕を上げることができなければ陽性．

関連する病態

- 棘上筋損傷（supraspinatus tear）
- 棘上筋腱炎（supraspinatus tendonitis）
- 棘上筋インピンジメント（supraspinatus impingement）

メカニズム

棘上筋は三角筋と共同して肩関節の外転に作用し，上腕骨頭を肩関節窩内に保持している．この手技によって，損傷した棘上筋や腱に機械的牽引が加わると疼痛や脱力が生じる．

所見の有用性

McGee らの 2 つの研究のレビューでは，回旋筋腱板損傷の患者に対する棘上筋テストによる疼痛の感度は 63～85％，特異度は 52～55％，陽性尤度比は 1.5 と報告されている[2]．5 つの研究のレビューでは，回旋筋腱板損傷の患者に対する棘上筋テストによる脱力の感度は 41～84％，特異度は 58～70％，陽性尤度比は 2.0，陰性尤度比は 0.5 と報告されている[2]．

棘上筋テストの有用性は限定的であり，他のいくつかの肩関節病変でも陽性になる場合がある．脱力の出現は疼痛単独よりも診断的有用性が高い．

スワンネック変形

swan-neck deformity

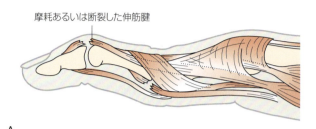

図 1.47　スワンネック変形の病理解剖

A：腱末端の断裂は DIP 関節の滑膜炎に関連している可能性があり，DIP 関節の屈曲と続発する PIP 関節の過伸展をきたす．浅指屈筋腱の断裂は浸潤性滑膜炎によって起こることがあり，PIP 関節の掌側支持が弱まることで過伸展変形が起こる．**B**：PIP 関節の回旋軸背側への側索の亜脱臼．三角靱帯の収縮と横支靱帯の摩耗がみられる．

Jupiter JB, Chapter 70: Arthritic hand. In: Canale TS, Beaty JH, Campbell's Operative Orthopaedics, *11th edn, Philadelphia: Elsevier, 2007: Fig 70-13.* に基づく．

概要

指を安静にした際の遠位指節間（DIP）関節の屈曲と近位指節間（PIP）関節の過伸展による変形で，いくらか白鳥の首に似ている．

関連する病態

一般的なもの
- 関節リウマチ

メカニズム

慢性的な滑膜の炎症による指の屈筋腱と伸筋腱の相対的不均衡[88]．側副靱帯や掌側板，関節包，屈筋腱の炎症性破壊に基づくさまざまな変化によって，この変形が生じる[89]．結果として以下の変化が起きる．

- 遠位指骨の伸筋腱の摩耗や破壊により屈曲する：DIP 関節の屈曲．

- 支靱帯（指の屈曲を支持する）の断裂により PIP 関節を伸展する外力がかかり，PIP 関節の過伸展が生じる．

所見の有用性

　スワンネック変形は，典型的には関節リウマチと関連する．DIP 屈曲の外力がかかった急性外傷の患者では，槌指（DIP 関節遠位の伸筋腱短絡など）を考えるべきである．

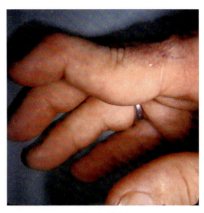

図 1.48　スワンネック変形

Jupiter JB, Chapter 70: Arthritic hand. In: Canale TS, Beaty JH, Campbell's Operative Orthopaedics, 11th edn, Philadelphia: Elsevier, 2007: Fig 70-14. より許可を得て転載．

毛細血管拡張

telangiectasia

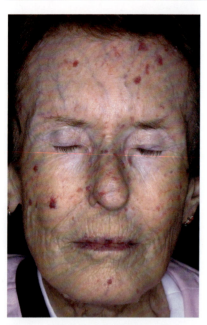

図 1.49　全身性硬化症（強皮症）に関連した毛細血管拡張
口唇周囲の皮膚の張りに注目する．
Habif TP, Clinical Dermatology, 5th edn, Philadelphia: Mosby, 2009: Fig 17-30. より許可を得て転載．

表 1.2　毛細血管拡張と関連する状態

全身性疾患
カルチノイド症候群
毛細血管拡張性運動失調症
肥満細胞症
皮膚筋炎
強皮症：特に爪周囲の毛細血管拡張
全身性エリテマトーデス（SLE）
遺伝性出血性毛細血管拡張症
肝硬変

概要

　表在末梢血管の持続的な拡張は，皮膚にやや青白い赤色病変を生じる．毛細血管拡張は，放射する線を伴う細い赤色の線あるいは点として出現する[41]．

関連する病態

　毛細血管拡張と関連する病態は**表1.2**の一覧以外にも多数ある．

メカニズム

　毛細血管拡張は主として**持続的に拡張**した小毛細血管と細静脈である．例外は遺伝性出血性毛細血管拡張症（HHT：hereditary haemorrhagic telangiectasia）で，**動静脈奇形**（AVM：arteriovenous malformation）によるものである．

遺伝性出血性毛細血管拡張症（HHT）

　HHT は TGF-β 受容体の遺伝子異常により動静脈の発達をきたす常染色体優性遺伝疾患である．TGF-β 経路は血管の構築や基質の形成，基底膜の発達を調整することが知られている[90]．

強皮症

　強皮症における毛細血管拡張の機序は不明である．内皮損傷による異常な血管新生と新たな血管の発達が起きていると推定されている．TGF-β 経路が関連していると考えられている[90]．

くも状血管腫（spider naevus）

　第6章「消化器系の所見」の「くも状血管腫」を参照．

所見の有用性

　毛細血管拡張の部位や特徴は診断の補助になることがある．
- 爪周囲の毛細血管拡張はSLEや強皮症，皮膚筋炎を強く疑わせる[91]．
- マット様毛細血管拡張(mat telangiectasias)として知られる多角形あるいは楕円形の大きな斑は，CREST症候群と関連している[91]．
- 粘膜周囲や四肢，爪下にみられる成人の毛細血管拡張は遺伝性出血性毛細血管拡張症と関連している．

Thomas' test

Thomas（トーマス）テスト

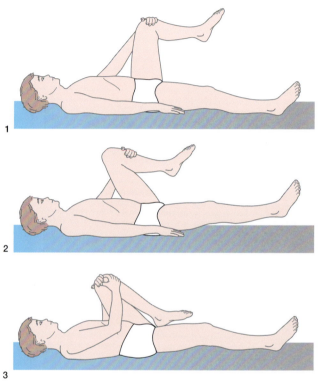

図 1.50　Thomas テストの実行

概要

患者は仰臥位となり"正常な"側の膝関節と股関節を屈曲し，膝を胸に抱え込む．対側の下肢が台から挙上すれば陽性．

関連する病態

- 股関節屈曲拘縮
  （hip flexion contracture）：固定した屈曲変形
- 腸脛靱帯症候群
  （iliotibial band syndrome）
- 正常な老化／硬直

メカニズム

膝を引き上げ，片側の股関節を屈曲すると骨盤が回旋する．対側の下肢をベッドに水平に維持するためには，股関節屈筋群と大腿直筋を十分伸展することで下肢を水平にさせなければならない．言い換えれば，股関節屈筋群が拘縮していると骨盤の回旋によって病側の下肢が挙上する．

所見の有用性

この所見の有用性には限界がある．

Tinel(ティネル)徴候

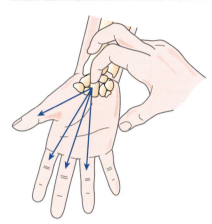

図 1.51　完全な Tinel 徴候
手首の上を軽く叩くと指にピンや針で刺されたような感覚が起こる.

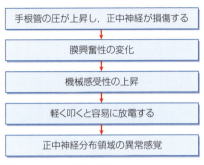

図 1.52　Tinel 徴候の機序

概要

検者が遠位手関節の正中神経上を指で軽く叩くと,正中神経分布領域に異常感覚が起きる.Tinel の原文の記載は正中神経に特異的ではなく,あらゆる損傷した神経から生じる"ピンや針で刺されたような"感覚である.

関連する病態

- 手根管症候群

メカニズム

手根管症候群では,手根管内の圧が上昇することで正中神経の損傷が起きる.この損傷がおそらく異常に易興奮性となった膜によって正中神経の機械感受性の変化[92]をもたらすと考えられている.そのため,皮膚を介して軽く叩かれると,興奮した神経が異常に機能する.

所見の有用性

D'Arcy らは手根管症候群の有無を区別するのに Tinel 徴候の有用性は限定的,あるいはないと報告している[62].いくつかの研究のレビューでは,感度25～60%,特異度64～80%,陽性尤度比0.7～2.7,陰性尤度比0.5～1.1と報告されている.Tinel 徴候,Phalen 徴候はともに手根管症候群の確定,除外において信頼性が高くない[92].

Trendelenburg（トレンデレンブルグ）徴候

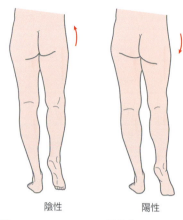

陰性　　　陽性

図 1.53　Trendelenburg テスト
右側で陽性の場合は左股関節外転筋群の問題を示していることに注意する："健側が下がる"ことを覚えておく．
Goldstein B, Chavez F, Phys Med Rehabil State Art Rev 1996; 10: 601–630. に基づく．

概要

患者に，対側の膝は曲げて足を地面から離し，片脚立位となるよう指示する．所見がみられれば骨盤は支持されていない側に"落下"してみえるはずである．紛らわしいことに，病理は"落下"した側ではなく反対の下肢に存在し，それゆえ"健側が下がる"と言われる．

関連する病態

- 中殿筋筋力低下（gluteus medius muscle weakness）
- 上殿神経麻痺（superior gluteal nerve palsy）：医原性
- 腰椎神経根症（lumbar radiculopathy）
- 股関節疾患の後遺症（sequelae of hip joint pathology）
  - 変形性関節症
  - 大腿骨頭すべり症（SCFE：slipped femoral capital epiphysis）：小児
  - Legg–Calve–Perthes（レッグ・カーブ・ペルテス）病（Legg–Calve–Perthes disease）：小児

メカニズム

中殿筋の起始は腸骨稜で，停止は大腿骨の大転子である．正常では片脚で起立すると中殿筋は股関節を外転し，骨盤の正常なアライメントを維持する．中殿筋の筋力低下があると，健側（立脚下肢の対側）が下がる，あるいは下方へ傾く．

所見の有用性

可能性のある原因が多いため，Trendelenburg 徴候陽性はかなり非特異的なものではあるが，決して正常ではなく，精査を行うべきである．

真の脚長不等（解剖学的脚長不等）

概要

脚長は前腸骨棘から内果までの距離である．有意な不一致に関する明確な定義はない．脚長間に 20 mm 以上の差がなければ臨床的に関連はないとする提唱もある[93]（本章の「見かけ上の脚長不等」参照）．

関連する病態

- 骨折：股関節，大腿骨，脛骨
- 脱臼：股関節，膝関節
- 術後の短縮
- 先天性疾患

メカニズム

真の脚長あるいは解剖学的脚長は，実際の骨の長さと股関節や下肢の解剖学的構造に同等に関連している．脚長（大腿骨頭から足関節まで）を構成する解剖における，あらゆる問題が不一致の原因となる．例えば，発達期間における成長板の異常によって片脚が他方よりも長くなる場合がある．異常治癒した骨折も下肢の短縮をきたしうる．

所見の有用性

下肢長の違いは非特異的な所見である．患者の病歴の文脈の中で解釈すべきである．

尺側偏位

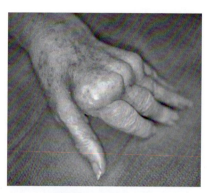

図 1.54　尺側偏位と亜脱臼
指の掌側尺側偏位を伴う中手指節間関節周囲の末期びらん性変化の典型像を呈した手.
Firestein GS, Budd RC, Harris ED et al., Kelley's Textbook of Rheumatology, *8th edn*, Philadelphia: WB Saunders, 2008: Fig 66-5. より許可を得て転載.

概要

中手指節関節（MCP（metacarpophalangeal）joint）および橈骨手根関節（radiocarpal joint）の手関節尺側面への変位.

関連する病態

- 関節リウマチ

メカニズム

中手指節（MCP）関節

MCP関節は顆状関節で2つの面で動かすことができる．指節間関節より安定性が乏しい．関節リウマチによる進行性の炎症性変化は，関節包や靱帯の伸展と不安定性をきたす．関節にかかる外力は尺側偏位の方向に寄る傾向がある．要因として疑われるものは下記である[87,88].

- 屈曲時に尺側へ移動する指の正常な傾向.
- 屈曲時の中手骨の過伸展を起こし，伸筋腱に"尺側"への直達外力を生じる第4，5手根中手（CMC）関節の炎症.
- 近位指骨の掌側変位をきたすMCP関節の側副靱帯や副靱帯，屈筋腱トンネルの伸展.

橈骨手根関節の尺側偏位

進行性炎症性変化は手関節と舟状骨を含む手根骨の進行性の滑膜炎をもたらす．橈骨に対する手根骨の転位と機械力の不均衡によって，手関節に異常な力学が生じる[87].

所見の有用性

MCP関節の尺側偏位は古典的には関節リウマチに関連している．

V 徴候

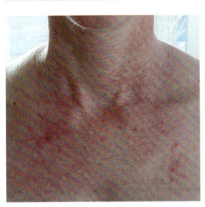

図 1.55 皮膚筋炎の女性にみられた著明な毛細血管拡張を伴う不規則な斑状紅斑

Shields HM et al., Clin Gastroenterol Hepatol 2007; 5(9): 1010–1017. より許可を得て転載.

概要

前頚部と上胸部にみられる融合した斑状の青紫色あるいは赤色の皮疹.シャツの首のようにV字型にみられることが多い.

関連する病態

- 皮膚筋炎

メカニズム

補体および抗体が介在する微小血管傷害が皮疹の出現をもたらしているかもしれない[94].皮膚筋炎は抗体複合体と補体の沈着による微小血管障害と筋の破壊が特徴の炎症性筋疾患である.遺伝的素因やウイルス,紫外線のいずれもが関与していると考えられている[83].

所見の有用性

V徴候は疾患特異的ではないものの,皮膚筋炎を強く示唆する.最大30%の症例で,典型的な筋力低下が出現するより前にV徴候を含む皮膚病変が生じる.

外反変形

valgus deformity

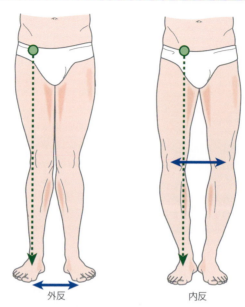

図 1.56　膝の外反および内反変形の例

概要

関節の遠位の骨が体の正中線から離れるような角形成.

関連する病態

表 1.3 を参照.

メカニズム

外反母趾（hallux valgus）

外反母趾の形成には，解剖学的，生体力学的，病理学的要因が寄与している．以下のものが確認されている[95]．

- 第 1 中足趾節（MTP）関節を安定化させる軟部組織が限られているため，足趾を外側に押す外力があまり抑制されない．
- 中足楔状関節の解剖により，第 1 中足骨下の圧力が上昇し（過回内などによる）第 1 中足骨を動かす傾向となる．
- 炎症性関節疾患は靱帯を損傷し，正常な関節アライメントを変えることで外反母趾の形成を促進するかもしれない．

膝関節の外反（knee valgus）
（外反膝（genu valgum））

外反膝は多くの疾患によって起こりうる．多くの状態に関する基礎的な機序は表 1.4 を参照.

所見の有用性

外反変形の有用性は限定的である．変形の部位によって病因は大きく異なる.

表1.3 外反変形と関連する状態

股関節	膝関節	足関節	趾関節
骨軟骨症	脳性麻痺	麻痺性	生体力学性
	特発性	骨軟骨症	先天性
	Blount病		骨軟骨症
	くる病		乾癬性関節炎
	麻痺性		多発性硬化症
	骨軟骨症		脳性麻痺
	関節リウマチ		関節リウマチ
	変形性関節症		関節内損傷
			結合織疾患

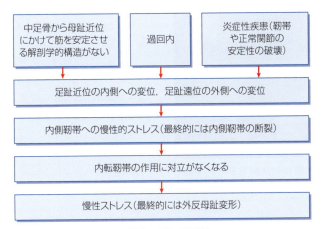

図1.57 外反母趾の発生機序に関わる要因

表1.4 外反膝のメカニズム

状態	基礎的な機序
ビタミンD欠乏	ビタミンD欠乏は異常な骨の石灰化,正常よりやわらかい骨,異常な骨新生,下肢の弯曲をもたらす.機械的外力は骨新生に関与している
Paget病	パラミクソウイルスによる侵襲は,破骨細胞の異常な活性化や骨芽細胞の活性異常をもたらす.骨や膝関節の変形は解剖学的変化と外反変形をもたらす
骨軟骨症	特に骨端への血液供給が阻害されると,壊死と遅発性の骨新生が起き,大腿骨と膝関節の構造が異常になって最終的には外反膝になる
神経筋疾患	大腿四頭筋,腓腹筋,股関節外転筋群の筋力低下によって膝関節が外反位となる[49]

内反変形 varus deformity

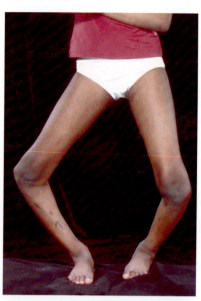

図 1.58 幼児期 Blount 病でみられる両下肢の弯曲

Harish HS, Purushottam GA, Wells L, Chapter 674: Torsional and angular deformities. In: Kliegman RM et al., Nelson Textbook of Pediatrics, *18th edn*, Philadelphia: Saunders, 2007: Fig 674-8. より許可を得て転載.

概要
関節遠位の骨の中心線側への角形成.

関連する病態
表 1.5 を参照.

メカニズム

内反股（coxa vara）

大腿骨頚部と骨幹部の角度が 120° 未満である.

先天性の内反股は，乳児以降の小児期に生じる場合がある．しばしば両側性で，大腿骨の進行性の弯曲と大腿骨頚部の内側部の欠損が特徴的である[49].

くる病（rickets）

異常に石灰化した大腿骨頚部の骨にかかる圧によって正常構造が歪められる.

表 1.5 内反変形に関連した状態

股関節	膝関節	足関節	趾関節
先天性疾患（鎖骨頭蓋形成不全症，Gaucher 病）	生理的：頻度が高い	外傷	バニオン（外反母趾にみられる腱膜瘤）手術の合併症
Perthes 病	Blount 病	医原性	外傷
股関節形成異常	くる病	先天性	拘縮を伴う熱傷
大腿骨頭すべり症（SCFE）	外傷		関節リウマチ
くる病	感染		乾癬性関節炎
骨髄炎	腫瘍		Charcot–Marie–Tooth（CMT）病
Paget 病	骨系統疾患		無血管性壊死
外傷			

Perthes（ペルテス）病
（Perthes' disease）

Perthes病の根本的な原因は不明だが，大腿骨頭への血液供給不足は存在する．大腿骨頭の無血管性壊死によって大腿骨の正常の骨アライメントが歪められる．

内反膝（genu varum）

内反膝，あるいは"O脚（bow-leggedness）"は多くの小児で2歳までに正常化する[96,97]．Blount病との区別が必要である．

Blount（ブラウント）病
（Blount's disease）

Blount病における内反膝の根本的な機序は不明である．脛骨の骨端成長板の異常な成長が膝関節の進行性の内反変形を引き起こす[97]．

内反母趾（hallux varus）

内反母趾は，第1中足趾節（MTP）関節の内側偏位や趾骨の回外，趾節間関節の屈曲，鉤爪趾によって構成される．第1MTP関節の骨や腱，関節包靱帯の構造間の不均衡によって起きる[98]．

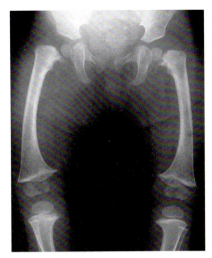

図 1.59 骨幹端軟骨異形成症，Schmid（シュミット）型

両側内反股があり，骨幹端が拡大して不規則で，大腿骨の外側弯曲がある．

*Adam A, Dixon AK（eds），*Grainger & Allison's Diagnostic Radiology*, 5th edn, New York: Churchill Livingstone, 2008: Fig 67.13.* より許可を得て転載．

所見の有用性

病因は変形の部位によって大きく異なる．

Yergason's sign
Yergason（ヤーガソン）徴候

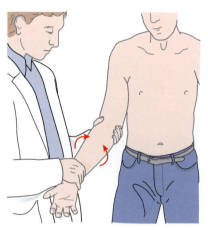

図 1.60　Yergason 徴候

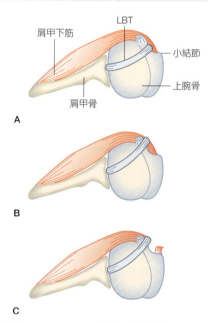

図 1.61　Yergason 徴候の病理解剖

肩甲下筋，上腕二頭筋長頭腱（LBT），結節間溝を頭側から見た像．**A**：正常解剖の構造．**B**：LBTが小結節から肩甲下筋内へ亜脱臼し，肩甲下筋腱が小結節上の付着部から部分的に損傷．**C**：LBTが小結節と肩甲下筋腱から亜脱臼し，肩甲下筋腱が小結節上の付着部から完全に損傷.

Pettit RW et al., Athletic Training Edu J 2008; 3(4): 143–147. に基づく．

概要

検者は患者の前に立ち，肘を90°屈曲し，手掌を下方に向けて（回内）上肢を保持する．検者がかける抵抗に対して患者は前腕を回外しようとする．

関連する病態

- 上腕二頭筋腱炎
- SLAP損傷（上方肩関節唇前後損傷）：関節唇損傷の1つ

メカニズム

上腕二頭筋長頭は上腕の主たる回外筋である．回外に対する抵抗によって，筋や腱にストレスがかかり，炎症や損傷が増悪して疼痛が生じる．

上腕二頭筋長頭は上腕骨の結節間溝内を動き，関節唇から起始する．肩甲下筋の線維性伸展は上腕二頭筋長頭を覆って保持している[99]．線維性伸展が断裂すると，上腕二頭筋腱が亜脱臼しやすくなる．

所見の有用性

Holtbyらは上腕二頭筋腱病変とSLAP病変の予測において，感度43％，特異度79％，陽性尤度比2.05，陰性尤度比0.72と報告している[85]．

Yergasonテストの有用性は限定的だが，Speedテストよりは有用である．

参考文献

1. Solomon DH, Simel DL, Bates DW, Katz JN, Schaffer JL. Does this patient have a torn meniscus of ligament of the knee? Value of physical examination. *JAMA* 2001;**286**(13):1610–19.
2. McGee S. Chapter 53: Examination of the musculoskeletal system. In: *Evidence Based Physical Diagnosis*. 2nd ed. St Louis: Saunders; 2007.
3. Hegedus EJ, Cook C, Hasselblad V, Goode A, McCrory DC. Physical examination tests for assessing a torn meniscus in the knee: a systematic review with meta-analysis. *J Orthop Sports Phys Ther* 2007;**37**(9):541–50.
4. Scholten R, Deville W, Opstelten W, Bijl D, van der Plas CG, Bouter L. The accuracy of physical diagnostic tests for assessing meniscal lesions of the knee: a meta-analysis. *J Fam Pract* 2001;**50**(11):938–44.
5. Woodward TW, Best TM. The painful shoulder: Part 1. Clinical evaluation. *Am Fam Physician* 2000;**61**(10):3079–88.
6. Brady RJ, Dean JB, Skinner TM, Gross MT. Limb length inequality: clinical implications for assessment and intervention. *J Orthop Sports Phys Ther* 2003;**33**(5):221–34.
7. Tennant TD, Beach WR, Meyers JF. A review of special tests associated with shoulder examination. Part II: Laxity, instability and superior labral anterior and posterior (SLAP) lesions. *Am J Sports Med* 2003;**31**:301–7.
8. T'Jonck L, Staes F, Smet L, Lysens R. The relationship between clinical shoulder tests and the findings in arthroscopy examination. *Geneeskunde Sport* 2001;**34**:15–24.
9. Lo IKY, Nonweiler B, Woolfrey M, Litchfield R, Kirkley A. An evaluation of the apprehension, relocation and surprise tests for anterior shoulder instability. *Am J Sports Med* 2004;**32**:301.
10. Speer KP, Hannafin JA, Altchek DW, Warren RF. An evaluation of the shoulder relocation test. *Am J Sports Med* 1994;**22**:177–83.
11. Alexander CJ. Heberden's and Bouchard's nodes. *Ann Rheum Dis* 1999;**58**:675–8.
12. Fassbender HG. *Pathology of Rheumatic Diseases*. New York: Springer; 1975.
13. Collins DH. *The Pathology of Articular and Spinal Diseases*. London: Edward Arnold; 1949. pp. 109–13.
14. Sokoloff L. The pathology of osteoarthritis and the role of ageing. In: Nuki G, editor. *The Aetiopathogenesis of Osteoarthrosis*. Tunbridge Wells: Pitman Medical; 1980. pp. 1–15.
15. Kellegran JH, Lawrence JS, Bier F. Genetic factors in generalized osteoarthritis. *Ann Rheum Dis* 1963;**22**:237–55.
16. Stecher RM, Hersch AH. Heberden's nodes: the mechanism of inheritance in hypertrophic arthritis of the fingers. *J Clin Invest* 1944;**23**:699–704.
17. Thaper A, Zhang W, Wright G, Doherty M. Relationship between Heberden's nodes and underlying radiographic changes of osteoarthritis. *Ann Rheum Dis* 2005;**64**:1214–16.
18. Coons MS, Green SM. Boutonnière deformity. *Hand Clin* 1995;**11**(3):387–402.
19. Likes RL, Ghidella SD. Boutonnière deformity. *eMedicine*. Available: http://emedicine.medscape.com/article/1238095-overview [11 Aug 2010].
20. Nalebuff EA, Millender LH. Surgical treatment of the boutonnière deformity in rheumatoid arthritis. *Orthop Clin North Am* 1975;**6**(3):753–63.
21. Rosen A, Weiland AJ. Rheumatoid arthritis of the wrist and hand. *Rheum Dis Clin North Am* 1998;**24**(1):101–28.
22. Fox A, Kang N. Reinserting the central slip – a novel method for treating boutonnière deformity in rheumatoid arthritis. *J Plast Reconstr Aesthet Surg* 2009;**62**(5):e91–2.
23. Firestein GS, Budd RC, Harris ED, et al. *Kelley's Textbook of Rheumatology*. 8th ed. Philadelphia: WB Saunders Company; 2008.
24. Cibere J, et al. Reliability of the knee examination in osteoarthritis. *Arthritis Rheum* 2004;**50**(2):458–68.

25. Gogus F, Kitchen J, Collins R, Kane D. *Reliability of physical knee examination for effusion: verification by musculoskeletal ultrasound*. Presentation: 2008 Annual Scientific Meeting of American College of Rheumatology, San Francisco, 2008. Available: http://acr.comfex.com/acr/2008/webprogram/paper2759.htm [22 Nov 2010].
26. Patel P, Werth V. Cutaneous lupus erythematosus: a review. *Dermatol Clin* 2002;**20**:373–85.
27. Orgretmen A, Akay A, Bicakci C, Bicakci HC. Calcinosis cutis universalis. *JEADV* 2002;**16**:621–4.
28. Neuman WF, DiStefano V, Mubryan BJ. The surface chemistry of bone. III. Observations of the role of phosphate. *J Biol Chem* 1951;**193**:227–36.
29. Cousins MAM, Jones DB, Whyte MP, Monafo WW. Surgical management of calcinosis cutis universalis in systemic lupus erythematosus. *Arthritis Rheum* 1997;**40**:570–2.
30. Frykberg RG, Armstrong DG, Giurnli J, et al. Diabetic foot disorders: a clinical practice guideline. American College of Foot and Ankle Surgeons. *J Foot Ankle Surg* 2000;**39**(Suppl. 5):s1–60.
31. Jeffcoate WJ, Game F, Cavanagh PR. The role of proinflammatory cytokines in the cause of neuropathic osteoarthropathy (acute Charcot foot) in diabetes. *Lancet* 2005;**366**:2058–61.
32. Jeffcoate WJ. Theories concerning the pathogenesis of acute Charcot foot suggest future therapy. *Curr Diab Rep* 2005;**5**:430–5.
33. Nabarro JD. Diabetes in the United Kingdom: a personal series. *Diabet Med* 1991;**8**:59–68.
34. Fabrin J, Larsen K, Holstein PE. Long term follow up in diabetic Charcot feet with spontaneous onset. *Diabetes Care* 2000;**23**:796–800.
35. Altman R, Asch E, Block D, et al. Development of criteria for the classification and reporting of osteoarthritis: classification of osteoarthritis of the knee. *Arthritis Rheum* 1986;**29**:1039–49.
36. Drake EL, Vogl W, Mitchell AW. *Gray's Anatomy for Students*. Philadelphia: Elsevier; 2005.
37. Murrell GAC, Walton JR. Diagnosis of rotator cuff tears. *Lancet* 2001;**357**:769–70.
38. Dinnes J, Loveman E, McIntyre L, Waugh N. The effectiveness of diagnostic tests for the assessment of shoulder pain due to soft tissue disorders: a systematic review. *Health Technol Assess* 2003;**7**(29):1–166.
39. Park HB, et al. Diagnostic accuracy of clinical tests for different degrees of subacromial impingement syndrome. *J Bone Joint Surg Am* 2005;**87**:1446–55.
40. Kutsumi K, Amadio PC, Zhao C, Zobitz ME, Tanaka T, An KN. Finkelstein's test: a biomechanical analysis. *J Hand Surg [Am]* 2005;**30**(1):130–5.
41. Anderson DM. *Dorlands Illustrated Medical Dictionary*. 30th ed. Philadelphia: Saunders; 2003.
42. Mendese G, Mahalingam M. Histopathology of Gottron's papules – utility in diagnosing dermatomyositis. *J Cutan Pathol* 2007;**34**:793–6.
43. Stone JH, Sack KE, McCalmont TH, Connolly KM. Gottron papules? *Arthritis Rheum* 1995;**38**(6):862–5.
44. McFarland EG, Muvdi-Garzon J, Xiaofeng J, et al. Clinical and diagnostic tests for shoulder disorders: a critical review. *Br J Sports Med* 2010;**44**:328–33.
45. Calis M, Akgun K, Birtane M, et al. Diagnostic values for clinical diagnostic tests in subacromial impingement syndrome. *Ann Rheum Dis* 2000;**59**:44–7.
46. Macdonald PB, Clark P, Sutherland K. An analysis of the diagnostic accuracy of the Hawkins and Neer subacromial impingement signs. *J Shoulder Elbow Surg* 2000;**9**:299–301.
47. Iaccarino L, et al. The clinical features, diagnosis and classification of dermatomyositis. *J Autoimmun* 2014;**48–49**:122–7.
48. Wheeless CR III. *Wheeless orthopedics online*. Available: http://www.wheelessonline.com/ [October 2010].
49. Canale TS, Beaty JH. *Campbell's Operative Orthopaedics*. 11th ed. Philadelphia: Elsevier; 2007.
50. Lee JK, Yao L, Phelps CT, et al. Anterior cruciate ligament tears: MR imaging compared with arthroscopy and clinical test. *Radiology* 1988;**166**(3):861–4.
51. Gibbs MR, English JC, Zirwas J. Livedo reticularis: an update. *J Am Acad Dermatol* 2005;**52**(6):1009–18.

52. Freeman R, Dover JS. Autonomic neurodermatology (part 1): erythromelalgia, reflex sympathetic dystrophy and livedo reticularis. *Semin Neurol* 1992;**12**:385–93.
53. Kester S, McCarty DL, McCarty GA. The antiphospholipid antibody syndrome in the emergency department setting – livedo reticularis and recurrent venous thrombosis. *Ann Emerg Med* 1992;**21**:207–11.
54. Scholten RJ, Devillé WL, Opstelten W, Bijl D, van der Plas CG, Bouter LM. The accuracy of physical diagnostic tests for assessing meniscal lesions of the knee. A meta-analysis. *J Fam Pract* 2001;**50**(11):938–44.
55. Sallay PI, Poggi J, Speer FP, Garrett WE. Acute dislocation of the patella. A correlative pathoanatomic study. *Am J Sports Med* 1996;**24**(1):52–60.
56. Kastelein M, Luijsterburg PA, Wagemakers HP, et al. Diagnostic value of history taking and physical examination to assess effusion of the knee in traumatic knee patients in general practice. *Arch Phys Med Rehabil* 2009;**90**:82–6.
57. Bernard TN. *The role of the sacroiliac joints in low back pain: basic aspects of pathophysiology, and management.* Available: http://www.kalindra.com/bernard.pdf [28 Feb 2011].
58. Stuber KJ. Specificity, sensitivity and predictive values of clinical tests of the sacroiliac joint: a systematic review of the literature. *J Can Chiropr Assoc* 2007;**51**(1):30–41.
59. Broadhurst NA, Bond MJ. Pain provocation tests for the assessment of sacroiliac joint dysfunction. *J Spinal Disord* 1998;**11**(4):341–5.
60. Dreyfuss P, Michaelsen M, Pauza K, McLarty J, Bogduk N. The value of medical history and physical examination in diagnosing sacroiliac joint pain. *Spine* 1996;**21**(22):2594–602.
61. Seror P. Phalen's test in the diagnosis of carpal tunnel syndrome. *J Hand Surg* 1988;**13-B**(4):383–5.
62. D'Arcy CA, McGee S. Does this patient have carpal tunnel syndrome? *JAMA* 2000;**283**(23):3110–17.
63. Szepietowski JC, Salomon J. Do fungi play a role in psoriatic nails? *Mycoses* 2007;**50**:437–42.
64. Szepietowski JC, Salomon J. The nail changes in psoriasis. In: Liponzencic J, Pasic A, editors. *Suvremene Sponznaje o Psorijazi Zagreb.* Medicinska Naklada; 2004. pp. 55–9.
65. Jiaravuthisan MM, Sasseville D, Vender RB, Murphy F, Muhn CY. Psoriasis of the nail: anatomy, pathology, clinical presentation, and a review of the literature on therapy. *J Am Acad Dermatol* 2007;**57**(1):1–27.
66. Crawford GM. Psoriasis of the nails. *Arch Derm Syphilol* 1938;**38**:583–94.
67. Samman PD, Fenton DA. *The Nails in Disease.* 5th ed. London: Butterworth-Heineman Ltd; 1994.
68. Kaur I, Saraswat A, Kumar B. Nail changes in psoriasis: a study of 167 patients. *Int J Dermatol* 2001;**40**:597–604.
69. Faber EM, Nall L. Nail psoriasis. *Cutis* 1992;**50**:174–8.
70. Lavaroni G, Kokelj F, Pauluzzi P, Trevisan G. The nails in psoriatic arthritis. *Acta Derm Venereol Suppl (Stockh)* 1994;**186**:113.
71. Saloman J, Szeptietowski JC, Proniewicz A. Psoriatic nails: a prospective clinical study. *J Cutan Med Surg* 2003;**7**:317–21.
72. Herrick AL. Pathogenesis of Raynaud's phenomenon. *Rheumatology (Oxford)* 2005;**44**:587–96.
73. Cooke JP, Marshall JM. Mechanisms of Raynaud's disease. *Vasc Med* 2005;**10**:293–307.
74. Bakst R, Merola JF, Franks AG Jr, Sanchez M. Raynaud's phenomenon: pathogenesis and management. *J Am Acad Dermatol* 2008;**59**(4):633–53.
75. Wigley FM. *Pathogenesis of Raynaud phenomenon.* Uptodate. Last updated 3 October 2010. Available: http://www.uptodate.com [1 Mar 2011].
76. Rothschild BM, Pingitore C, Eaton M. Dactylitis: implications for clinical practice. *Semin Arthritis Rheum* 1998;**28**:41–7.
77. Oliveri I, Scarano E, Padula A, Giassi V, Priolo F. Dactylitis, a term for different digit diseases. *Scand J Rheumatol* 2006;**35**:333–40.

78. McGonagle D, Pease C, Marzo-Ortega H, O'Connor P, Emery P. The case of classification of polymyalgia rheumatica and remitting seronegative symmetrical synovitis with pitting edema as primarily capsular/entheseal based pathologies. *J Rheumatol* 2000;**27**:837–40.
79. Oliveri A, et al. Editorial: Dactylitis or 'sausage-shaped' digit. *J Rheumatol* 2007;**34**(6):1217–20.
80. Oliveri I, Barozzi L, Pierro A, De Matteis M, Padula A, Pavlica P. Toe dactylitis in patients with spondyloarthropathy: assessment by magnetic resonance imaging. *J Rheumatol* 1997;**24**:926–30.
81. Brockbank JE, Stein M, Schentag CT, Gladman DD. Dactylitis in psoriatic arthritis: a marker for disease severity? *Ann Rheum Dis* 2005;**64**:188–90.
82. Silver RM, Medsger TA Jr, Bolster MB. Chapter 77: Systemic sclerosis and scleroderma variants: clinical aspects. In: Koopman WJ, Moreland LW, editors. *Arthritis and Allied Conditions*. Philadelphia: Lippincott Williams & Wilkins; 2005.
83. Sontheimer RD, Costner MI. Chapter 157: Dermatomyositis. In: Wolff K, Goldsmith LA, Katz SI, Gilchrest B, Paller AS, Leffell DJ, editors. *Fitzpatrick's Dermatology in General Medicine*. 7th ed. Available: http://proxy14.use.hcn.com.au/content.aspx?aID=2992330 [3 Oct 2010].
84. Scott BW, Al Chalabi A. How the Simmonds–Thompson test works. *J Bone Joint Surg* 1992;**74-B**(2):314–15.
85. Holtby R, Razmjou H. Accuracy of the Speed's and Yergaon's tests in detecting biceps pathology and SLAP lesions: comparison with arthroscopic findings. *Arthroscopy* 2004;**20**(3):231–6.
86. Hessian P, Highton J, Kean A, et al. Cytokine profile of the rheumatoid nodule suggests that it is a Th1 granuloma. *Arthritis Rheum* 2003;**24**:334–8.
87. Garcia-Patos V. Rheumatoid nodule. *Semin Cutan Med Surg* 2007;**26**:100–7.
88. Rosen A, Weiland AJ. Rheumatoid arthritis of the wrist and hand. *Rheum Dis Clin North Am* 1998;**24**(1):101–28.
89. Beaty JH, Canale TS, et al. Finger deformities caused by rheumatoid arthritis. In: Canale TS, Beaty JH, editors. *Campell's Operative Orthopedics*. 11th ed. Philadelphia: Elsevier; 2007.
90. Mould TL, Roberts-Thomson PJ. Pathogenesis of telangiectasia in scleroderma. *Asian Pac J Allergy Immunol* 2000;**18**:195–200.
91. Bolognia JL, Braverman IM. Chapter 54: Skin manifestations of internal disease. In: Fauci AS, Braunwald E, Kasper DL, et al., editors. *Harrison's Principles of Internal Medicine*. 17th ed. Available: http://proxy14.use.hcn.com.au/content.aspx?aID=2864525 [28 Nov 2010].
92. Urbano FL. Tinel's sign and Phalen's maneuver: physical signs in carpal tunnel syndrome. *Hosp Phys* 2000; July:39–44.
93. Friberg O. Clinical symptoms and biomechanics of lumbar spine and hip joint in leg length inequality. *Spine* 1983;**8**(6):643–51.
94. Crowson N, Magro C. The role of microvascular injury in the pathogenesis of cutaneous lesions in dermatomyositis. *Hum Pathol* 1996;**27**(1):15–19.
95. Ferrari J. *Hallux valgus deformity (bunion)*. In: Eiff P, editor. http://www.uptodate.com [22 Feb 2010].
96. Holsalka HS, Gholve PA, Wells L. Chapter 674: Torsional and angular deformities. In: Kliegman RM, et al., editors. *Nelson Textbook of Pediatrics*. 18th ed. Philadelphia: Saunders; 2007.
97. Rab GT. Chapter 11: Pediatric orthopedic surgery. In: Skinner HB, editor. *Current Diagnosis & Treatment in Orthopedics*. 4th ed. Available: http://proxy14.use.hcn.com.au/content.aspx?aID=2315794 [14 Oct 2010].
98. Beverage BD, Leemrijse T. Hallux varus: classification and treatment. *Foot Ankle Clin N Am* 2009;**14**:51–65.
99. Karlsson J. Physical examination tests are not valid for diagnosing SLAP tears: a review. *Clin J Sport Med* 2010;**20**(2):134–5.

第 2 章

呼吸器系の所見

Respiratory Signs

呼吸補助筋を用いた呼吸

accessory muscle breathing

呼吸器系の再考

　肺そのものの他，呼吸器系は主に呼吸の指令中枢，感知機能，動作機能から構成されている．

　脳幹には橋や延髄といった呼吸中枢が複数あり，その他の脳の機能に加えて吸気と呼気を行っている．これらの中枢は，酸素分圧・二酸化炭素分圧以外に，肺の伸展，肺や上気道への刺激を感知するさまざまな受容体からの情報を受け取る．それらの情報をもとに，横隔神経などの神経線維を介して呼吸数や呼吸の深さを調整している．

　脳，神経，受容体（末梢臓器）のいずれかが正常に機能しなくなると，それぞれに特徴的な症状が出現する．

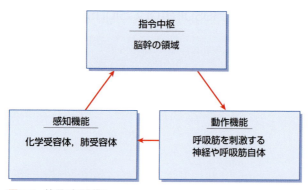

図 2.1　簡易呼吸制御

West JB, West's Respiratory Physiology, 7th edn, Philadelphia: Lippincott Williams & Wilkins, 2005: Fig 8-1. に基づく．

CLINICAL PEARL

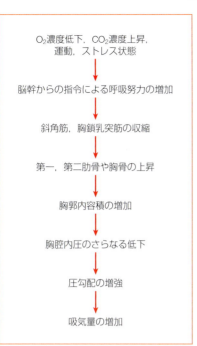

図 2.2 呼吸補助筋を用いた呼吸の生理学

関連する病態

以下の疾患はいずれも呼吸努力を増加させる．

- 慢性閉塞性肺疾患（COPD：chronic obstructive pulmonary disease）
- 喘息（asthma）
- 肺炎（pneumonia）
- 気胸（pneumothorax）
- 肺血栓塞栓症（pulmonary embolism）
- うっ血性心不全（congestive heart failure）

メカニズム

呼吸努力が増加すると，通常の呼吸過程を誇張するために呼吸補助筋が用いられる．呼吸補助筋を使うことで，吸気時に胸腔内はより陰圧になり（気管が引っ張られることでより多くの空気が吸い込まれる），呼気時には胸腔内がより陽圧になる（空気を押し出す）．

吸気時には，斜角筋および胸鎖乳突筋が胸郭を広げるように胸壁を持ち上げ，胸腔内圧を低下させる．結果としてさらに多くの空気が流入する．

呼気時には，腹筋が肺から空気を押し出すのを助ける．

所見の有用性

呼吸補助筋の使用は非特異的な所見であるが，呼吸困難の重症度（呼吸仕事量）を評価するのに有用である．例えば COPD 急性増悪では 90％以上が呼吸補助筋を使用しているとされ[1]，ある研究では感度 39％，特異度 89％，陽性尤度比 4.75 であった[2]．小児では，呼吸補助筋の使用は呼吸努力増加の明らかな徴候である．

▶ Video 2.1*

概要

正常な呼吸で吸気時に用いる呼吸補助筋は，横隔膜のみである．呼気は肺の弾性収縮力によって受動的に生じる．努力性吸気時には胸鎖乳突筋，斜角筋，僧帽筋，内肋間筋，および体幹の筋肉を用いる必要がある．文字どおり「呼吸補助筋」を用いている．

＊Student Consult の同ページまたは「Videos」から動画にアクセス

agonal respiration
死戦期呼吸

▶ Video 2.2

概要
　吸気が不規則なリズムで止まるゆっくりとした呼吸であり，喘いでいるようだとも表現される．何らかの介入をしなければ，間もなく心停止する．

関連する病態
　瀕死状態のいかなる病態でもみられる．

メカニズム
　死戦期呼吸は脳幹反射であり，身体が生存しようとする最後の努力だと考えられている．最終的に呼吸停止する前の最後の努力呼吸であるとされる[3]．

所見の有用性
　死戦期呼吸は，何もしなければ死が目前であることを示唆する．死戦期呼吸を認識することが心停止の診断を鋭敏にし[4]，119番電話などで死戦期呼吸を電話越しに識別できるようなプロトコルを用いれば通信指令室での心停止の診断を改善する[5]．死戦期呼吸は間違いなく，迅速な医療介入を要する徴候である．

持続性吸息　apneustic breathing

A 失調呼吸（Biot（ビオー）呼吸）

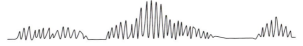

B 持続性吸息

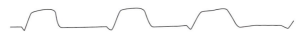

C Cheyne-Stokes（チェーン・ストークス）呼吸

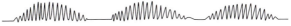

図 2.3　さまざまな呼吸様式の一覧

http://what-when-how.com/acp-medicine/ventilatory-control-during-wakefulness-and-sleep-part-2/

概要

持続性吸息（ギリシャ語では無呼吸と同義の *pneusis* と表現される）は深く長い吸気の後で，肺の弾性収縮力によって中断される不十分な呼気のことである．持続性吸息は数秒かけて十分に吸気した後に，複数回喘いで一定の停止期間がある[6]．

呼吸パターンは図 2.3 に示すとおりである．

関連する病態

- 脳幹損傷（brainstem injury）

メカニズム

持続性吸息の機序は明らかでないが，脳幹，特に橋の機能障害に関連している可能性が最も高い．

持続性吸息は，橋下部のニューロン（吸気を促進する）の刺激によって引き起こされると考えられていた．橋上部の両側迷走神経切断を受けた患者でもみられた．しかし近年それだけでなく，持続性吸息は延髄病変，呼吸中枢背側の焼灼，軟骨無形成症などによる延髄遠位や頚髄上部の病変で再現されることが多く報告されている．

所見の有用性

上述したように，持続性吸息は病態や機序が不確実であるために脳幹機能不全の可能性を示唆するということ以外は，責任病巣を特定する所見としては有用ではない．まれな所見であるため，診断的有用性を裏付ける根拠もほとんどない．

無呼吸

概要
呼吸の停止である．

関連する病態

中枢性睡眠時無呼吸（CSA：central sleep apnoea）
- 脳幹外傷：脳卒中（stroke），脳炎（encephalitis），頚部外傷（cervical trauma）
- うっ血性心不全
- 麻薬中毒（opiates）
- 肥満関連低換気症候群（obesity-related hypoventilation syndrome）（Pickwickian（ピックウィッキアン）症候群（Pickwickian syndrome））

閉塞性睡眠時無呼吸（OSA：obstructive sleep apnoea）
- 肥満（obesity）
- 小顎症（micrognathia）
- 飲酒（alcohol）
- 扁桃肥大（adenotonsillar hypertrophy）

メカニズム

無呼吸は原因の場所に応じて，中枢性または閉塞性に分けられる．

中枢性睡眠時無呼吸

中枢性無呼吸では，呼吸中枢からの**呼吸ドライブ**が欠如し，呼吸が中断してしまう．この無呼吸の原因にはさまざまな要因が複雑に絡み合っている．

- 通常呼吸を調節している脳幹の換気／呼吸器中枢の損傷（**図 2.1**）によって，呼吸ドライブは弱く不安定なものになり，場合によっては停止する．
- 呼吸を司る神経系が正常であっても，脳幹の μ 受容体を介して作用するオピオイドは，中枢性の呼吸ドライブを減弱させる．
- 肥満低換気症候群（obesity hypoventilation syndrome）は，気道閉塞を代償できないことで生じるとされる．それに加えて，化学受容体の感受性が低下することで，無呼吸を引き起こす．しかしその機序ははっきりしていない[7]．
- 運動神経疾患，重症筋無力症，ポリオなどの神経変性疾患の患者では中枢性の呼吸ドライブが生じるものの，**呼吸筋への伝達が滞る**ため効果的な換気はできない．
- Cheyne-Stokes（チェーン・ストークス）呼吸（Cheyne-Stokes breathing）は中枢性睡眠時無呼吸の一種であり，第 3 章「心血管系の所見」で詳説している．

閉塞性睡眠時無呼吸
▶ Video 2.3

胸腔内が陰圧になることで吸気時に気道が閉塞するため，一時的に鼻咽頭や中咽頭が閉じて詰まってしまう．最も一般的なものは舌および軟口蓋が後咽頭壁に接近して気道が閉塞する[8]．

気道を狭く不安定にする要因があれば，気道の閉塞の原因となりうる（例えば，小顎症，扁桃肥大，肥満，末端肥大症など）．

アルコール飲酒でも咽頭の筋緊張は低下する．

閉塞性無呼吸は直接確認できるが,睡眠ポリソムノグラフィでの検出も可能である.

所見の有用性

閉塞性無呼吸は重要な臨床徴候である.睡眠時の持続性無呼吸は,特に脳卒中,冠動脈疾患および心不全の危険性を

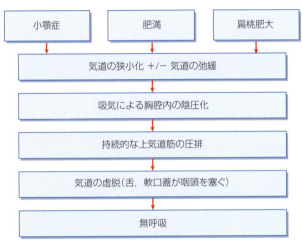

図 2.4 閉塞性無呼吸のメカニズム

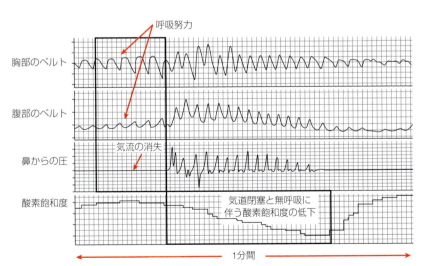

図 2.5 心不全患者における閉塞性睡眠時無呼吸の睡眠ポリソムノグラフィ

Khayat R et al. Sleep-disordered breathing in heart failure: identifying and treating an important but often unrecognized comorbidity in heart failure patients. Journal of Cardiac Failure 2013; 19(6): Fig 4.

増大させるのと同時に，血糖および血圧管理への悪影響が証明されている．さらに閉塞性無呼吸は睡眠の質を低下させ，日中の眠気と易怒性を高めるとされる．これらの症状をみた場合は，閉塞性無呼吸を疑おう．

中枢性睡眠時無呼吸症は背景疾患に由来する症状であることが多いため，継時的に評価する．病的なものがほとんどなので治療介入が必要なことが多い．

羽ばたき振戦

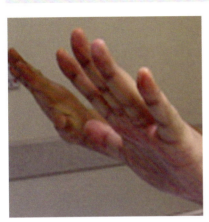

図 2.6 羽ばたき振戦
Goodman CC, Snyder TE. Differential Diagnosis for Physical Therapists: Screening for Referral, 4th edn, Philadelphia, PA: WB Saunders/Elsevier, 2007. In: Goodman CC. Screening for Gastrointestinal, Hepatic/Biliary, and Renal/Urologic Disease. Journal of Hand Therapy 2010; 23(2): 140–157. © 2010.

概要

腕を伸ばし手首を背屈した状態を保とうした際，手が不規則で低周波数(3〜5 Hz)で「羽ばたき」のような動きをする所見を言う．羽ばたき振戦は，両側性のこともあれば，一側性のこともある．簡単に言えば，筋肉の緊張が途切れ，姿勢保持が困難になっている状態である．実際に所見をみておくと，より理解できる．

関連する病態

一般的なもの
- 高炭酸ガス血症(hypercapnia)(例：COPD 患者における CO_2 の貯留)
- 肝疾患(liver disease)：第 6 章「消化器系の所見」も参照
- 腎不全(renal failure)
- アルコール依存症(alcoholism)

あまり一般的でないもの
- 中枢神経(CNS)の虚血または出血
- 薬剤性(例：クロザピン)
- 電解質異常(例：低カリウム血症や低マグネシウム血症)
- 片側性羽ばたき振戦：視床卒中

メカニズム

前述した病態においても羽ばたき振戦の機序は明らかでなく，最終的な共通の経路も不明である．しかしながら，いくつかの病理学的機序の仮説はある[9]．

- 中枢神経系機能のびまん性で広範な機能障害
- 頭頂葉から中脳間の感覚運動統合の機能不全
- 限局的または全身性の神経化学的な不具合の結果，持続性筋収縮に関与する神経回路の一時的な機能不全
- 大脳皮質運動野の異常
- 脳の運動皮質の働きの低下

所見の有用性

羽ばたき振戦自体は疾患特異的なものではない．しかし，他の臨床所見や病歴との関連を検討し，精査するきっかけとなる．

非対称性の胸郭拡張

asymmetrical chest expansion

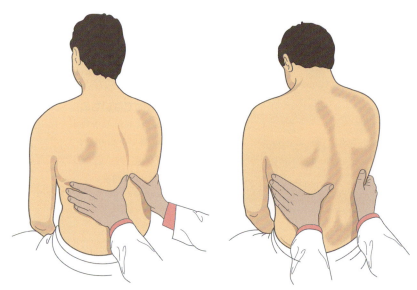

図2.7　非対称な胸郭拡張をみつけるための触診（胸水の徴候）
Accuracy of the physical examination in evaluating pleural effusion. Cleveland Clinic Journal of Medicine 2008; 75(4).

概要

臨床医が患者の背後に立ち，鎖骨を見下ろす（上葉の動き），または胸壁を触診する（下葉）と，不均一な吸気時の胸壁拡張または呼気時の収縮が観察されることがある．絶対的動きの大きさに差があることもあれば，動きが遅れるなどの差があることもある．

関連する病態

一般的なもの
- 肺炎
- 胸水（pleural effusion）
- フレイルチェスト（flail chest）
- 異物（誤飲）（foreign body）
- 気胸

あまり一般的でないもの
- 片側性横隔膜麻痺（unilateral diaphragm paralysis）
- 血胸（haemothorax）
- 筋骨格異常（musculoskeletal abnormality）（例：脊椎後側弯症（kyphoscoliosis））
- 神経障害（neuropathy）
- 肺線維症（pulmonary fibrosis）：限局性

メカニズム

胸壁の左右対称な拡張は，正常な筋肉組織，神経機能，および肺コンプライアンスが保たれていて初めて可能である．したがって，神経，筋肉または肺コンプライアンスの一側性異常は，肺の非対称的な拡張を引き起こしやすい．

非対称性の胸郭拡張 asymmetrical chest expansion

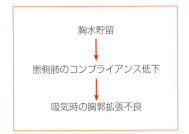

図 2.8　肺炎のメカニズム

肺炎，胸水貯留

肺炎（気道の硬化）および／または胸水（胸腔内の液貯留）が存在する場合，肺のコンプライアンスは低下する．その結果，患側肺では健側と比較して吸気時の拡張が乏しくなる．

異物（誤飲）

異物によって気道が遮断されると，空気が中枢から抹消に流れず，肺が正常に拡張しなくなる．

フレイルチェスト

フレイルチェストまたはフレイルセグメントは，通常外傷によって引き起こされる．折れた肋骨が胸壁の構造から離れて，吸気時に膨らんでいく胸壁に肺実質が密着しなくなるため，胸腔内の陰圧に影響されやすくなる．したがって，病変部位では吸気時に内側，呼気時には外側方向へ動く（健側とは対照的な動きである）．

脊椎後側弯症

進行性の前方および／または側方への脊柱の弯曲（脊柱側弯症）は深刻であり，一方の肺を他方よりも機械的に圧排し，片側性の拡張障害を引き起こす．

片側性横隔膜麻痺

片側性横隔膜麻痺が何らかの原因で生じると患側の横隔膜が収縮できず，肺の拡張を妨げる．

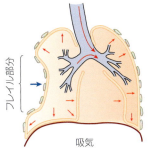
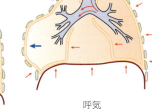

図 2.9　動揺区画のメカニズム

Aggarwal R, Hunter A. BMJ. に基づく．*http://archive.student.bmj.com/issues/07/02/education/52.php*［28 Feb 2011］．

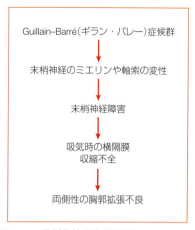

図 2.10　非対称性の胸部拡張

所見の有用性

　胸郭の非対称性の拡張は常に病的である．研究データは限られているが，非対称性の拡張は，胸水の存在を予測するうえで最も効果的な徴候の1つであることが示されている．これは胸水の検出に対する独立した予測因子となり[10]，オッズ比5.22，感度74％，特異度91％である．

非同期性呼吸

概要

呼気終末を待たず，その直前で突如胸郭が内側へ動き，呼気の動作をしたかと思うとすぐに，外側へまた吸気の動作をとる異常な呼吸形式のことである．その呼吸様式を図2.11に示した．この二重に山がある呼吸様式は明らかに不規則で異常であるが，肉眼的にそれぞれの要素を識別することはかなり難しい．

関連する病態

- COPD
- 呼吸窮迫（respiratory distress）

メカニズム

非同期性呼吸は，強制呼気中の胸壁呼吸補助筋の強い動きに関連している．胸壁の呼吸補助筋が収縮する結果，横隔膜は引き下げられ，腹壁が広がる[11,12]．

所見の有用性

COPD患者の予後悪化や換気低下[12,13]，さらには換気需要の増加に関連している．

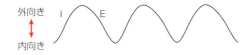

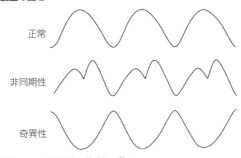

図2.11　呼吸時の腹部の動き

胸部の動きは最初の行に表示される．「I」は吸気を表し，「E」は呼気を表す．上向きの線は体壁の外側への移動を示し，下向きの線は内側への動きを示す．健常人では，腹壁と胸壁の動きは完全に同期している．非同期性呼吸では，呼気時の腹部の動きのみが異常である．奇異性の腹部運動では，吸気と呼気どちらの場合の腹部の動きも異常となる．

McGee S, *Evidence Based Physical Diagnosis*, 3rd edn, St Louis: Elsevier, 2012: p. 151, Fig 18-2.

運動失調性呼吸(Biot(ビオー)呼吸)

ataxic (Biot's) breathing

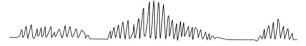

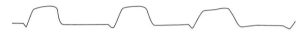

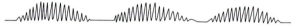

図 2.12　さまざまな呼吸様式の一覧

http://what-when-how.com/acp-medicine/ventilatory-control-during-wakefulness-and-sleep-part-2/

概要

間欠的に無呼吸を繰り返し，その呼吸の速度と深さが変動する特徴的な呼吸パターン[14](図 2.12(A))．図 2.13 のように睡眠ポリグラフでもみることができる．

関連する病態

一般的なもの
- 脳卒中

あまり一般的でないもの
- 一部の神経変性疾患(例：Shy-Drager(シャイ・ドレーガー)症候群)
- 髄膜炎(meningitis)
- オピオイドの長期乱用
- 致命的な家族性不眠症：まれ

メカニズム

特異的な機序は明らかではない．多くの呼吸異常と同様に，呼吸中枢としての脳幹の機能異常，特に延髄に起きた障害が原因となると考えられている[15]．

所見の有用性

この呼吸様式の病因が延髄にあることを示唆する根拠は多く，脳卒中が延髄に限局して起きた患者 227 人のうち，12 人を除く全員にこの Biot 呼吸を認めた[16]．

運動失調性呼吸（Biot（ビオー）呼吸） ataxic (Biot's) breathing

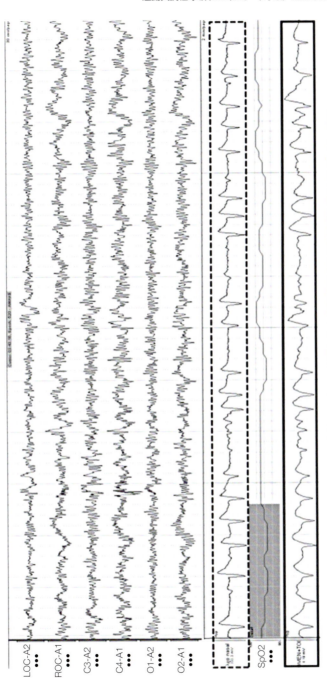

図 2.13 Ⅱ型呼吸不全および PrP 遺伝子のホモ接合性メチオニン変異を有する致死的家族性不眠症患者における Biot 呼吸
呼吸努力に一定の不規則性を有する周期的な浅い呼吸（鼻の圧力，点線の正方形）が，覚醒時に無呼吸と交互にみられた．
Casas-Mendez LF et al. Biot's breathing in a woman with fatal familial insomnia: is there a role for noninvasive ventilation? J Clin Sleep Med 2011; 7(1): 89-91.

ビア樽状胸

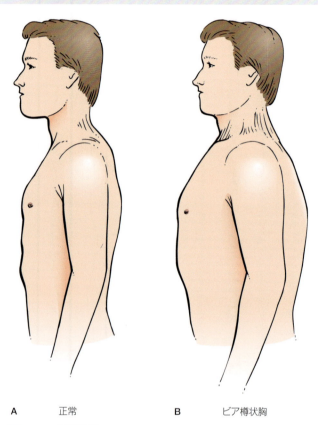

A 正常   B ビア樽状胸

図 2.14 ビア樽状胸

Swartz MH, Textbook of Physical Diagnosis: History and Examination, 6th edn, St Louis: Mosby, 2004.

概要

胸部の前後径（AP diameter）と左右径の比が0.9を超えている状態である．通常前後径は左右径より小さく，前後径／左右径比は0.70から0.75とされる．

関連する病態

- 慢性気管支炎（chronic bronchitis）
- 肺気腫（emphysema）
  健常な高齢者にも生じる．

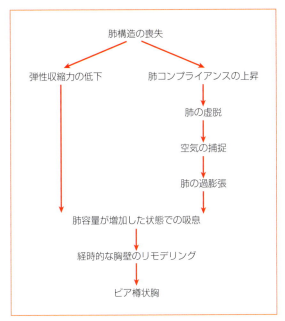

図 2.15 肺気腫におけるビア樽状胸のメカニズム

メカニズム

上部の肋骨と胸骨を持ち上げる斜角筋および胸鎖乳突筋の過剰な収縮が原因であると考えられている[11]．慢性的にそれらの筋を使うことで，胸部の変形が生じる．

COPDでは，慢性的な気流制限によって，呼気終末の肺容積増加および慢性的な肺の過膨張が生じる．

慢性的な肺の過膨張は気道抵抗を低下させ，肺容量が大きくなるので弾性収縮力を改善させる．その結果，時間が経つにつれて，胸壁のリモデリングやビア樽状の胸部変形を引き起こす[17]．

bradypnoea
徐呼吸

概要

異常に遅い呼吸のことであり，成人では通常毎分8〜12回未満の呼吸と定義されている．

関連する病態

徐呼吸は，脳または脳幹の呼吸中枢に影響するようなあらゆる状態で起こりうる．

一般的なもの
- 薬物：アヘン剤(opiates)，ベンゾジアゼピン(benzodiazepine)，バルビツール酸(barbiturate)，麻酔薬(anaesthetic agent)
- 呼吸不全
- 脳損傷および頭蓋内圧亢進
- 甲状腺機能低下症(hypothyroidism)
- アルコール多飲

あまり一般的でないもの
- 低体温(hypothermia)
- 尿毒症(uraemia)
- 代謝性アルカローシス(metabolic alkalosis)

メカニズム

徐呼吸は以下の理由で生じる．
- 中枢神経系からの刺激の減弱：中枢性の呼吸ドライブが減少または停止し，体に対する呼吸の指令が少なくなる（例：脳損傷，脳圧の上昇，オピオイドの加療投与）．
- 呼吸筋につながる神経の障害（例：運動ニューロン疾患）．
- 呼吸筋の障害（例：呼吸不全における筋肉の疲労）．
- 代謝性アルカローシスに対する呼吸性代償（二酸化炭素および酸を保持しようとして呼吸回数をあえて減少させる）．

所見の有用性

特異的ではないが，体調不良患者における徐脈は深刻な呼吸不全の徴候であることが多く，速やかな介入を必要とする．喘息や呼吸不全の場合，呼吸停止の前兆として徐呼吸がみられることがある．

breath sound

呼吸音

概要

呼吸音とは，呼吸時に肺野で聴診される音のことで，正常なこともあれば，病態生理的変化で異常を呈することもある．それらの特徴と違いを**表2.1**にまとめる．

メカニズム

呼吸音が発生する機序は，気道と聴診器との間に存在している気流，周囲の組織，空気や水成分などさまざまな要因によって形成される．

気流(airflow)

気道の中で発生する気流は3種類あり，そのうち2種類が聴診で聞こえる呼吸音に寄与している[18]．

1. **層流**は小さな末梢気道で発生し，非常に遅い流れであるため一般的には聞こえない．
2. **渦巻き状の気流**は層流よりも速く，中規模の分枝気道で発生する．気道が分枝していることで，さまざまな層状で流速の異なる気流や渦状の気流が作り出され，それらの気流は全て音を生じる．
3. **乱気流**は非常に速く，複雑で，太い中枢気道(気管や主要気管支)で典型的なものである．空気同士がぶつかったり，中枢気道の壁に衝突したりすることで，大きな音が発生する．

＊Student Consult の同ページまたは「Multimedia Resources」から音声にアクセス

音響フィルター(sound filtering)

3気流はそれぞれ異なる高さの音を出す(一般的にヘルツ[Hz]で示す)．組織構造が正常か否か，固形か液体成分かなど，その肺の性状の違いでこれらの音の伝わり方が異なってくる．

正常な肺組織と肺胞に含まれる空気は，気管支と細気管支を取り囲み，通常低周波をフィルタリングするマフラーとして働く．結果としてこれは低周波数音(例えば100～200Hz)の伝達を可能にするが，より高い周波数(300～500Hz)の音は除去してしまう．肺が硬くなったり，浮腫や胸水があることは，空気に比べて高周波数音の伝達に優れる．このように音の伝達が変化すると，正常とは異なる異常呼吸音および共鳴といった特徴的な所見を引き起こす．周波数の相対的な違いを**図2.16**に示す．

呼吸音：肺胞呼吸音(vesicular breath)(正常)

🔊 **Audio 2.1**＊

概要

肺胞呼吸音(正常の呼吸音)は広く肺野で聴取し，低調でやわらかい音である．吸気は呼気よりも長く聴取でき，呼気相と吸気相は連続している．肺胞呼吸音の例は，**Audio 2.1**で聞くことができる．

肺胞呼吸音は，概念として気管支呼吸音とよく対比される．**図2.17**は，肺胞呼吸音がより長い吸気相を有し，気管支呼吸音ではより顕著な呼気相を聴取することを示す〔訳者注：気管支呼吸音は

表 2.1 呼吸音の特徴

	持続時間	呼気音の大きさ	呼気音の高さ	通常の聴診部位
肺胞音 * ⟨	呼気に比べて吸気音が長くよく聞こえる	小さい	比較的低調	両側の肺野全域
気管支肺胞音 ⟨	吸気音と呼気音が概ね同等	中等度	中間	前胸部の第一・第二肋間および肩甲骨の間
気管支呼吸音 ⟨	吸気音に比べて呼気音が長い	大きい	比較的高調	胸骨柄上(中枢側でより大きい)
気管音 ⟨	吸気音と呼気音が概ね同等	大変大きい	比較的高調	頚部の気管上

* 線の太さは呼気音の大きさを表す．線の角度は呼気音の高さを表す．角度が急な方が高い．
http://o.quizlet.com/vgB7cqi80QSCQbzNk1fDwQ_m.png

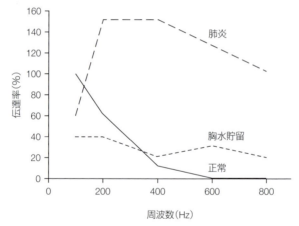

図 2.16 胸壁への音の伝達

この実験では，異なる周波数の音を発するスピーカーを健常人(実線)，肺炎(長い破線)または胸水貯留(短い破線)を有する患者の口の中に置き，胸壁のマイクが各周波数の伝達を記録した(比較のために，健常人における100Hzの透過率を100%とする)．

McGee S, Evidence Based Physical Diagnosis, 3rd edn, St Louis: Elsevier, 2012: Fig 28-2.

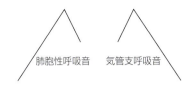

図 2.17　肺胞呼吸音と気管支呼吸音の違い
http://ocw.tufts.edu/Content/24/lecturenotes/311144/312054_medium.jpg

ダース・ベイダーのようなコー・ホーという音．一方で，肺胞呼吸音では肺胞はあまり大きく縮まないので呼気はあまり聞こえない〕．

関連する病態
- 正常肺野

メカニズム
　肺音は気流が垂直に壁に当たる，ないし乱流によって作り出される[19]．

　いくつかの研究[20,21]から，肺胞呼吸音の吸気相は，肺小葉や分節および小さな末梢気道内の乱流によって**局所的**に発生し，呼気相はより大きな気道の気流に起因すると示唆されている．一般的に信じられている考えとは反するかもしれないが，肺胞呼吸音は肺胞に流入する空気によって発生しているわけではない[22]．

　肺胞呼吸音は，空気で満たされた肺胞によって音がこもり，フィルタリングされた気道からの音であるため，低周波数音のみが伝達される．低周波数音は人間の聴力では聞き取るのが困難であるため，気管支呼吸音よりもやわらかく聞こえる．

所見の有用性
　肺胞呼吸音は他の呼吸音と比較する際の基準となるため，それらを意識して理解することが呼吸音の異常を認識するために不可欠である．

breath sound: bronchial breath
呼吸音：気管支呼吸音

🔊 Audio 2.2

▶ Video 2.4

概要

大きく，高調な呼吸音であり，気管・気管支音聴取領域で聴取した場合は正常だが，抹消の肺胞呼吸音領域でこのように聞こえた場合は異常である（気管支音化）．肺胞呼吸音とは対照的に，呼気が吸気より長く，吸気と呼気の間には少し間が空くことも多い．

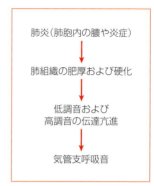

図 2.18 気管支呼吸音のメカニズム

関連する病態

- 正常気管支音（normal over trachea）
- 肺炎
- 胸水：滲出液上で聴取
- 多量の心嚢液貯留（pericardial effusion）
- 無気肺（atelectasis）
- 緊張性気胸（tension pneumothorax）

メカニズム

「呼吸音」の項で前述したように，胸壁と肺胞が高周波数音を消すため，気管支呼吸音は通常肺野では聞こえない．しかしながら，何らかの原因で肺が硬くなった部位では（例：肺胞が膿や水で満たされた）フィルター効果が得られず，高周波数の音が伝わるようになり，気管支呼吸音が聴取できるようになる（気管支呼吸音化）．

無気肺

気管支の呼吸音は，虚脱した肺胞，または無気肺となっている部分でも聞こえる．これらの状態では，肺胞は胸水などの体液によって圧迫されるか，不十分な吸気のために虚脱している（例えば，寝たきりの人や痛みのせいで呼吸が制限されている人などで生じやすい）．虚脱した肺胞では，上記の理由で高周波数の呼吸音が効果的に伝わる．

所見の有用性

咳と熱のある患者における肺炎の診断で気管支呼吸音化は，感度14％，特異度96％，尤度比3.3であるので[11]有用な所見と言える．

呼吸音：減弱

breath sound: reduced or diminished

🔊 Audio 2.3

概要

肺胞呼吸音と比べ，さらに弱くやわらかい音．

関連する病態

- 肺気腫／COPD
- 胸水
- 低流量換気（low flow state）：吸気不十分な高齢者
- 低換気（low transmission state）：筋肉や肥満の体型の人

メカニズム

呼吸音は，肺や胸壁を通る音の伝達に加えて気流の強さ（音のエネルギー）にも影響を受ける．いずれの要素に異常があっても，呼吸音を減弱させる．

肺気腫／COPDのメカニズム

COPDにおける呼吸音減弱は，微小気道や肺胞の破壊と空気の貯留による呼吸音の伝達不良が原因であると考えられている[18]．しかし，ある研究では，気流が減少することで雑音が発生しにくいことが主体であると示唆されている[24]．

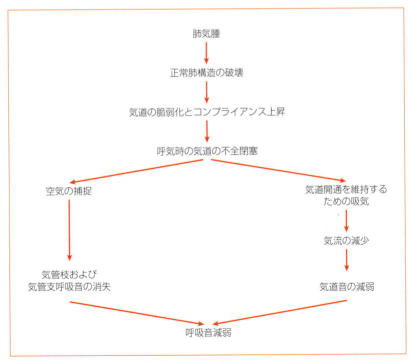

図 2.19　肺気腫における呼吸音減弱のメカニズム

> **肺炎：気管支呼吸音それとも呼吸音減弱？**
>
> 　肺炎で肺胞内に膿を伴うような肺が硬化する病態は，呼吸音の減弱や，肺胞呼吸音の気管支呼吸音化を生み出すとされる．
> 　どのようにして生じるのか？
> 　肺が硬くなることによって気道が遮断されると，気流も減少し，音が発生しなくなる(すなわち，呼吸音が減少する)．
> 　気道周囲の硬くなった肺組織に囲まれていたとしても気道さえ開存していれば，肺胞呼吸音は気管支呼吸化して聞こえる．
> 　したがって，音が聞こえるかは気道が開通しているかどうかで決まる．

低流量状態

　肺胞呼吸音は気流速度に依存するため，呼吸努力の影響を受ける．何らかの原因(例：薬物誘発性の呼吸抑制，年齢および虚弱体質，神経筋疾患)のために呼吸努力が乏しい患者では流速が遅くなり，その結果，呼吸音が減弱する．異物で気道が閉塞している場合も閉塞部を通過する気流が起こらないため，音は発生しない．

低換気状態

　気流が正常であっても，肺音の伝達は肺または肺外の要因によって妨げられる[22]．
　肥満は，それ自体が音を減弱させる肺以外の原因の典型例である．過剰な脂肪組織は聴診時に肺音の伝達を妨げる．胸郭内の病態では，気道と聴診器の間に気体(気胸)または体液(胸水)が存在することで，音の伝達が不良となることもある[22]．

所見の有用性

　呼吸音は，これまで広く研究されており，臨床現場のさまざまな場面で有用である．表2.2は，呼吸音の変化を調べた研究をまとめたものである．全ての身体所見と同様に，病歴や適切な検査結果と照らし合わせて解釈する必要がある．
　最近の研究では，伝統的に聴診器で聴いてきた音の特性をコンピューター音源化し，呼吸音分析ソフトを用いて解析している．初期の研究結果でも，この技術の有用性は示唆されてきた[25]．

表 2.2 呼吸音と声帯共鳴 *

所見[†]	感度（％）	特異度（％）	尤度比[‡] 陽性尤度比	尤度比[‡] 陰性尤度比
呼吸音スコア				
慢性閉塞性肺疾患の診断 [13,23]				
≦9	23〜46	96〜97	10.2	−
10〜12	34〜63	−	3.6	−
13〜15	11〜16	−	NS	−
≧16	3〜10	33〜34	0.1	−
呼吸音減弱				
入院患者の胸水貯留の検出	88	83	5.2	0.1
慢性気道閉塞の検出 [37,39,51,52]	29〜82	63〜96	3.2	0.5
人工呼吸器患者の胸水貯留の検出	42	90	4.3	0.6
気道過敏試験による喘息の検出 [54]	78	81	4.2	0.3
咳嗽・発熱を伴う患者における肺炎の診断 [55-57,60]	15〜49	73〜95	2.3	0.8
気管挿管後の呼吸音左右差				
右主気管支への片肺挿管検出 [62,63]	28〜41	98〜99	24.4	0.7
肺胞呼吸音の気管支呼吸音化				
咳嗽・発熱を伴う患者における肺炎の検出 [55]	14	96	3.3	NS

* [診断基準] 慢性閉塞性肺疾患について：FEV_1 <40% または FEV_1/FVC（％）<0.6〜0.7．胸水貯留について：胸部レントゲンまたは（人工呼吸管理中であれば）CT での所見．喘息について：気道過敏試験における FEV_1 の 20％ 以上低下．肺炎について：胸部レントゲンでの浸潤影．右主気管支への片肺挿管について：胸部レントゲン[62] または気管支鏡での所見[63]．
[†] [所見の定義] 呼吸音スコアについて：本文参照．声帯共鳴の減弱について：患者が声を出して数字を発声した際に前胸部に伝わる聴診音が減弱または消失すること．
[‡] 所見がある場合の尤度比＝陽性尤度比，所見がない場合の尤度比＝陰性尤度比．
NS：統計的有意差がないこと．
McGee S, Evidence Based Physical Diagnosis, 3rd edn, St Louis: Elsevier, 2012: EBM Box 28-1.

呼吸音スコア：より客観的な評価法

　Pardee によって開発された呼吸音スコアは[26]，呼吸音を点数化し認識する体系的なアプローチ法である．次のように評価する．

1. 胸部 6 箇所で聴診する
   - 両側前胸部上方
   - 両側腋下
   - 両側背側下方
2. それぞれの部位を吸気時聴診して点数をつける
   0：呼吸音なし
   1：ごくわずかに聴取可能
   2：小さいが確実に聴取可能
   3：正常
   4：大きい
3. 各部位での点数を加算する

　スコアが低いほど慢性閉塞性肺疾患に特異的であるが感度は高くなく，スコアが高いほど慢性閉塞性肺疾患の可能性を有意に下げる．

咳反射

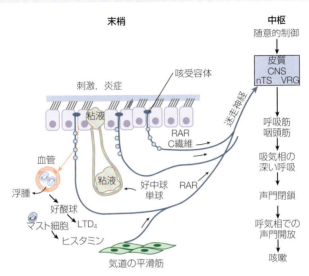

図 2.20 咳反射

LTD_4 =抗ロイコトリエンD_4, CNS =中枢神経, nTS =孤束核, VRG =腹側呼吸ニューロン群

Chung KF, Management of cough. In: Chung KF, Widdicombe JG, Boushey HA (eds), Cough: Causes, Mechanisms and Therapy, Oxford: Blackwell, 2003: pp. 283–97. に基づく.

概要
短く, 突発的な空気の放出である.

関連する病態
- 急性咳嗽(acute cough)(3〜4週以内に発症)

一般的なもの
- 上気道感染症(upper respiratory tract infection)
- 普通感冒(common cold)
- 喘息
- 粒子の吸入(inhaled particles)
- 異物の吸入(inhaled foreign body)
- 気管支炎(bronchitis)
- 吸引(aspiration)
- 肺炎
- うっ血性心不全増悪
- COPD急性増悪
- 気管支炎:小児
- クループ(croup):小児
- 肺血栓塞栓症

あまり一般的でないもの
- 百日咳(pertussis)
- 気管軟化症(tracheomalacia)
- 血管炎(vasculitis)

慢性咳嗽(chronic cough)(発症8週間以降)
- 後鼻漏(postnasal drip)

- 気管支拡張症（bronchiectasis）
- 気管支炎
- COPD
- 喘息
- 胃食道逆流症（GORD：gastro-oesophageal reflux disease）〔訳者注：アメリカ英語ではGERDと訳される〕
- アンジオテンシン変換酵素阻害薬の副作用（ACE（angiotensin-converting enzyme）inhibitor side effect）
- 間質性肺疾患（interstitial lung disease）

メカニズム

咳反射は，感覚，吸気，空気の圧縮および呼気の各段階で構成される．

咳嗽反射は肺の迷走神経の受容体（急速に順応する受容体，緩徐に順応する受容体，C線維，他の受容体など[27,28]）が気道の機械的・化学的刺激を感知して脳幹と大脳皮質に信号を送り返すことで誘発される（これは**感覚相**である）．COPDにおける感染に伴う炎症または慢性炎症による刺激，異物または粒子からの直接的刺激などのあらゆる刺激が感知され，咳嗽相を引き起こす．

吸気相で大きく息を吸い込み，呼気で使う筋肉を十分に進展させることで，呼気相で大きな内圧を作り出すことができる．結果として急速に異物を空気で押し出すことができる[29]．

圧縮期では，十分な吸気後すぐに声門を閉じ，肺の容積を一定にすることで胸腔内圧を高い状態に保つ．

最終的に，呼気相には声門が開き，高い胸腔内によって空気が押し出される．

所見の有用性

咳嗽はさまざまな疾患で共通してみられる症状または関連徴候であるがゆえに，有用な情報とするには臨床背景や時間経過の中で加味して用いることが重要である．そうすることで，患者の状態を診断するのに役立つ．

- 色のついた痰を伴う咳嗽（本章の「喀痰（かくたん）」参照）であれば，肺疾患の既往の有無にかかわらず，今回感染して発症している咳嗽である可能性が高い．
- 多量の喫煙歴のある患者において，乾性または少量の痰を伴う咳嗽が数カ月以上続いている場合，その原因として肺がんまたはCOPDを想起する．
- 労作時の咳嗽や夜間の喘鳴は，背景に気道過敏性の亢進や喘息があることを示唆する．

疾患によっては，咳嗽から疾患タイプの推測が可能である．

- 肺がんの症状としてみられる咳は，咳受容体が位置する中枢気道の病変が関係していることが多い（例：扁平上皮がんおよび小細胞肺がん）[30]．肺がん患者の65％以上で診断時に咳嗽がみられるが，がんが慢性咳嗽の原因であることは2％未満しかないことをおさえておく[30]．
- 免疫不全患者の咳では，日和見感染または非典型的な感染症も積極的に疑う．

咳嗽の特徴

典型的な咳嗽の特徴（特に小児でみられるようなもの）はこれまでに医療者たちによって記述されてきており，診断に有用である（**表2.3**）[31]．

これらの咳嗽の記述は原疾患を絞り込むのに有用だが，診断特性に関する感度・特異性といったデータは多くない[31]．

表 2.3 典型的な咳嗽の分類

咳嗽のタイプ	示唆する病態
犬吠様または甲高い咳嗽	クループ症候群，習慣性咳嗽
乾いた虚偽的な咳嗽	心因性
咳発作（吸気時の喘鳴を伴うこともあれば伴わないこともある）	百日咳
断続性	幼児のクラミドフィラ感染
粘液栓などが出る湿性咳嗽	鋳型気管支炎／喘息
朝のみ生じる慢性の湿性咳嗽	細菌性（化膿性）肺炎

Chang AB, Landau LI, Van Asperen PP et al., Med J Aust 2006; 184(8): 398–403; に基づく。

crackle(rale)
クラックル(ラ音)

🔊 Audio 2.4A

🔊 Audio 2.4B

🔊 Audio 2.4C

概要

断続的で弾けるような音は，一般的に吸気時により頻繁に聞こえるが，呼気でも聴取可能である．ラ音は，捻髪音(ファインクラックル)(fine crackle)または湿性ラ音：水泡音(コースクラックル)(coarse crackle)と表現され，前者は細い気管支の病変と，後者は太い中枢側の気道の病変と関連する．

吸気性ラ音(inspiratory crackles)[22]
- 通常病巣部位で聴取する．
- 口元からは聞こえない．
- 咳嗽の影響を受けない．
- 重力変化や姿勢の影響を受けることがある．
- 5 msec 程度の短い音である．

呼気性ラ音(expiratory crackles)
- 吸気終末から呼気時に聴取する．
- 肺から口元に伝わる．
- 咳嗽によって変化または消失する．
- 15 msec 程度．

関連する病態

ラ音の原因は多岐にわたるが，頻度が高いものとして以下のものがある．
- 喘息
- COPD
- 気管支炎
- 肺うっ血(pulmonary oedema)／うっ血性心不全
- 肺炎
- 肺がん(lung cancer)
- 間質性肺疾患(肺線維症)

ラ音の原因としてよくみる疾患を表2.4にまとめる．

メカニズム

あらゆる種類のラ音において，肺線維症による肺実質の構造の変化や，炎症や浮腫を伴う分泌物の貯留などの変化が，気道の狭窄，閉塞または虚脱の原因となる．

(より一般的である)**吸気性ラ音**は，吸気時に胸腔内圧が陰圧になり，虚脱していた気道が開くために発生する[36]．気道が一度開くと，閉塞起点の両側の圧力が突如として均一になるため，気道壁が振動して音が生じる．

呼気性ラ音は，その発生機序に議論の余地があるが，現在下記2つの理論が提唱されている．

1. 「捕獲ガス(trapped gas)仮説」は，気道に虚脱した部位が存在し，呼気時に気道内が陽圧になることでこれらの気道が開通し，その瞬間にラ音が生じるというものである．
2. 最近の研究では，呼気性ラ音は呼気時に気道の一部が虚脱または閉鎖することで生じている可能性も高いことが示されている[36](呼気時には細い気道を開通させるのに必要な気道内圧を維持できず，これら気道の虚脱を引き起こす)．

表 2.4　一般的なラ音の特徴

肺線維症	吸気相中期から終末にかけて生じる断続性の捻髪音[32]
気管支炎	吸気相早期から中盤の湿性ラ音[33]
COPD	吸気相中期までに終了する小さく，低調な呼吸音[33]．気管支におけるラ音より早期に終了するラ音である
心不全	吸気終末のラ音であり，適切な治療で速やかに改善する[34]
肺炎	湿性ラ音であり，気管支拡張症急性期のラ音と似ている[33]．改善の過程では，肺線維症に類似の吸気時のラ音[35]
サルコイドーシス	吸気相中期から終末の捻髪音である．肺線維症より患者数が少ない．また好発する病巣の部位が異なる

気管支拡張症におけるラ音のメカニズム

　気管支拡張症では気管支壁の弾性線維および筋肉成分が破壊されるため，気管支が呼気終末に虚脱する．その後，吸気時に突然気道が再開通するためにラ音が生じる[33]．

COPDにおけるラ音のメカニズム

　COPDにおいてラ音が生じる最も一般的な原因は，おそらく気道分泌物である．吸気時・呼気時を通して持続的に生じるラ音であり，正常な肺実質と支持構造の破壊による気管支の開閉に起因するとされる[33]．

肺炎におけるラ音のメカニズム

　肺炎におけるラ音には2種類ある．
1. 急性：炎症細胞，膿，水の浸潤や浮腫による，気道の閉塞または狭窄が原因である．吸気でこれらの気道が突然開通して音を生じる．
2. 遅発性：病気の治癒段階では，浮腫は軽減するが炎症性細胞は残存していると考えられている．そのため，肺は乾燥すると，その一部でコンプライアンスが低下し，分節性に気道の虚脱を招く[33]．

所見の有用性

　きわめて有用な所見である．

　呼吸が正常のように聞こえたとしても，ほとんどのラ音は病的である．さまざまな種類のラ音にそれぞれ病態生理があることが示されている．

- 吸気終末の捻髪音と肺線維症：感度81％，特異度86％，陽性尤度比5.9[37]．これらの捻髪音は，肺線維症患者において放射線画像上異常が指摘される"前"に聴取可能であり[38]，間質影の早期診断や薬物毒性のモニタリング（例：アミオダロン肺線維症など）に有用である．
- 呼気全汎，終末の湿性ラ音・捻髪音が聴取できる場合，心筋症やうっ血性心不全患者における左心房圧上昇を示唆する（陽性尤度比3.4）[39]．
- 吸気早期のラ音と慢性気道閉塞：特異度97〜98％，陽性尤度比14.6[39]．重症な慢性気道閉塞患者の診断においては，感度：90％，特異度96％，陽性尤度比20.8[40]．
- 石綿肺の部位特定において聴診はCTと同程度の正確性を有するとわかっており，非侵襲的にまず行うスクリーニング方法として重要な役割を果たす[22,39,41]．

104　クラックル（ラ音）crackle(rale)

　呼気性ラ音はあまり一般的な所見ではない（特に呼気が減弱する COPD ではなおさら）．疾患に特異的なものではないので，さまざまな肺疾患で聴取されることがある．

　ラ音の減弱は，治療の効果判定に利用できる[42]．同様に，呼吸音を高度なコンピューター技術で評価するやり方は，客観的な判断と[43,44]，その後の治療効果判定においても有望視されている[45]．

Dahl(ダール)徴候と三脚姿勢

Dahl's sign and tripod position

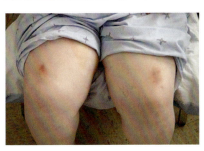

図 2.21 Dahl 徴候
Rebick G, Morin S, The thinker's sign. Canadian Medical Association Journal 2008; 179(6): 611, Fig 1A. © 2008.

概要

大腿部前部に両側対称に斜めにできる色素沈着である．往々にして三脚姿勢（tripod position）の姿勢をとることが多い．

関連する病態

- COPD

メカニズム

この徴候は長期の慢性呼吸器疾患患者にみられる．これは，患者が三脚姿勢で（つまり，両肘を大腿について）長時間過ごすことが多いために，大腿前面の皮膚に色素沈着や角化を起こすことで生じる[46]．

三脚姿勢のメカニズム

呼吸困難患者は故意または無意識のうちにこの姿勢をとるが，その機序や姿勢による効果の機序は完全には明らかにされていない．

ある研究では，前傾姿勢をとることで**斜角筋および胸鎖乳突筋の収縮をはじめとする呼吸仕事量が減り**，胸腹部の動きが改善することがわかっている[1,47,48]．

この三脚姿勢をとることで横隔膜の緊張が和らぎ，横隔膜に近接する臓器からの圧力が軽減する．そのため，横隔膜が適正な状態となり機能が改善すると考えられている[49]．

最近の研究から，三脚姿勢で腕の支持があると，自然な状態に比べて吸気時の呼吸補助筋収縮が増強され，換気量が増加することが示されている[50]．

このような変化があるにもかかわらず，姿勢の呼吸に対して与える影響についての研究では，気道閉塞，分時換気量，または酸素化の改善は示されなかった[1,48-50]．したがって，この姿勢で呼吸困難が軽減されることで，まだ明らかになっていない他の効果が存在する可能性がある．

所見の有用性

Dahl 徴候は慢性の所見であるが，それが認識されることはめったにない．Dahl 徴候につながる三脚姿勢は呼吸困難の重要な徴候であるので，早期に認識すべきである．

呼吸困難

概要

呼吸困難は厳密には徴候ではなく症状であり、呼吸を行うためにより努力が必要という主観的な認識である。

関連する病態

- 不安（anxiety）
- 呼吸不全：COPD，肺線維症，肺炎
- 心疾患：心不全
- 貧血
- 気管支の収縮（攣縮）
- 失調・低下

一般的なメカニズム

呼吸困難のメカニズムは複雑であり、多くの呼吸制御システムが関与している（図2.22に要約）。原因は大きく分けて以下のように分類できる。
1. 中枢性の呼吸ドライブが増強している状態（空気の渇望状態）。
2. 呼吸負荷が増加している状態（呼吸仕事量の増加）。
3. 肺が刺激されている状態（胸部圧迫感、胸部絞扼感）[51,52]。

これら3つの機序を念頭に置くと、呼吸困難を生じる共通の経路を理解しやすくなる。

共通経路

機械的負荷，呼吸努力，随伴発射（corollary discharge）

呼吸負荷や呼吸努力が増すと、呼吸に必要な筋肉の動きを認識する。この呼吸努力の状態は脳幹で感知され、呼吸負荷がさらに増す。または呼吸筋の筋力低下や疲労、麻痺によっても、脳幹が呼吸筋の仕事量を増やすように信号を出せば、いつでも起こる[51,52]。

言い換えれば、中枢神経系が呼吸筋に対して呼吸仕事量を増やすように指令を出すのと同時に、呼吸仕事量が増えたことを感覚野に伝えているのである。この現象を随伴発射とよぶ[51]。

化学受容体（chemoreceptor）

高炭酸ガス血症は、息切れを生じる独立因子であることが示されている[53,54]。高炭酸ガス血症は、呼吸ドライブと関係なく「換気欠乏感」を生じるとされる。

高炭酸ガス血症は換気するように脳幹を刺激し、過剰な二酸化炭素を吐き出すため、換気ドライブを増強する。これが上述した随伴発射をもたらす。

高炭酸ガス血症ほどではないが低酸素血症も換気の増加を促し、また呼吸困難感の原因にもなる。低酸素血症が直接呼吸困難感を引き起こすのか、それとも換気の増加を呼吸困難感として検知しているのかは明らかになっていない。

機械的受容体（mechanoreceptor）

- **上気道での調整**：顔面および上気道には呼吸困難感を調節する受容体がある。それらの多くは三叉神経によって神経支配されている。この上気道の機械的受容体は呼気や吸気の筋肉を刺激・抑制することで呼吸困難の程度を調節している。
- **肺の受容体**：肺は、気道の緊張、肺の

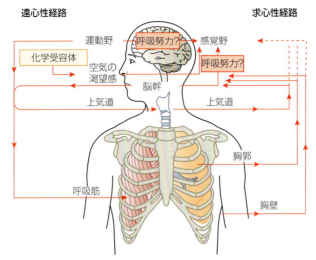

図 2.22　呼吸困難の感覚に関するメカニズム
Manning HL, Schwartzstein RM, N Engl J Med 1995; 333(23): 1547–1553. に基づく.

化学受容体とは

末梢化学受容体
- 頸動脈および大動脈にある
- pO_2 に反応し，pCO_2 と H^+ イオンを増加させる

中枢化学受容体
- 延髄にある
- pO_2 ではなく pCO_2 を感知する
- 脳脊髄液(CSF)の pH 変化に反応する

容積および肺の状態に関する情報を脳幹や脳に送り返す 3 種類の受容体を持つ（緩徐適応受容体，急速適応受容体（RAR）および C 線維）．この 3 つの受容体は，機械的または化学的な情報を検知し，迷走神経を経由して中枢神経系に伝達される．結果として，刺激に応じて，不快感，胸部絞扼感，空気欠乏感または呼吸仕事量の増加として覚知される．

- **胸壁の受容体**：胸壁を構成する筋肉中にある紡錘体とゴルジ体が伸展受容体として働き，筋肉の動きを監視している．胸壁が拡張しにくいことを検知すると，呼吸困難感を生じさせる．

神経換気解離
（neuroventilatory dissociation）
　これは，中枢神経系が受け取った情報と求心性の筋活動との間に解離がある状

況を指している．例えば，神経筋変性疾患のある状態では，中枢神経からの刺激が弱っている筋肉の動きに比例しない．また拘束性・閉塞性肺疾患などで求められている神経・呼吸筋の努力は，実際の1回換気量に対して少なく不均衡になってしまう．これらの状況では，呼吸困難感が増加する[51]．

脱調整(deconditioning)

脱調整は，呼吸筋が乳酸アシドーシスを引き起こす閾値を下げ，血中の二酸化炭素濃度を減らすために呼吸に関する神経出力を増加させることである．

COPD

COPDではさまざまな要因で呼吸困難となる．
- 低酸素血症は末梢の化学受容体を刺激し，脳幹からの呼吸ドライブを増強させる．
- 前述のとおり，高CO_2血症は直接「空気欠乏感」を引き起こすだけでなく，中枢性の呼吸ドライブを増強し(二酸化炭素を外に吐き出すため)，強制的に換気をさせる．
- 気道抵抗が増加し，肺が過膨張すると，呼吸筋の仕事量が増加するために筋肉の受容体が刺激される．
- 乳酸アシドーシスの進行による化学受容体の脱調整は，より一層呼吸困難を増悪させる．

貧血(anaemia)

貧血が呼吸困難感を引き起こす原因は未だに解明されていない．血中酸素濃度の低下に反応し，まず頻脈となり，その結果，左室拡張末期圧が上昇すると考えられている．左室圧が上昇すると逆に肺水腫を引き起こし，その結果，肺コンプライアンスは低下し，肺の受容体はさらに呼吸困難感を増す[55]．

他の経路として，酸素の欠乏が抹消での代謝性アシドーシスを起こし，それを筋内にある代謝性の受容体に感知されて呼吸の促進を引き起こすとされる[56,57]．

心不全(heart failure)

心不全は，肺の間質が浮腫(肺水腫)になることで刺激を受け取るC線維という受容体を介する場合と，実際に低酸素血症になる場合との2つのメカニズムを介して呼吸困難を引き起こす．普通は肺水腫が主体であり，漏れ出した間質液が肺コンプライアンスを低下させることで(これは肺のC線維によって検知される)呼吸仕事量が増加する．

喘息

喘息が呼吸困難感を起こす機序は，**呼吸努力の増大と肺の受容体への刺激**が関与すると考えられている[52]．
- 気管支の収縮と気道の浮腫は，呼吸ひいては呼吸努力の感覚を増強する．
- 過膨張した肺は横隔膜の形態を変化させる．同時に呼吸筋の伸展に影響を与え，その収縮率を低下させ，機械的な負荷を増大させる．これは，呼吸仕事量の増加につながるので呼吸困難感が増す[51]．
- 気道受容体の刺激は迷走神経を介して中枢神経系に伝わり，胸部圧迫感または締め付け感として認識される[52]．

神経筋疾患(neuromuscular disorder)

神経筋疾患では，呼吸中枢からの刺激は正常であるが，多くの場合で筋力が低下し，直接筋肉を刺激する抹消の神経も

機能しなくなってくる．弱くなった筋肉を十分に動かすためには中枢神経からの呼吸ドライブが必要であり[51]，その結果呼吸努力および呼吸困難の増加として感知されるようになる．

肺高血圧症（pulmonary hypertension）

呼吸困難，特に労作時の呼吸困難は，原発性肺高血圧症に共通してみられる症状である．その機序は背景疾患（病因）によって異なる．

慢性肺血栓塞栓症（図 2.23）では，肺血管系または右心房の圧受容体やC線維が刺激を感知して，中枢神経系を介して呼吸困難感が生じると考えられている[58]．

原発性肺高血圧症のメカニズム

原発性肺高血圧症の研究から[58,59]，呼吸困難感に対する生理学的変化が複数発見された．図 2.24 に示すとおりである[59]．

- V/Q ミスマッチ（換気血流比不均衡）の増加と肺胞内の死腔増加につながる，換気可能な肺胞における相対的低灌流．
- 乳酸菌叢の不足．
- 低酸素血症．
- 運動時の酸素需要量に応えることができない循環（肺血流）．

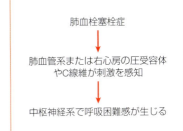

図 2.23 肺血栓塞栓症における呼吸困難のメカニズム

所見の有用性

それのみでは非特異的な所見だが，安静時の呼吸困難は注意が必要で，慢性的な心疾患や肺疾患を有する患者に共通してみられる．

最近の研究では[60]，安静時の呼吸困難は心不全患者において感度92%（95%信頼区間 = 90 〜 94%），特異度19%（95%信頼区間 = 14 〜 24%）および陽性適中率79%（95%信頼区間 = 77 〜 82%）と報告されている．安静時呼吸困難を訴える患者は，同症状のない患者より心不全を有する可能性が13%高かった（尤度比 = 1.13，95%信頼区間 = 1.06 〜 1.20）．

呼吸困難の特異度が低いことと，本人の主観であることを考慮すると，臨床的価値は他の臨床的所見と組み合わせることで高まる[52]．

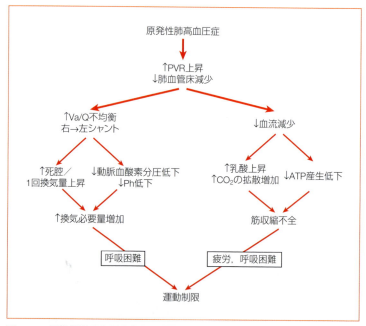

図 2.24　原発性肺高血圧症患者の運動制限に関する病態生理

長い矢印は，運動に伴って呼吸困難と疲労が生じる経路を示している．短い矢印は，各反応の正常との違いを示している．PVR：肺血管抵抗，Va/Q：肺胞換気血流比．

Sun X-G et al. Exercise physiology in patients with primary pulmonary hypertension. Circulation 2001; 104: p. 434, Fig 4.

漏斗胸

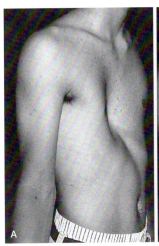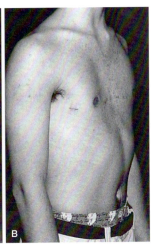

図 2.25 漏斗胸
A. 矯正手術の前，**B.** 術後
Shamberger RC, Hendren WH III, Congenital deformities of the chest wall and sternum. In: Pearson FG, Cooper JD, et al.（eds），Thoracic Surgery, 2nd edn, Philadelphia: Churchill Livingstone, 2002: p. 1352. より許可を得て転載．

概要

複数の肋骨と胸骨の成長に異常があり，「沈んだ」または凹状の外観を呈する先天性胸壁奇形である．

関連する病態

- 先天性疾患：最も一般的なものは先天性胸壁異常（congenital chest wall abnormality）
- 先天性横隔膜ヘルニア（congenital diaphragmatic hernia）

メカニズム

骨と軟骨の異常な成長を引き起こす機序は明らかにされておらず，大多数の症例は特発性である[61]．当初は主に軟骨の過形成が原因であると考えられていたが，最近の研究ではこの説に異論が唱えられている[62]．遺伝子異常は特定されていないが，本疾患患者の37%で一親等親族に同様の奇形がみられ[63]，Marfan（マルファン）症候群（Marfan's syndrome）との関連が考えられている[64]．

かつて漏斗胸は，小児期に胸部（呼吸器）感染症を繰り返し，その間に呼吸仕事量が増加するため，部分的に生じるものと考えられていた．しかしながら，この理論を支持する確固たる証拠はない．

所見の有用性

漏斗胸は，心臓の奇形や肺機能の異常の原因となりうる．

grunting

呻吟（うめき）

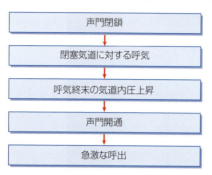

図 2.26 呻吟のメカニズム

▶ Video 2.5

概要

呼気時に短く，爆発的で，うめき声または泣き声のように聞こえる音．通常は，子供や新生児でみられる[65]．

関連する病態

以下に示す疾患に限らず，いかなる呼吸器疾患でも生じうる．

一般的なもの
- 小児
- 新生児呼吸窮迫症候群（infant respiratory distress syndrome）：最も一般的な原因
- 胎便吸引（meconium aspiration）
- 肺炎
- うっ血性心不全

あまり一般的でないもの
- 敗血症（sepsis）
- 心不全

メカニズム

胸腔内疾患，下気道病変，閉塞，または気道の虚脱を呈する患者では，呻吟は実際に機能的残気量を増加させようと努力していることを示唆する．

患者は，声門は閉じているのにもかかわらず，強制的に呼気を継続しようとする．そうすることで呼気終末圧を上昇させ，狭窄または虚脱した気道を開通し続けることができるので，肺胞で酸素と二酸化炭素を交換する時間が延長する[66]．うなるような音は，声門が開くときに起きる爆発的な空気の流れによって発生する．

所見の有用性

呻吟は重度の呼吸困難を示唆する有用な徴候であり，迅速に注意を払う必要がある．

喀血

haemoptysis

概要

肺や気管支に由来する血液の喀出[67].

関連する病態

喀血には多くの潜在的な理由がある．原因は以下を含むが，これらに限定しない．

一般的なもの
- 感染症：気管支炎，肺炎，結核(tuberculosis)
- 悪性腫瘍
- 肺血栓塞栓症
- 気道異物
- 気道損傷
- 医原性
- 肺高血圧症

あまり一般的でないもの
- 遺伝性出血性毛細血管拡張症（hereditary haemorrhagic telangiectasia）
- 凝固異常（coagulopathy）
- Wegener（ウェゲナー）肉芽腫症（Wegener's granulomatosis）
- Goodpasture（グッドパスチャー）症候群（Goodpasture's syndrome）

メカニズム

喀血の一般的な病態は血管の破綻である．

悪性腫瘍

新生物は，表在粘膜および血管への浸潤をするので喀血の原因となる．壁構造が脆弱となりやすい血管が豊富な腫瘍も原因となる[67].

肺高血圧症

肺高血圧症の原因となる状態は，どんなものでも喀血を引き起こしうる．例えば左心不全では次第に増悪する肺高血圧を生じるが，高い圧は静脈壁を傷つけるので肺に血液が充満し，最終的に喀血を引き起こす．

感染症

肺組織の炎症は動脈や静脈の構造を破壊するうえ，咳を繰り返すことでも肺血管系を損傷するので喀血の原因となる．

所見の有用性

喀血は1つの疾患だけに特異的なものではない．吐血や鼻出血，口からの出血など臨床的に鑑別する必要がある．喀血であれば精査が必須である．

Harrison(ハリソン)溝

Harrison's sulcus(Harrison's groove)

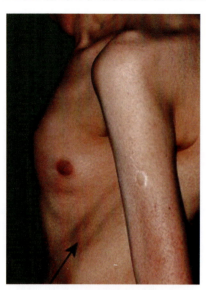

図 2.27 ハリソン溝が目立つ鳩胸(矢印)

Douglas G, Nicol F, Robertson C, Macleod's Clinical Examination, 13th edn, Edinburgh: Elsevier, 2013: Fig 7.14C.

概要

図 2.27 に示す徴候は,肉眼的にみえる横隔膜付着部領域の下部肋骨の陥没のことである.

関連する病態

- くる病(rickets)
- 小児の重症喘息
- 囊胞性線維症(cystic fibrosis)
- 肺線維症

メカニズム

くる病は,子供および青年に特有のもので,成長中の骨が適切に強化および硬化するのに必要なミネラル化カルシウムが不足する(類骨が適切に石灰化されていない)疾患である.このため,横隔膜が収縮して脆弱な肋骨を下向きに引っ張

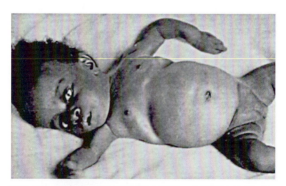

図 2.28 くる病における四肢の弯曲.太鼓腹とハリソン溝

Kliegman RM, Behrman RE, Jenson HB, Stanton BF, Nelson Textbook of Pediatrics, 18th edn, Philadelphia: Elsevier, 2004: Fig 195-1.

Harrison(ハリソン)溝 Harrison's sulcus(Harrison's groove)

ることで骨が内側に引っ張られ，下側が広がってみえるようになる．

　同様に，子供が骨硬化以前に喘息のような重症慢性呼吸器疾患を経験すると，呼吸努力が増した際に使われる横隔膜と他の呼吸補助筋に肋骨が下向きに引っ張られて，時間をかけて内側に曲げられてしまう．

Hoover（フーバー）徴候

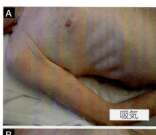
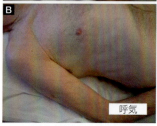

図 2.29 Hoover 徴候
吸気時の胸郭と下部肋間隙の逆行する動きに注目．
Johnston C, Krishnaswamy N, Krishnaswamy G, The Hoover's sign of pulmonary disease: molecular basis and clinical relevance, Clin Mol Allergy 2008; 6: 8. に基づく．

概要

吸気時に肋骨弓下の右季肋部が内側に吸い込まれるようにへこむこと．

関連する病態

- 肺気腫
- 肺の過膨張（chest hyperinflation）

メカニズム

肺があまりに過膨張した状態になると，横隔膜は引き伸ばされてしまう．その結果，吸気時の横隔膜収縮によって本来の尾側方向へ引き下げられる動きとは逆に肋骨弓下の右季肋部が内側にへこむ[68]．

所見の有用性

ほとんど忘れ去られた徴候だが，Hoover 徴候は閉塞性気道疾患患者の 77％で認めることが，ある研究で報告されている[69]．小規模だが，他の最近の研究では[70]感度58％，特異度86％，陽性尤度比4.16と，慢性閉塞性気道疾患の検出には他の徴候より優れている．また，Hoover 徴候は，疾患の重症度とも相関する．

肥大性肺性骨関節症（HPOA）

hypertrophic pulmonary osteoarthropathy（HPOA）

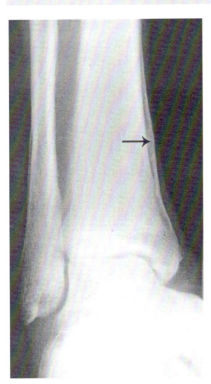

図 2.30　肥大性肺性骨関節症（HPOA）

eMedicine; Goldman L, Ausiello D, Cecil Medicine, 23rd edn, Philadelphia: Saunders, 2007: Fig 189-2. より許可を得て転載.

概要

　四肢末梢での皮膚や骨の過剰な増殖を特徴とする症候群であり，これにはばち指が含まれることもある．HPOA が進行すると，骨の骨膜増殖や滑液の増加が起こる．

関連する病態

　潜在的な HPOA の原因は数多く存在する．

一般的なもの

- チアノーゼ性心疾患（cyanotic heart disease）
- 肺がん：最も多いのは気管支由来や胸膜由来のものである（転移性肺腫瘍は原因としてはまれである）

あまり一般的でないもの

- 炎症性腸疾患（inflammatory bowel disease）
- 感染性心内膜炎（infective endocarditis）

メカニズム

　ばち指と HPOA は同様の病因で生じるものと考えられる．ばち指の機序の詳細については第 3 章の「心血管系の所見」の「ばち指」を参照．

　チアノーゼ性心疾患では，ばち指や HPOA がみられやすい．その理由の仮説として，通常肺では不活化されている何らかの因子が先天的な解剖学的異常など（例：心室中隔欠損症など）を介して肺血管系のシャントへ入り，末梢に沈着すると考えられている．

　例えば，本来は肺の組織でトラップされるような血小板や巨核球が肺内で壊れず，末梢全身循環へ到達することが明らかになっている．一度末梢循環に乗ると，それらは血管内皮細胞と反応して，ブラジキニン，血小板由来増殖因子（PDGF：platelet-derived growth factor）および血管内皮増殖因子（VEGF：vascular endothelial growth factor）といったさまざまな因子を放出する．その結果，血管の過形成と骨膜層の増殖などを引き起こ

す[71,72]．これらは必ずしも全てのばち指／HPOA の発生機序を説明しているものではない．起こっている背景の病態ごとに異なるが，おそらく究極的には多くの機序が複数絡んでいるであろう．

その他の理論や所見は以下のとおりである．

- 異所性産生もしくは全身的に産生された VEGF が末梢組織を刺激[73,74]する．
- 腫瘍や炎症によって生成されたシクロオキシゲナーゼ 2（COX-2）由来のプロスタグランジン E_2（PGE_2）への末梢組織の刺激[75]．
- 自律神経の障害による四肢の血流障害：迷走神経切断術や交感神経遮断薬は HPOA を治癒または改善することが示されているため[74]．

肺がん

数々の研究から，VEGF が血管新生および増殖を引き起こすということは知られている．また肺がんでは，ばち指における VEGF の沈着と同様に，循環血液中の VEGF が増加している[73,76]と報告されている．

所見の有用性

HPOA は病的なものである．原因精査は不可欠だが，原因が 1 つとは限らないことを忘れてはいけない．最終的に肺がんの診断を受けた患者の最大 20％で，これは重要な所見であったことが明らかになっている[75]．

ばち指の臨床的意義については，第 3 章「心血管系の所見」の「ばち指」を参照．

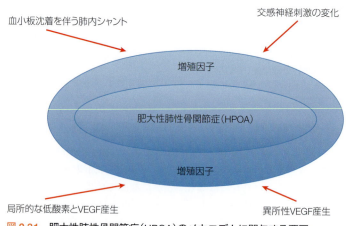

図 2.31　肥大性肺性骨関節症（HPOA）のメカニズムに関与する要因

過換気 hyperventilation

概要

全身の代謝に必要とする以上に呼吸することであり[77]，通常頻呼吸となる．

関連する病態

過換気はさまざまな原因で生じ，その原因は大きく3つに分類される．

- 心因性
  - 不安
  - パニック発作（panic attacks）
- 器質的疾患
  - 喘息
  - 肺炎
  - 気管支炎
  - COPD
  - 特発性肺線維症（fibrosing alveolitis）
  - 肺血栓塞栓症
  - 疼痛
  - 中枢神経障害（CNS disorders）
  - 肝疾患（hepatic disease）
- 生理的
  - 代謝性アシドーシス（metabolic acidosis）
  - 妊娠（pregnancy）

メカニズム

過換気はさまざまな心理的および身体的要因で生じる．図 2.32 は[77]，それぞれの要因を示している．全ての過換気の病因が完全に解明されているわけではないが，いくつか重要な要因がある．

心因性／精神疾患

過換気は，不安を誘発することも不安によって誘発されることもある．不安障害の患者には，身体的に弱かったり，性格，認知機能の変動など「過換気」を起

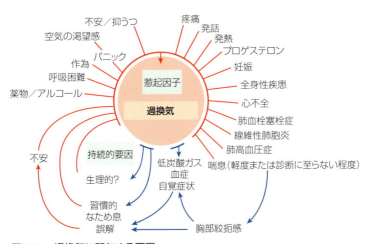

図 2.32　過換気に関与する要因

Gardner WN, Chest 1996; 109: 516–34. に基づく．

こす素因がある[78]．例えば，不安のある患者は，とるに足らない非特異的な胸痛を心臓発作ではないのかと不安になり，痛みを強く自覚するがために，交感神経系がさらに刺激され，結果として頻呼吸や過換気を誘発してしまう．これらの患者では二酸化炭素に対する化学受容体の感受性が増しているということも証明されており，二酸化炭素濃度のわずかな増加に反応して過換気となっている可能性は高い．

パニック障害の場合，過換気になる機序は明らかになっていない．不安であるという理由で，過換気がパニック発作を引き起こす可能性はあり，その逆も然りである．生理的な誤解によって窒息が起こっていると脳が信じてしまい，その反応として不適切な過換気を招いている可能性がある[79]．

器質的疾患
呼吸器疾患
過換気の原因として最も調べられたのは喘息だが，そのメカニズムは依然として確立されてはいない．現在提唱されている機序は以下のとおりである．
- 低酸素血症が化学受容体を刺激する．
- 肺が過膨張することによる刺激．
- 「胸痛＝心臓発作」という誤った思い込みが交感神経を刺激し，頻呼吸や過換気を引き起こす（「不安」と同様）．

肺血栓塞栓症
肺血栓塞栓症における過換気は化学受容体での低酸素刺激で生じる．

中枢神経障害
脳幹損傷，特に呼吸中枢への損傷は危機的な呼吸パターンを示す（本章の「運動失調性呼吸（Biot呼吸）」「持続性吸息」と第3章の「Cheyne-Stokes呼吸」参照）．過換気は橋，延髄，中脳と関連して生じる．

肝疾患
肝硬変患者における過換気はよく報告されるが，肝肺症候群でみられる低酸素血症や息切れとは病態が異なる．

肝硬変患者におけるプロゲステロンおよびエストラジオールが増加する病態は，肝臓の機能低下による分解障害によるものである．プロゲステロンは中枢神経系の換気受容体を刺激し，過換気を引き起こすことが知られており[80]，既知の研究でも肝硬変患者のプロゲステロン増加と換気の関連性は示されている[81]．またプロゲステロンは二酸化炭素への感受性も高め，より過換気を誘発する．このように過換気となる機序はある程度明らかになってきている．

生理的原因
代謝性アシドーシス
代謝性アシドーシスでは，アシドーシスを呼吸性に代償するために二酸化炭素を体外に排出する目的で頻呼吸になる．これは代謝における適切な反応であり，その他の過換気とは分けて考えることが望ましい．

妊娠
妊娠中は低酸素への感受性を高めるために，より多くの血中のプロゲステロンがエストロゲンと作用し，呼吸中枢や頚動脈小体を介して過換気になる[82]．

intercostal recession
肋間陥凹

▶ Video 2.6

概要
呼吸困難がある場合，吸気時に皮膚や軟部組織が肋間に引き込まれる．

関連する病態
下記の疾患に限らず，あらゆる呼吸器疾患でみられる．

一般的なもの
- 新生児呼吸窮迫症候群
- 肺炎
- 気管支炎
- アナフィラキシー (anaphylaxis)
- クループ
- 喉頭蓋炎 (epiglottitis)
- 気道異物 (foreign body inhalation)

メカニズム
呼吸努力が増すと胸腔内圧はより陰圧になり，皮膚および軟部組織が引き込まれる．

その際，呼吸補助筋が働き，胸腔内圧は通常の吸気時より低下する．この胸腔内圧の低下によって吸気時に皮膚や軟部組織が引き込まれ，肋間陥凹が生じる．

所見の有用性
呼吸補助筋の使用と同様に，呼吸努力が増加しているときにみられる非特異的な所見である．しかし，治療によって患者の呼吸状態が改善しているかについて経時的評価に用いるのには有用であり，注意深く観察することが重要である．

CLINICAL PEARL

Kussmaul's breathing
Kussmaul（クスマウル）呼吸

▶ Video 2.7

概要

"air hunger（酸欠状態）"とも言われるように，Kussmaul呼吸は深く速い吸息が特徴的である．

関連する病態

あらゆる代謝性アシドーシスが原因となる．

一般的なもの
- 代謝性ケトアシドーシス（diabetic ketoacidosis）
- 敗血症
- 乳酸アシドーシス（lactic acidosis）

あまり一般的でないもの
- 大量出血
- 尿毒症／腎障害
- 尿細管性アシドーシス（RTA：renal tubule acidosis）
- サリチル酸中毒（salicylate poisoning）
- エチレングリコール中毒（ethylene glycol poisoning）
- 胆汁瘻（biliary fistula）／膵臓瘻（pancreatic fistula）
- 下痢（diarrhoea）

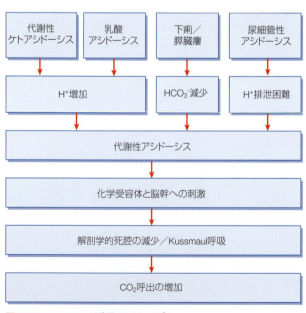

図 2.33　Kussmaul呼吸のメカニズム

メカニズム

Kussmaul呼吸は代謝性アシドーシスに対する生理的反応である．深く，速い吸息によって解剖学的死腔を最小限にさせ，より効率的に二酸化炭素を排出できるようにする．その結果，アシドーシスが代償され，pHが上昇する．

所見の有用性

Kussmaul呼吸を評価している研究は限られているが，有用な徴候であるとされている．小児ではKussmaul呼吸のような呼吸異常が低酸素血症の5％以上にみられ，陽性尤度比は2.0である[83].

起坐呼吸 orthopnoea

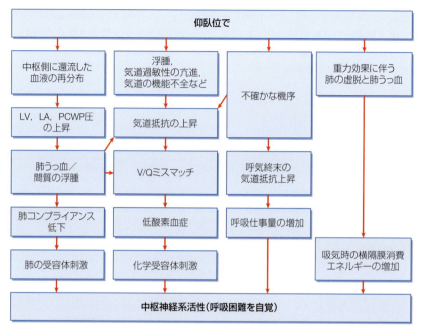

図 2.34　呼吸困難のメカニズム
LV：左心室，LA：左心房，PCWP：肺動脈楔入圧

概要

仰臥位で呼吸困難が悪化すること．

症状として表現されることが多いが，睡眠に関する研究が一般的になるにしたがって臨床的に評価されるようになりつつある．いずれにせよ，有用な発見であり，起坐呼吸の機序を理解することが病態の理解につながる．

関連する病態

- うっ血性心不全
- 両側性横隔膜麻痺（bilateral diaphragm paralysis）
- COPD
- 喘息

うっ血性心不全のメカニズム

起坐呼吸は長年にわたり医学的に提唱されてきたが，それらが言われるようになった起源は未だ明らかにされていない．図 2.34 に現在までに提示されている理論をまとめる．

起坐呼吸の誘引に関する最近の仮説では，仰臥位で生じる内臓および下肢から中央循環への体液の再分布が原因とされる[84]．

左心室機能異常のある患者では，静脈

還流血を効率的に拍出できない. そのため左室圧, 左房圧, 最終的には肺の毛細血管楔入圧までが上昇し, 肺水腫を起こす. その結果, 気道抵抗の上昇, 肺コンプライアンスの低下が肺受容体を刺激し, 呼吸困難を生じさせる.

さらに肺の空気が血液または間質液で置き換えられると, わずかに気道が閉鎖する結果として, 肺活量の減少, 生理機能の制限, 空気の排出不良が生じる[84].

換気と灌流の配分が変化すると, 相対的な V/Q ミスマッチが生じ, その結果, 肺胞・動脈酸素勾配は広がり, 低酸素血症や死腔の増加を引き起こす.

心不全による気管支壁の浮腫は, 末梢気道を閉塞させるので wheeze (喘鳴) を引き起こす (ゆえに心臓喘息とよばれる)[84].

仰臥位では心臓への静脈還流が増加し, 拡張末期容量と拡張末期血圧が増す. 心不全では静脈還流量の増加に収縮が対応できない. その結果, 仰臥位で拡張末期血圧の上昇から肺静脈圧を上昇させ, 既出の機序によって呼吸困難を引き起こす.

最近の研究では, うっ血性心不全患者の起坐呼吸に関する要因が明らかになった.

- **気道抵抗の増加**: 仰臥位でうっ血性心不全患者の気道抵抗が増すことが複数の研究で示されている[85]. その理由は明らかでないが, 気道過敏性および/または気道の機能不全, 気管支粘膜の腫脹, 気管支壁の肥厚, 気管支静脈の拡張および気管支静脈容積の増加[86], ならびに肺容積の減少に伴う肺拡張力の低下による影響が考えられる.
- **呼気流量制限の増悪**: うっ血性心不全患者では呼気流量の制限が増す. これは特に仰臥位で悪化し[86], 肺から空気を呼出することが困難になる. 繰り返しになるが, この原因も明らかにされていない. 1つには患者の肺容積が仰臥位で (重力が肺をつぶすので) より減少すると, 吸気・呼気の効率は悪化しうる. もう1つの説としては, 肺に再分布する血液が肺の機能に影響することで, 呼気が妨げられるということも考えられている.
- **横隔膜の仕事量増加**[87]: うっ血性心不全患者は仰臥位の場合, 肺への抵抗上昇 (呼吸筋が克服しなければならない) に対処するために横隔膜の仕事量が増加し, 呼吸困難を引き起こす. この横隔膜の仕事量の増加が起坐呼吸を起こす.

両側性横隔膜麻痺のメカニズム

両側性横隔膜麻痺は起坐呼吸の原因としてはまれであるが, 顕著な起坐呼吸を引き起こしうる. 筋萎縮性側索硬化症, 外傷, 脊髄疾患および多発性硬化症などの病理学的状態は, 横隔膜を収縮させる横隔神経自体やその刺激を遮断する. 仰向けになると, 横隔膜下の腹部は (重力のために) 頭側へ移動するので, 肺容積が減少し, 重度の呼吸困難を引き起こす. 横隔膜が収縮できないため, 腹部内容物を押し下げることができない[88-90].

両側性横隔膜麻痺による起坐呼吸は, その急速な経過 (うっ血性心不全より急速) と腹部の奇異性運動を伴う点で, うっ血性心不全の場合と区別できる.

COPDのメカニズム

COPDでは, 固有の内因性PEEP (positive end expiratory pressure: 呼気終末の肺胞内圧が陽圧となること) による吸気努力量の増加と仰臥位による気道

抵抗の増加が起坐呼吸の一因と提唱されている[91].

　COPD患者の病態である肺構造の破壊と早期気道閉鎖は，呼気時の気道抵抗の増悪と気道の虚脱から安静時の呼気制限をもたらす．要するに呼気の流量は1回換気を最大にした状態でようやく最大になる．それを増加させることができる唯一の方法は，より多くの肺容量で呼吸することのみである（全肺容量に近いレベルで呼吸する必要がある）[92].

　呼気流量の減少は，結果として肺を過膨張させる．これが通常よりも肺容積が増しているCOPD患者が多くの二酸化炭素を肺胞内に捕捉する機序であり，呼吸数の増加やガスを排出する時間の短縮，流量制限の増加（前述）などが原因となる．したがって，呼気終末に内因性PEEPをかけることで肺胞内圧を上昇させる必要があり，結果として吸気時の呼吸仕事量が増加する.

　仰臥位で気流制限が悪化する．肺の過膨張，内因性PEEP，吸気努力[92] および起坐呼吸の原因となりうる（図2.35）.

所見の有用性

　起坐呼吸は重要な徴候であり，うっ血性心不全に特異的である．ある研究では感度が42.8％，特異度が87.51％，陽性適中率が14.5％，陰性適中率が96.9％であった[93]. もし発作性夜間呼吸困難の患者で，起坐呼吸がなければ，その息切れの原因として心不全を除外するのに役立つ.

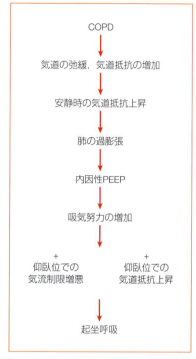

図 2.35　COPDにおける呼吸困難のメカニズム

奇異性腹部運動

paradoxical abdominal movement(abdominal paradox)

概要

通常の吸気時には横隔膜が下降し，前腹壁は外側に移動するが，奇異性腹部運動では前腹壁が呼気時に外側，吸気時に内側に動く[94,95].

関連する病態

- 神経筋疾患：両側性横隔膜脱力(bilateral diaphragm weakness)
- 横隔膜麻痺(diaphragmatic paralysis)
- 横隔膜疲労(diaphragmatic fatigue)

メカニズム

横隔膜が麻痺しているか機能障害を生じている場合，呼吸は胸壁と肋間筋に依存する．吸気時に胸壁が外側に動くと横隔膜と腹部内容物が引き上げられ，腹腔内がより陰圧になるため，腹壁は内側に向かう[10]．腹部内容物の重みで，横隔膜はより上昇する．

所見の有用性

奇異性腹部運動は病的であり，精査が必要である．

奇異呼吸 paradoxical respiration/breathing

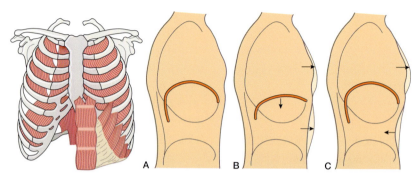

図 2.36 神経筋疾患に伴う呼吸不全における正常呼吸と逆説的呼吸のメカニズム
A. 横隔膜の正常な位置．**B.** 正常な呼吸のメカニズム（吸気時に肋骨縁が持ち上げられて外側へ動くのと同時に，横隔膜が下方に動くと腹部の内容物は押し下げられ，胸腹部はともに広がる）．**C.** 逆説的な呼吸（横隔膜の筋力低下または麻痺を伴う場合，吸気中に横隔膜は上に移動し，胸郭が上がるのに反して腹壁は内側に動く）．
Parrillo JE, Dellinger RP, Critical Care Medicine: Principles of Diagnosis and Management in the Adult, 4th edn, St Louis: Elsevier 2014: Fig 64.1.

概要

奇異呼吸は，吸気時の肺全体または一部の収縮および呼気時の肺の拡張を意味する．その結果，正常では吸気時に外側に動く胸郭が，奇異呼吸では内側に動く．

関連する病態

いかなる呼吸器疾患でも生じる．
- COPD
- 肺炎
- 気道閉塞
- 横隔膜麻痺
- フレイルチェスト

メカニズム

横隔膜が弱ることで，代わりに呼吸補助筋がより大きな役割を果たすようになる．気道閉塞を克服するために，呼吸補助筋は吸気時に胸腔内圧を陰圧にするように働く．胸腔内圧が陰圧になれば胸壁は吸気時に内側に引き込まれる（特に胸壁が柔軟である小児では顕著となる）．

また，胸腔内が陰圧になると横隔膜は引き上げられ，吸気時に腹壁は外向きでなく内向きに動く（本章の「奇異性腹部運動」参照）．

所見の有用性

奇異呼吸は深刻な呼吸困難に陥る徴候で，即座に認識するべきである．

発作性夜間呼吸困難(PND)

paroxysmal nocturnal dyspnoea(PND)

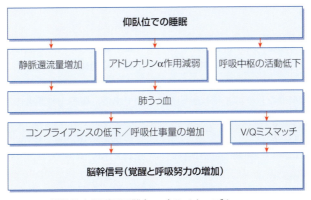

図 2.37　発作性夜間呼吸困難(PND)のメカニズム

概要

発作性夜間呼吸困難(PND)は，睡眠中(通常は夜間)に突然生じる息切れ／呼吸困難感である．咳嗽や喘鳴などの症状として現れることもある．睡眠中に起こるので，典型的には病院でのみ認識・観察される症状であると言われている．

関連する病態

- うっ血性心不全

メカニズム

起坐呼吸と同様に，その機序は明確にされていない．PNDは下記のいくつかの要因の組み合わせによって生じると考えられている．

- 末梢からの静脈還流増加．
- 睡眠中に生じる心室の機能をサポートしているアドレナリンの減少：左心室は静脈還流量増加に対応できなくなり，肺うっ血，浮腫，さらには気道抵抗の増加を引き起こす．
- 生理的な夜間の呼吸中枢抑制[84]．
- 気管支動脈圧上昇に伴う気道の圧迫[96]．

これらの要因が，肺コンプライアンスの低下，呼吸仕事量の増加，および肺または胸壁受容体の促進を引き起こし，その結果，脳幹を刺激し，睡眠から覚醒させてしまう．

またV/Qミスマッチが生じ，脳を刺激する一過性の低酸素血症の原因となる．

所見の有用性

PNDは，心不全の評価において有用な症状／所見である．感度37％，特異度89.8％，陽性適中率15.3％，陰性適中率96.7％と，PNDがない場合に心不全を除外するのに有用なものと言える[93]．

打診

▶ Video 2.8

　打診自体に有用な所見があるわけではないが，その背景や原理を理解することで一部の打診所見を解釈できる.
　打診では典型的な以下の3種の所見を得られる.
1. 鼓音（tympany）
2. 共鳴（resonance）／共鳴亢進（hyper-resonance）
3. 濁音（dullness）

　疾患に関連する臓器の打診で生じる音には，さまざまな病態生理が背景にある．これらの打診音を説明するために局所打診理論と体壁共鳴理論という2つの理論的な機序が提唱されている．呼吸器内科医以外がこれらの理論を知っていることは期待できないが，これらの理論は呼吸器内科医が打診で何をしているのか，なぜ打診をするのかを理解する一助となる．

局所打診理論

　この理論の考え方の軸は，**打診部位直下にある組織**の物理的特性こそが，そのときに生じる打診音を決定するというものである．臓器と打診者の間にある体壁は関与しないと考える．また，打診音は打診部位の深さ4〜6 cmのみまでの構造物を示唆している[97]．

体壁共鳴理論

　体壁共鳴理論は，**体壁の振動のしやすさ**を打診音が表しているといった理論で，打撃の強さ，体壁の状態，および**その下にある臓器**の影響を受ける．病巣の場所，つまり打診部位からの**距離**も打診音に影響する[97]．

　局所打診理論が強く信じ込まれている反面で，裏付け可能なエビデンスは体壁共鳴理論の機序を強く支持している．

CLINICAL PEARL

打診：濁音

percussion: dullness

▶ Video 2.9

概要
胸壁と肺野の打診では，短く鈍い高調な音が聞こえる．

関連する病態
- 胸水貯留
- 肺炎

メカニズム
胸水は肺野における共鳴を減弱させるので，特徴的なしっかりとした濁音を生じさせる．

所見の有用性
身体所見としての打診時の濁音については，質的に価値のある研究はわずかである．3つの代表的な研究があり，そのうちのあるレビュー[98]では，打診における濁音は信頼区間が幅広いものの，胸水貯留を検知するためには最も優れた所見の1つであることが示された（陽性尤度比：8.7，95％信頼区間：2.2–33.8）．Diacon[99] らは，胸腔穿刺部位の特定において身体診察と胸部超音波検査を比較した．その結果，身体診察は感度76％，特異度60％，陽性適中率85％，陰性適中率45％であった．標準的な胸部レントゲン写真と比較した場合，胸水に関する精度は同程度であると言われている[100]．

打診：共振（共鳴）／共鳴亢進

概要
低音の響きが肺野で生じる．共鳴亢進の状態では，共鳴音がより大きく，低調になる．

関連する病態
- 正常肺：共振（共鳴）
- 気胸：共鳴亢進
- COPD：共鳴亢進

メカニズム
共鳴亢進状態では，過膨張した肺によって打診で生じた低周波音がより効果的に伝わっている．

所見の有用性
打診における共鳴亢進は，慢性気流閉塞を有する患者の検出にあたって感度42％，特異度86％[102]，陽性尤度比3.0〜5.1[101,102]であることが示されている．

375人の患者を対象とした研究では，打診における共鳴亢進がCOPDの最も強い予測因子であり，感度はわずか20.8％と低いものの，特異度97.8％，尤度比9.5であった[103]．何年何本の喫煙歴，息切れ，胸部所見を説明変数として，多変量ロジスティック解析で調整した結果では，3つの胸部身体所見はCOPDの独立した予測因子であった．中でも，打診における共鳴亢進は最もオッズ比が高い（OR = 6.7）．

より実践的なレベルでは，打診による共鳴亢進はCV留置などの処置後に患者が急激な息切れを呈したときや，急性呼吸窮迫状態になった場合に，胸部X線を撮る前に気胸を診断するためにきわめて有効である．これらの緊急事態では打診音の共鳴亢進は一刻も早く評価し，介入を行う．

periodic breathing

周期的呼吸

概要

Cheyne-Stokes呼吸の亜型であると考えられており，1回換気量(TV)を規則的かつ周期的に変化させるのが特徴的である．この場合，最も低い1回換気量は最大1回換気量の半分未満となる[104]．また，中枢性睡眠時無呼吸症候群でみられる所見でもある．

関連する病態

- 脳卒中
- くも膜下出血(subarachnoid haemorrhage)
- うっ血性心不全

メカニズム

呼吸制御システムの一時的な変動，または不安定性から生じると考えられている[105]．

この呼吸変動を説明する理論がいくつか提唱されていたが，その中心的な意見はpCO_2が一過性に閾値を下回って呼吸ドライブを刺激するというものであった．Cheyne-Stokes呼吸の詳細な機序は，第3章「心血管系の所見」に記載している．

脳卒中および他の神経障害において，**意識レベルの低下を伴いながら脳幹の呼吸中枢が一過性に障害されることが**，この呼吸パターンを呈する原因となる．

所見の有用性

左心不全患者によく観察されることからわかるように，この周期的呼吸は左室駆出率の低下，心臓指標の低下[106]，毛細血管楔入圧の上昇と関連している[107]．安静時にもみられる場合には強力な死亡予測因子となる[108]．

周期的呼吸は脳卒中患者の最大25％に生じる可能性がある[104]．自律神経および随意的な呼吸刺激系（帯状皮質，視床）が病巣に含まれる場合に起こることが示されてる[109]．

pigeon chest (pectus carinatum)

鳩胸

概要

胸骨および肋軟骨の外側への弯曲によって生じる胸郭の隆起.

関連する病態

一般的なもの
- 家族性
- 小児の慢性呼吸器疾患

あまり一般的でないもの
- くる病
- Marfan 症候群

メカニズム

ある理論では,胸壁がまだ柔軟な時期に横隔膜が収縮を繰り返すことで(例えば,長期間の咳を引き起こす感染症などが原因),やわらかい骨を外側に押し出してしまうということが示唆されている.時間が経つにつれて,これは不可逆的な変形となる.

他の理論としては,異常な肋軟骨の成長や胸骨の骨化異常などが考えられている.異常は,鳩胸の中の細かい分類によって異なる[110].

所見の有用性

鳩胸はおよそ 1,500 人に 1 人でみられ[111],病的な身体所見としての価値は限られている.しかし,呼吸器疾患の有無やその他の症状があれば,その形態異常が関連しているか判断する参考になる.

プラティプニア（扁平呼吸）／起坐低酸素血症

platypnoea/orthodeoxia

概要

扁平呼吸または「プラティプニア」とは，坐位や立位で息切れを生じ，仰臥位になることで和らぐものを指す．姿勢での変化が起坐呼吸のまったく反対であることが特徴で，この所見は上体を起こすと仰臥位と比較して動脈血酸素飽和度が低下してしまう．これは頻度の高いものではないが，症状は目立つため，有用な所見である．

関連する病態

- 心臓内シャント（intracardiac shunt）
  - 心房中隔欠損症（ASD：atrial septal defect）
  - 卵円孔開存（PFO：patent foramen ovale）
  - 肺切除術後（pneumonectomy）

  肺高血圧症または右房（RA）圧の上昇（例：収縮性心膜炎や心タンポナーデ）に関連して生じることが多い．

- 肺内（右左）シャント（intrapulmonary right to left shunt）
  - 肝肺症候群（hepatopulmonary syndrome）
  - 呼吸器疾患（pulmonary disease）
  - COPD
  - 肺血栓塞栓症
- 上気道腫瘍（upper airway tumour）
  - 急性呼吸窮迫症候群（ARDS：acute respiratory distress syndrome）
- その他の原因
  - 自律神経障害（autonomic neuropathy）
  - 急性呼吸窮迫症候群（ARDS）

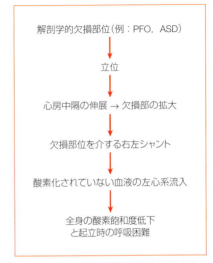

図 2.38 プラティプニア／起坐低酸素血症の簡潔的なメカニズム

Cheng TO. Platypnea-orthodeoxia syndrome: etiology, differential diagnosis and management. Catheterization and Cardiovascular Interventions; 1999: 47: 64–66.

一般的なメカニズム

一般的に，**静脈系から動脈系への血流シャント**は，呼吸困難や起坐呼吸の原因となる．この血流シャントが生じる原因は多岐にわたり，複雑である[112]．簡単に言うと，心臓内シャント，肺動静脈シャント，換気／血流不均衡の3つに分けられる[113]．

心臓内シャント（例：卵円孔開存（PFO））

正常の場合，体循環のための左心系の血圧は右心系の圧力および肺血管系の圧力よりも高いため，左心系と右心系との間に交通があると，左から右へのシャント血流ができてしまう．**二次的な機能的もしくは解剖学的異常が，直接的・間接**

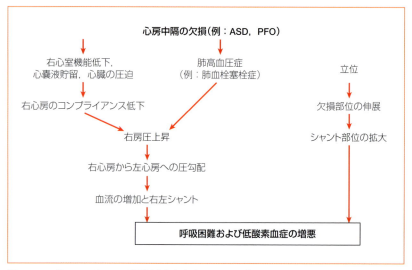

図 2.39 プラティプニア／起坐低酸素血症のメカニズム
Cheng TO. Platypnea-orthodeoxia syndrome: etiology, differential diagnosis and management. Catheterization and Cardiovascular Interventions; 1999: 47: 64–66.

的に**右から左へのシャント**を生じさせ，プラティプニア／起坐低酸素血症を引き起こすと考えられている[114]．

　プラティプニアは，孤発の PFO を有する患者，または PFO と二次的な右房圧上昇を有する患者に発生しやすい．これは 図 2.39 に示されている．PFO がありプラティプニアを呈する患者の一部では，下大静脈（IVC）の血流が心房中隔を通って左心房に向かいやすく[112]，直立することで開存した卵円孔が広がり，IVC から左心系に流入する静脈血が増加する．

　また，右心房のコンプライアンスおよび圧力の変化も，右左シャントの増加とプラティプニアの原因となる．例えば，右心梗塞，肺血栓塞栓症，収縮性心膜炎または心嚢液の貯留は，右心房のコンプライアンスを低下させ，右房圧を上昇させる．結果として既存の欠損部位を通るシャント血流を増加させることになる．

肺切除術後

　肺切除術は右心系の圧（右心室や右心房の圧）を上昇させうる．右心系の圧の上昇は，片側肺の小さな肺血管床が原因となる．その後，右心室のコンプライアンスが左心室のコンプライアンスを下回りだすと，右心系の圧が上昇し，心房中隔欠損（ASD）または PFO などを介して圧勾配が生じる．その結果，右左シャントおよび呼吸困難を引き起こす．

肺動静脈シャント（pulmonary arteriovenous shunt）

　肺動静脈奇形は肺底部にみられることが多く，プラティプニアの原因となりうる．患者が座ったり立ったりすると，重力の影響を受けて肺底部の肺動静脈奇形またはシャントを通る血流が増加し，より酸素化されていない血液が左心系に流入してしまうために，呼吸困難感や低酸素血症を生じると考えられている．

肝疾患

　肝疾患に付随するプラティプニアは，主に酸素化されていない血液の肺内シャントとV/Qミスマッチが原因となっている．肝肺症候群は複雑な病態を介して，酸素化に影響する多数の呼吸器系の変化をもたらす[112]．

- 主に前毛細血管および毛細血管の拡張が起こり，びまん性に肺内シャントが形成される（一部には動静脈吻合もみられる）[115]．
- 低酸素によって血管収縮障害が生じると，酸素化不良な血液は換気の良好な領域へ再分配されるよりも，ガス交換が不十分な領域に流れるようになる．
- V/Qミスマッチの発生または増悪．
- 胸水貯留または横隔膜の機能不全．

　これらの要因に加えて，血液は坐位の姿勢で重力によって肺底部の拡張した前毛細血管床に分配されるので，血液の酸素化は不良となり，低酸素血症および呼吸困難を生じる．

　また，肝肺症候群の患者では循環血流が速くなり，肺抵抗の低下によって，まだ酸素化されていない血液が肺で十分に酸素化されるための時間が短くなってしまう．

肺における換気血流比不均衡（V/Qミスマッチ）

　心原性疾患と同様に，肺由来のプラティプニアの原因にはまだ**酸素化されていない静脈血が動脈系にシャントから流入してしまう**というものがある．

　肺疾患は，肺機能の変化，肺胞内圧の上昇，肺動脈の狭窄の原因となる肺動脈圧の低下，および死腔の増加をもたらし[116]，これら全てがV/Qミスマッチおよび／または肺内シャントを悪化させ，呼吸困難を引き起こすとされる．起立時には右心室への前負荷は軽減し，肺胞内圧が動脈圧および静脈圧を上回る程度まで肺動脈血流は減少する．その結果，酸素化および換気される血流は最小限となる．さらに，立位では重力によってより多くの血液が肺底部に流れ，V/Qミスマッチの増悪や呼吸困難を引き起こす[113]．

所見の有用性

　プラティプニアは，比較的まれではあるが，きわめて有用な臨床所見である．この所見があれば，静脈系から動脈系への血流シャントを引き起こす病態があることはほぼ確実と言える．

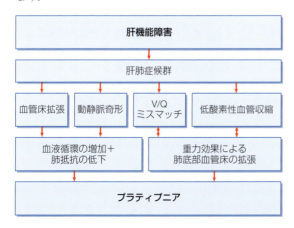

図2.40 肝肺症候群におけるプラティプニアのメカニズム

胸膜摩擦音

pleural friction rub

🔊 Audio 2.5

概要

肺の聴診では，主に呼気時に比較的大きな摩擦音やクラックルを聴取する．

関連する病態

一般的なもの
- 胸膜炎（pleurisy）
- 肺がん
- 肺炎
- 肺血栓塞栓症

あまり一般的でないもの
- 関節リウマチ
  （rheumatoid arthritis）
- 全身性エリテマトーデス
  （SLE：systemic lupus erythematosus）
- 結核

メカニズム

一般的な機序は胸膜の炎症および正常な胸膜の潤滑性の喪失である．

感染症，塞栓症，全身性の炎症性疾患（例：関節リウマチやSLE）などに起因する局所的な炎症が，結果として壁側胸膜と臓側胸膜との間に炎症を起こし，胸膜摩擦音が生じる．

心膜摩擦音（pericardial rub）と胸膜摩擦音の鑑別

摩擦音が胸膜由来か心膜由来かの判断が困難なこともある．特に，心膜摩擦音と胸膜摩擦音を両方生じさせるような炎症で，どちらの音も同程度の音調である場合には鑑別は困難である．

- **心膜摩擦音**：多くの場合，3つの異なる音が生じる．1つは収縮期，残り2つは拡張期の音であり，これらは吸気呼気とは無関係に聴取する．この摩擦音は胸膜摩擦音よりも胸壁からはより遠くに聴こえ，胸骨の左下でよく聴こえるのが特徴である．
- **胸膜摩擦音**：一般的には2つの音（吸気と呼気の間）で構成される．この摩擦音は呼吸の運動で引き起こされるために患者が息を止めると音は消失する．胸膜摩擦音は心膜摩擦音より胸壁に近い表面の部位からより聞こえる．

pursed-lip breathing(PLB)
口すぼめ呼吸

概要
　COPD患者でよく指導される呼吸法の1つであり，唇をすぼめて長くゆっくり時間をかけて息を吐き出す．

関連する病態
- COPD

メカニズム
　COPDの病態生理を知ることで，口すぼめ呼吸の理解が進む．慢性の気道の炎症は，最終的に肺実質を破壊し，気腫性変化をもたらす．その結果，肺の弾性収縮力は低下し，肺の線維化および呼吸筋の肥大とともに，呼気流制限が生じる．気道抵抗も増加し，呼気時の早い段階で気道が毎回塞がってしまう．結果的に呼気終末に気道内に空気が溜まるエアトラッピングが生じ，それが長い時間をかけて肺を膨張させていく．これは呼吸数増加（このとき，相対呼気相が短縮しだす）と肺が過膨張する原因となる．

　唇をすぼめることで，患者は悪化する気道抵抗に対して呼吸することが可能になり，呼気時も肺内の気道内圧を維持できる．これにより，細気管支などの末梢気道が開いていることを維持できるうえ，必要な酸素交換が可能になる[117,118]．結果として深呼吸が可能となり，V/Qミスマッチが改善する．

　口すぼめ呼吸にはその他にも生理学的有益性が示されている．
- 呼吸回数の減少，相対的呼気時間の延長，および内因性PEEPの減少（すなわち，空気の貯留が減少する），肺過膨張の軽減．
- 1回換気量の増加．
- 呼気時気道内圧を上昇させることにより呼気時の気道の虚脱を防ぎ，呼気流量や気道抵抗の改善を促す[119]．

所見の有用性
　口すぼめ呼吸は，COPD患者の呼吸困難を緩和する方法となっており，呼吸数を減らし，呼吸効率，1回換気量，酸素飽和度を改善することが示されている[120,121]．

喀痰

概要

物質／粘液などが，肺 → 気管支 → 気管を通って口から排出されること．

関連する病態

- COPD
- 肺炎
- 結核
- 気管支炎
- 悪性腫瘍
- 嚢胞性線維症
- 喘息

メカニズム

粘液は気管・気管支内の腺組織で産生される．たばこの煙や炎症などの刺激物は，粘液産生を促進する．さまざまな原因による炎症や刺激が咳反射を誘発し，痰が排出されやすくなる（本章の「咳反射」参照）．

所見の有用性

何らかの徴候，症状，または病歴がなければ疾患に非特異的な徴候である．しかし，受診直近の痰の色や量の変化は精査する価値のある情報である．複数の研究結果を下記にまとめる．

- COPD 患者の診療において痰培養の検査は，抗菌薬治療への反応が乏しい場合を除き，臨床的な意義は乏しい[122]．
- COPD 患者においては，緑色（化膿性）痰が感度 94.4％，特異度 77.0％で細菌感染を示唆し，適切なタイミングでの抗菌薬治療を可能にする[105]．
- 白色，黄白色，または透明の痰を喀出する患者では細菌数は少なく，さらなる精査を行う理由はない[123]．
- オーストラリアの COPD-X ガイドラインでは，COPD 患者における感染症増悪の指標として，喀痰の増加および／または色の変化が提唱されている．
- 市中肺炎診断における痰および喀痰グラム染色，喀痰培養の有用性については現在も議論されている[124]．最近の研究では[125]，喀痰グラム染色は細菌性市中肺炎の早期診断において信頼度の高い検査であることが示された．これは合理的で適切な初期の抗菌薬治療に役立つものと言える．しかし，この検査にはある程度の費用がかかってしまうため，ほとんどの市中肺炎が肺炎球菌に起因するものであることを考慮したうえで経験的治療を行い，高リスク患者や治療困難例では積極的に検査する．
- 結核流行地域では診断と治療のために喀痰がきわめて重要な役割を果たす．昔，言われていた，"結核の診断に「鉄錆色の痰」が有用である" という説に根拠はなく，診断のためには喀痰の顕微鏡的検査が必須である．

いびき呼吸

stertor

概要

その名がラテン語で「いびきをかく」という意味の *stertrere* に由来する騒々しい呼吸のことであり，聴診器を用いなくても容易に聴取できる音のことである．喘鳴とは異なり，いびき呼吸には特徴的な音質はなく，低音で吸気時のみに聞こえる．鼻閉に関連する呼吸様式であることが多く，通常は鼻から中咽頭のレベルで発生する．ほとんどの場合は小児，特に乳児患者で聞かれ，いびき呼吸の発生に関連する解剖学的構造の小ささが原因となることもある．

関連する病態

- 上咽頭および／または中咽頭閉塞
- 鼻閉および鼻の変形
- アデノイド（咽頭扁桃）の肥大（adenoid hypertrophy）
- 喉頭蓋炎
- 神経膠腫（glioma）（鼻孔を遮断している場合）

メカニズム

いびき呼吸は気道の狭窄による空気の乱流が原因で生じる．口腔咽頭閉塞（すなわち，喉頭より上部の閉塞）が原因となることが一般的である．吸気時に空気は胸腔外の気道を通って肺に流入する．気道に狭窄や閉塞があると（例えば炎症によって），閉塞部を通る気流は加速し，狭窄／閉塞部を境に気道内圧が低下する．この気道内圧低下は気道をさらに狭窄および／または虚脱させ，その後反動で開通させる．閉塞または炎症を起こした気道の動きは，気道内圧の変化とともにいびき呼吸を起こす．

stridor

ストライダー

🔊 Audio 2.6

概要

ストライダー（ラテン語の *stridere* から）は，大きい，一定の高さの単相音である．これは胸郭外気道で吸気時に最もよく聞こえ，喉頭より下の病変が存在する場合は呼気時にも聴取したり，吸気呼気両方のタイミングで聴取することがある．

関連する病態

いかなる上気道の閉塞でも生じる．

一般的なもの
- 気道異物
- クループ症候群
- 扁桃周囲膿瘍（peritonsillar abscess）
- 吸引（aspiration）

あまり一般的でないもの
- 喉頭軟化症（laryngomalacia）：新生児における慢性的，低調で一般的な吸気性喘鳴
- 声門下狭窄症（subglottic stenosis）：慢性的な二相性喘鳴
- 声帯機能不全（vocal cord dysfunction）：慢性的な二相性喘鳴
- 喉頭血管腫（laryngeal haemangiomas）
- 気管軟化症および気管支軟化症（bronchomalacia）：呼気喘鳴
- 喉頭蓋炎

メカニズム

胸郭外気道（声門上，声門，声門下および/または気管）に閉塞があると，気道は狭窄し，気流が乱れる．さらに，前述したいびき呼吸（stertor）と同様に気道が狭窄すると流速が速くなり，狭窄部以遠では圧力が低下し，気道は狭くなるか，場合によっては一時的にさらに閉塞するため，異常音が生じる（表 2.5）．

表 2.5 ストライダーのタイプと閉塞部位

ストライダーのタイプ	閉塞部位
吸気時	喉頭／声門上
呼気時	気管気管支領域：胸郭入口部以遠
吸気時＋呼気時	声門下／声門から気管輪

ストライダーの特徴

ストライダーの音の大きさ，音程，吸気呼気のタイミングは気道狭窄部位の推定に有用である[126]．

- **大きさ**

  ストライダーのボリュームの大きさは著明な気道狭窄を示唆すると考えられているが[126]，突然減弱した場合は気道の完全閉塞を示すかもしれない[127]．

- **音程**
  - 高調のストライダーは，通常声門の高さでの閉塞によって生じる[128]．
  - 低調のストライダーは，鼻，鼻咽頭，声門上の喉頭より高位の病変によって生じることが多い[129]．
  - 高調から低調の間の高さのストライダーは，通常声門下またはそれ以下の閉塞を意味する[129]．

CLINICAL PEARL

- 位相
  - 吸気：通常，閉塞は声門より上にある[130]．
  - 吸気呼気両方：声門または声門下から気管輪までの閉塞である[126]．
  - 呼気：胸郭入口部以下における気道の虚脱を示唆する[126]．

所見の有用性

　ストライダーは上気道閉塞を即座に認識できる重要な徴候である．一度聞くと決して忘れられないような所見であり，聴取した場合は迅速に原因を精査し，治療介入を行う．

皮下気腫／外科的気腫

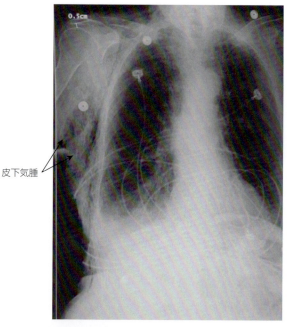

皮下気腫

図 2.41　皮下気腫の胸部レントゲン画像
Roberts JR, Hedges JR, Clinical Procedures in Emergency Medicine, 5th edn, Philadelphia: Saunders, 2009: Fig 10-12. より許可を得て掲載.

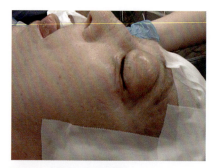

図 2.42　眼瞼に皮下気腫
Girnius AK, Ortega R, Chin LS. Subcutaneous emphysema of the eyelid on emergence from general anesthesia after a craniotomy. Journal of Clinical Anesthesia 2010; 22(5): Fig 1, Elsevier.

皮下気腫／外科的気腫 subcutaneous emphysema/surgical emphysema

概要

皮下の空気またはガスのことである．触診では肌の質感の明らかな変化とともに，パチパチと割れるような感覚（プチプチを押すのとよく似ている）を経験するであろう〔訳者注：本邦では握雪感という言葉で表される触感である〕．

関連する病態

消化管または肺の損傷を伴う鈍的または鋭的外傷．
- 気胸
- 縦隔気腫（pneumomediastinum）
- 圧外傷（barotrauma）
- 食道破裂（oesophageal rupture）

メカニズム

皮下気腫は，皮下組織に空気または気体が流入することで生じる．頚部の皮膚，縦隔および後腹膜腔は筋膜面でつながっており，これらの面が空気を遮断している[131]．

肺の鋭的または鈍的外傷は，典型的な皮下気腫の原因である．肺に穴が開くと（壁側胸膜であろうと，臓側胸膜であろうと），空気は血管周囲床をたどって縦隔内に入り，そこから皮下組織に入る．

同様に，圧外傷では肺内の過剰な圧力が肺胞を破裂させ，空気が臓側胸膜下，肺門部，気管に沿って頚部まで移動する．

所見の有用性

胸部の外傷がある場合に皮下気腫があれば，上下気道や消化管など空気を含む構造物の損傷を伴うような重度の胸部損傷を示唆することが多いため，皮下気腫は有用な所見である[132]．

頻呼吸

tachypnoea

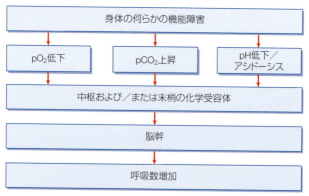

図 2.43 頻呼吸の簡単なメカニズム

概要

毎分20回以上の頻回な呼吸.

関連する病態

頻呼吸は以下の疾患を含むさまざまな原因で生じる.
- 心疾患
- 呼吸器疾患
- 中枢神経疾患
- 感染症
- 心因性
- 疼痛

メカニズム

酸素供給の低下（低酸素），pCO_2の増加（高炭酸ガス血症），または酸/塩基状態（アシドーシス）の原因となる状態は，いかなる場合でも呼吸ドライブを刺激し，呼吸数を増加させる.

頻呼吸は，ほとんどの場合，pO_2の低下（低酸素血症）またはpCO_2の上昇（高炭酸ガス症）のいずれかに対する代償的反応として起こる. 延髄の中枢性化学受容体と，大動脈弓と頚動脈体の末梢性化学受容体は，共同して複数の情報を認知し，呼吸数と一回換気量を増加させ，代償するように呼吸中枢へ情報を伝達する[133].

所見の有用性

頻呼吸は非常に重要なバイタルサインであるが，残念なことに日々の臨床現場では測定されないこともある. 頻呼吸に関する研究をレビューした結果を下記に示す.

- 心肺停止の予測：感度0.54，特異度0.83，オッズ比5.56[134].
- 状態が不安定な患者では，呼吸数の変化は心拍数や血圧などの他のバイタルサインよりも，リスクのある患者を予測するのに適している[135].
- 全身状態が悪い患者では呼吸数が大きいほど死亡リスクが高い[136].

- 一般病棟で重篤な有害事象を起こした全患者の半数以上が，24回／分を超える頻呼吸を示していた[137]．
- 市中肺炎におけるICUの入院または死亡などの予後不良を予測する際に，27回／分を超える呼吸数は感度70％，特異度67％，陽性適中率27％，陰性適中率93％であった[133]．

突然発症の呼吸数の増加は，迅速に丁寧に精査する必要がある．そうすることで，急変を防ぎやすくなる．

tracheal tug

気管牽引

▶ Video 2.10

概要
吸気時における甲状軟骨の下方変位である．

関連する病態
一般的なもの
- 呼吸困難／COPD（Campbell（キャンベル）徴候（Campbell's sign））

あまり一般的でないもの
- 大動脈弓部の大動脈瘤（Oliver（オリバー）徴候（Oliver's sign））

メカニズム
気管牽引：Campbell 徴候
呼吸困難のある患者では呼吸仕事量が増加し，**胸壁，筋肉，横隔膜の動きが**気管に沿って伝わり，気管は下方に引っ張られる．

気管牽引は，**肋間筋力は低下しているが横隔膜の強度が保持されている患者**に発生する．これは，筋弛緩薬および麻酔薬による深い鎮静下で，横隔膜を引っ張っている横隔膜脚（吸気時には心膜や肺構造を引っ張る）と反対向きに作用する力によって生じうる．

気管牽引：Oliver 徴候
この状況での気管牽引は，弓部大動脈瘤の存在下で心室収縮に合わせて輪状軟骨が下方に変位することを指している．患者の下顎を持ち上げた状態で，輪状軟骨をつかみ，それを上方に押し上げる．この動作を行うと大動脈弓および大動脈瘤（もしあれば）は左主気管支に近づき，拍動は気管支を通って気管に伝わる．これを Oliver 徴候という．

所見の有用性
気管牽引の臨床的価値に関する根拠は限られているが，一般的に呼吸仕事量の増加の徴候として知られている．

Oliver 徴候は，COPD や呼吸困難でみられる気管牽引よりも，はるかにまれな徴候である．

側臥位呼吸

概要

患者が片側（横臥位）に横たわっているときに悪化する呼吸困難．反対側に横たわっていることで軽減する．

関連する病態

- 片側性の肺疾患
- うっ血性心不全：拡張型心筋症
- 肺腫瘍

メカニズム

片側性の肺疾患

患者が健側肺を下に側臥位になると，重力によって下側肺への血流が増加し，酸素化は改善する．

うっ血性心不全

うっ血性心不全患者は右側臥位になることを好む．このような傾向になる原因は未だ解明されていない．

最近の研究では[138]，右側臥位では**静脈還流が増加し，交感神経刺激が増す**ことが示唆されている．また，右側臥位をとることによって左右の心室にかかる**静水圧**が変化し，その結果，肺うっ血を軽減できるとも考えられている．

その他にも，下記の潜在的要因がある[139]．

- 肺の位置改善：拡大した心臓が肺を圧迫し，無気肺を生じさせてしまうのを防ぐ．
- 気道圧迫の軽減．
- 左室のコンプライアンスが低下した患者では，特に左側臥位において左心室の充填圧が上昇する．

肺腫瘍

腫瘍の位置によっては，腫瘍の重みで肺や血管が圧迫される．ある程度の大きさの腫瘍が重大な場所にあると，V/Qミスマッチや，低酸素血症／高炭酸ガス血症の原因となり，結果的に呼吸困難を起こす．

所見の有用性

これらの所見が，感度・特異度といった診断特性に関係するエビデンスは多くない．しかし，側臥位呼吸は病的なものであり，精査を要する．最近の小規模研究では，心不全患者の側臥位呼吸は当初考えられていたよりも一般的であり，最大で心不全患者の51％に見受けられることが示唆された．

vocal fremitus/tactile fremitus
声音振盪／触覚振盪

概要

患者の背中に手を置いて発声してもらうと振動を感じる〔訳者注：米国では「99」と言ってもらうが，本邦では「ひとーつ」と言ってもらうことが多い〕．振動は，空気，脂肪，胸水，または腫瘍が広範囲に占める領域では減弱するが，何らかの理由で肺が硬くなる変化があると増強する．左右対称な声音振盪／触覚振盪は生理的なものだと思われるが，非対称性の所見はいずれも異常である．

関連する病態

- 肺炎：声音振盪／触覚振盪増強
- 気胸：声音振盪／触覚振盪減弱
- 胸水貯留：声音振盪／触覚振盪減弱
- COPD：声音振盪／触覚振盪減弱
- 腫瘍

メカニズム

本章の「声帯共鳴」で解説するように，声音振盪はさまざまな音調の声が組織や体液を通して伝達するために変化する．

肺炎では，浸潤されている領域が低い短調の音（人間の低い声など）を増強するため，より強い振動として感じられやすくなる．しかし，大量の胸水では低調音の伝達を減衰させるため，声音振盪／触覚振盪は減弱する．

所見の有用性

本章「声帯共鳴」の「声音振盪 vs 声帯共鳴」を参照．

vocal resonance
声帯共鳴

概要

声帯共鳴は，患者の声を肺野背側で聴診した際に得られる所見である．通常，患者の声はこもって聞き取りにくいものだが，肺が硬くなった部位ではより明瞭に聞こえる．

声帯共鳴の変化は，以下の疾患で典型的である．
- 気管支炎：通常より声音が増す．
- 胸声：ささやき声が明瞭になり，「胸壁伝達」ともよばれる．
- 山羊音：(山羊の)鳴き声のような鼻声であり，高調な共鳴音を意味する．

関連する病態

声帯共鳴の変化は典型的に以下のような病態で生じる．
- 肺が硬くなる病態：腫瘍や肺炎
- 胸水貯留

メカニズム

声の共鳴具合は，低調音(Hz)，正常肺の物理的性質，胸水および肺の硬化の有無によってそれぞれ異なる．これらの要素は，「**呼吸音**」の発生機序と共通である．

正常の肺組織では，低調音が除去さ

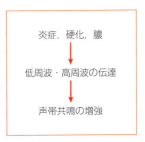

図 2.44 声帯共鳴のメカニズム

れ，高調音のみが伝わる[10]．人間の声は**一般的に周波数が低いため**，うまく伝わらない．

しかし，何らかの理由で肺が硬くなった部位では，**低調音と高調音の伝導がよくなる**ので，その場所で聴診すると患者の声が明瞭に聞こえるようになる．

液体の音伝導に対する物理的性質そのものであるが，多量の胸水貯留がある場合は**低調音の伝達を妨げる**ので[11,140,141]，声がこもってはっきりと聞こえにくくなってしまう．

所見の有用性

山羊音は咳嗽を伴う発熱患者において，肺炎の診断に対して非常に優れた特異度を有する：感度4～16%，特異度96～99%[11]．

声音振盪 vs 声帯共鳴

　声音振盪や声帯共鳴の2つはベッドサイドでよく教えられることであるが，臨床所見として実際に活用されることは多くない．胸水貯留について検討されたある研究では[10]，以下の診断的有用性が示された．

- 声音振盪の減弱：感度82％，特異度86％，陽性適中率0.59，陰性適中率0.95，陽性尤度比5.67，陰性尤度比0.21
- 声帯共鳴の減弱：感度76％，特異度88％，陽性適中率0.62，陰性適中率0.94，陽性尤度比6.49，陰性尤度比0.27．

wheeze(喘鳴)

概要
吸気終末や呼気冒頭から聴取する笛の音のような高調な持続音である．

関連する病態
- 喘息
- 気道感染症（respiratory tract infections）
- COPD
- 気道内異物：子供の気管支異物では，片側の喘鳴＋咳嗽＋呼吸音減弱という「三徴」を呈することがある．

メカニズム
気道狭窄が存在すると，気道の壁が気流によって振動し，音が発生する[142]．気道内腔が小さくなるにつれて気流速度は増すので，気道壁が振動しやすくなり，音が生じる．

所見の有用性
安静呼気時（時に吸気時も）のwheeze（喘鳴）はほとんどが病的である．wheezeがより長く高音になるほど，より重度の気道閉塞が生じている[143]．したがって慢性閉塞性肺疾患の治療効果を評価する際には，wheezeの長さや音程の変化[144]に着目する必要がある．同様に喘息の重症度や治療への反応をみるにあたり，wheezeのモニタリングが有用とされている[145]．

wheezeがあるということは，それが生じるほどの気流があるということを意味する．患者のwheezeが突如消失した場合には，wheezeを生じることができないほどの気流にまで低下しているかもしれず，呼吸停止目前の可能性を示唆する．

単音(monophonic) vs 多音(polyphonic)

単音の wheeze
音は単音のwheezeで，それぞれ異なる時相で開始して終了する．典型的な原因としては気管支腫瘍が挙げられ，腫瘍自体が移動しないため，音程とタイミングは一定である．
気道内異物が嵌頓している小児でも同様の単旋律喘鳴を生じることがある．

多音の wheeze
同時に開始および終了する複数の音程を有するwheezeである．複数の気管支が同時に狭窄することで生じ，COPD患者および健常人において呼気終末に聞かれる．呼気終末に気道内圧が低下し，二次または三次的に気管支が一斉に閉塞してしまうことで引き起こされる．

参考文献

1. O'Neill S, McCarthy DS. Postural relief of dyspnoea in severe chronic airflow limitation: relationship to respiratory muscle strength. *Thorax* 1983;**38**:595–600.
2. Mattos WL, et al. Accuracy of clinical examination findings in the diagnosis of COPD, but the interrelator reliability was poor. *J Bras Pneumol* 2009;**35**(5):404–8.
3. Perkin RM, Resnik DB. The agony of agonal respirations: is the last gasp necessary? *J Med Ethics* 2002;**28**:164–9.
4. Perkins GD, Walker G, Christensen K, Hulme J, Monsieurs KG. Teaching recognition of agonal breathing improves accuracy of diagnosing cardiac arrest. *Resuscitation* 2006;**70**:432–7.
5. Roppolo LP, Westfall A, Pepe PE, et al. Dispatcher assessments for agonal breathing improve detection of cardiac arrest. *Resuscitation* 2009;**80**(7):769–72.
6. Mador JM, Tobin MJ. Apneustic breathing: a characteristic feature of brainstem compression in achrondroplasia? *Chest* 1990;**97**(4):877–83.
7. Eckert DJ, Jordan AS, Merchia P, Malhotra A. Central sleep apnoea: pathophysiology and treatment. *Chest* 2007;**131**:595–607.
8. Douglas BT, Phillipson EA. Chapter 74: Sleep disorders. In: Mason RJ, Murray JF, Broaddus VC, Nadal JA, editors. *Murray and Nadal's Respiratory Medicine*. 4th ed. 2010. Available: http://www.mdconsult.com.ezproxy1.library.usyd.edu.au/das/book/body/185300500-5/957919650/1288/689.html#4-u1.0-B0-7216-0327-0..50077-X-cesec7_4145 [28 Feb 2011].
9. Gokula RM, Khasnis A. Asterixis. *J Postgrad Med* 2003;**49**:272–5.
10. Kalantri S, Joshi R, Lokhande T, et al. Accuracy and reliability of physical signs in the diagnosis of pleural effusion. *Respir Med* 2007;**101**:431–8.
11. McGee S. *Evidence Based Physical Diagnosis*. 2nd ed. St Louis: Saunders; 2007.
12. Ashutosh K, Gilbert R, Auchincloss JH, Peppi D. Asynchronous breathing movements in patients with chronic obstructive pulmonary disease. *Chest* 1975;**67**:553–7.
13. Gilbert R, Ashutosh K, Auchincloss JH, et al. Prospective study of controlled oxygen therapy: poor prognosis of patients with asynchronous breathing. *Chest* 1977;**71**:456–62.
14. Frank JI. Abnormal breathing patterns. In: Hanley DF, Einhaupl KM, Bleck TP, Diringer MN, editors. *Neurocritical care*. Heidelberg: Springer-Verlag; 1994. p. 366.
15. Howard RS, Rudd AG, Wolfe CD, et al. Pathophysiological and clinical aspects of breathing after stroke. *Postgrad Med J* 2001;**77**:700–2.
16. North JB, Jennett S. Abnormal breathing patterns associated with acute brain damage. *Arch Neurol* 1974;**31**:338.
17. Silbernagl S, Lang F. *Color Atlas of Pathophysiology*. New York: Thieme; 2010. p. 82.
18. Mangione S. *Physical Diagnosis Secrets*. 2nd ed. St Louis: Elsevier; 2007.
19. Gnitecki J, Moussavi Z. Separating heart sounds from lung sounds. *IEEE Eng Med Biol Mag* 2007;**26**(1):20–9.
20. Loudon R, Murphy RLH. State of the art: lung sounds. *Am Rev Respir Dis* 1984;**130**:663–73.
21. Stahlheber C, et al. *Breath sound assessment*. Available: http://emedicine.medscape.com/article/1894146-overview#showall [17 Sept 2014].
22. Bohadana A, Izbicki G, Kraman S. Fundamentals of lung auscultation. *NEJM* 2014;**370**(21):744–51.
23. Ceresa CC, Johnston I. Auscultation in the diagnosis of the respiratory disease in the 21st century. *Postgrad Med J* 2008;**84**:393–4.
24. Schreur HJ, Sterk PJ, Vanderschoot J, et al. Lung sound intensity in patients with emphysema and in normal subjects at standardised airflows. *Thorax* 1992;**47**:674–9.
25. Gurugn A, et al. Computerized lung sound analysis as diagnostic aid for the detection of abnormal lung sounds: A systematic review and meta-analysis. *Respir Med* 2011;**105**(9):1396–403.

26. Pardee NE, Martin CJ, Morgan EH. A test of the practical value of estimating breath sound intensity. Breath sounds are related to measured ventilatory function. *Chest* 1976;**70**(3): 341–4.
27. Canning BJ. Anatomy and neurophysiology of the cough flex. *Chest* 2006;**129**:33S–47S.
28. Polverino M, et al. Anatomy and neuro-pathophysiology of the cough reflex arc. *Multidiscip Respir Med* 2012;**7**:5.
29. McCool D. Global physiology and pathophysiology of cough. *Chest* 2006;**129**:48S–53S.
30. Kvale PA. Chronic cough due to lung tumours; ACCP evidence based clinical practice guidelines. *Chest* 2006;**129**:147S–153S.
31. Chang AB, Landau LI, Van Asperen PP, et al. Cough in children: definitions and clinical evaluation. *Med J Aust* 2006;**184**(8):398–403.
32. Dalmasso F, et al. A computer system for timing and acoustical analysis of crackles: a study in cryptogenic fibrosing alveolitis. *Bull Eur Physiopathol Respir* 1984;**20**:139–44.
33. Piirila P, Sovijarvi ARA. Crackles: recording, analysis and clinical significance. *Eur Respir J* 1995;**8**:2139–48.
34. Nath AR, Capel LH. Inspiratory crackles – early and late. *Thorax* 1974;**29**:223.
35. Piirila P. *Acoustic properties of cough and crackling lung sounds in patients with pulmonary diseases. Doctoral thesis.* Helsinki: Helsinki University; 1992 ISBN 951-801-900-2.
36. Vyshedskiy A, Alhashem RM, Paciej R, et al. Mechanism of inspiratory and expiratory crackles. *Chest* 2009;**135**(1):156–64.
37. Badgett RG, Tanaka DJ, Hunt DK, et al. Can moderate chronic obstructive pulmonary disease be diagnosed by historical and physical findings alone? *Am J Med* 1993;**94**:188–96.
38. Cottin V, Cordier J-F. Velcro crackles: The key for early diagnosis of idiopathic pulmonary fibrosis? *Eur Respir J* 2012;**40**(3):519–21.
39. Al Jarad N, Strickland B, Bothamley G, et al. Diagnosis of asbestosis by a time expanded wave form analysis, auscultation and high resolution computed tomography: a comparative study. *Thorax* 1993;**48**:347–53.
40. McGee S. *Evidence Based Physical Diagnosis.* 3rd ed. St Louis: Elsevier; 2012.
41. Murphy RL Jr, et al. Crackles in the early diagnosis of asbestosis. *Am Rev Respir Dis* 1984; **129**:375–9.
42. Marques A. Are crackles an appropriate outcome measure for airway clearance techniques. *Respir Care* 2012;**57**(9):1468–75.
43. Ponte D, et al. Characterisation of crackles from patients with fibrosis, heart failure and pneumonia. *Med Eng Phys* 2013;**35**:448–56.
44. Flietstra B, et al. Automated analysis of crackles in patients with interstitial pulmonary fibrosis. *Pulm Med* 2011;**2011** doi: 10.1155/2011/590506.
45. Marques A, et al. Computerised adventitious respiratory sounds as outcome measures for respiratory therapy: a systematic review. *Respir Care* 2014;**59**(5):765–76.
46. Miller PE, Houston BA. Dahl's sign. *N Engl J Med* 2014;**371**:357. doi:10.1056/NEJMicm1309904.
47. Sharp JT, Druz WS, Moisan T, Foster J, Machnach W. Postural relief of dyspnea in severe chronic obstructive pulmonary disease. *Am Rev Respir Dis* 1980;**122**:201–11.
48. Meysman M, Vincken W. Effect of body posture on spirometric values and upper airway obstruction indices derived from the flow-volume loop in young nonobese subjects. *Chest* 1998;**114**:1042–7.
49. Bhatt SP, et al. Effect of tripod position on objective parameters of respiratory function in stable chronic obstructive pulmonary disease. *Indian J Chest Dis Allied Sci* 2009;**51**(2):83–5.
50. Kim K-S, et al. Effects of breathing maneuver and sitting posture on muscle activity in inspiratory accessory muscles in patients with chronic obstructive pulmonary disease. *Multidiscip Respir Med* 2012;**7**:9.
51. Scano G, Ambrosino N. Pathophysiology of dyspnoea. *Lung* 2002;**180**:131–48.

52. Manning HL, Schwartzstein RM. Pathophsyiology of dyspnoea. *N Engl J Med* 1995;**133**(23): 1547–53.
53. Chanon T, Mullholland MB, Leitner J, Altose MD, Cherniack NS. Sensation of dyspnoea during hypercapnia, exercise and voluntary hyperventilation. *J Appl Physiol* 1990;**68**:2100–6.
54. O'Donnell DE, Sannii R, Anthonisen NR, Younes M. Expiratory resistance loading in patients with severe chronic airflow limitation: an evaluation of ventilatory mechanics and compensatory responses. *Am Rev Resp Dis* 1987;**138**:1185–91.
55. Schwartzstein R, Stoller JK, Hollingsworth H. Physiology of dyspnoea. *Uptodate* November 2009;version 19.1.
56. Clark AL, Peipoli M, Coats AJ. Skeletal muscle and the control of ventilation on exercise: evidence of metabolic receptors. *Eur J Clin Invest* 1996;**25**:299.
57. Clark A, Volterrani M, Swan JW, et al. Leg blood flow, metabolism and exercise in chronic stable heart failure. *Int J Cardiol* 1996;**55**:127.
58. Sajkov D, Latimer K, Petrovsky N. Dyspnea in pulmonary arterial hypertension, pulmonary hypertension. In: Sulica R, Preston I, editors. *Bench Research to Clinical Challenges, InTech*. 2011. pp. 191–208 http://www.intechopen.com/articles/show/title/dyspnea-in-pulmonary-arterial-hypertension.
59. Sun X-G, et al. Exercise physiology in patients with primary pulmonary hypertension. *Circulation* 2001;**104**:429–35.
60. Ahmed A, Allman RM, Aronow WS, DeLong JF. Diagnosis of heart failure in older adults: predictive value of dyspnoea at rest. *Arch Gerontol Geriatr* 2004;**38**(3):297–307.
61. Koumbourlis AC. Pectus excavatum: pathophysiology and clinical characteristics. *Paediatr Respir Rev* 2009;**10**(1):3–6.
62. Nakaoka T, Uemura S, Yano T, Nakagawa Y, Tanimoto T, Suehiro S. Does overgrowth of costal cartilage cause pectus excavatum? A study on the lengths of ribs and costal cartilage in asymmetric patients. *J Paediatr Surg* 2009;**44**(7):1333–6.
63. Shamberger RC. Congenital chest wall deformities. *Curr Probl Surg* 1996;**33**(6):469–542.
64. Kelly RE. Pectus excavatum: historical background, clinical picture, preoperative evaluation and criteria for operation. *Semin Pediatr Surg* 2008;**17**(3):181.
65. Mathers LH, Frankel LR. Stabilization of the critically ill child. In: Behrman RE, Kliegman RM, Jenson HB, editors. *Nelson Textbook of Pediatrics*. 17th ed. Philadelphia: WB Saunders; 2003. pp. 279–96.
66. Ely E. Grunting respirations: sure distress. *Nursing* 1989;**19**(3):72–3.
67. Bidwell JL, Pachner RW. Haemoptysis: diagnosis and management. *Am Fam Physician* 2005; **77**(7):1253–60.
68. Gilmartin JJ, Gibson GJ. Mechanisms of paradoxical rib motion in patients with chronic obstructive pulmonary disease. *Am Rev Respir Dis* 1986;**134**:683–7.
69. Gilmartin JJ, Gibson GJ. Abnormalities of chest wall motion in patients with chronic airflow obstruction. *Thorax* 1984;**39**:264–71.
70. Garcia-Pachon E. Paradoxical movement of the lateral rib margin (Hoover's sign) for detecting obstructive airway disease. *Chest* 2002;**122**:651–5.
71. Martinez-Lavin M, Vargas AL, Rivera-Viñas M. Hypertrophic osteoarthropathy: a palindrome with a pathogenic condition. *Curr Opin Rheumatol* 2008;**20**:88–91.
72. Martinez-Lavin M. Exploring the cause of the oldest clinical sign of medicine: finger clubbing. *Semin Arthritis Rheum* 2007;**36**:380–5.
73. Olan F, Portela M, Navarro C, et al. Circulating vascular endothelial growth factor concentrations in a case of pulmonary hypertrophic osteoarthropathy. Correlation with disease activity. *J Rheumatol* 2004;**31**:614–16.
74. Dhawan R, Mehwish AK. Hypertrophic osteoarthropathy. *Medscape* 2014; http://emedicine.medscape.com/article333735 [29 Sept 2014].
75. Kozak KR, et al. Hypertrophic osteoarthropathy pathogenesis: a case highlighting the potential role for cyclooxygenase-2-derived prostaglandin E2. *J Thorac Oncol* 2012;**7**(12):1877–8.

76. Silveira L, Martínez-Lavín M, Pineda C, et al. Vascular endothelial growth factor in hypertrophic osteoarthropathy. *Clin Exp Rheumatol* 2000;**18**:57–62.
77. Gardner WN. The pathophysiology of hyperventilation disorders. *Chest* 1996;**109**:516–34.
78. Bass C, Kartsounis L, Lelliott P. Hyperventilation and its relationship to anxiety and panic. *Integr Psych* 1987;**5**:274–91.
79. Klein DF. False suffocation alarms, spontaneous panics and related conditions. *Arch Gen Psychiatry* 1993;**50**:306–17.
80. Lustik LJ. The hyperventilation of cirrhosis: progesterone and estradiol effects. *Hepatology* 1997;**25**(1):55–8.
81. Passino C, et al. Abnormal hyperventilation in patients with hepatic cirrhosis: role of enhanced chemosensitivity to carbon dioxide. *Int J Cardiol* 2012;**54**(1):22–6.
82. Hannhart B, Pickett CK, Moore LG. Effects of estrogen and progesterone on carotid body neural output responsiveness to hypoxia. *J Appl Physiol* 1990;**68**:1909–16.
83. Steiner MJ, DeWalt DA, Byerley JS. Is this child dehydrated? *JAMA* 2004;**291**:2746–54.
84. Kusumoto FM. Chapter 10: Cardiovascular disorders: heart disease. In: McPhee SJ, Hammer GD, editors. *Pathophysiology of Disease: An Introduction to Clinical Medicine*. 6th ed. 2010. Available: http://www.accesspharmacy.com/content.aspx?aID=5367630 [13 Mar 2011].
85. Yap JC, Moore DM, Cleland JG, et al. Effect of supine posture on respiratory mechanics in chronic left ventricular failure. *Am J Respir Crit Care Med* 2000;**162**(4 Pt 1):1285–91.
86. Duguet A, Tantucci C, Lozinguez O, et al. Expiratory flow limitation as a determinant of orthopnea in acute left heart failure. *J Am Coll Cardiol* 2000;**35**:690–700.
87. Nava S, Larvovere M, Fanfulla F, et al. Orthopnea and inspiratory effort in chronic heart failure patients. *Respir Med* 2003;**97**(6):647–53.
88. Yelgec NS, et al. Severe orthopnea is not always due to heart failure: a case of bilateral diaphragm paralysis. *J Emerg Med* 2013;**45**(6):922–3.
89. Kumar N, Folger WN, Bolton CF. Dyspnea as the predominant manifestation of bilateral phrenic neuropathy. *Mayo Clin Proc* 2004;**79**:1563–5.
90. Celli BR. Respiratory management of diaphragm paralysis. *Semin Respir Crit Care Med* 2002;**23**:275–81.
91. Loubna E, et al. Orthopnea and tidal expiratory flow limitation in patients with stable COPD. *Chest* 2001;**119**(1):99–104.
92. Tantucci C. Expiratory flow limitation definition, mechanisms, methods, and significance. *Pulm Med* 2013;**2013**.
93. Ekundayo OJ, Howard VJ, Safford MM, et al. Value of orthopnea, paroxysmal nocturnal dyspnoea, and medications in prospective population studies of incident heart failure. *Am J Cardiol* 2009;**104**(2):259–64.
94. Mier-Jedrzejowicz A, Brophy C, Moxham J, Green M. Assessment of diaphragm weakness. *Am Rev Respir Dis* 1988;**137**:877–83.
95. Chan CK, Loke J, Virgulto JA, et al. Bilateral diaphragmatic paralysis: clinical spectrum, prognosis and diagnostic approach. *Arch Phys Med Rehabil* 1998;**69**:976–9.
96. Mann DL. Chapter 227: Heart failure and cor pulmonale. In: Kasper DL, Braunwald E, Fauci AS, et al., editors. *Harrison's Principles of Internal Medicine*. 17th ed. 2008. Available: http://www.accesspharmacy.com/content.aspx?aID=2902061 [28 Feb 2011].
97. McGee SR. Percussion and physical diagnosis: separating myth from science. *Dis Mon* 1995;**41**(10):641–92.
98. Wong C, et al. Does this patient have a pleural effusion? *JAMA* 2009;**301**(3):309–17.
99. Diacon AH, Brutsche MH, Soler M. Accuracy of pleural puncture sites: a prospective comparison of clinical examination with ultrasound. *Chest* 2003;**123**:436–41.
100. Diaz-Guzman E, Budev MM. Accuracy of physical examination in evaluating pleural effusion. *Cleve Clin J Med* 2008;**75**(4):297–303.

101. Badgett RG, Tanaka DJ, Hunt DK, et al. Can moderate chronic obstructive pulmonary disease be diagnosed by historical and physical findings alone? *Am J Med* 1993;**94**:188–96.
102. Badgett RG, et al. The clinical evaluation for diagnosing obstructive airways disease in high risk patients. *Chest* 1994;**106**:1427–31.
103. Oshaug K, Halvorsen PA, Melbye H. Should chest examination be reinstated in the early diagnosis of chronic obstructive pulmonary disease? *Int J Chron Obstruct Pulmon Dis* 2013;**8**:369–77.
104. North JB, Jennett S. Abnormal breathing patterns associated with acute brain damage. *Arch Neurol* 1974;**31**:338.
105. Pien GW, Pack AI. Chapter 79: Sleep disordered breathing. In: Mason RJ, et al., editors. *Murray and Nadel's Textbook of Respiratory Medicine*. 5th ed. Philadelphia: Saunders/Elsevier; 2010.
106. Lanfranchi PA, Braghiroli A, Bosimini E, et al. Prognostic value of nocturnal Cheyne–Stokes respiration in chronic heart failure. *Circulation* 1999;**99**:1435–40.
107. Mortara A, Sleight P, Pinna GD, et al. Abnormal awake respiratory patterns are common in chronic heart failure and may prevent evaluation of autonomic tone by measures of heart rate variability. *Circulation* 1997;**96**:246–52.
108. Bard RL, Gillespie BW, Patel H, Nicklas JM. Prognostic ability of resting periodic breathing and ventilatory variation in closely matched patients with heart failure. *J Cardiopulm Rehabil Prev* 2008;**28**:318–22.
109. Hermann DM, Siccoli M, Kirov P, Gugger M, Bassetti CL. Central periodic breathing during sleep in acute ischemic stroke. *Stroke* 2007;**38**:1082–4.
110. Desmarais TJ, Keller MS. Pectus carinatum. *Curr Opin Pediatr* 2013;**25**:375–81.
111. Shamberger RC. Congenital chest wall deformities. In: O'Neill J, Rowe MI, Grosfeld JL, et al., editors. *Pediatric Surgery*. 5th ed. St Louis: Mosby; 1998. p. 787.
112. Natalie AA, Nichols L, Bump GM. Platypnea-orthodeoxia, an uncommon presentation of patent foramen ovale. *Am J Med Sci* 2010;**339**(1):78–80.
113. Rodigues P, et al. Platypnea-orthodexia syndrome in review: defining a new disease? *Cardiology* 2012;**123**:15–23.
114. Cheng TO. Platypnea-orthodeoxia syndrome: etiology, differential diagnosis and management. *Catheter Cardiovasc Interv* 1999;**47**:64–6.
115. Rodriguez-Roisin R, Krowka MJ. Hepatopulmonary syndrome – a liver induced lung vascular disorder. *N Engl J Med* 2008;**358**(22):2378–87.
116. Hussain SF, Mekan SF. Platypnea-orthodeoxia: report of two cases and review of the literature. *South Med J* 2004;**97**(7):657–62.
117. Mueller R, Petty T, Filley G. Ventilation and arterial blood gas exchange produced by pursed-lips breathing. *J Appl Physiol* 1970;**28**:784–9.
118. Tiep BL, Burns M, Kao D, et al. Pursed lips breathing training using ear oximetry. *Chest* 1986;**90**:218–21.
119. Puente-Maetsu L, Stringer W. Hyperinflation and its management in COPD. *Int J COPD* 2006;**1**(4):381–400.
120. Breslin EH. The pattern of respiratory muscle recruitment during pursed-lip breathing. *Chest* 1992;**101**:75–8.
121. Thoman RL, Stroker GL, Ross JC. The efficacy of pursed-lips breathing in patients with chronic obstructive pulmonary disease. *Am Rev Resp Dis* 1966;**93**:100–6.
122. Stockley RA, O'Brien C, Pye A, Hill SL. Relationship of sputum color to nature and outpatient management of acute exacerbations of COPD. *Chest* 2000;**117**(6):1638–45.
123. Johnson A. Sputum color: potential implications for clinical practice. *Respir Care* 2008;**53**(4):450.
124. Morris CG, Safranek S, Neher J. Clinical inquiries. Is sputum evaluation useful for patients with community-acquired pneumonia? *J Fam Pract* 2005;**54**(3):279–81.
125. Anevlavisa S, Petrogloub N, Tzavarasb A, et al. A prospective study of the diagnostic utility of sputum Gram stain in pneumonia. *J Infect* 2009;**59**(2):83–9.

126. Mancuso RF. Stridor in neonates. *Pediatr Clin North Am* 1996;**43**(6):1339–56.
127. Holinger LD. Etiology of stridor in the neonate, infant and child. *Ann Otol Rhinol Laryngol* 1980;**89**:397–400.
128. Grundfast KM, Harley EH. Vocal cord paralysis. *Otolaryngol Clin North Am* 1989;**22**:569–97.
129. Richardson MA, Cotton RT. Anatomic abnormalities of the pediatric airway. *Pediatr Clin North Am* 1984;**31**:821–34.
130. Ferguson CF. Congenital abnormalities of the infant larynx. *Ann Otol Rhinol Laryngol* 1967;**76**:744–52.
131. Findlay CA, Morrisey S, Paton JY. Subcutaneous emphysema secondary to foreign body aspiration. *Paediatr Pulmonol* 2003;**36**(1):81–2.
132. Rosen P, Barkin RM. Chapter 42: Pulmonary injuries. In: Marx JA, Hockberger RS, Walls RM, et al., editors. *Rosen's Emergency Medicine*. 7th ed. 2009. Available: http://www.mdconsult.com.ezproxy2.library.usyd.edu.au/book/player/book.do?method=display&type=bookPage&decorator=header&eid=4-u1.0-B978-0-323-05472-0..00042-6-s0185&displayedEid=4-u1.0-B978-0-323-05472-0..00042-6-s0190&uniq=187207748&isbn=978-0-323-05472-0&sid=962896223#lpState=open&lpTab=contentsTab&content=4-u1.0-B978-0-323-05472-0..00042-6-s0185%3Bfrom%3Dtoc%3Btype%3DbookPage%3Bisbn%3D978-0-323-05472-0 [28 Feb 2011].
133. Cheng AC, Black JF, Buising KL. Respiratory rate the neglected sign: letter to editor. *Med J Aust* 2008;**189**(9):531.
134. Fieselmann JF, Hendry MS, Helms CM, Wakefield DS. Respiratory rate predicts cardiopulmonary arrest for internal medicine inpatients. *J Gen Intern Med* 1993;**8**(7):354–60.
135. Subbe CP, Davies RG, Williams E, et al. Effect of introducing the Modified Early Warning score on clinical outcomes, cardio-pulmonary arrests and intensive care utilisation in acute medical admissions. *Anaesthesia* 2003;**58**:797–802.
136. Goldhill DR, McNarry AF, Mandersloot G, et al. A physiologically-based early warning score for ward patients: the association between score and outcome. *Anaesthesia* 2005;**60**:547–53.
137. Cretikos M, Chen J, Hillman K, et al. The Objective Medical Emergency Team Activation Criteria: a case–control study. *Resuscitation* 2007;**73**:62–72.
138. Fujita MS, Tambara K, Budgell MS, Miyamoto S, Tambara K, Budgell B. Trepopnea in patients with chronic heart failure. *Int J Cardiol* 2002;**84**:115–18.
139. Schneider de Araujo B. Trepopnea may explain right-sided pleural effusion in patients with decompensated heart failure. *Am J Emerg Med* 2012;**30**(6):925–31.
140. Buller AJ, Dornhorst AC. The physics of some pulmonary sounds. *Lancet* 1956;**2**:649–52.
141. Baughman RP, Loudon RG. Sound spectral analysis of voice transmitted sound. *Am Rev Respir Dis* 1986;**134**:167–9.
142. Earis J. Lung sounds. *Thorax* 1992;**47**:671–2.
143. Marini JJ, Pierson DJ, Hudson LD, Lakshminarayan S. The significance of wheeze in chronic airflow obstruction. *Am Rev Respir Dis* 1979;**120**:1069–72.
144. Baughman RP, Loudon RG. Quantitation of wheezing in acute asthma. *Chest* 1984;**86**(5):718–22.
145. Bentur L. Wheeze monitoring in children for assessment of nocturnal asthma and response to therapy. *Eur Respir J* 2003;**21**(4):621–6.

第3章

心血管系の所見

Cardiovascular Signs

apex beat(also cardiac impulse)
心尖拍動または心拍動

概要

正常な心尖拍動は，鎖骨中線第五肋間付近に直径 2 〜 3 cm² の範囲で触知される[1]．

正常な心尖拍動は短時間の外向きの隆起であり，収縮早期に出現してⅡ音が聴取されるより前に消失するが，これは等容性収縮に一致する．

apex beat: displaced
心尖拍動：偏位

概要

正常な心尖拍動は鎖骨中線第五肋間付近に触知され，心尖拍動の「偏位」は通常は拍動が鎖骨中線外側以遠に触知される場合を意味する．

関連する病態

下記のような圧負荷または容量負荷に関連した拍動が含まれる．

一般的なもの

- 骨格異常：側弯（scoliosis）または漏斗胸（pectus excavatum）
- あらゆる原因による左室拡大（left ventricular enlargement）：心尖部は通常は下方かつ外側へ偏位する．
- あらゆる原因による右室拡大（right ventricular enlargement）：心尖部は外側へ偏位する．
- 心筋症（cardiomyopathy）または心拡大（dilatation of the heart）
- うっ血性心不全（CHF：congestive heart failure）
- 心臓弁膜症（valvular heart disease）

あまり一般的でないもの

- 内臓逆位（situs inversus）（胸像型右胸心（dextrocardia））または孤立性右胸心（isolated dextrocardia）
- 胸腔内疾患（intra-thoracic disorder）（例：緊張性気胸（tension pneumothorax），右側大量胸水（large right pleural effusion））

メカニズム

心尖拍動の偏位は心筋肥大（hypertrophy of the muscle）（例：大動脈弁狭窄症（aortic stenosis），左室肥大（left ventricular hypertrophy））や心拡大（拡張型心筋症（dilated cardiomyopathy））による心臓の大きさの変化，または心臓そのものの偏位（緊張性気胸）に関連している．心臓の拡大や拡張により，心尖部は外側／下方へ移動する．

所見の有用性

もし認められれば価値のある徴候である．

Kelderらによれば，心不全が疑われた700例以上の患者の検討では，評価された臨床徴候の中で心尖部の偏位が最も的中率が高かった[2]．

10,000例の患者の病歴，診察所見，胸部X線，ナトリウム利尿ペプチドについて検討したシステマティック・レビューによると，心尖拍動の偏位の左室収縮障害に対する統合陽性尤度比は16（8.2～30.9）であり，これは他の要因よりも高い値だった[3]．

心尖拍動偏位は頻繁には触知されない．したがって，心尖拍動偏位の欠如は収縮障害を除外しうるものではない．

apex beat: double impulse or triple impulse
心尖拍動：二峰性拍動または三峰性拍動

概要
心尖拍動が1つの心周期の間に，2回または3回にわたって触知されることを指す．

関連する病態
- 閉塞性肥大型心筋症
（hypertrophic obstructive cardiomyopathy）
- 大動脈弁狭窄症

メカニズム
肥大型心筋症では，左室流出路閉塞を伴うか否かにかかわらず，硬化して肥厚した心筋により左室・左房拡張末期血圧の上昇をきたす．強力な心房収縮がまず触知され（第1峰（one ripple）），引き続き収縮早期のすばやい収縮による隆起が触知され（第2峰（second ripple）），その後に持続的でゆっくりとした左心室からの血液の駆出が触知される（第3峰（third ripple））．

大動脈弁狭窄症における大動脈弁狭窄に伴う心筋肥大も類似した機序だが，大動脈弁狭窄症では左室流出路閉塞はきたさない．

所見の有用性
この徴候に関する研究は限られているが，もし認められれば，左室肥大の存在の尤度比を上昇させるうえでいくらかの有用性がある．

apex beat: hyperdynamic apical beat / volume-loaded
心尖拍動：拍動亢進／容量負荷

概要
前胸部の触診において心尖拍動の範囲が 3 cm² 以上の範囲まで拡大（diffuse）となり，振幅は大きいが，速やかに消失する状態を指す．

関連する病態
古典的には容量負荷をきたす病態と，代謝亢進状態に関連するとされている[1,4,5]．

一般的なもの
- 大動脈弁閉鎖不全症（大動脈弁逆流症）（aortic regurgitation）および僧帽弁閉鎖不全症（僧帽弁逆流症）（mitral regurgitation）
- 甲状腺中毒症（thyrotoxicosis）
- 交感神経興奮状態（sympathetic nervous system activation）
- 貧血（anaemia）

あまり一般的でないもの
- 動脈管開存症（patent ductus arteriosus）
- 心室中隔欠損症（VSD：ventricular septal defect）

メカニズム
心悸亢進状態では，通常の心尖拍動がより顕著に触知される．

容量負荷をきたす病態では，Frank-Starling（フランク・スターリング）機序（Frank-Starling mechanism）により強力な心室収縮が引き起こされる．

所見の有用性
拍動亢進は左室容量の増大に関連する[6]．僧帽弁狭窄症では左心室への血液充満が障害されるため，この徴候は認められない．したがって僧帽弁狭窄症が疑われる患者で拍動亢進が認められる場合には，その他の心臓弁膜症を検索すべきである．

心尖拍動の範囲が 3 cm² 以上である場合には心室拡大に関する感度 92%，特異度 91%（陽性適中率 86%，陰性適中率 95%）との報告がある[7]．

apex beat: left ventricular heave / sustained apical impulse / pressure-loaded apex

心尖拍動：左室隆起／持続性心尖拍動／心尖部圧負荷

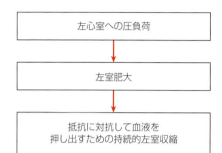

図 3.1 持続性心尖拍動または左室隆起（heave）のメカニズム

概要

心尖拍動が全収縮期（Ⅱ音まで）にわたって触知される場合を意味する．

関連する病態

一般的なもの

古典的には下記のような**圧負荷**の加わった状態で認められる．

- 高血圧（hypertension）
- 大動脈弁狭窄症
- 閉塞性肥大型心筋症

あまり一般的でないもの

- 心拡大
- 心筋梗塞後

メカニズム

左心室への**圧負荷**の増大に対する代償として心室径は拡大し，心尖拍動は触知されやすくなる．後負荷が増大している状態では，左心室からの血液の駆出時間は延長して収縮期全体に及び，拍動がⅡ音まで及んでいるような印象を与える．

所見の有用性

十分に研究されてはいないが，ある研究では左室隆起は左室肥大の予測に関して心電図検査よりも有効だったと報告されている[8]（感度88％，特異度78％）．持続性心尖拍動の存在は左室肥大の可能性を示唆する．

apex beat: tapping
心尖拍動：タッピング

概要

心尖部タッピングは短くて鋭い，収縮期の叩く（tap）ような感触であり，正常な触知部位に亢進したⅠ音と同時に触知される．

関連する病態

- 僧帽弁狭窄症（mitral stenosis）

メカニズム

僧帽弁の狭窄による左心室への血液充満の障害により，心尖部の外への動きが短縮され，心尖拍動が短く，鋭く叩かれるような心尖拍動として触知されるのではないかという説が提唱されている．

もう1つの説として，僧帽弁狭窄による左心室への血液流入障害により左室心尖部圧が上昇して，僧帽弁の閉鎖が遅延する機序が想定されている．この場合，正常時の緩徐な僧帽弁の閉鎖に代わって，肥厚した弁尖が収縮開始時の高い圧によって，勢いよく「バタンッ」と閉鎖するため[9]，Ⅰ音が触知されるのではないかと考えられている．

所見の有用性

本徴候に関する研究は限られているが，徴候が認められれば重度の僧帽弁狭窄症が示唆される．

動脈拍動

arterial pulse

　動脈拍動の波形は分類が難しく，しばしば軽視されがちな徴候である．拍動パターンの違いはわずかであり，それゆえ，動脈圧モニタリングのない状態で区別することは，初学者にとっても，熟達者にとっても，難しい（もしくは不可能）．動脈拍動は比較が容易な分類に則って議論され，臨床的に重要な波形に重点が置かれる．異常な動脈波形の発生機序とそれぞれの差異を理解するために，正常な動脈波形の基本的な見直しと重要な定義について，まず説明する．

キー・コンセプト
正常な動脈波形

　頚静脈波形と同様に，動脈拍動にも図3.2に示されるような波形が存在する．動脈波形と動脈圧は**脈波**（または圧波）と**波の反射**という2つの主な要素から成る．

脈波（pulse wave）
　脈波は指で脈を触れる際に指に対して触れる圧のことであり，左室収縮により生じる波を反映している．

波の反射（wave reflection）
　脈の触知の際に感じられる波形（動脈圧モニタリング下ではこの波形が可視化される）は，脈波や収縮の際の前方駆出血流によってのみ構成されるわけではない．血管径の狭小化や分岐により発生したインピーダンスで脈波には反射が生じ，収縮期血圧と波形は増幅される．海の波を例に考えると，この原理を理解しやすいだろう．つまり，1つの波が洋上をある方向へ向かって進んでいる最中に，反対向きに進む波とぶつかった際には，互いの衝突の結果，それぞれの波よりも大きな波が生じる，ということである[10]．

上行脚（anacrotic limb（upstroke））
　動脈波形の上行脚は主に左室収縮により生じた圧波を反映している[11]．

重拍脚（dicrotic limb）および重拍切痕（dicrotic notch）
　動脈波形の重拍脚または下行脚は左室収縮後の動脈圧の低下の過程を表しており，重拍切痕は大動脈弁の閉鎖とそれに伴って生じる弁からの後ろ向きの血流または逆流を反映している．

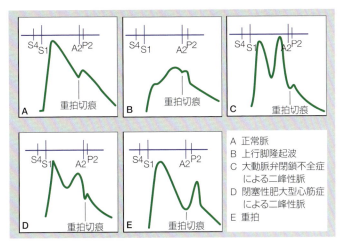

図 3.2　頸動脈拍動の形状変化

A　正常脈
B　上行脚隆起波
C　大動脈弁閉鎖不全症による二峰性脈
D　閉塞性肥大型心筋症による二峰性脈
E　重拍

Chatterjee K, Bedside evaluation of the heart: the physical examination. In: Chatterjee K et al. (eds), Cardiology. An Illustrated Text/Reference, Philadelphia: JB Lippincott, 1991: Fig 48.5. に基づく．

表 3.1　動脈拍動の種類と名称

名称	主な特徴	関連する病態
交互脈	強い脈と弱い脈が交互に触知される	進行した心不全
上行脚隆起	立ち上がりがゆっくりで，ピークが遅く，上昇が障害されている	大動脈弁狭窄症
二段脈	短い間隔で動脈拍動が2つ続いた後に長い休止が続く	重症心不全 血液量減少症 敗血症 良性（生理的）
二峰性脈	1心周期に2つの拍動：両拍動とも収縮期に認められる．収縮中期陥凹は顕著	大動脈弁閉鎖不全症 閉塞性肥大型心筋症
重拍	1心周期に2つの拍動：1つ目は収縮期，2つ目は拡張期	正常な全身血管抵抗を伴う心筋障害または1回拍出量低下状態
小遅脈	振幅が狭く，ピークの遅延した脈	大動脈弁狭窄症
奇脈		心タンポナーデ 重症喘息

重要なコンセプト
Venturi(ベンチュリー)の原理(Venturi principle)

Venturiの原理とは,液体が収斂(先細り)する管(この場合は血管)を流れる際,液体(血液)の圧力は低下するという原理であり,この圧力の低下により血管収縮が生じる〔訳者注:圧低下＝陰圧により血管壁が内腔側へ吸い付けられる〕.この原理は脈拍に関連する徴候を理解するうえで中心的な役割を担う(図3.3).

この重要性は次に続く「動脈拍動」の一連の身体所見で示されるとおりである.

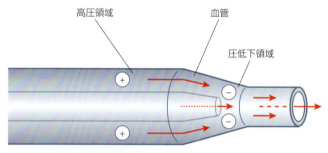

図 3.3 Venturi の原理の略図

Vender JS, Clemency MV, Oxygen delivery systems, inhalation therapy, and respiratory care. In: Benumof JL（ed）, Clinical Procedures in Anesthesia and Intensive Care, Philadelphia: JB Lippincott, 1992: Fig 13-3. に基づく.

arterial pulse: anacrotic pulse
動脈拍動：上行脚隆起波

概要

上向きの拍動が緩徐に感じられる場合には動脈波形の上行脚の立ち上がりが障害されている印象を受ける（**図 3.2B**）．この際，拍動のピークはⅡ音に近づく．

関連する病態

- 大動脈弁狭窄症

メカニズム

遅脈（本章の「動脈拍動：小遅脈（小脈／遅脈）」参照）と同様に，大動脈弁狭窄症における上行脚隆起波は**左室駆出の延長**と**大動脈のもたらす Venturi 効果**に起因するものである[10]．大動脈弁の閉塞または狭窄により，左心室からの血液の流出は延長する．延長した駆出時間により，拍動の立ち上がりを遅らせ，拍動のピークはⅡ音に接近する．弁の狭窄による Venturi 効果により大動脈腔はさらに狭小化し，拍動の立ち上がりを触知しづらくなる．

所見の有用性

上行脚隆起波は重症大動脈弁狭窄症に特異的な徴候である．この徴候を引き出すことができるようになれば，経過観察の際にも，呼吸困難と大動脈弁狭窄音（aortic stenotic murmur）を呈する救急患者を診療する際にも役に立つ．

動脈拍動：二段脈

arterial pulse: bigeminal

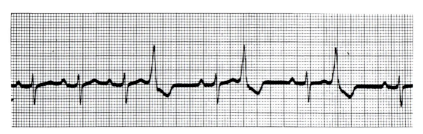

図 3.4　二段脈の連発（ショートラン）が認められる

Surawicz B, Knilans TK, Chou's Electrocardiography in Clinical Practice, *6th edn, Philadelphia: Elsevier, 2008: Fig 17.1.*

概要

名称が示すとおり，この徴候は脈拍が二峰性または双峰性であることを指す（bigeminal の bi は 2 つ，geminus は双子を意味する）．末梢の動脈拍動が短い間隔で 2 つ続いた後に長い休止があり，続いて再び短い間隔で 2 つの拍動が続く．この脈拍は不整である．

関連する病態

- 重症心不全（severe heart failure）
- 循環血液量減少性ショック（hypovolaemic shock）
- 心タンポナーデ（cardiac tamponade）
- 敗血症（sepsis）
- 良性（生理的）（benign）

メカニズム

二段脈は正常洞調律に期外収縮が続くことにより形成される．期外収縮では正常拍動よりも心拍出量が少なく，したがって，2 つの脈拍の強度は異なる．

動脈拍動：重拍

arterial pulse: dicrotic

概要

重拍とは，1つの心周期に2つの脈拍が触知されるもので，1つ目は収縮期に，2つ目は拡張期に触知される．動脈圧モニタリングをされている場合には，重拍はM字型の波形を呈する（図3.2）．

関連する病態

一般的には，心拍出量の低下と全身血管抵抗の上昇の両方を呈する若年患者で認められる．
- 心筋症／心不全（heart failure）[12]
- 弁置換術後
  （post valve replacement surgery）[13]
- 敗血症
- 血液量減少症
- 心不全

メカニズム

重拍では，重拍切痕（大動脈弁閉鎖）の後に顕著な拡張期重拍波が触知される．

重拍が出現するためには，**正常な動脈血管抵抗**と**1回拍出量低下**の併存が必要である[13,14]．

正常動脈拍動の患者（図3.2）では，波形分析での重拍波（大動脈弁に対する血流の反動によって生じると考えられている）は測定可能だが，触診で知覚するには振幅が小さすぎ，より大きな正常収縮拍動に隠れてしまうので触知できない．

1回拍出量が低下した状態では収縮波は正常より小さくなり，重拍波の拍動がより容易となる．動脈系が正常であれば（拡張期の反動波が増幅されるため），重拍が触れやすくなる[12-14]．

所見の有用性

心臓弁膜症術後に重拍を認めた場合には，予後が不良となるといういくつかのエビデンスが存在する[14]．しかし，もし重拍を触れたとしても，この徴候はしばしば二峰性拍動と混同されるため，意義は限定的である．

動脈拍動：交互脈

arterial pulse: pulsus alternans

概要

整脈だが，脈拍ごとに強い脈と弱い脈が交互に出現する状態を指す．この徴候はベッドサイドでの触診でも同定されるが，図3.5に示すように心臓カテーテル検査での動脈波形でも確認できる．

関連する病態

- 進行した左心不全
  (advanced left ventricular failure)[15-19]
- 大動脈弁疾患（aortic valve disease）

メカニズム

いくつかの機序が提唱されているが[14]，そのうちの2つの仮説が最も根拠に基づいているとされている．

1. Frank-Starling（フランク・スターリング）仮説（Frank-Starling theory）：左心室機能不全では心拍出量の低下が認められ，これにより拡張末期心室容量は増加する．この容量増加に伴って心筋はより伸展され，Frank-Starling仮説に基づいて，続く心筋収縮はより強力と

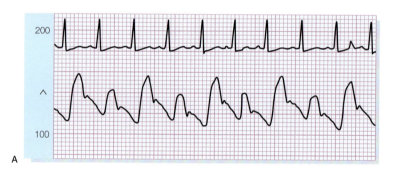

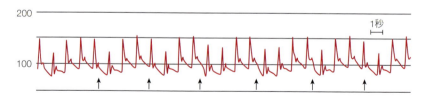

図3.5 動脈圧波形．拍動ごとの形態変動

A：交互脈．B 奇脈．自発的吸気の間に認められる顕著な収縮期血圧と脈圧の低下（矢印）は心タンポナーデに特徴的である．

Ragosta M, Cardiac Catheterization, *Philadelphia: Saunders, 2010; Ch 6, 58-74.* © *2010 Saunders; Mark JB,* Atlas of Cardiovascular Monitoring, *New York: Churchill Livingstone, 1998; Figs 3-3, 18-10.*

なり，強い脈拍を生み出す．強力な収縮を終えると拡張末期心室容量は減少し，続く脈拍はより弱いものとなる．

2. **先天的拍動間変動**(Inherent beat-to-beat variability)：心筋収縮には生来の変動性が存在するとの概念に基づく仮説が存在する．つまり，心筋の変力状態は変化させることが可能であり，したがって1回の拍動と続く拍動の間での収縮力も変動するという考え方である．

その他にも次のような機序が提唱されている[15]．

- 強い収縮後に，心室が完全に弛緩ができないことにより，拡張期の心室充満が不完全となる．
- 前負荷および後負荷の変化．
- 交感神経系と圧受容体の影響．
- 心筋活動電位の変化．
- 細胞内カルシウム濃度の変動[10,20]：左心室拡張障害では，カルシウム再取り込みの遅延により駆出時間が延長する．

所見の有用性

良質な研究は乏しいが，複数の研究で本徴候と左心室障害との相関が示唆されている[16-19]．

動脈拍動：二峰性脈

arterial pulse: pulsus bisferiens

概要

図 3.2A に示されるように，正常な動脈は収縮中期陥凹（mid-systolic dip）で分けられた 2 つの収縮ピークで特徴付けられるが，しばしば最初の収縮ピークだけが触知される．最初の収縮ピークは速い左心室駆出により生じ，2 回目のピーク末梢血管への打撃と，それに伴う反射により形成される．

二峰性脈では，2 つのピークがともに増強され，その結果として収縮中期陥凹と 2 つの収縮ピークが触知される．この所見は図 3.2C と図 3.6 に示されるとおりである．

関連する病態

一般的なもの

- 大動脈弁閉鎖不全症
- より軽度な大動脈弁狭窄症を伴う大動脈弁閉鎖不全症
- 肥大型心筋症（hypertrophic cardiomyopathy）

あまり一般的でないもの

- 巨大な動脈管開存症（large patent ductus arteriosus）：まれ
- 動静脈瘻（arteriovenous fistula）：まれ

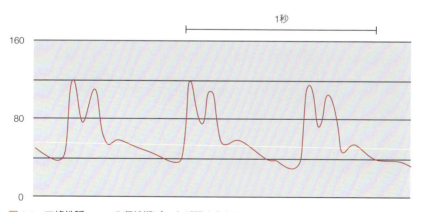

図 3.6　二峰性脈．2 つの収縮期ピークが認められる

メカニズム

大動脈弁狭窄症を伴う大動脈弁閉鎖不全症では Venturi 効果により脈拍の異常が生じる．つまり，大動脈弁を通り抜ける速い血流が大動脈壁を吸い付け，これにより血流が急激に減少して動脈波形における収縮期の2つのピークの間に凹みが形成される[21-23]．

これは上行脚隆起波と同様の機序だが，大動脈弁狭窄症では Venturi 効果により**正常な**拍動が減弱するのに対して，大動脈弁閉鎖不全症では，強力な左室収縮による1回拍出量の**増加**で拍動の振幅も正常よりも大きくなり，左心室から駆出された血流の逆流が加わることもあり，最初の収縮ピークはより顕著となる（図 **3.2C**）[10]．

肥大型心筋症

肥大型心筋症では，心肥大による収縮亢進により，収縮期の頚動脈拍動は鋭利ですばやく立ち上がり，続いて左室流出路閉塞により速やかに減弱する．Venturi 効果により僧帽弁尖が心室中隔へ引き込まれることも流出路狭窄の増悪と，より顕著な波形の「凹み」の原因となる．2番目のピークは反射波を反映していると考えられている[24]．

所見の有用性

中等度～重度大動脈弁閉鎖不全症の患者に関する記載は存在するものの[21-23]，本徴候のエビデンスに関する詳細な研究はない．この徴候がベッドサイドで認められることはまれであり，この徴候の臨床的意義は限られたものである．

動脈拍動：小遅脈（小脈／遅脈）

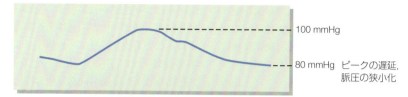

図 3.7 大動脈弁狭窄症による小遅脈（振幅が小さく立ち上がりが遅い）

Andreoli TE, Benjamin IJ, Griggs RC, Wing EJ. In: Andreoli and Carpenter's Cecil Essentials of Medicine, 8th edn. Philadelphia: Elsevier, 2011: Chapter 4, 32–45, Figure 4.2.

概要

小遅脈とは頸動脈拍動が小さく触れ（小脈（parvus））、拍動のピークが遅延している（遅脈（tardus））ことを指す（つまり拍動のピークはⅡ音に接近している）。

関連する病態

- 大動脈弁狭窄症

メカニズム

大動脈弁狭窄症では左室駆出率（rate of ejection of blood from the left ventricle）〔訳者注：駆出率 rate of ejection ＝駆出量／時間であり、駆出の速さを意味する〕が低下し、同時に駆出時間が延長する。この結果、拍動の振幅は減少して拍動は減弱する。

拍動の遅延は下記の機序の複合的な効果により生じると考えられている。

- 流路狭窄による左室駆出率の低下
- 閉塞部位より遠位の血管のコンプライアンス（伸展性）
- Venturi 効果

大動脈弁の狭窄により血液が左心室から大動脈へ駆出される速度は低下する。血流が狭窄を越えると、血管内圧と大動脈への駆出率がともに低下する。Venturi 効果により動脈壁が吸い付けられ、動脈腔が狭小化することでこの機序はさらに増悪して動脈拍動は遅延する。

複数の研究により[25]、狭窄部以遠の血管壁コンプライアンス低下による高周波数帯での動脈波の減衰、また、下流での拍動の減少が、脈の遅延の原因となることが示されている。

所見の有用性

ベッドサイドでの触知や認識が困難な他の脈拍に関する徴候とは違い、小遅脈は容易に感じとることが可能で、なおかつ、同様に重要な診察所見である収縮期雑音を有する患者の診察において重要な徴候である。

小脈が認められれば、中等度～重度大動脈弁狭窄症の予測に有用とされており[26,27]、重度大動脈弁狭窄症の診断に関して、感度74～80%、特異度65～67%、陽性尤度比2.3 と報告されている。

重度大動脈弁狭窄症における遅脈に関しては妥当なエビデンスがあり[28]、健常人ではⅠ音の近くで触知される拍動が、

大動脈弁狭窄症の狭窄度合いが重度であればあるほどⅡ音に接近して触知されることが知られている．いくつかの研究によれば遅脈の重度大動脈弁狭窄症における感度は31〜90%，特異度は68〜93%，陽性尤度比3.7と報告されている[26,27,29,30]．

動脈拍動：洞性不整脈

arterial pulse: sinus arrhythmia

概要

末梢動脈の触診により，吸気・呼気の際の生理的心拍数変動を感じることができる．心拍数は吸気で速くなり，呼気で遅くなる．

関連する病態

なし．この徴候は生理的なものである．

メカニズム

心拍数は主に延髄と交感神経系の調整を受けている．副交感神経は疑核から迷走神経（第X脳神経）を経て洞房結節を介して心拍数を調整している．呼気では迷走神経が刺激され，洞房結節での作用が亢進して心拍数が抑制される．吸気では逆の現象を生じる．つまり，吸気時には抑制シグナルが惹起され，疑核および迷走神経から心臓への副交感神経シグナルが抑制され，その結果，心拍数は速くなる．

所見の有用性

この過程は生理的なものであり，もし欠如していれば神経学的な異常を示唆する可能性がある．一般的にこの徴候の持つ臨床的意義は乏しい．

徐脈

概要
心拍数60拍/分未満と定義される．

関連する病態
個別の原因は列挙が困難なほど非常に多岐にわたる．下記に示すものが含まれるが，原因はこれらに限らない．

一般的なもの
- 心筋梗塞（myocardial infarction）
- 洞結節疾患（sinus node disease）
- 薬剤（drug）（例：β遮断薬（beta blocker），カルシウム拮抗薬（calcium channel blocker），アミオダロン（amiodarone））
- 甲状腺機能低下症（hypothyroidism）
- 洞房結節疾患（AV nodal disease）
- 心臓ブロック（heart block）
- 心臓の加齢性変化／変性

あまり一般的ではないもの
- 細胞低酸素（cellular hypoxia）
- 心筋炎（myocarditis）
- 電解質異常（electrolyte imbalance）
- 炎症性疾患（例：全身性エリテマトーデス（SLE：systemic lupus erythematosus））
- 閉塞性睡眠時無呼吸（obstructive sleep apnoea）
- ヘモクロマトーシス（haemochromatosis）
- 先天性異常

メカニズム
徐脈の基礎疾患の機序は多岐にわたる．最終共通経路として，徐脈は次のような原因で引き起こされる．
- 心臓内での電気的インパルス伝達の障害や遮断．
または
- 心臓への迷走神経緊張の増大．

迷走神経緊張の異常は洞房結節，房室結節，His（ヒス）束，左脚，右脚のいずれの部位でも生じうる．

心筋梗塞
心筋梗塞，特に右冠動脈（大半の人において洞房結節および房室結節を栄養している）の閉塞は心臓ブロックをきたしうる．洞房結節・房室結節への血流供給不全は虚血により洞房結節・房室結節の機能異常をきたす．

細胞低酸素
あらゆる原因（通常は虚血によるが）による低酸素は洞房結節の膜電位の脱分極をきたし，徐脈の原因となり，重度の低酸素血症ではペースメーカー活動は完全に停止する．

洞結節疾患
洞結節の傷害や変性は，不整な発火，静止，ブロックを伴う発火のようなさまざまな問題を引き起こす．これらの全ての異常が徐脈の原因となる．

心臓ブロック

心房，房室結節，His 束，脚への障害やこれらの部位で生じる混乱は，心臓での刺激伝導を遅延させて心臓ブロックを引き起こす．

電解質異常

特にカリウムは，洞房結節・房室結節のみならず心筋細胞の膜電位へも影響を及ぼし，血清カリウムの顕著な変動は膜の分極や心拍数に影響を及ぼす．低カリウム血症でも高カリウム血症でも徐脈は起こりうるが，高カリウム血症に関連することがより多い．

ヘモクロマトーシス

鉄の浸潤により心筋細胞と刺激伝導系はともに障害され，徐脈をきたすことがある．

薬剤

薬剤はさまざまな機序で徐脈を引き起こす．
- カルシウム拮抗薬は，洞房結節での活動電位時の遅い内向きの Ca^{2+} の流入を遅延させる．
- β遮断薬とムスカリン作動薬は自律神経受容体に直接作用して交感神経活動を抑制し，副交感神経活動を賦活する．
- ジゴキシンは房室結節に対する迷走神経緊張を高め，心拍数を低下させる．

所見の有用性

徐脈の原因となる病態が非常に多いため，この徴候の特異性は低い．しかし，徐脈となる特段の理由がなく，脈拍が正常であるべき患者で徐脈を認める場合には，ただちに対応を開始する必要がある．

Buerger(バージャー)徴候

Buerger's sign

概要

血管疾患が疑われる患者では，患者を仰臥位にして下肢を2～3分間挙上すると足が蒼白になり，そのまま患者に坐位を取らせて下肢を下垂させると下肢が暗赤色になる．

関連する病態

- 末梢血管疾患
 (peripheral vascular disease)

メカニズム

塞栓または血栓による部分的または完全な下肢動脈の閉塞により，下肢遠位や足への血流は制限され，下肢挙上により血流はさらに悪化し，足は蒼白になる．足を地面の近くへ近付けると重力により下肢遠位への血流が改善し，代償性の末梢動脈拡張(循環障害に対する反応)の影響もあり，下肢は赤色へ変化する．

所見の有用性

本徴候が陽性となった場合には重度の下肢虚血が示唆されるため，ただちに治療を考慮すべきである．

capillary return decreased/capillary return delay

毛細血管還流減少／毛細血管還流遅延

概要

圧迫部位に，白くなるのに十分な圧をかけた後，その部分の末梢毛細血管床が正常な血色に再び戻るまでに時間がかかることを言う[31]．還流遅延は通常2～3秒以上を要する場合を指す．

関連する病態

- 高張性脱水（dehydration）〔訳者注：本邦ではdehydrationもhypovolemiaも「脱水」と表現されることが多いが，英語では「dehydration：高張性（細胞内）脱水」と「hypovolaemia：血液量減少症」は明確に区別される〕
- 血液量減少症（hypovolaemia）
- 末梢血管疾患
- 末梢循環不良（decreased peripheral perfusion）（例：心不全）

メカニズム

正常な末梢循環を形成する要素は複雑であり，正常な毛細血管循環は駆動圧，細動脈緊張，毛細血管の開存と密度に基づいて規定される．したがって，裏を返せば，毛細血管循環は，細動脈の血管収縮や毛細血管還流の減少をきたすノルアドレナリン，アンジオテンシンⅡ，バソプレシン，エンドセリン1，トロンボキサンA_2（TXA_2）や，反対に血管を拡張させて毛細血管還流を増強するプロスタサイクリン，一酸化窒素，局所代謝産物などのさまざまな要素の影響を受けることになる．これらの要素の相互作用によって，圧迫され蒼白になった後の血液再充満が決定されると考えられている．ただし，この仮説を支持する科学的根拠は乏しい．

脱水のメカニズム

脱水状態では，前負荷，ひいては心拍出量を維持するために，体液を末梢から中枢へ再分布させようとする代償機構が働く．交感神経系も賦活され，局所の末梢神経や神経内分泌機序により，末梢血管収縮が引き起こされる．この結果，毛細血管床を循環する末梢循環は減少し，毛細血管還流は減少・遅延する．

末梢循環不良のメカニズム

心不全では前方駆出血流や遠位毛細血管床を効果的に還流する「駆動圧」が欠如する．生体は前方駆出血流の低下に対して，代償として，交感神経系亢進，レニン－アンジオテンシン系，バソプレシンやその他の機序を介して血管収縮を引き起こし，末梢毛細血管床の再充満までの時間に変化をきたす．

ショック状態のメカニズム

ショック状態（特に敗血症）では，血管収縮物質と血管拡張物質との不均衡と血管内皮障害により，微小血管床血流の障害が生じると考えられている[31]．

動静脈シャントを含むその他の病態では，毛細血管血流の欠如，間欠的還流，毛細血管透過性亢進，間質浮腫，白血球由来または赤血球由来の血栓により，機能する毛細血管の密度や毛細血管再充満が減少しうる[31]．

所見の有用性

　毛細血管還流減少／遅延という徴候には，評価者間で評価がばらつくという問題がある．加えて，異常(pathology)がなくても体温や年齢によって再充満時間は変化する．小児に関しては，毛細血管還流減少／遅延には確かなエビデンスがあり，小児の診療では頻繁に使用されている．成人に関しても明らかに異常である場合にはきわめて有用である．

- ある観察研究によれば，小児では毛細血管再充満時間(CRT：capillary refill time)が3秒より長ければ100 mL/kg以上の体液喪失を示唆すると報告されている[32]．
- あるシステマティック・レビューによれば，先進国の小児においてCRT延長は最も強力な警告徴候の1つであった[33]．
- 478例に及ぶ患者の研究に関する総説では，CRTは小児における5%の脱水を予測する最も有効な独立した徴候であり，陽性尤度比4.1，感度60%，特異度85%と報告されている[34]．

心臓悪液質 cardiac cachexia

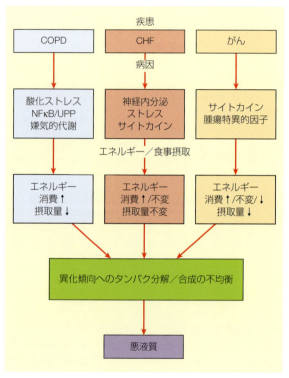

図 3.8 慢性閉塞性肺疾患（COPD），うっ血性心不全（CHF），がんにおける悪液質の病因

Stephens NA, Fearon KCH. Anorexia, cachexia and nutrition, Medicine *2007; 36 (2): Fig 3.*

概要

心不全の患者に認められる重度の消耗状態であり，全ての組織で消耗が起こるが，特に筋組織で顕著である．現在のところ，定義として，悪液質（cachexia）をきたす他の病態（がんや甲状腺機能亢進症）が存在せず，また，ダイエット等の意図のない，浮腫にも関係のない体重減少が6カ月間で6％を超える場合とされている[35]（BMIは考慮されない）．

関連する病態

- うっ血性心不全

メカニズム

心臓悪液質の発症機序は多因子に依存

しており，複雑である．次に示す要素が重要な要因に含まれる．

- **神経内分泌異常**：心不全に対する拮抗反応としてアンジオテンシンⅡ，アルドステロン，レニン，カテコラミン活性レベルは増大するが，これによる基礎エネルギー消費の増大はエネルギー代謝を異化方向へ変化させる[35]．
- **免疫系賦活(activation)**：心筋障害，腸管壁浮腫と腸内細菌の増加により免疫反応が惹起され，腫瘍壊死因子-α（TNF-α：tumour necrosis factor-α）やその他のサイトカインの過剰発現をきたす．これにより代謝率亢進，タンパク質合成抑制，タンパク質分解やその他の異化プロセスが引き起こされる[35,36]．
- 神経内分泌，免疫系，その他の因子により，エネルギー摂取減少や食欲に応じて偏った食欲亢進(エネルギー摂取増加)または食思不振(エネルギー摂取減少)が引き起こされる．
- **吸収不良**：うっ血性心不全による腸管壁浮腫により栄養吸収が阻害され，腸管透過性の変化によりエンドトキシンの血流への流入を許容することになり，さらに免疫系が刺激される[35]．
- **細胞低酸素**：慢性的な低心拍出状態では細胞が必要とする正常量の酸素が供給されず，代謝効率が悪化して同化から異化傾向となる[37]．

所見の有用性

心臓悪液質はうっ血性心不全患者の13〜36%に認められるのみだが[35]，心臓悪液質の発症は予後不良の前触れとなる．

頚動脈血管雑音

carotid bruit

概要

頚動脈で聴取される高調で吹くような駆出性雑音．

関連する病態

一般的なもの
- 頚動脈狭窄症（carotid artery stenosis）

あまり一般的でないもの
- 動静脈奇形（AV malformation）

高拍出状態：
- 貧血
- 甲状腺中毒症

メカニズム

総頚動脈，内頚動脈，外頚動脈の粥状硬化によって生じる乱流により血管雑音を生じる．

所見の有用性

よく研究されており，結果は多様（mixed value）である．健常成人では約1％に認められる[38]．

無症状の患者での頚動脈血管雑音は，脳血管疾患と心イベント（cardiac event）のリスク増加に関連する[39]．

頚動脈狭窄症がすでに確認されている場合には，血管雑音が存在すれば脳卒中のリスクは3倍高くなる[39]．しかし，頚動脈血管雑音を診断ツールとして使用する場合，高度狭窄の拾い上げに関する診断性能の報告にはばらつきがあり，特異度29～76％，感度61～94％と報告されている（陽性尤度比1.6～5.7）[40-44]．

まとめると，無症状の患者で頚動脈血管雑音を聴取した場合には，おそらく精査が必要だろう．しかし，血管雑音の性状から頚動脈狭窄の程度を予測することは困難である．

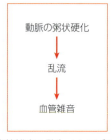

図3.9 血管雑音の発生メカニズム

Cheyne–Stokes breathing

Cheyne–Stokes(チェーン・ストークス)呼吸

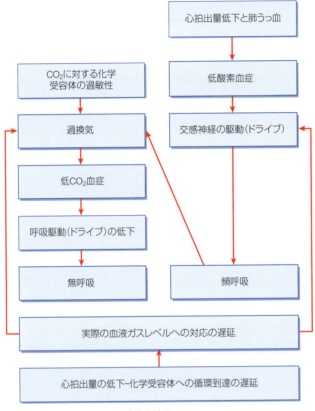

図 3.10　Cheyne–Stokes 呼吸の流れ

▶ Video 3.1*

概要

Cheyne–Stokes 呼吸は学術的には，1回換気量の漸増・漸減を繰り返しつつ，無呼吸と頻呼吸を繰り返す呼吸様式と表現され，臨床的には，リズムのある呼吸の深さの漸減・漸増として認められる．患者は短時間，深呼吸をした後に，極度の浅呼吸となり，あるいは呼吸が停止する[45]．この徴候は睡眠ポリグラフでも図 3.11 のように確認でき，フローを見ると，胸腹部が無呼吸へとつながるリズミカルな運動をしている．

＊Student Consult の同ページまたは「Videos」から動画にアクセス

Cheyne-Stokes(チェーン・ストークス)呼吸 Cheyne-Stokes breathing

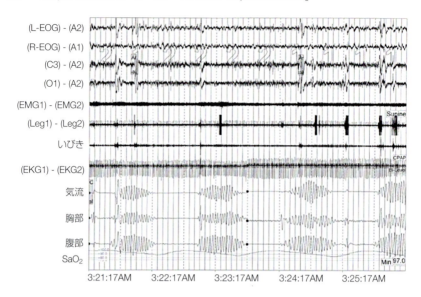

図 3.11 Cheyne-Stokes 呼吸を呈する患者の睡眠ポリグラフ
気流と胸部運動が記録された期間に引き続き,無呼吸の期間が記録されている.

関連する病態

一般的なもの
- うっ血性心不全 [45]
- 脳卒中(stroke)

あまり一般的でないもの
- 外傷性脳損傷(traumatic brain injury)
- 脳腫瘍(brain tumour)
- 一酸化炭素中毒
  (carbon monoxide poisoning)
- モルヒネ投与(morphine administration)

メカニズム

脳幹部呼吸中枢(不随意的呼吸を司る)への障害や異常.

うっ血性心不全におけるメカニズム

化学受容体,自律神経系,脳幹部へ影響を及ぼす次のようないくつかの代謝異常が同定されている.

- 脳幹部の中枢性化学受容体の動脈二酸化炭素分圧の変化に対する過敏性により,過呼吸が引き起こされることがある.この「吐き出し(blowing off)」により二酸化炭素分圧の顕著な低下が引き起こされ,中枢性無呼吸をきたす [46,47].この無呼吸により二酸化炭素が蓄積され,呼吸中枢が駆動され,同様の周期が再始動する.
- 心拍出量低下と肺うっ血に伴う低酸素血症は過換気を引き起こし,その結果として低二酸化炭素血症と無呼吸をきたす [48].
- 低酸素血症と高二酸化炭素血症は呼吸中枢の感受性亢進に関連しており,呼吸の不均衡をきたす [49].
- 心拡大と肺うっ血により肺の酸素およ

び二酸化炭素の備蓄は減少し，特に睡眠中の呼吸周期は不安定で変動しやすくなる．
- 心拍出量が減少している状態では，循環の遅延により，酸素化された血液が末梢の化学受容体に到達して換気が調整されるまでにより長時間を要する．これに対して，延髄の呼吸中枢はpHの変動を感知し，神経系を介してただちに呼吸を刺激して二酸化炭素濃度を低下させることが可能である．このように循環系のフィードバックが相対的に緩徐であることにより，動脈ガス分圧の変化はしばしば遅延して真に現在の状態を反映したものではなくなり[48]．呼吸賦活の不足・過剰や延髄における呼吸調整に対する非効果的なフィードバックを引き起こす．
- 心不全患者では交感神経系の過剰な活性化によりアドレナリンが増加している[49]．アドレナリンは分時換気量の増加をきたし，これにより二酸化炭素の吐き出しを増加させて，低二酸化炭素血症と無呼吸を引き起こす．

所見の有用性

Cheyne-Stokes呼吸は左室駆出率40%未満の患者では一般的に認められ，うっ血性心不全患者の50%で認められる，有用な徴候である．いくつかの研究により，Cheyne-Stokes呼吸を呈する心不全患者は同徴候を呈さない患者よりも予後不良であることが示されている．

ばち指 clubbing

ばち指

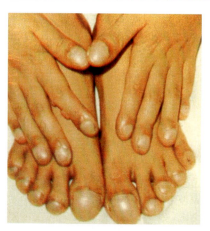

図 3.12　手指および足趾のばち指
Marx JA, Hockberger RS, Walls RM et al.（eds）, Rosen's Emergency Medicine, 7th edn, Philadelphia: Mosby, 2009: Fig 29.2. より許可を得て転載.

概要

指趾遠位〔訳者注：原書では finger（手指）と記載されているが，足趾にも同様の所見を呈するので「指趾」とした〕と爪床の特徴的な膨らみのことであり，しばしば次のような病期（stage）を用いて説明される．

1. 爪床の軟化．これにより爪を圧迫するとスポンジのような感触を呈する．
2. 爪床−爪甲間の正常な角度（165°未満）の喪失
3. 爪の凸型の増生
4. 指趾遠位部の厚みの増加
5. 爪と皮膚の光沢と線条の出現

関連する病態

ばち指には多岐にわたる鑑別診断が存在する．ばち指の大半は両側性であり，片側性のばち指はきわめてまれで，片麻痺の患者，血液透析シャントを有する患者，尺骨動脈における動静脈奇形の患者で認められることがある．

肺疾患，悪性腫瘍による原因が大半を占める（表3.2）．

メカニズム

ばち指の発症機序を説明するために数多くの仮説が提唱されてきたが，ばち指をきたす基礎疾患ごとの発症機序は未だに不明である．血管拡張と末梢爪床の増殖が中核をなす機序であると考えられており，MRIを用いた複数の小規模研究で示されている[50]．しかし，なぜ血管拡張が引き起こされ，他の要素がどのように発症に寄与するのかは不明である．肺はばち指をきたす物質が末梢循環にまで達するのを阻害する役割を果たしていると考えられている．この仮説は未治療の動脈管開存症の患者で足趾に限局したばち指が観察される事実からも支持される．動脈管開存症では，動脈管を介して，肺動脈からの血流が肺を迂回して下行大動脈へシャント（短絡）すると考えられている．

現在最も受け入れられている説明は**血小板および血小板由来増殖因子**（PDGF：platelet-derived growth factor）に関連した説である[51]．ただし，この仮説は片側性ばち指を説明できず，したがってばち指を呈する全ての症例の説明には適応できない．

健常人では巨核球は肺で分断され，血小板となるという仮説が提唱されてい

表 3.2　両側性ばち指の原因

腫瘍性	肺性
気管原性がん リンパ腫 胸膜腫瘍	囊胞性線維症 石綿肺 肺線維症 サルコイドーシス 肥大性肺性骨関節症（HPOA）

心原性	消化器系
チアノーゼ性心疾患 心内膜炎	炎症性腸疾患 肝疾患 セリアック病

感染性	内分泌性
結核 感染性心内膜炎 ヒト免疫不全ウイルス感染症	甲状腺疾患

る．肺での巨核球の分裂が起こらなければ，巨核球は四肢末梢の小血管に詰まり，末梢血管に引っかかった巨核球は，その場でPDGFを分泌し，それにより細胞の集簇と筋細胞・線維芽細胞の増殖が誘発される．この細胞増殖により，特徴的なばち指が形成されると考えられている．

したがって，正常な肺循環に影響を与えるあらゆる病態（心臓シャントや肺疾患など）で巨核球が分断されずに末梢循環へ流入する可能性がある．

腸疾患に関しては，一部の症例で認められる多血症と肺の動静脈奇形が発症に関与しているのではないかと示唆されている．肺がんおよび肥大性肺性骨関節症（HPOA：hypertrophic pulmonary osteoarthropathy）の症例の一部では血管内皮増殖因子（VEGF：vascular endothelial growth factor）が同定されており，VEGFが指趾末梢の過形成に寄与しているのではないかと考えられている．

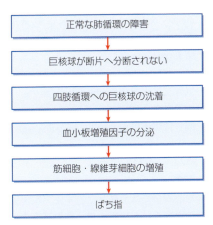

図 3.13　提唱されているばち指の発生メカニズム

所見の有用性

ばち指はほぼ病的であり，精査の対象となる．しかし，ばち指がないからといって，基礎疾患を除外することはできない．

クラックル(ラ音)またはレイル

概要

肺の聴診の際に吸気または呼気で聴取される，弾けるようなパチパチ，カタカタ，カチカチとした雑音を指す．

関連する病態

一般的なもの
- 左心不全(left heart failure)／肺水腫(pulmonary oedema)：古典的には吸気中期〜終末期
- 肺炎(pneumonia)
- 無気肺(atelectasis)
- 気管支拡張症(bronchiectasis)
- 気管支炎(bronchitis)
- 間質性肺疾患(interstitial lung disease)

メカニズム

心不全

左心不全では上昇した左室圧・左房圧が肺血管系にも影響する．肺血管系の血圧が19 mmHgを上回ると肺間質および肺胞へ液体が漏出し，肺胞は漏出液で満たされ，虚脱する．患者が吸気をすると，虚脱した肺胞が空気で満たされ，「ポンッ」と開放されるため，吸気時のクラックル(ラ音)が聴取される．

その他

肺炎，喀血，炎症性疾患やその他の原因による肺胞や細い気道への喀痰，老廃

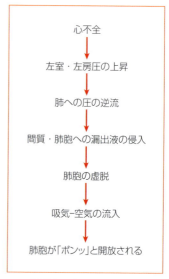

図 3.14 心不全におけるクラックル(ラ音)の発生メカニズム

物，粘液，血液または膿の貯留によって肺胞が虚脱し，「ポンッ」と開放されることによりクラックル(ラ音)が生じる．

所見の有用性

クラックル(ラ音)またはレイルは急性心不全で最もよく認められる徴候で，急性心不全患者の66〜87%で認められる[52,53]．肺疾患の合併のない急性心不全でのクラックル(ラ音)はきわめて特異的である．慢性心不全では，代償性のリンパ廃液路増加により漏出液がより効率的に排泄されるため，本徴候の意義は低くなる．

チアノーゼ cyanosis

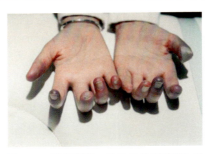

図 3.15 罹病期間 2 年の SLE に罹患した 22 歳女性の手の写真

手指の末端壊死を伴う極度の末梢血管攣縮とチアノーゼ（右母指は包帯で被覆されている）．

Williams RC, Autoimmune disease etiology – a perplexing paradox or a turning leaf? Autoimmun Rev 2007-03-01Z, 6(4): 204–208, Fig. 2. Copyright © 2006.

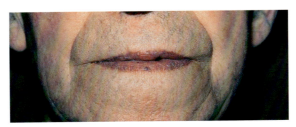

図 3.16 口唇の中枢性チアノーゼ

Douglas G, Nicol F, Robertson C, Macleod's Clinical Examination, 13th edn, Fig 3.6.

チアノーゼ：中枢性

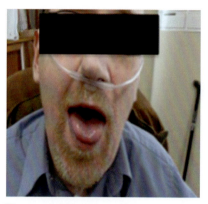

図 3.17　中心性チアノーゼ
McMullen SM, Ward P. Cyanosis. The American Journal of Medicine 2013; 126(3): Fig B.

概要

舌，口唇，粘膜の青色～紫色の色調変化．

関連する病態

一般的なもの

- 心原性
  - 先天性心疾患：5T と 2E
    - 大血管転位症（Transposition of the great arteries）
    - Fallot（ファロー）四徴症（Tetralogy of Fallot）
    - 三尖弁閉鎖症（Tricuspid atresia）
    - 総動脈幹症（Truncus arteriosus）
    - 総肺静脈還流異常症（Total anomalous pulmonary venous return）
    - Ebstein（エブスタイン）奇形（Ebstein's anomaly）
    - Eisenmenger（アイゼンメンジャー）現象（Eisenmenger physiology）

〔訳者注：Eisenmenger 症候群（Eisenmenger syndrome）は，左右短絡を有する非チアノーゼ性先天性心疾患において，肺血流増加に伴う肺動脈リモデリングにより肺血管抵抗が上昇して右左短絡を呈するものを指す．一方，Eisenmenger 現象（Eisenmenger physiology）とは，チアノーゼの有無によらず，短絡性心疾患に伴う持続的な肺血流増加により肺血管抵抗が増大し肺高血圧となるもので，「Eisenmenger 化」とよばれる病態を指す〕

  - 心不全（heart failure）
- 呼吸性
  - 換気血流不均衡（例：肺炎による）
  - 過換気

あまり一般的でないもの

- 心原性
  - 大血管転位症
  - Eisenmenger 症候群
- 血液疾患
  - メトヘモグロビン血症（methaemoglobinaemia）
  - サルファヘモグロビン血症（sulfhaemoglobinaemia）
- 呼吸性
  - 肺静脈瘻
  - 肺内シャント

メカニズム

中枢性チアノーゼにおいて重要な点は，酸素化されていない血液が心臓から

拍出されるという点である．つまり，末梢に到達する以前にもかかわらず酸素化されていない血液が動脈系循環に存在するということであり，これは**酸素飽和度が低いことおよび／または異常なヘモグロビンによるもの**である．

心原性(cardiac)

心原性の中枢性チアノーゼでは，主に動脈血への静脈血の混入やシャントにより，動脈の酸素飽和度が低下する．先天性心疾患の多くでは静脈血と動脈血との混合をきたす物理的な欠損や連絡路が存在する．例えば，Fallot四徴症では，心房中隔欠損により心室内で動脈血・静脈血が混合される．これにより左室から流出する時点で，すでに血液の酸素飽和度は正常より低くなっている．

呼吸性

血液と肺における換気血流不均衡やシャントは不適切な血液の酸素化により，肺から流出する血液中の脱酸素化されたヘモグロビンの量が増加し，酸素飽和度の低下をきたす．

血液疾患(Haematological)

メトヘモグロビン血症は正常な第一鉄(Fe^{2+})を含むヘモグロビンがメトヘモグロビン(Fe^{3+})に置き換えられた状態である．

メトヘモグロビンは第一鉄(Fe^{2+})の第二鉄(Fe^{3+})への酸化により形成され，酸素運搬能を欠く．メトヘモグロビン血症では酸素解離曲線が左向へ移動し，酸素供給が減少して組織低酸素をきたす．メトヘモグロビン血症は遺伝性のこともあるが，より一般的には後天的である．いくつかの薬剤や化学物質（ダプソン，硝酸アミル，スルホンアミド等，多数）が鉄の酸化を引き起こしうる．

いったん十分量のメトヘモグロビンが出現すると，末梢組織で酸素が解離されなくなる．脱酸素化ヘモグロビンの量に応じて組織低酸素が生じ，チアノーゼをきたす．メトヘモグロビン量が1.5g/dL以上またはメトヘモグロビンがヘモグロビン全体の15％以上を占めるとチアノーゼをきたしうる[54]．

中枢性チアノーゼ

　中枢性チアノーゼは，**毛細血管・小静脈血管症**における脱酸素化ヘモグロビンの**絶対量**増加により引き起こされる皮膚，粘膜の青色〜紫色調の色調変化のことである．

　以下の2つの最終共通経路により，チアノーゼをきたしうるヘモグロビンの脱酸素化が起こる．

1. チアノーゼをきたす部分における静脈血の増加
2. 酸素飽和度の低下

　チアノーゼをきたすのに必要とされる脱酸素化ヘモグロビンの量は50g/L（5g/dL）である．ヘモグロビンの総量がチアノーゼをきたすのに必要とされる脱酸素化に影響する点が重要である．

　例えば，ヘモグロビン60g/L（6g/dL）の重症貧血の患者では，脱酸素化（還元）されたヘモグロビンの割合が60%（36g/L（3.6g/dL））でも患者はチアノーゼを呈さない．一方，ヘモグロビン180g/L（18g/dL）の多血症患者では脱酸素化されたヘモグロビンが28%（50g/L（5g/dL））のみでも患者はチアノーゼを呈する．

　換言すれば，チアノーゼを起こすのは脱酸素化ヘモグロビンの絶対量であり，**相対量ではない**ということである[55]．

チアノーゼ：末梢性

cyanosis: peripheral

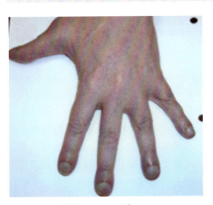

図 3.18　末梢性チアノーゼ
McMullen SM, Ward P. Cyanosis. The American Journal of Medicine *2013; 126（3）: Fig A.*

概要

　四肢や指趾に認められる青色〜紫色調の色調変化．

関連する病態

一般的なもの
- 寒冷曝露（cold exposure）
- 心拍出量低下（例：うっ血性心不全）
- Raynaud（レイノー）現象（Raynaud's phenomenon）（第 1 章「筋骨格系の所見」参照）

あまり一般的でないもの
- 動脈閉塞（arterial obstruction），静脈閉塞（venous obstruction）

メカニズム

　末梢性チアノーゼは四肢における**血流遅延と酸素消費増大**により引き起こされる．

　人体が寒冷に曝されると，暖かさを維持するために末梢血管収縮が生じる．これにより末梢への血流が減少し，酸素が血液から失われるまでの時間が長引く．このため，より多くの脱酸素化された血液が末梢血中に存在することになる．

　同様に，うっ血性心不全では，心拍出量の低下により（血圧と静脈還流を維持するための）血管収縮が起こり，末梢への血流が減少する．

Ewart(エワート)徴候

概要

下記の徴候の組み合わせである．
- 左肩甲骨付近の打診での濁音
- ヤギ音(声音振盪の増強)
- 左肺の気管支呼吸音

関連する病態

- 心嚢液貯留(pericardial effusion)

メカニズム

大量の心嚢液貯留により左肺が圧排され，硬化(consolidation)や無気肺(atelectasis)をきたし，これにより打診での共鳴音が変化する．もし心嚢液が肺を虚脱させ硬化させるほどに大量であれば，声音振盪の増強と気管支呼吸音が認められることになる(声音振盪増強と気管支呼吸音に関しては第2章「呼吸器系の所見」参照)．

hepatojugular reflux (also abdominojugular reflux)
肝頚静脈反射（または腹部頚静脈反射）

▶ Video 3.2

概要

　右上腹部（肝臓のある部位）を強く圧迫すると頚静脈圧はより明確に視認され，時により高い部位で確認できるようになる．頚静脈圧が15秒以上にわたって3 cmH₂Oよりも高く上昇する場合に肝頚静脈反射を陽性とする．

関連する病態

- 右室障害（収縮障害または拡張障害）をきたすあらゆる病態
- 体液過剰を伴う心不全
- 右室後負荷の増大
- 肺性心（cor pulmonale）

（注：肝頚静脈反射は心タンポナーデでは**認められない**）

メカニズム

　右上腹部の圧迫により下大静脈から右心系への静脈還流は補助される．病的あるいは負荷のかかった患者では，血管収縮により末梢静脈のコンプライアンス（伸展性）が低下して正常よりも柔軟性を失っているため[56]，圧迫による追加的な静脈還流により中心静脈圧などの静脈圧が上昇し，頚静脈圧の上昇として示される．

　加えて，右心系への静脈還流量の増加により（右心障害，例えば，収縮性心外膜炎での心外膜による右室拡張制限や，心不全における高い充満圧により）右心房と右心室の収縮末期血圧と拡張期血圧は上昇し，静脈血は頚静脈へ逆流する．**右心室では追加的な静脈還流の増加を受け止めることはできない**．

所見の有用性

　この徴候は有用であり，ベッドサイドで頚静脈圧を評価する際の助けとして一般的に使用されている．ただし感度は高いものの，特定の疾患に特異的ではないので，臨床状況を考慮して解釈しなければならない．

- 呼吸困難が存在するようであれば本徴候は心不全を予測する：陽性尤度比6.0，陰性尤度比−0.7834[57]．
- 呼吸困難が存在するようであれば，本徴候は肺動脈楔入圧 > 15 mmHg を予測する：陽性尤度比6.7，陰性尤度比0.08[57]．
- 左室拡張期圧上昇の検出に関しては感度 55〜84％，特異度 83〜98％，陽性尤度比 8.0，陰性尤度比 0.3 と報告されている[58]．

　呼吸困難を伴わない場合には，反射を引き起こす他の原因を検索する必要がある．

肝頚静脈反射（または腹部頚静脈反射） hepatojugular reflux (also abdominojugular reflux)

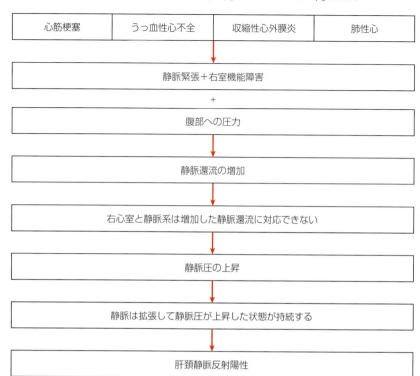

図 3.19　肝頚静脈反射のメカニズム

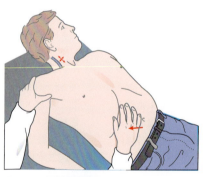

図 3.20　肝頚静脈反射

高血圧性網膜症

高血圧に伴う(あるいは高血圧の指標となる)網膜血管の病的変化のこと．これらの徴候の一部は，背景にある高血圧の重症度の指標としても用いられている．

所見の有用性

高血圧性網膜症に関しては高血圧の指標，予後予測因子，疾患危険因子として最近になって新たな関心が集まっている[59-61]．

- 軽度～中等度の高血圧性網膜症では高血圧の発症リスクが1～2倍増加する．
- 軽度～中等度の高血圧性網膜症は脳卒中の発症リスクが1～8倍増加する．
- 軽度の高血圧性網膜症では冠動脈疾患の発症リスクが2～3倍増加する．
- 中等度の高血圧性網膜症は認知機能低下の増加と関連する．

平均観察期間13年の最近の研究により前述の事実が裏付けられ[62]，中等度の高血圧性網膜症の患者は脳卒中を発症しやすいことが示された(中等度の網膜症と網膜症のない症例の比較では多変量解析でのハザード比は2.37(95%信頼区間1.39～4.02)だった)．

さらに，治療中の高血圧においても高血圧性網膜症は脳梗塞(cerebral infarction)の発症リスク増加と関連していた(軽度：ハザード比1.96[95%信頼区間1.09～3.55]，中等度：ハザード比2.98[95%信頼区間1.01～8.83])．

高血圧性網膜症は良好にコントロールされている高血圧患者においても，血圧とは独立した長期間での脳梗塞発症の予測因子である可能性がある．

高血圧性網膜症：動静脈交差（または動静脈狭窄）

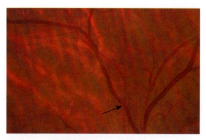

図 3.21　動静脈交差
Yanoff M, Duker JS（eds）, Ophthalmology, *3rd edn, St Louis: Mosby, 2008: Fig 6-15-2.* に基づく.

概要

拡張した網膜細動脈が網膜脈静脈と交差する際に静脈を圧迫して交差部より遠位を腫脹させる現象である．交差・圧迫された静脈は交差部を中心に両側で砂時計のような形状となる．

関連する病態

- 高血圧

メカニズム

持続的な血圧上昇は細動脈の中膜の過形成と内膜肥厚を引き起こす[59]．拡張した動脈は下行する静脈にぶつかり，「つまみ上げられた（nipped in）」ような形状を呈する．

高血圧性網膜症：銅線動脈および銀線動脈

概要

検眼鏡で観察される網膜細動脈の異常な色調変化を指す．銅線動脈では細動脈が赤褐色に，銀線動脈では灰色に変色する．

関連する病態

- 高血圧

メカニズム

いずれの色調変化も網膜動脈に対する**正常な光の反射が歪むこと**で生じる．

銅線動脈では，細動脈全体に及ぶ動脈硬化と硝子化により細動壁は肥厚する．この動脈壁肥厚が広範囲に及ぶほど光の反射も広範囲となり，網膜細動脈は赤褐色にみえるようになる．

銀線動脈では，動脈硬化の悪化により血管壁の光学的密度（吸光度）が増加し，血管壁が鞘をかぶったようにみえる．血管全体に及ぶと網膜動脈は銀線のようにみえる．

高血圧性網膜症：綿花様白斑

hypertensive retinopathy: cotton wool spot

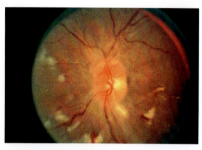

図 3.22 綿花様白斑

概ね乳頭径 1/5 〜 1/4 前後の大きさの辺縁不明瞭な白色病変が認められる．一般的に綿花様白斑の方向は視神経線維層の配置曲線（curvilinear arrangement）に沿っている．

Effron D, Forcier BC, Wyszynski RE, Chapter 3: Funduscopic findings. In: Knoop KJ, Stack LB, Storrow AB, Thurman RJ, The Atlas of Emergency Medicine, 3rd edn, McGraw-Hill．より許可を得て転載．http://proxy14.use.hcn.com.au/content.aspx?aID=6000554［2 Apr 2010］．から入手可能．

概要

網膜の小さな領域に認められる白黄色の変色であり，しばしば浮腫性白斑（white puffy patch）とも表現される〔訳者注：軟性白斑ともよばれる〕．

関連する病態

一般的なもの

- 糖尿病（diabetes mellitus）：最も一般的
- 高血圧：一般的

あまり一般的でないもの

- 網膜中心静脈閉塞症（central retinal vein occlusion）
- 網膜静脈分枝閉塞症（branch retinal vein occlusion）
- ヒト免疫不全ウイルス（HIV：human immunodeficiency virus）感染症：まれ
- 膵炎（pancreatitis）：まれ

メカニズム

主に視神経の障害と浮腫により生じる．

高血圧の持続により，網膜細動脈の閉塞・ねじれ，軸索流（タンパク質，脂質などのニューロンの軸索での流れ）の遮断，神経線維層の神経細胞内での老廃物の蓄積が生じ，これらの異常により神経線維層の浮腫が生じる．

高血圧性網膜症：小動脈瘤

概要

網膜表面にある大きな視神経静脈の直径よりも小さい程度の円形で，暗赤色の小さな斑点（図 3.23）．本徴候はしばしば高血圧性網膜症の滲出期への進行を予知させるものである．

関連する病態

- 糖尿病
- 高血圧

メカニズム

高血圧性網膜症の進行に伴って，毛細血管の閉塞による虚血，血管平滑筋の変性，血管内皮細胞の壊死，小動脈瘤形成が生じる．

高血圧性網膜症：網膜出血

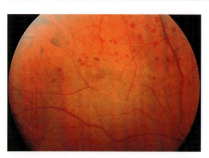

図 3.23 点状・しみ状(dot and blot)の出血と小動脈瘤

Yanoff M, Duker JS (eds), Ophthalmology, 3rd edn, St Louis: Mosby, 2008: Fig 6-20-2. より許可を得て転載．

概要

網膜内または網膜上まで漏れ出す出血．「点状・しみ状(dot and blot)」や「縞状(streaking)」の出血として認められる．

関連する病態

一般的なもの
- 高血圧
- 糖尿病
- 外傷(trauma)

あまり一般的でないもの
- 網膜静脈閉塞(retinal vein occlusion)
- 網膜動脈閉塞(retinal artery occlusion)

メカニズム

長期にわたる高血圧により，内膜肥厚と虚血が引き起こされる．この網膜血管の変性により網膜上に血漿の漏出と出血をきたす[60]．

閉塞性肥大型心筋症による雑音

概要
下位肋間胸骨左縁に最強点を有し，頸動脈へ放散しない収縮期駆出性雑音のこと．

関連する病態
- 閉塞性肥大型心筋症（HOCM）（しばしば圧較差＞ 30 mmHg を伴うものを指す）

メカニズム
肥大型心筋症は常染色体優性遺伝であり，さまざまな心筋サルコメア（cardiac sarcomere）の構成タンパク質をコードしている多くの遺伝子の変異に関連している．これらの遺伝子変異により，心筋の不適切な肥大が生じる．この肥大は心室中隔に及び，左室流出路の閉塞をきたす．この閉塞と雑音の形成には僧帽弁前尖の**収縮期前方運動**が強く関与している．つまり，収縮の際に僧帽弁前尖が心室中隔に向かって左室流出路内へ引き込まれることで左室流出路閉塞と乱流が生じる．

収縮期僧帽弁前方運動はかつて，（心室中隔肥厚による）左室流出路狭小化により圧が低下して弁尖が中隔側に吸い寄せられ，左室流出路に進入するものと考えられていた．

最近のエビデンスによると，この機序は主体となるものではなく，抗力（流体による圧力）が直に（心筋の肥大の結果として生じた）大きさと位置が若干異常な弁尖を左室流出路へ押し出すことが主な機序と考えられている．さらに，心室中隔の異常によって，弁尖を中隔に対して押し出す，弁尖への異常な血流が生じる．

左室流出路雑音に関する体位変換手技（dynamic manoeuvre）のメカニズム
閉塞性肥大型心筋症でみられる流出路圧較差は以下のとおり．
- 心筋収縮能を低下させるあらゆる原因により減弱する（β 遮断薬）．
- 左室容量動脈圧（ventricular volume arterial pressure）を上昇させるあらゆる原因により減弱する（蹲踞（しゃがみ動作），把握運動）．
- 動脈圧または心室容量の減少により増大する（Valsalva（バルサルバ）手技，硝酸薬，脱水）．
- 左室収縮能の増加により増大する．

これらの原理の機序に関する例は**図 3.24，3.25，3.26** に示すとおりである．

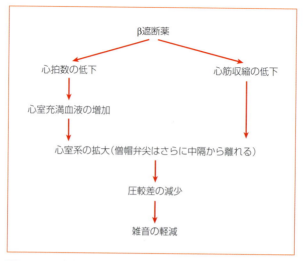

図 3.24 β遮断薬による閉塞性肥大型心筋症（HOCM）の雑音変化のメカニズム

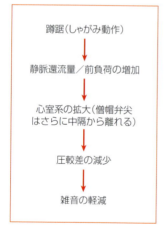

図 3.25 蹲踞（しゃがみ動作）による HOCM の雑音変化のメカニズム

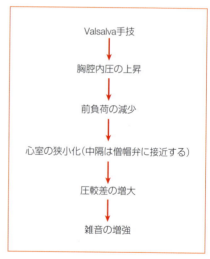

図 3.26 HOCM の雑音に対する Valsalva 手技の効果

Janeway(ジェインウェイ)病変

Janeway lesion

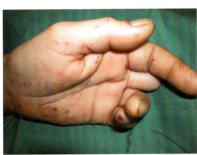

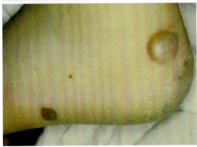

図 3.27 Janeway 病変

Mandell GL, Bennett JA, Dolin R. Mandell, Douglas, and Bennett's Principles and Practice of Infectious Diseases, 7th edn, Philadelphia: Churchill Livingston, 2009: Fig 195-15. に基づく.

概要

しばしば手掌や足底に認められる,圧痛を伴わない,出血性の斑(macule)または丘疹(papule).特に母指球または小指球に出現する(図 3.27)[63].

関連する病態

- 細菌性心内膜炎(bacterial endocarditis): 旧来は急性の疾患で生じると報告されている.

メカニズム

機序は未だに議論されている. Janeway 病変は末梢に沈着した微小感染性塞栓により生じると考えられている[64].しかし,組織学的研究[63]では一部の病変での免疫学的血管炎的機序の関与が示唆されている.

所見の有用性

Janeway 病変の意義は限定的であり,細菌性心内膜炎の 4〜10% で認められるにすぎない[65].もし認められれば,細菌性心内膜炎の他の徴候について精査すべきである.

細菌性心内膜炎を示唆するその他の徴候に関しては本章の「Osler(オスラー)結節」「Roth(ロス)斑」「線状出血」も参照.

頸静脈圧

jugular venous pressure (JVP)

頸静脈圧に関連する徴候は循環器について勉強している学生に最初に紹介する徴候として有用である．頸静脈圧は現在でも体液／左室充満圧をベッドサイドで評価する際の基礎となるもの（cornerstone）であり，他のより洗練された検査が行われている現状でも診断と治療の決断において不可欠である．

> **キー・コンセプト**
> **頸静脈圧　実際には何を測定しているのか？**
>
> 臨床医は内頸静脈（時に外頸静脈も）を観察する際に，内・外頸静脈が上大静脈を経由して右心房に流入するという大前提に基づき，あたかも自らが中心静脈を測定しているかのように，中心静脈圧（CVP）を推定する．CVPは右房圧を反映し，三尖弁狭窄がなければ，右室圧も反映する．
> 一方でCVPは図3.28で示される回路の部分の影響を受ける．
> これらには血液量，右心室，肺動脈，肺，肺静脈，そして左心系が含まれる．この回路のどの部分での変化や障害によっても頸静脈圧は変化をきたす．例えば，脱水時に起こる循環血液量の変化は頸静脈圧の低下をきたし，一方で，右室梗塞による心筋コンプライアンスの低下では，右心室の弛緩が障害され，負荷容量に対して圧が上昇し，結果として頸静脈圧を上昇させる．多様な頸静脈圧の変化の原因を理解するうえで，図3.28に示されている回路とその流れに関する理解が必須である．

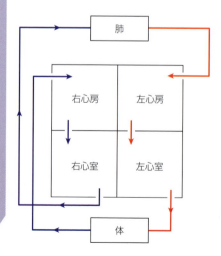

図3.28　肺循環および体循環の模式図
回路の圧変化や妨害により病変の上流の圧変化が生じる．

JVP: Kussmaul's sign
頸静脈圧：Kussmaul（クスマウル）徴候

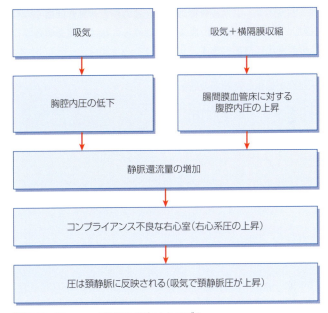

図 3.29　Kussmaul 徴候の発生メカニズム

▶ Video 3.3

概要

通常，吸気では静脈血の心臓への還流による頸静脈圧の低下が予測されるにもかかわらず，吸気時に奇異性に頸静脈圧が上昇することを指す．

関連する病態

一般的なもの
- 重症心不全
- 右室梗塞（right ventricular infarction）
- 肺塞栓症（pulmonary embolus）

あまり一般的でないもの
- 三尖弁狭窄症（tricuspid stenosis）
- 収縮性心外膜炎（constrictive pericarditis）

メカニズム

Kussmaul 徴候は心臓への**静脈還流の増加**と**抑制（constrict）またはコンプライアンスが低下した右心室**の組み合わせにより生じると考えられている．

その過程（メカニズム）は次のとおりである．

- 通常，吸気には胸腔内圧の低下が必要であり，これにより静脈血は胸腔内へ引き戻される．

- 吸気の際の横隔膜収縮は腹腔内圧を上昇させ，充血した腸管血管床からの静脈還流をさらに増加させる [66]．
- 収縮性心外膜炎による右室コンプライアンス低下，右室不全，右室後負荷の増大（肺塞栓症）では，（右心室が）吸気で増加した静脈還流に対応できず，右房圧が胸腔内圧を凌駕する [67]．
- これにより血液が拡張した頸部の静脈に逆流する．

所見の有用性

Kussmaul徴候が認められるのは収縮性心外膜炎患者の40%未満のみだが，徴候の疾患特異性は高く，もし本徴候が認められれば，精査が必要である．

JVP: raised

頸静脈圧：上昇

概要

胸骨角に対する頸静脈拍動の位置を参照にして，患者を仰臥位45°とした際に，胸骨角から3cmよりも高い位置で頸静脈拍動が視認できる場合に頸静脈圧が上昇しているとする．

頸静脈圧は右室充満圧の間接的指標である．もし充満圧が上昇していれば，頸静脈圧も上昇する．頸静脈圧から肺動脈楔入圧を予測することも可能であり，体液量と左室機能の評価に有用である．

頸静脈圧の同定と測定は困難なことがある．いくつかの簡略化された検査が提唱されており，そのうちの1つとして，吸気時の頸静脈の虚脱の欠如を確認することで頸静脈上昇と確認する方法がある[68]．

関連する病態

- 心不全
- 体液過剰（volume overload）
- 心タンポナーデ
- 心囊液貯留
- 肺高血圧症（pulmonary hypertension）

メカニズム

本徴候に寄与する因子には下記が含まれる．

- 心不全の患者では，末梢静脈は組織浮腫と交感神経刺激により異常に収縮している．これにより中心静脈系，つまり右心系に流入する胸腔内大静脈の血液量が増加する．
- 体液過剰：あらゆるポンプがそうであるように，心室機能が過剰な血管内容量に際限なく対応することは不可能である．実際のところ，体液過剰は収縮末期および拡張末期心室容量・圧を上昇させ，それにより血液は心房にも逆流し，右心障害では直接的に，左心不全では肺を経由して，頸静脈に伝わる．
- **右室収縮障害**（right ventricular systolic failure）：右室拍出の減少は収縮末期血圧の上昇をきたし，右房圧も上昇する．この圧は頸静脈へも反映され，頸静脈圧が上昇する．
- **右室拡張障害**（right ventricular diastolic failure）（例：収縮性心外膜炎，心タンポナーデ）：右心室の硬化やコンプライアンス低下により右室充満の際の負荷容量に対する拡張末期血圧は上昇する．この上昇が静脈系・頸静脈に反映される．
- **圧迫または浸潤**（例：胸郭出口症候群（thoracic outlet syndrome），腫瘍浸潤（tumour invasion））：腫瘍や解剖学的異常による上大静脈または内頸静脈の圧迫により静脈還流は阻害され，頸静脈圧の上昇をきたす．

所見の有用性

頸静脈圧を正しく評価することは時に困難である．正確な頸静脈の同定が行われているのは74～92%と報告されている[69]．4つの研究において[70-73]頸静脈圧の視診による中心静脈圧の評価の正確性に関して疑問が呈されており，頸静脈圧と侵襲的静脈圧モニタリングとの相関が乏しいことが示されている．ただし，こ

れらの研究は集中治療を受けているきわめて重篤な患者群を対象にした結果に基づいており，大部分の患者は人工呼吸器を装着していた．

いくつかの研究により頸静脈上昇の意義については確認されている．

表3.3 頸静脈圧の意義

中心静脈圧上昇の予測	予後に関する意義	心外膜疾患
中心静脈圧＞8 cmH$_2$O の予測：感度47〜92％，特異度83〜96％，もし陽性なら尤度比 8.9[60,73]	心不全による入院を予測する：リスク比（RR）1.32[74]	心タンポナーデ症例の100％で認められた重要な所見である
中心静脈圧＞12 cmH$_2$O の予測：感度78〜95％，特異度67〜93％，もし陽性なら尤度比 6.6，もし陰性なら尤度比 0.2	心不全による死亡の予測：リスク比（RR）1.37[74]	収縮性心外膜炎患者の98％で認められる
肺動脈楔入圧＞18 mmHg の予測：感度57％，陽性適中率95％，陰性適中率47％.[75] ただし頸静脈圧の上昇がない場合，肺動脈楔入圧＜18mmHg の特異度は93％	700 例以上の頸静脈圧上昇を呈する心不全患者の研究では頸静脈圧上昇が高い疾病負担と予後不良の指標となる可能性が示された[76]	

出典である *McGee S. Inspection of the Neck Veins. In: McGee S. Evidence-based Physical Diagnosis. 4th ed. Philadelphia: Elsevier; 2018. p 301–314.e3* に基づき，原書の表の内容を一部改変．

頚静脈圧：正常波形

健常人においては，頚静脈圧は心臓カテーテル検査で視覚化される（図3.30で示すような）予測可能な波形を認める．それぞれの部分が右心房と頚静脈圧の変化を反映している．

a波：右房収縮と拡張末期を反映している．

c波：右室収縮の開始と三尖弁の右心房への膨隆をきたす血流を反映する．

x谷：右心房が弛緩して三尖弁が心尖部へ引き戻されたときに生じる．正常患者で優位に認められる波形である．

v波：右室収縮後の右房充満圧を反映しており，Ⅱ音の直後に聴取される．

y谷：三尖弁開放後の右室充満の目印となる．

つまり，a波，c波，v波は全て右房圧の上昇を反映しており，一方でx谷とy谷は右房圧の低下を反映している．特定の状態を除いては，**a成分**とc成分は視認するには近接しすぎていることが多い．この点に留意すると，波形の他の部分の異常が確認できる．

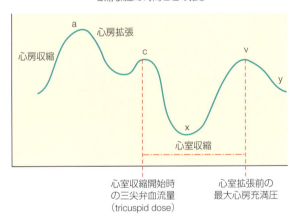

図 3.30 正常な頚静脈圧波形

JVP waveform variations: a-wave–cannon

頸静脈圧波形異常：a 波 − 大砲脈

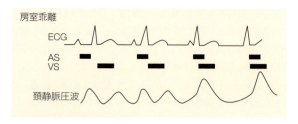

時に巨大な波を形成する.
AS：心房収縮. ECG：心電図. VS：心室収縮.

図 3.31 房室乖離

Chiaco C. The jugular venous pressure revisited. Cleveland Clinic Journal of Medicine *2013; 80 (10): 641, Fig 2.*

概要

Ⅰ音の後に頸動脈の上向きの拍動のタイミングで生じる大きく唐突な a 波の立ち上がりを指す．大砲様の a 波は巨大な v 波で生じるような明確な谷は形成しない（本章の「頸静脈圧波形異常：v 波 − 巨大」参照）．

関連する病態

一般的なもの
- 完全房室ブロックに伴う房室乖離（AV dissociation and complete heart block）

あまり一般的でないもの
- 心房粗動（atrial flutter）
- 心室頻拍（ventricular tachycardia）
- 異所性心室調律（ventricular ectopic）
- 心房性期外収縮（atrial premature beat）
- 接合部性期外収縮（junctional premature beat）
- 重症三尖弁狭窄症（severe tricuspid stenosis）
- 顕著な PR 間隔延長を伴うⅠ度房室ブロック（first degree heart block）

メカニズム

大砲様 a 波をきたすほぼ全例の機序は心房と心室収縮のタイミングの不均衡であり，これにより三尖弁が閉鎖しているにもかかわらず心房が収縮する．

a 波は心房収縮の開始を反映しており，この間には，心房の大きさが速やかに縮小することによる心房圧の軽度の上昇が予測される．正常では，三尖弁の開放により血液が右心室に流入して右房圧は低下し，その後に心室収縮により三尖弁は再び閉鎖する．

（原因にかかわらず）心房収縮と心室弛緩との関係に不均衡が生じると，右心房は閉鎖された三尖弁に対して激しく収縮し，右心房から頸静脈に向かっての圧の上昇による波形（大砲様 a 波）を形成する．

ここに列挙した大砲様 a 波の原因の全てにおいて，ある程度の心房／心室の同

期不全が存在し，三尖弁が閉鎖している時間帯のいずれかにおいて心房が収縮している．

例えば，心房粗動では，心房は房室ブロックの程度に応じて心室の2〜4倍速く拍動する．これは心房細動において生じる一定間隔の心房収縮が，その前の心室収縮により三尖弁が閉鎖した状態で生じることを意味する．

完全房室ブロック（complete heart block）では，心房と心室はそれぞれ異なるタイミングで収縮刺激を発する異なるペースメーカーに基づいて機能している．

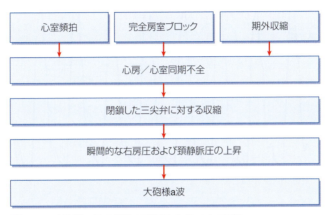

図 3.32　大砲様 a 波の発生の背景となるメカニズム

頸静脈圧波形異常：a 波 – 突出または巨大

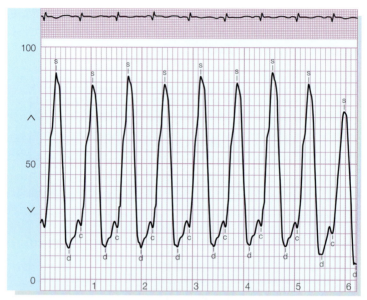

図 3.33　肺高血圧による右室肥大を呈する患者は右室圧波形でしばしば突出した a 波を呈する

Ragosta M, Cardiac Catheterisation an Atlas and DVD, *Elsevier: p. 71, Fig 6-30.*

概要

I 音の前に認められる異常に大きく突出した頸静脈の外向きの動きである．この突出した a 波は心室収縮と頸動脈の立ち上がりに先行する．診察では，心室収縮に先行する突出した拍動を認める以外にはこの徴候を確認することは困難だが，心臓カテーテル検査では図 3.33 に示されるように容易に確認できる．

関連する病態

- 右室肥大（right ventricular hypertrophy）
  - 肺動脈弁狭窄症（pulmonary stenosis）
  - 肺高血圧
- 三尖弁狭窄症
- 肺高血圧を伴う僧帽弁狭窄症

メカニズム

右室充満への抵抗性に伴う右房圧上昇

はよく認められる共通の病態である．肺動脈弁狭窄症と肺高血圧では，右心室の有効後負荷の上昇による右室1回拍出量の減少と右室収縮末期血圧の上昇により，右房圧が上昇する．この現象は右室肥大による右室流出への抵抗性増加と，右室拡張末期血圧上昇により引き起こされる（または増悪する）．

三尖弁狭窄症では拡張期の右心室への流入血液量が減少し，拡張末期の右房容量・圧が上昇した状態のままとなる．右心房はその後に右房圧が高い状態で収縮するため，a波の突出はさらに増大する．

混乱をきたしうる領域：突出a波と大砲様a波

突出a波と大砲様a波の視診と両者の鑑別は困難である．

頸静脈圧の視診の際に覚えておくと有用な2つの秘訣がある．

1. 突出a波は心室収縮の前に認められる（これは頸動脈拍動が生じている**タイミングではなく**，Ⅰ音の前である）．
2. 大砲様a波は心室収縮の際に認められる（頸動脈拍動が生じている**タイミングであり**，Ⅰ音の後である）．

JVP waveform variations: v-wave–large
頸静脈圧波形異常：v波－巨大

> Video 3.4

概要

頸静脈圧の上昇した患者では，v波は巨大な収縮期の外向きの膨張（distension）と頸動脈拍動を伴う頸静脈圧の上昇として観察される．v波の後には通常は顕著な静脈虚脱が認められ，続いてII音が聴取される．この様子は図3.34に示すように，静脈波形において可視化することができる．

関連する病態

- 三尖弁閉鎖不全症（三尖弁逆流症）(tricuspid regurgitation)
- 肺高血圧症
- 重症僧帽弁閉鎖不全症 (severe mitral regurgitation)

メカニズム

v波の高さは右心房のコンプライアンスと右心房へ還流する血液量により規定される．血液は上大静脈から還流するか，もしくは三尖弁閉鎖不全症では三尖弁の異常により右心房へ流入する．収縮期の右心室からの逆流による右房血液量の増加により，右房圧は上昇し頸静脈へ反映され，特徴的なv波の膨張を示す．

肺高血圧では，肺動脈からの圧力が右心室を経由して右心房に反映される．

所見の有用性

診察における巨大なv波またはcv波は三尖弁閉鎖不全症の診断を強く支持する所見であり，ある研究では感度37％，特異度97％，陽性尤度比10.9〜31.4と報告されている[77]．

一方で，心臓カテーテル検査では少し異なる結論が導き出されている．巨大v波の欠如と頸静脈圧の上昇は中等度三尖弁閉鎖不全症が存在しないことを示唆する特異的な所見だった（良好な陰性予測値を示した）[78]．三尖弁閉鎖不全症を疑う場合には，巨大v波の観察と肝臓の拍動の確認が必須である．

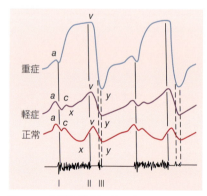

図3.34　正常頸静脈圧波形（最下段），軽症三尖弁閉鎖不全症（中央），重症三尖弁閉鎖不全症（最上段）と心音図

重症三尖弁閉鎖不全症では，v波の突出と速いy谷からなる，頸静脈の「右室化」が観察される．x谷は欠如している．

Abrams J, Synopsis of Cardiac Physical Diagnosis, 2nd edn, Elsevier, 2001: 25–35. In: Braunwald's Heart Disease: A Textbook of Cardiovascular Medicine, 10th edn, Philadelphia: Elsevier, 2015.

頸静脈圧波形異常：x 谷 – 欠如

JVP waveform variations: x-descent–absent

概要

頸静脈圧波形の特徴的な谷の欠如は，通常は収縮に一致する．

関連する病態

- 三尖弁閉鎖不全症
- 心房細動（atrial fibrillation）

メカニズム

健常人では，x 谷は右心房の床が収縮期に下方に引っ張られることにより生じる（次項の「頸静脈圧波形異常：x 谷 – 突出」参照）．三尖弁閉鎖不全症では逆流した血流の容量によって右室収縮で生じる正常な右房圧低下が相殺される．

心房細動では，三尖弁閉鎖不全症の程度に相当する右室収縮の減弱により x 波は欠如すると考えられる [79]．

頚静脈圧波形異常：x 谷 – 突出

概要

心房収縮後，心室収縮期の間，頚動脈拍動のタイミングで，x 谷が生じることである．

x 谷は下記による頚静脈圧の低下を反映する．
- 心房弛緩
- 心室収縮による三尖弁の下方への引き込み
- 心室からの血液容量の駆出

これらの全ての要素により右心房は拡張または弛緩し，心房圧は低下する．

突出 x 谷は正常よりも速く，大きい．この徴候は前向きの静脈血流が収縮期のみに生じていることを示すものである．

この徴候を診察で確認することは困難だが，心臓カテーテル検査では確認することができる．

関連する病態
- 心タンポナーデ／心嚢液貯留

メカニズム

突出した x 谷は正常波形で形成される谷の増悪である．心タンポナーデでは心腔の圧迫により，右房圧が上昇する．この圧上昇により，拡張期の頚静脈から心房に向かう前向きの静脈血流(つまり充満)が阻害される．

収縮期に心房が弛緩して心室が収縮すると，三尖弁は心尖部に向かって下方に引き寄せられ，瞬間的に心房容量が増加して心房圧が低下し，心房圧および頚静脈圧の急峻な谷が形成される．

所見の有用性

本徴候の確認はしばしば困難であり，x 谷の出現割合(prevalence)に関するエビデンスは限られている．しかし，もし本徴候が疑われれば，心タンポナーデの除外が必要である．

頚静脈圧波形異常：y谷−欠如

概要

y谷は三尖弁が開放して拡張期に血流が右心室へ流入する際の心房圧の低下を反映している．これは臨床的に確認可能であり，図3.35に示されるような圧波形を反映するものである．

関連する病態

最も一般的なもの
- 心タンポナーデ

あまり一般的でないもの
- 三尖弁狭窄症

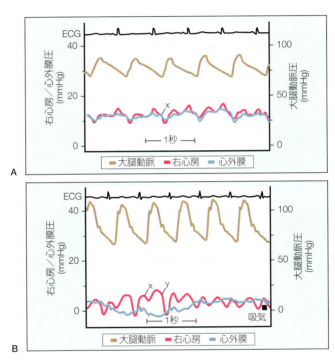

図3.35　心タンポナーデにおけるy谷の欠如

心タンポナーデ患者の心嚢穿刺前(**A**)と穿刺後(**B**)の大腿，右心房，心外膜圧．心嚢穿刺前の波形ではx谷は存在するがy谷は認められない．心嚢穿刺後には大腿動脈圧の上昇と右房圧の低下がみられ，この時点ではy波が確認できるようになる．

Lorell BH, Grossman W, Profiles in constrictive pericarditis, restrictive cardiomyopathy and cardiac tamponade. In: Baim DS, Grossman W (eds), Grossman's Cardiac Catheterization, Angiography, and Intervention, 6th edn, Philadelphia: Lippincott Williams & Wilkins, 2000: p. 832. より改変．

メカニズム

　心室への血液充満を阻害または制限するあらゆる病態によりy谷の欠如が生じうる．

　心タンポナーデでは，心臓を取り囲む心囊液からの圧力により右室拡張期血圧が上昇し，拡張期の心室充満が阻害されy谷が鈍化する[80]．

　まれではあるが，三尖弁狭窄症では，三尖弁が閉鎖していることにより右心室への血液流入が阻害される．これにより右房圧が正常よりも高い状態が持続し，異常な谷を形成する．

頚静脈圧波形異常：y 谷 – 突出 (Friedreich(フリードライヒ)徴候)

JVP waveform variation: y-descent–prominent (Friedreich's sign)

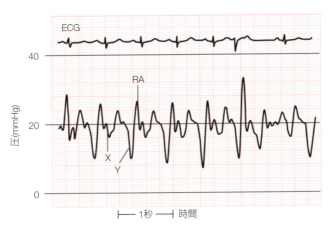

図 3.36 収縮性心外膜炎による y 波の突出

収縮性心外膜炎患者の右房(RA)圧の記録：圧上昇と拡張早期の速やかな右房虚脱による y 波の突出が認められる．

Goldman L, Ausiello D, Cecil Medicine, 23rd edn, Philadelphia: Saunders, 2007: Fig 77-11. より許可を得て転載．

概要

三尖弁開放後の右房圧の低下を反映した，正常よりも速く突出した拡張期の頚静脈圧の下降を指す．

診察では拡張期の頚部静脈の突然の虚脱として認められる．

関連する病態

一般的なもの
- 収縮性心外膜炎

あまり一般的でないもの
- 右室梗塞
- 心房中隔欠損症
  （ASD：atrial septal defect）
- 心房細動

メカニズム

収縮性心外膜炎では早期充満は阻害されないが，膨張した心室が硬化した心外膜にぶつかる拡張期後半 2/3 には充満が阻害される．いったん，充満障害が生じると再び圧は正常よりも上昇する．

y谷は正常よりも高い右房圧から下降することで増幅される．

所見の有用性

y谷の突出に関する研究は限られており，診察での確認は時に困難だが，収縮性心外膜炎患者の1/3，右室梗塞患者の2/3で本徴候が認められると報告されている．収縮性心外膜炎の診断のために心臓カテーテル検査で波形を解釈する際の突出したy谷の存在には意義がある．

速いy谷の存在は心タンポナーデの除外に役立つ（本章の「頚静脈圧波形異常：y谷－欠如」参照）．

---

x谷とy谷

x谷の欠如・突出とy谷の欠如・突出に関しては，特に収縮性心外膜炎と心タンポナーデについて議論する際に，混乱が生じやすい．
下記のように要約できる．
- x谷の突出とy谷の欠如：心タンポナーデを考慮
- x谷がy谷の突出と同様に変動する：収縮性心外膜炎を考慮

収縮中期クリック

🔊 **Audio 3.1**[*]

概要

腋窩への放散を伴うⅠ音の直後に聴取される非駆出性収縮期クリック（カチッとした音）である．患者を左側臥位にして心尖部を聴診器の膜で聴診すると最もよく聴取される．

収縮中期クリックは単独で，または収縮後期僧帽弁逆流性雑音とともに聴取される．

関連する病態

- 僧帽弁逸脱症（mitral valve prolapse）

メカニズム

僧帽弁逸脱症では，弁尖，特に前尖が収縮期に心房へ先進する．収縮中期クリックは**僧帽弁前尖が心房内へ逸脱して，腱索に緊張がかかった際に生じる．腱索が突然ピンッと張られることでクリックが発生する**[81]．

体位変換手技のメカニズム

僧帽弁逸脱症では，収縮期には左室内腔の大きさは減少し，乳頭筋と腱索は僧帽弁に対して緊張を維持できなくなり，僧帽弁は短時間の逆流の間に左心房に逸脱する．

本徴候を誘発して診断を補助するために，追加的な手技が行われることがある．静脈還流を減少させる手技や状態（Valsalva手技，頻脈，収縮亢進）は僧帽弁と腱索にかかる緊張を減少させ，**図3.37**に示すように，逸脱はより早期になり，Ⅰ音に接近する．

一方で，静脈還流と拡張期充満を増加させる手技（例：蹲踞（しゃがみ動作），徐脈，収縮低下）と心室容量の増加は，腱索にかかる緊張を維持させて弁が閉鎖した状態を持続させて逸脱させないか，または逸脱をⅡ音に向かって後期に遅らせる．

所見の有用性

本徴候はきわめて僧帽弁逸脱症に特異的であり，もし確認できれば重要な徴候となる．ただし，収縮中期クリックが聴取されなくても，僧帽弁逸脱は存在しうることに注意が必要である．

---

[*] Student Consultの同ページまたは「Multimedia Resources」から音声にアクセス

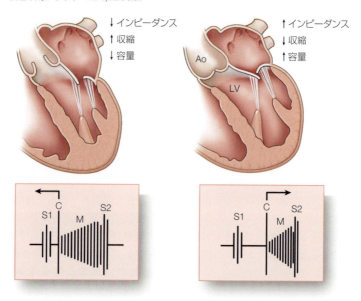

図 3.37　僧帽弁逸脱症の動的聴診所見

左室(LV)容量を減少させるあらゆる手技(例：静脈還流減少，頻脈，流出路抵抗の低下，収縮の増加)は拡大した僧帽弁と左室腔との大きさのミスマッチを増悪させて逸脱を収縮早期へ早めてクリック(C)と雑音(M)をⅠ音へ接近させる．反対に，左室容量を増加させる手技(例：静脈還流増加，徐脈，流出路抵抗の増加，収縮の低下)は逸脱を遅らせ，結果としてクリック(C)と雑音(M)をⅡ音へ接近させる[82]．Ao：大動脈．

Mann DL et al., Braunwald's Heart Disease: A Textbook of Cardiovascular Medicine, 10th edn, Philadelphia: Elsevier, 2015: Fig 63.40.（*O'Rourke RA, Crawford MH. The systolic click-murmur syndrome: clinical recognition and management. Curr Probl Cardiol 1976; 1: 9.* より改変）

mitral face
僧帽弁顔貌

概要
紫〜プラム色の頬部紅潮を指す．

関連する病態
- 僧帽弁狭窄症

低心拍出状態をきたす多くの原因により僧帽弁顔貌となりうる点には注意しておく必要がある．

メカニズム
重度の肺高血圧を伴う低心拍出状態により，慢性低酸素血症と皮膚の血管拡張が引き起こされる．

斑状皮膚

概要

膝周囲から始まることが多い，まだらな皮膚の変色である[83]．

関連する状態

- 敗血症
- ショック状態

メカニズム

斑状皮膚は，微小循環の異常により**皮膚小血管の不均一な収縮**が起こることによるものと言われている[83]．

最近の敗血症性ショック（septic shock）の研究では，皮膚の循環状態と斑状皮膚の程度は反比例することが示されている（例えば，皮膚の循環が悪化すれば斑状皮膚が増加する）[83]．

敗血症性ショックでは，サイトカイン・内皮障害・異常な微小循環の相互作用が斑状皮膚を起こすと考えられている．

所見の有用性

斑状皮膚は，重篤な疾患や予後の悪さに関連付けられてきた．最近のエビデンスもそれを支持しており[83]，斑状皮膚と血中尿酸値濃度といった他の臓器指標との関連が示されている．

斑状皮膚のスコアの高さは 14 病日までの死亡率と関係している（斑状皮膚が多いとスコアが高い［スコア 0 〜 1，オッズ比 1；スコア 2 〜 3，オッズ比 16，95% 信頼区間（4 〜 81）；スコア 4 〜 5，オッズ比 74，95% 信頼区間（11 〜 1568），$p = 0.0001$］）．斑状皮膚スコアが高いほど早期に死亡し（$p = 0.0001$），蘇生期に斑状皮膚スコアが減った方が予後が良い（14 日での死亡率で 77 vs 12%，$p = 0.0005$）[83]．

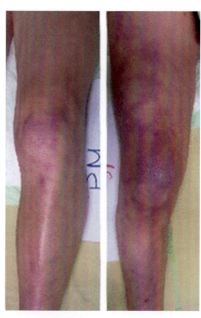

図 3.38　斑状皮膚

Ait-Oufel H らによる斑状皮膚スコアは敗血症性ショックにおける生存率を予見するとされている〔訳者注：斑状皮膚の範囲が広いほどスコアが上がる〕

Ait-Oufell H. Mottling score predicts survival in septic shock. Intensive Care Medicine 2011; 37: 801

心雑音 murmurs

心雑音の理解と判別は重要な臨床技能である．心エコーがより容易に施行できるようになってきていても，心雑音の理解は診断や検査の判断に影響を及ぼす．

タイミング・強度・ピッチ・形・場所・放散という6つの要素が臨床所見としての心雑音の完全な描出のためには必要だが，本項ではまずそのタイミングについて収縮期・拡張期・連続性の順に解説する．表 3.4 は心雑音の特徴と病態をお互いに照合させたものである．また，機序については，以下に示す病態について説明する．

表 3.4 心雑音の要約

タイミング	形状	聴診の最強部位	よくある疾患
収縮期			
収縮期駆出性 (ejection systolic)	中期から後期にピーク	大動脈弁領域から頸部に放散	大動脈弁狭窄症
	漸増漸減性	吸気時の肺動脈領域	肺動脈弁狭窄症
汎収縮期（全収縮期）(pansystolic)	平坦	心尖部から左腋窩に放散	僧帽弁逆流症
		第四肋間胸骨左縁から右縁で吸気時に増大	三尖弁逆流症（Carvallo（カルバロ）徴候）（Carvallo's sign）
		第四〜六肋間	心室中隔欠損症（VSD）
収縮後期	僧帽弁逆流と関連するが収縮中期クリックを伴う	心尖部から左腋窩に放散	僧帽弁逸脱に伴う僧帽弁逆流症
拡張期			
早期	漸減性	胸骨左縁（大動脈領域）	大動脈弁逆流症
	漸減性	深吸気時の肺領域	肺動脈弁逆流症
中期から後期	漸減性	患者を左側臥位にし，ベル型で僧帽弁領域に聴取	僧帽弁狭窄症
	漸増漸減性	第四肋間胸骨左縁	三尖弁狭窄症
連続性			
	機械様	胸部の左上	動脈管開存症

心雑音(収縮期)：大動脈弁狭窄音

murmurs–systolic: aortic stenotic murmur

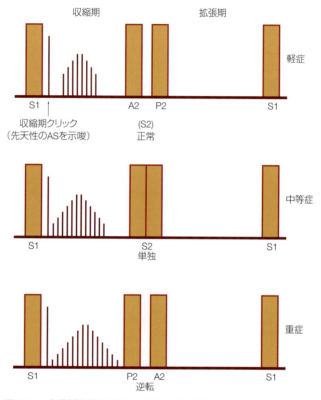

図 3.39 大動脈弁狭窄音のタイミングと形状

Talley N, O'Connor S, Clinical Examination, 6th edn, Sydney: Elsevier Australia, 2009: Fig 4.48A. に基づく．

🔊 Audio 3.2

概要

収縮中期から後期をピークとする駆出性雑音は前胸部の大動脈領域でよく聴こえ，頸動脈に放散する．後半にピークがあり A2 の前に終了する．しゃがみ動作のような駆出量を増加させる手技をすると雑音は大きくなり，立位や Valsalva といった後負荷を増加させる手技をすると雑音は小さくなる．

関連する状態

- 加齢による変性や石灰化：最も多い原因
- リウマチ性心疾患（rheumatic heart disease）：よくみられる原因

- 先天性二尖弁(congenital bicuspid valve)と石灰化
- 先天性大動脈弁狭窄症(congenital aortic stenosis)

メカニズム

大動脈弁尖の進行的な障害や石灰化が大動脈弁狭窄症の原因として最も多く,それに大動脈弁の狭窄や閉塞,弁尖の硬化が続く.収縮期の血流が狭窄した弁を通ることにより雑音が生じる.このような状態に陥る機序は基礎疾患によりさまざまである.

加齢による変性(加齢による石灰化)

この状態は長年にわたる機械的ストレスの結果であり,正常なものであると思われてきた.最近では炎症性の変化,脂質の蓄積,免疫応答能の増大やアンジオテンシン変換酵素(ACE)活性が**石灰化や骨形成**に関わっているのではないかと言われるようになっている[28].

リウマチ性心疾患

全てのリウマチ性肺疾患で,A群溶連菌(GAS:group A streptococcus)に対する2型アレルギーが弁の障害の原因となっている.

正常な心筋,関節や他の組織と分子的な類似性があるため,GASのMタンパクへの抗体はこれらの組織に交差反応を起こす.GASのMタンパク抗原は自己抗原のようにみえるため,免疫システムによる攻撃が起こる.

この反応の結果,リウマチ性心疾患に特徴的な変化が起こる.
- 弁尖や交連の融合
- 弁尖の癒着や硬化
- 弁辺縁の肥厚
- 乳頭筋腱の短縮や肥厚

その結果,弁領域が減少し,弁は十分に開くことができなくなる.

動的な診察のメカニズム

しゃがみ動作といった診察手技は静脈還流,心拍出量,弁を行き来する血流を増加させるため,雑音が大きくなる.Valsalva手技は静脈還流量を減らし,雑音の強さに関して反対の作用を及ぼす(図3.40).

所見の有用性

上記のような診察所見は,他の臨床所見と組み合わせることで最もよく利用される.もし陽性であれば大動脈弁狭窄があると考えられる有用な所見である(感度96%,特異度71%,陽性尤度比3.3)[84,85].頚動脈隆起の遅延,Ⅱ音欠失(収縮後期雑音による),ハミングのような雑音の性状といった所見が合わせてあることで,大動脈弁狭窄症が存在する可能性はさらに高くなる.

雑音の放散は大動脈弁狭窄を診断するのにとても有用である.前胸部の大動脈弁領域から心尖部にかけて雑音が放散する「心尖部から心基部にかけての広範なパターン」では陽性尤度比が9.7となる[77].

いくつかの特定の所見がないことは,大動脈弁狭窄症の除外に有用である.研究によれば大動脈弁狭窄症に特徴的な心雑音がないことは,大動脈弁狭窄症の除外に有用である(尤度比0.10)[84,85].また,頚部への心雑音放散がない場合の尤度比は0.2(0.1〜0.3)である[77].

心雑音の強さは重症度と相関しない.体の大きさと心拍出量が最も重要な決定因子となる[85].実際,よりやわらかい心雑音が重症を示唆することがある.

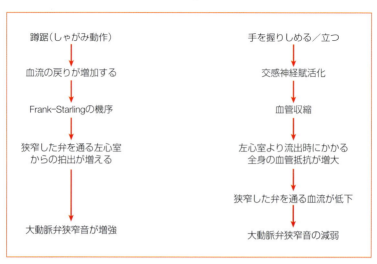

図 3.40 動的手技と大動脈弁狭窄音

心雑音（収縮期）：僧帽弁逆流音

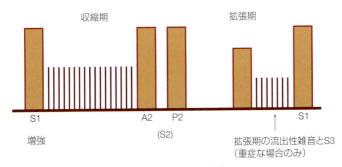

図 3.41 僧帽弁逆流性雑音のタイミングと形状

Talley N, O'Connor S, Clinical Examination, *6th edn, Sydney: Elsevier Australia, 2009: Fig 4.46A.* より許可を得て転載。

🔊 Audio 3.3

本章の「収縮中期クリック」も参照．

概要

ピッチの高い汎収縮期の心雑音であり，心尖部で最も強く聴こえ，左腋窩に放散する．心拍出量の変化によって心拍ごとにわずかに変化する．

関連する状態

僧帽弁，乳頭筋腱，乳頭筋，僧帽弁輪といった僧帽弁狭窄症に関連する部分のさまざまな障害によって僧帽弁逆流症は起こるため，原因はさまざまなものがありうる．

一般的な原因

- 僧帽弁逸脱症
- リウマチ性心疾患
- 感染性心内膜炎（infective endocarditis）
- 粘液腫様変性（myxomatous degeneration）
- 心筋症
- 虚血性心疾患（ischaemic heart disease）

メカニズム

僧帽弁逆流音の基礎疾患は，僧帽弁を阻害し，効果的な閉鎖を妨げる．そのため，収縮期にジェットが左心房に逆戻りする．この逆流による乱流が，不完全に閉鎖した弁を通るときに雑音を起こす．

リウマチ性心疾患

弁の肥厚と交連の硬化が弁の正常な閉鎖を妨げる．

感染性心内膜炎

感染性心内膜炎では，弁の感染が炎症を引き起こし，弁のさまざまな部分を破壊することで，弁が閉じられなくなったり収縮期中に閉鎖し続けられなくなったりする．

心筋症

原因がどのようなものであれ，拡張型心筋症では左心室が拡張し，僧帽弁輪も拡大する．そのため僧帽弁が弁領域を覆うことができなくなり，血液が左心房に逆流する．

虚血性心疾患

虚血性心疾患では，心筋の虚血によりさまざまな原因で僧帽弁逆流が起こる．
- 乳頭筋断裂や伸展は弁逸脱を起こす．
- 乳頭筋の機能不全により腱索の緊張が妨げられ，僧帽弁が効果的に閉鎖しなくなる．
- 心室の大きさや機能の局所的なリモデリングや変化は，弁輪の拡大，乳頭筋機能の阻害，弁の癒合を引き起こす．

粘液腫様変性

僧帽弁の結合織成分の遺伝的欠損により弁や腱索が伸びてしまう．これにより腱索断裂や収縮期の左心房への弁逸脱のリスクが増加する．

動的な診察のメカニズム

大動脈弁逆流症（大動脈弁閉鎖不全症）（AR：aortic regurgitation）の場合と同じように，収縮期の血管抵抗を高めるような手技により，順行性の血流に対する圧を高めて逆流が強くなり，僧帽弁逆流雑音が大きくなる．このような手技によって雑音が増強されない場合には他の診断を考える．

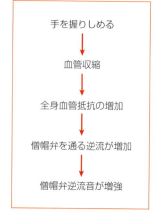

図 3.42 動的手技のメカニズム

所見の有用性

特徴的な僧帽弁逆流音は中等度の診断的価値があり，感度 56〜75%，特異度 89〜93%，尤度比 5.4 である[86,87]．しかし，この所見は逆流の重症度は示さない．

収縮期雑音の放散も僧帽弁逆流を予想するうえで大切である．心尖部に広がるパターン，つまり第四〜五肋間から鎖骨中線もしくは前腋窩線に広がるパターンは僧帽弁逆流に対する陽性尤度比 6.8 である[77]．

僧帽弁逆流音がないことは，僧帽弁逆流症がないことを示すのに非常に有用であり，尤度比は 0.2 である[86,87]．Ⅲ音の存在は重症の僧帽弁逆流症に関連することがある．

心雑音(収縮期):肺動脈弁狭窄音

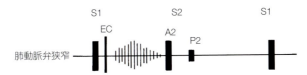

図 3.43 肺動脈弁狭窄音のタイミングと形状

Keane JF et al.(eds), Nadas' Pediatric Cardiology, 2nd edn, Philadelphia: Saunders, 2006:Fig 31-6. より許可を得て転載.

🔊 Audio 3.4

概要

古典的には肺動脈弁狭窄音は,収縮期に漸増したのち漸減する駆出性雑音と表現されてきた.前胸部の肺動脈弁領域で最もよく聴取され,吸気時に増強する.

関連する病態

- うっ血性心不全:最も一般的な原因
- カルチノイド症候群
  (carcinoid syndrome):一般的でない
- リウマチ性心疾患:まれ

メカニズム

他の部位の狭窄と同じように,正常に機能していない弁や収縮した弁口を血流が通り過ぎることによって,肺動脈弁狭窄音が起こる.

先天性

弁や弁周囲,もしくは末梢肺動脈の発生異常により肺動脈弁狭窄音が起こる.異常は不整な弁の肥厚,正常より小さい弁輪や二尖弁などがあるが,これだけに限らない.

カルチノイド症候群

カルチノイド症候群では,肺動脈弁や弁周囲へのプラーク沈着,弁口の障害,弁の開口障害で肺動脈弁狭窄が起こる.セロトニンが上昇することによって線維芽細胞の増殖と活性化が起こり,プラークが形成されると考えられているが[88],はっきりとした機序は不明である.

murmurs–systolic: tricuspid regurgitation murmur (also Carvello's sign)

心雑音（収縮期）：三尖弁逆流音（Carvello 徴候含む）

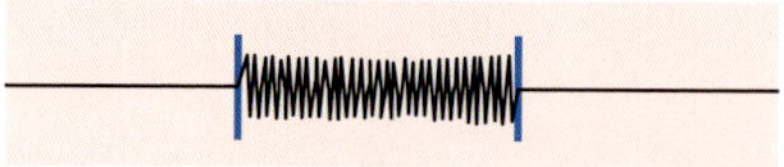

図 3.44　三尖弁は胸骨左縁で汎収縮期雑音として聴こえ，吸気で大きくなる

Libby P et al., Braunwald's Heart Disease: A Textbook of Cardiovascular Medicine, *8th edn, Philadelphia: Saunders, 2007:Fig 11.9B.* より許可を得て転載.

Audio 3.5

概要

ピッチが高い汎収縮期雑音で，吸気で大きくなり，第四肋間胸骨左縁で最もよく聴こえる．

関連する病態

多くの疾患が三尖弁逆流を引き起こす．最も多いのは弁そのものの疾患ではなく，右心室の拡大に続発したものである．三尖弁逆流の原因には以下のようなものがある．

一般的なもの

- 右室拡大（right ventricular dilatation）をきたす種々の疾患：最も一般的な原因
- リウマチ性心疾患
- 感染性心内膜炎

あまり一般的でないもの

- Ebstein（エブスタイン）奇形（Ebstein's anomaly）や他の先天性異常
- 弁逸脱（prolapse）
- カルチノイド症候群
- 乳頭筋機能不全（papillary muscle dysfunction）
- 結合織疾患（connective tissue disease）
- 外傷

メカニズム

三尖弁の不全により，収縮期で血流が右心室から右心房に逆流する．この不全な三尖弁を通った血流が雑音を起こす．

吸気時に雑音の増強が起こるのは，吸気により有効な逆流量が増加し弁輪が拡大することにより圧較差は減るものの，逆流血流が増加するためである[89]．

他の弁疾患では，弁の機能不全もしくは弁そのものや弁輪[90]，あるいは関連組織の異常により，弁の閉鎖が妨げられると三尖弁逆流が起こる．

右室拡大

三尖弁逆流の原因として最も多い．この状態だけであれば弁は正常である．さまざまな原因（心筋梗塞，肺高血圧，僧帽弁疾患による三尖弁輪を含む二次性の心室拡大）による右室不全や右室拡大により弁が正常に閉鎖しなくなり，収縮期に逆流が起こる．

カルチノイド症候群

過剰なセロトニン刺激による線維芽細胞浸潤，プラークの発達，心内膜や弁周囲への沈着により，三尖弁が心室壁に癒着する[91]．

結合織疾患

結合織や膠原線維の異常により弁が脆弱になったり弁輪が拡大することで，弁の閉鎖が妨げられる．

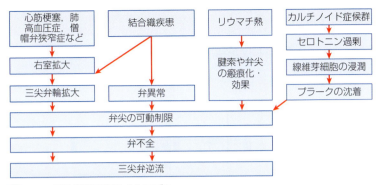

図 3.45　三尖弁逆流症のメカニズム
Pennathur A, Anyanwu AC（eds）. Seminars in Thoracic and Cardiovascular Surgery 2010; 22（1）: 79-83. に基づく。

リウマチ熱(rheumatic fever)

　僧帽弁や大動脈弁のリウマチ性心疾患（本章の「心雑音（収縮期）：大動脈弁狭窄音」および「心雑音（収縮期）：僧帽弁逆流音」参照）と同じように，瘢痕化や弁の硬化，乳頭筋腱の可動性の低下により，弁が適切に閉じなくなる．

所見の有用性

　所見があれば中等度から重度の三尖弁逆流が存在することを強く示唆する（陽性尤度比 14.6）[86]．追加所見は三尖弁逆流の特定を補助できる．収縮早期の経静脈の外向きの動き（v 波もしくは cv 波）（尤度比 10.9），肝臓の拍動（尤度比 12.1）があれば，三尖弁逆流がある可能性が大きくなる[77]．

　所見がない場合も，中等度から重度の三尖弁逆流は除外できない（陰性尤度比 0.8）[86]．

心雑音（収縮期）：心室中隔欠損音

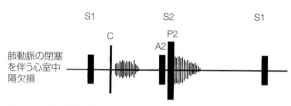

図 3.46 心室中隔欠損による雑音のタイミングと形状

Avery ME, First LP（eds）, Pediatric Medicine, Baltimore: Williams & Wilkins, 1989. に基づく．

🔊 Audio 3.6

概要

汎収縮期のピッチの高い雑音で第四～六肋間で最もよく聴こえ，腋窩には放散せず吸気で増強しない．

関連した病態

- 心室中隔欠損症
（VSD：ventricular septal defect）

メカニズム

欠損部位を通る血流と乱流が雑音の主な原因である．

左室圧は右室圧よりはるかに高い．中隔欠損により圧の高い部位から右心室へ血流が流れ込む．欠損孔を通る乱流が雑音を作る．

動的な診察のメカニズム

しゃがみ動作や両手を握りしめるといった動作は全身の血管抵抗を増加させる．それにより左室後負が高まった結果，左室圧が高まることで，より多くの血流が欠損部位から押し出されることにより大きな雑音となる（図 3.47）．

所見の有用性

雑音の大きさは欠損孔の大きさによって変化する．欠損孔が小さければ小さいほど，雑音は大きいことが多い[92]．

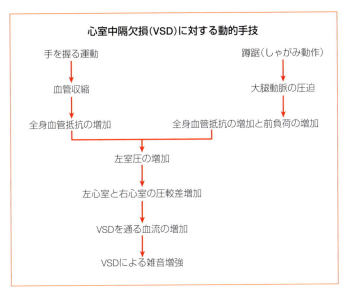

図 3.47　心雑音（収縮期）：心室中隔欠損音

心雑音（拡張期）：大動脈弁逆流音

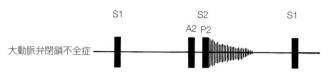

図 3.48 大動脈弁逆流症（AR）のタイミングと形状

Keane JF et al.（eds）, Nadas' Pediatric Cardiology, 2nd edn, Philadelphia: Saunders, 2006: Fig 33-20. より許可を得て転載．

🔊 **Audio 3.7**

概要

ピッチの高い漸減性の雑音であり，前胸部大動脈弁領域で最もよく聴こえる．

関連する病態

以下に挙げる疾患をはじめとする，大動脈弁の障害や破壊につながるさまざまな疾患が原因となる．

一般的なもの
- リウマチ性弁疾患
- 細菌性心内膜炎
- 結合織疾患（例：Marfan（マルファン）症候群（Marfan's syndrome））
- 大動脈二尖弁（bicuspid aortic valve）

あまり一般的でないもの
- 加齢変性
- 大動脈解離（aortic dissection）
- 梅毒（syphilis）
- 高安動脈炎（Takayasu disease）
- 強直性脊椎炎（ankylosing spondylitis）
- 他の炎症性疾患（例：全身性エリテマトーデス（SLE），Reiter（ライター）症候群（Reiter's syndrome））

メカニズム

大動脈弁逆流症（AR）の最終共有路は弁不全，もしくは弁への障害である．それにより拡張期に血流が左室に逆流する．特徴的な雑音は障害された大動脈弁を血流が逆行する音である．

大動脈弁逆流症を起こす多くの疾患は，免疫反応・変性・炎症性の機序，もしくは外傷性の機序によって弁や大動脈根部を障害する．

動的な診察のメカニズム

大動脈弁逆流音は不全状態の弁を通過する逆流に依存する．そのため，手を握りしめる動作や立位といった全身の血管抵抗を高める動作は逆流を増加させ，雑音を大きくする．

所見の有用性

大動脈弁逆流音が聴こえた場合には精査を要する．大動脈弁逆流は肺動脈弁逆流音と比較し，心周期のより後期で起こる（肺動脈弁逆流音はP2の後に起こるが，大動脈弁逆流音はA2の後に起こる）．大動脈弁逆流音がない場合は，中等度〜高度の大動脈弁逆流症の可能性は

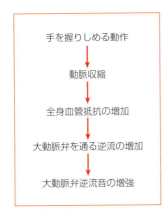

図 3.49　動的手技のメカニズム

低い（尤度比 0.1）[93]．中等度～高度の大動脈弁逆流症への感度は 88 ～ 98%，特異度は 52 ～ 88% である[86,94-96]．

　同様に大動脈弁逆流音があれば軽度，またはそれ以上に深刻な大動脈弁逆流症が存在する可能性が高い（尤度比 8.8 ～ 32.0）[93]．雑音の大きさが重症度に相関していると一般に考えられているが[97]，雑音の長さの方が大きさよりも重症度に関連している．圧の拡大と漸減性の圧による特徴的な雑音は重症の大動脈弁逆流症の存在を示唆する．

心雑音(拡張期): 大動脈弁逆流症に関連した人名のついた徴候

murmurs–diastolic: eponymous signs of aortic regurgitation

　大動脈弁逆流症(AR)に関連した多くの人名のついた徴候が知られている(**表3.5**).このような所見が認められることは興味深く印象的であるが,その機序や有用性についてはわかっていない.

表3.5　大動脈弁逆流症(AR)に関連した人名のついた雑音

徴候	解説	メカニズム	有用性
Austin Flint(オースチン・フリント)雑音(Austin Flint murmur)	拡張期低ピッチ乱流音.拡張中期に始まり,拡張期の終わりまで続く.前傾させた患者の呼気時に心尖部で最もよく聴取される.僧帽弁狭窄症がある場合は該当しない	想定されるメカニズム ・大動脈からの逆流が僧帽弁を捉え僧帽弁狭窄の形となる ・ARジェットにより僧帽弁が震える ・ARジェットにより心内膜が震える	所見の有用性に関する意見はさまざまである.Austin Flint雑音は重症の大動脈弁逆流症で聴かれるが,感度は25%から100%と研究によって異なる[98].また他のレビューによれば,この雑音があった場合の中等度から重度のARの陽性尤度比は25である[99]
Becker(ベッカー)徴候(Becker's sign)	網膜動脈の拍動		エビデンスは限定的
Corrigan(コリガン)徴候(Corrigan's sign)(水槌もしくは崩壊脈)	末梢脈の脈波が増大し早くなるのをみてとることができる	大動脈壁コンプライアンスの増大	Corrigan徴候がARの存在を予期するのは感度38〜95%,特異度16%であり,有用性は限られている[98]
de Musset(ド・ミュッセ)徴候(de Musset's sign)	脈拍に同期した周期的な首振り運動	不詳	エビデンスは限られている
Duroziez(デュロチー)徴候(Duroziez's sign)	聴診器で圧迫したときに収縮期と拡張期に聴取できる行ったり来たりする音もしくは機械様の音	収縮期の雑音は末梢の動脈に向かう順行性の血流により生じ,拡張期の雑音はARにより心臓に戻っていく血流により起こる	著明なARを予期するのに,感度35〜100%,特異度33〜81%.これらの研究は質と検出力が一貫しない[98]
Gerhardt(ゲルハルト)徴候(Gerhardt's sign)	脾臓で拍動を触れる		エビデンスは限られている

表 3.5 大動脈弁逆流症(AR)に関連した人名のついた雑音—つづき

徴候	解説	メカニズム	有用性
Hill(ヒル)徴候(Hill's sign)	上肢に比べて下肢の収縮期血圧が高い．脚/腕の血圧の差が 60 mmHg を超えるか，膝窩動脈/上腕動脈の差が 20 mmHg を超えた場合，Hill 徴候陽性である	原因となるメカニズムはわかっていない	限られた研究からの一貫しないエビデンスしかない • 最近の研究では AR の患者で上肢と比べて下肢の動脈内圧は増加していなかった [100] • 他の研究では，膝下動脈/上腕動脈の差が > 20 mmHg であれば感度 89% で重症であることを示したが，軽度の AR と AR なしを判別することはできなかった [99] • AR の存在に関しては感度 71 〜 100%，特異度 0 〜 100% とさまざまである [99]
Mayne(メイン)徴候(Mayne's sign)	上肢の挙上により血圧が > 15 mmHg 下がる		エビデンスは限られている
Müller(ミュラー)徴候(Müller's sign)	口蓋垂の拍動		エビデンスは限られている
Quincke(クインケ)徴候(Quincke's sign)	爪毛細血管床の拍動の増強．爪先を圧迫後に離すことで増強されうる		エビデンスは限られている
Traube(トラウベ)徴候(Traube's sign)	大腿動脈上で鋭い，もしくはピストル様の音が聴取される	収縮期に血管壁が突然に拡張し，緊張することにより起こる [58]	エビデンスは限られている

心雑音(拡張期)：Graham Steell(グラハム・スティール)雑音

🔊 Audio 3.8

概要

ピッチの高い拡張早期の雑音で，深吸気時に聴取され，前胸部肺動脈弁領域で最もよく聴こえる．肺高血圧による肺動脈弁逆流音である．

関連する病態

- 肺高血圧症に伴う肺動脈弁逆流症：通常肺疾患に続発する（注：肺動脈弁逆流症は肺高血圧の原因とはならない）．

メカニズム

肺高血圧（通常 55 〜 60 mmHg より高い）は肺動脈弁と弁輪への圧を上昇させる．そのため**弁輪の拡大が起こり**，弁不全が起こる．不全状態になった弁を通る高速の血流が雑音を作る．

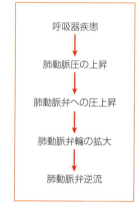

図 3.50　拡張期雑音のメカニズム

心雑音(拡張期)：僧帽弁狭窄音

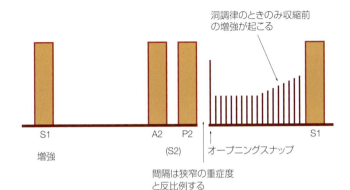

図 3.51　僧帽弁狭窄症性雑音のタイミングと形状
Talley N, O'Connor S, Clinical Examination, 6th edn, Sydney: Elsevier Australia, 2009: Fig 4.45A に基づく.

🔊 Audio 3.9

概要
患者を左側臥位にしたときに前胸部僧帽弁狭窄領域において，拡張期低ピッチ乱流音(rumbling murmur)がベル型の聴診器により最もよく聴取される．

関連する病態
- リウマチ性心疾患：ほぼ全ての原因である
- 先天性僧帽弁狭窄症(congenital mitral stenosis)：まれ

メカニズム
障害され狭くなった弁を拡張期の血流が横切ることで起こる．
リウマチ性心疾患の免疫学的機序は，本章の「心雑音(収縮期)：大動脈弁狭窄音」に記載されている．急性のサブクリニカルなリウマチ発作の繰り返しや慢性化したリウマチ活動，血流による障害は，線維化の進行や石灰化，弁肥厚を招き[28]，拡張期の弁の開口不全が起きることで，弁口が狭窄すると考えられている．

弁狭窄により，拡張期の血流が乱流を起こし，特徴的な心雑音を引き起こす．

所見の有用性
僧帽弁狭窄音は聴取するのが困難であり，リウマチ性心疾患が減少した先進国では一般的ではなくなっている．この雑音は僧帽弁狭窄症に特異的であり，聴取された場合は精査すべきである．

murmurs–diastolic: opening snap(OS)
心雑音（拡張期）：オープニングスナップ

🔊 **Audio 3.10**

出　典：*Robert J. Hall Heart Sounds Lab, Texas Heart Institute CHI St. Luke's Medical.*

概要
短くて鋭い高ピッチの音で収縮早期に聴取される．

関連する病態
- 僧帽弁狭窄症

メカニズム
僧帽弁狭窄が左心室にドーム状に落ち込んで突然動きが止まり，左心房から左心室への血流速度が突然増すことが原因だと考えられている[101]．

より簡単に言うと，狭窄した弁は拡張期にドーム状になりその空間に左心室の血流が溜め込まれる．最初は動いているが，弁の石灰化により動きが止まり，オープニングスナップを起こす[102]．

所見の有用性
この所見の有用性に関しては限られたエビデンスしかない．しかし，僧帽弁狭窄症の程度を評価するための特徴がいくつかある．

- A2とオープニングスナップの間隔は左心房と左心室の圧較差に反比例する．言い換えると，A2とオープニングスナップの間隔が短くなるほど，圧較差は大きく狭窄が強いということである[28]．
- 雑音はその大きさではなく，長さが重症度の指標となる．雑音は左心室・左心房圧較差が3 mmHgを超える間は持続する[103]．
- Ⅰ音もしくはオープニングスナップが大きくなるほど，実際には僧帽弁の石灰化は軽度である[101]．
- 非常に重症な僧帽弁狭窄症ではオープニングスナップを起こさない．弁が硬くなりすぎて，スナップを起こすほど速く動かないためである．

心雑音（拡張期）：肺動脈弁逆流音

概要

著明な肺高血圧症がない場合，第三〜第四肋間の胸骨左縁に拡張早期の漸減性雑音が聴かれる．他の右心系雑音と同じく吸気時に音が大きくなる．

関連する病態

一般的なもの
- 肺高血圧症：最も多い原因である．特に Eisenmenger 症候群に関連してみられる．
- 肺動脈弁が Fallot 四徴症の手術で切断された後の修復
- 肺動脈の拡大：特発性もしくは結合織疾患に続発するもの（例：Marfan 症候群）
- 感染性心内膜炎

あまり一般的でないもの
- 弁構造の先天的奇形（congenital malformation）
- リウマチ性心疾患：まれ
- カルチノイド症候群：まれ

メカニズム

肺動脈弁逆流音は，肺動脈弁が不全状態にあるため，拡張期に肺動脈から右心室に弁を横切って逆流することから起きる．原因疾患はさまざまだがその原因は，以下のとおりである．

- 弁輪の拡大
- 肺動脈の拡大
- 弁葉の形態異常
- 弁に関連した先天異常

遷延した肺高血圧により**弁輪の拡大**を起こすのが最も多い原因である（本章の「心雑音（拡張期）：Graham Steell（グラハム・スティール）雑音」参照）．

肺動脈の拡大が起こり，弁の拡大を起こす原因については，特発性あるいは結合織疾患に関連する場合がある[28]．

所見の有用性

中程度の肺動脈弁逆流は比較的よくみられる．しかし，著明な雑音があれば肺動脈弁逆流の可能性は高まる（陽性尤度比 17.0）[86]．

雑音がないからといって肺動脈弁逆流症は否定できず，その陰性尤度比は 0.9 である[86]．

心雑音（拡張期）：三尖弁狭窄音

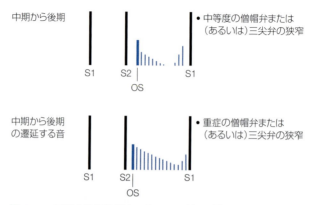

図 3.52　三尖弁狭窄性雑音のタイミングと形状

Blaustein AS, Ramanathan A. Tricuspid valve disease. *Cardiology Clinics* 1998; 16(3): 551–572. より許可を得て転載.

Audio 3.11

概要

前胸部三尖弁領域（第四肋間胸骨左縁）で最もよく聴こえる，やわらかい拡張期漸増漸減性の雑音である．

僧帽弁狭窄症と間違えることもあれば，三尖弁逆流症と併存することもある．

関連する病態

一般的なもの
- リウマチ性心疾患：最も多い [104]

あまり一般的でないもの
- 先天性三尖弁閉鎖症（congenital tricuspid atresia）や他の先天異常
- カルチノイド症候群
- 腫瘍（tumour）：まれ

メカニズム

狭窄あるいは障害や異常のある弁を血流が通るときに雑音が起こる．

リウマチ性心疾患で侵される他の弁と同様，弁の肥厚，交連の硬化，乳様筋腱の短縮や硬化により，弁の動きが制限され，弁を横切る血流が乱流を起こす．

三尖弁狭窄症のうち臨床的に問題となるのは 5％ に過ぎないが [104]，三尖弁狭窄音は常に異常であり精査を要する．

心雑音（持続性）：動脈管開存音

murmurs–continuous: patent ductus arteriosus murmur

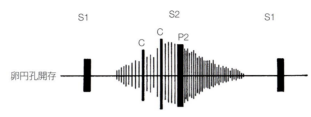

図 3.53 動脈管開存症の雑音のタイミングと形状

Keane JF et al.（eds）, Nadas' Pediatric Cardiology, 2nd edn, Philadelphia: Saunders, 2006:Fig 35-3. より許可を得て転載.

Audio 3.12

概要

収縮期，拡張期ともにみられる機械様の雑音であり，前胸部で最もよく聴こえる．

関連する病態

- 動脈管開存症（patent ductus arteriosus）

メカニズム

持続的な雑音が存在するためには，拡張期・収縮期ともに圧較差が存在することが必要である．

動脈管開存症の患者では大動脈と肺動脈の間に交通があり（図 3.54），収縮期に高圧系である大動脈から低圧系である肺動脈に血流が流れ込み，雑音の前半が形成される．拡張期においても肺動脈より大動脈の圧が依然高く，血流が動脈管を流れ続けることで，雑音の後半が形成される．

心雑音（持続性）：動脈管開存音 murmurs–continuous: patent ductus arteriosus murmur

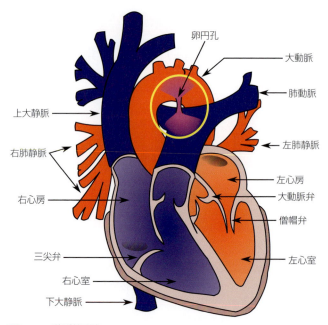

図 3.54 動脈管開存

Adsllc_commonswiki, https://en.wikipedia.org/wiki/Patent_ductus_arteriosus#/media/File:Patent_ductus_arteriosus.svg.

Osler(オスラー)結節

Osler's node

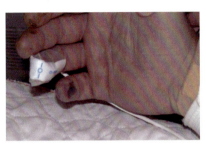

図 3.55 感染性心内膜炎の Osler 結節
Goldman L, Ausiello D, Cecil Medicine, 23rd edn, Philadelphia: Saunders, 2007:Fig 76-2. より許可を得て転載.

概要

圧痛があり，わずかに隆起した皮膚結節で表面は蒼白である．手指や足趾にみられることが多いが，母指球にみられることもあり，疼痛を伴うことが多い．

関連する病態

一般的なもの
- 細菌性心内膜炎

あまり一般的でないもの
- 全身性エリテマトーデス(SLE)
- 播種性淋菌症(disseminated gonorrhoea)
- カテーテル感染において感染カテーテルの末梢側

メカニズム

Janeway 病変と同じように，この徴候の機序は未だはっきりしない．Osler 結節は Janeway 病変と違い，免疫学的機序もしくは血管由来の機序を持つと考えられている．しかし，いくつかの歴史的研究は塞栓による形成の証拠を示している．

所見の有用性

細菌性心内膜炎のうち 10 ～ 25% にしか本所見はみられない[105]．感度が低いため Osler 結節がないということは診断的にあまり重要でない．

細菌性心内膜炎における他の徴候については，本章の「Janeway(ジェインウェイ)病変」「Roth(ロス)斑」「線状出血」を参照．

血圧もしくは脈圧変動のための下肢挙上

概要

臥位になり血圧モニター下で下肢を45°まで上げる．その後数分の血圧と脈圧の変化を記録する．血圧もしくは脈圧が12%を超えて上昇した場合に陽性となる．輸液に反応性があるかを重症患者に確認するためのテストである．

下肢挙上をするためには，（ベッドの機能もしくは枕を使い）下肢を45°まで上げ，同時に45°に起こしてあった状態を仰臥位に倒す．

関連する病態

- さまざまな原因による重症患者

メカニズム

輸液に対する反応性をみるために使われる（患者が体液量減少状態にあるか，もしくは生理食塩水などによる輸液負荷で改善しうるかどうか）．下肢挙上は迅速輸液に近い状況を作り出す．一過性に可逆的に下肢の静脈血を胸腔内に移動させる．右心室および左心室の前負荷を上昇させ，1回拍出量や心拍出量を増加させる[106]．

所見の有用性

多くの研究において，下肢挙上における反応性は心エコーにおける体液量判定などの他の所見よりもよく，輸液負荷での反応性を予見することが示されている[107-110]．最近のメタアナリシスにおいても，成人の輸液反応性を予見可能なことが確認されている[106]．

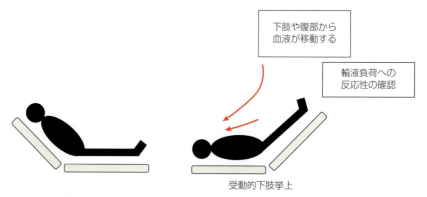

図 3.56 受動的下肢挙上

受動的下肢挙上では，下肢を45°まで挙上させて血行動態への影響を確認する．ベッドの機能を使い，半臥位から下肢挙上まで動かすのが簡単な方法である．

Marik et al. Surviving sepsis: going beyond the guidelines. Annals of Intensive Care 2011; 1(1):Fig 4.

心膜ノック音

🔊 Audio 3.13

概要

心尖部と胸骨左縁の間で聴かれる拡張早期の高ピッチ音である.

関連する病態

- 収縮性心内膜炎(constrictive pericarditis)

メカニズム

心室が, 硬化した心外膜に接する拡張早期に, 突然の血流速度の低下が起こる[111,112].

所見の有用性

古典的には収縮性心外膜炎の基本的な所見とみられてきた. 収縮性心外膜炎の24～94%でこの所見がみられる[111,112].

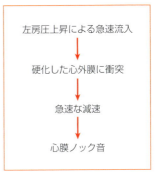

図 3.57 心外膜ノック音のメカニズム

混乱をきたしうる領域：Ⅲ音 vs 心膜ノック音

Ⅲ音と心膜ノック音の機序は似通っており, 判別を困難にさせている. しかし, 心膜ノック音は高ピッチ音でありⅢ音は古典的には低ピッチ音である. また, いつもと同じように病歴と臨床所見でも鑑別をするべきである.

pericardial rub

心膜摩擦音

🔊 **Audio 3.14**

概要

耳障りな，あるいはひっかくような音が心周期の全相で聴こえる．古典的には3要素から構成されるとされており，1つは拡張期，2つは収縮期である．

関連する病態

- 心外膜炎（pericarditis）

メカニズム

心膜の臓側および胸腔側の表面（通常は少量の液体で隔てられている）に炎症が起こることで，摩擦音が聴こえる．

末梢浮腫

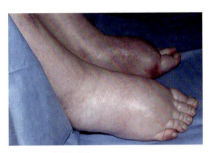

図 3.58　末梢浮腫

Rangaprasad L et al., Itraconazole associated quadriparesis and edema: a case report. Journal of Medical Case Reports *2011; 5: 140.*

概要

皮膚や体腔への異常な液体貯留が局所の浮腫を引き起こすこと．強く圧迫することで同定できる．

関連する病態

末梢浮腫を引き起こす原因は膨大であるため，主なものを以下に列挙する．

一般的なもの

- うっ血性心不全(CHF)
- 肝疾患(liver disease)
- ネフローゼ症候群(nephrotic syndrome)
- 腎不全(renal failure)
- 静脈機能不全(venous insufficiency)
- 薬剤副作用
- 妊娠

あまり一般的でないもの

- 低アルブミン血症(hypoalbuminaemia)
- 悪性腫瘍(malignancy)

メカニズム

末梢浮腫の機序は原因となる病態によって異なる．しかし病態にかかわらず以下のいずれかの要因がある．

1. 静脈圧もしくは静水圧の上昇(毛細血管静水圧(水分を押し出す力)の上昇)
2. 間質の静水圧(組織から血管へ水分を押し出す力)の低下
3. 血漿膠質浸透圧(血管内に水分を保つタンパク)の低下
4. 間質膠質浸透圧(血管から組織へ水分を引き込もうとするタンパク)増加
5. 毛細血管漏出の増加
6. リンパ系の閉塞(間質から水分やタンパクを引き込み，循環に戻す能力が低下した状態)

心不全でのメカニズム

血管の静水圧上昇が血管から水分を間質に押し出す漏出を引き起こす．通常，**右心不全**でみられる．

この条件に含まれる要因は以下である．

- **体液量の増加**：心拍出の低下は右心，左心ともに腎血流低下を起こす．これによりレニン・アンジオテンシン・アルドステロン(RAA)系が活性化し，塩分および水分が取り込まれ，血管内・毛細血管内の静水圧が上昇する．
- **静脈圧の上昇**：心室機能不全は収縮末期もしくは末期の圧の上昇を起こし，その圧が心房に，そして静脈系に伝わる．その結果，静脈および毛細血管静水圧が上昇する．

- 静水圧の上昇により，水分は血管から周囲の組織に押し出される．
- リンパ系は間質の過剰な水分を回収することができず，浮腫が起きる．

肝疾患

一般に考えられているものと違い，肝不全で浮腫が起こる主な要因は**臓器血管の拡張**である．肝不全によって正常にタンパクが作れなくなる状態(それによる低アルブミン血症)は浮腫に寄与しうるが，必ずしもそうでなくても浮腫が起こる．

肝不全では，臓器血管で一酸化窒素とプロスタグランジンの増加が起こる．これにより血管拡張が起こり，多くの血液が内臓に貯留することによって腎臓への有効循環血液量が少なくなる．その結果，異常な神経ホルモン反応が起こり，RAA 系を通して塩分と水分が貯留し静水圧が上昇する[113]．

ネフローゼ症候群

ネフローゼ症候群での浮腫の機序は完全に解明はされていない．要因として考えられているのは以下のものである．

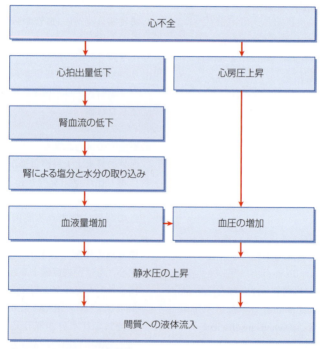

図 3.59　心不全の末梢浮腫

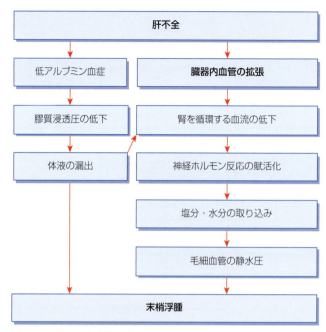

図 3.60 肝不全の末梢浮腫

- 腎臓からの大量のタンパク喪失と低アルブミン血症，膠質浸透圧の低下（血管内の水分を保持するタンパクが少なくなるため）により漏出が起こる．
- 循環血液量の低下が神経ホルモン反応を起こし，塩分と水分の取り込みが起こることで，毛細血管静水圧が上がり，水分が押し出される．
- 肝のタンパク新生低下が起こり，血中のタンパク量が落ちる．
- 緩徐な心房性ナトリウム利尿反応（ANR：atrial natriuretic response）．通常の体液過剰に対しては，腎臓から余分な塩分を排出し，それにより水分を排出する．
- ネフローゼ症候群で起こる腎障害で，正常量の塩分が排出できず水分が貯留する．この機序は，大量のタンパク喪失がない場合に浮腫の主な原因となる[113]．

所見の有用性

末梢浮腫を発見した場合は心不全の診断に有用である．しかし浮腫がないからといって心不全は否定できない．感度10％，特異度93％[114]であり，70歳未満の慢性心不全患者の25％でしか浮腫はみられない．

肝不全では，末梢浮腫の出現，特にそれが腹水とともにみられるときは予後不良の徴候である．

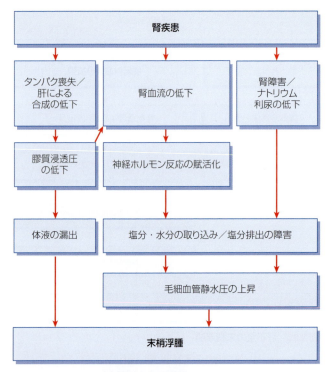

図 3.61 ネフローゼ症候群の末梢浮腫

脈圧 pulse pressure

脈圧は収縮期血圧から拡張期血圧を引いて求められる．正常値は 40 mmHg である．脈圧の変動は大きな意味を持っている．脈圧は単純な要因だけでは決まらない．主な変動要因は，血管抵抗，血管のコンプライアンス，循環拍出量である[115]．

脈圧：狭小化

pulse pressure: narrow

概要
20 mmHg より少ない脈圧である．

関連する病態

一般的なもの
- 心不全
- 大動脈弁狭窄症
- 血液量減少症：ショック（shock）

あまり一般的でないもの
- 肥大型心筋症
- 僧帽弁狭窄症

メカニズム
体循環の血圧は収縮期に**最大**になり，拡張期に**最小**になる．**心拍出の低下により全身の血管抵抗が増加する**のは，脈圧低下のよくある原因である．

実際には，心拍出（収縮期血圧）が低下し，血管の抵抗（拡張期血圧）が保たれる場合には脈圧が低下すると言える．

心不全
心不全では，当該疾患による拍出量の低下が，血圧を保ち，血液を心臓に返そうとするために，交感神経の不活化と全身の血管抵抗の増加（もしくは維持）につながる．そのため，（心拍出の低下により）収縮期血圧は低くなり，（全身の血管抵抗増大により）拡張期血圧は保たれ，脈圧が低下する．

ショック
循環血液量減少性ショック（hypovolaemic shock）の臓器ではカテコラミンが上昇して末梢血管抵抗を上げることで，心臓に返る血液を保とうとする．こうした末梢血管抵抗の増大が拡張期血圧を上昇させ，結果的に脈圧は低下する．

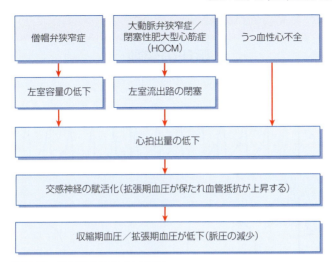

図 3.62　脈圧狭小化のメカニズム

pulse pressure variation

脈圧の変動

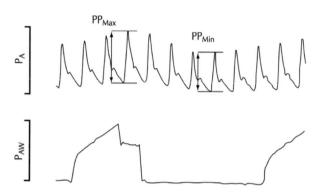

図3.63 人工換気下での脈圧変動の解説図
P_A：大動脈圧．P_{AW}：気道内圧．PP_{Max}：陽圧換気後の最大脈圧．PP_{Min}：陽圧換気後の最小脈圧．吸気時の脈圧（基底線の瘤状の部分）と呼気時（気道圧曲線の平坦部分）の脈圧を記録する．
Gunn SR, Pinsky MR. Implications of arterial pressure variation in patients in the intensive care unit, MD. Current Opinion in Critical Care 2001; 7: 212–217, Fig4.

概要

脈圧の変動とは，吸気時と呼気時に脈圧が変わることを言い，通常は人工換気下の患者でのみ測定される．呼吸周期での脈圧変動が12%を超えた場合には有意である[116]．動脈圧の測定で観察されるものであり，図3.63にそれを例示する．

関連する病態

- 正常の呼吸変動
- 循環血液量低下（volume deplete status）

メカニズム

動脈波の変動は心血管系の前負荷の変動を示す．これが患者が実際にFrank-Starling（フランク・スターリング）曲線（Frank-Starling curve）のどこにいるかを観察する手段となる．

脈圧変動のメカニズムと考え方を知るためには，前負荷という概念，Frank-Starling曲線，呼吸生理について理解することが必要である．

重症患者では，輸液負荷の主な目的は心拍出量の増大（そして輸液負荷に反応するかどうかを判断すること）である．Frank-Starling曲線によれば，アクチン・ミオシンの重なりがある限界点（つまり前負荷量の適切なレベル）までは前負荷の増加に伴い，左室容量と心拍出が増大する[117]．この点を超えると，水分量を増大させても心室容量と拍出量は上昇しない．この点までは，前負荷の追加（輸液のボーラス投与や輸液負荷）は有益であり，患者は前負荷依存性であるとみる

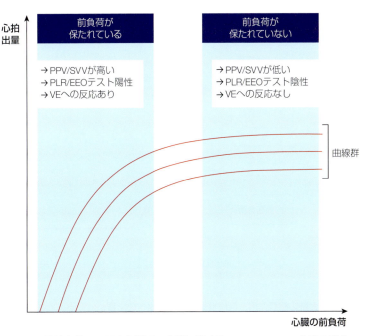

図 3.64　輸液負荷への反応と脈圧の変動に関する Frank-Starking 曲線の概念
PPV：脈圧の変動，SVV：一回拍出量の変動，PLR：受動的下肢挙上，EEO：呼気終末閉塞，VE：容量負荷．

Marik et al. Surviving sepsis: going beyond the guidelines. *Annals of Intensive Care* 2011; 1(1):Fig 1.

ことができる(図 3.64)．患者がカーブの急激な部分にいるときはまだ前負荷依存状態であり，カーブの平坦な部分にいるときには前負荷は効果を及ぼさない．脈圧の変動をみることは，患者がカーブの急激な部分にいて輸液負荷が有益かを判断するための方法である．

　人工換気による心血管系の影響は予測しやすく，脈圧の変動をモニターすることができる．人工呼吸器は正常な呼吸では陰圧により吸気が起こるのとは反対に，間欠的な陽圧で吸気が起こる．この陽圧は胸腔内圧を増加させ，右心房や右心室に血液を導く胸腔内の圧較差を低下させる．同時に肺への圧力と肺容量の増大が起こり，右心室への後負荷となる[117]．

返ってくる循環血液量が減少するとともに右室後負荷が増大することで，右心室の拍出量は減少する．これにより左室前負荷が減少し，左室拍出量が減少する．この概要を図 3.65 に示す．左室拍出量の低下は Flank-Starling 曲線に沿うことが知られており[118]，患者の心室が曲線の急激な部分にいるときに最も大きくなる[117]（前負荷依存状態では容量増加が有益であるため）．この考え方を図 3.66 に例示する．

　脈圧は左室拍出量・心拍・血管抵抗により決定されることが知られている[118]．後の 2 つの要因は，呼吸の周期の間，比較的一定である．そのため動脈圧変動の主な原因は左心室の心拍出の変化と考えられる．この論理から，脈圧の著明な変

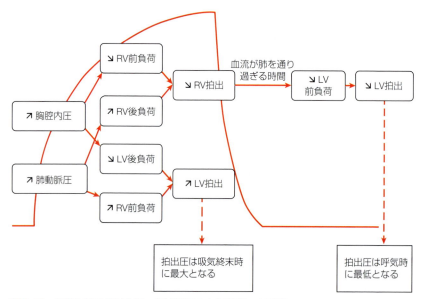

図 3.65 心臓と肺の相互作用.機械換気の血行動態への影響

左室(LV)拍出量の周期的な変動は呼気時に右室(RV)の充満が減ることにより左室前負荷が減少することに関連している.

Critical Care/Current Science Ltd. Marik et al. *Hemodynamic parameters to guide fluid therapy.* Annals of Intensive Care *2011, 1: 2.* より許可を得て転載.

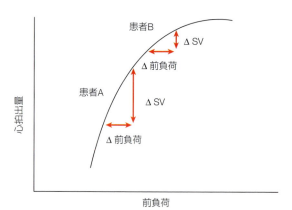

Δ前負荷:陽圧換気で変化する前負荷, ΔSV:陽圧換気で変化する心拍出量

図 3.66 前負荷の違いによる心拍出量の変化

患者 A の左室拍出量(LVSV)は Frank-Starling 曲線の急激な部分にいる.前負荷の変化は LVSV・血圧・脈圧を大きく変える(つまり前負荷に反応性がある).患者 B の曲線は比較的平坦で,前負荷が変化しても患者 A のようには LVSV が変化しない.

Gunn SR, Pinsky MR. *Implications of arterial pressure variation in patients in the intensive care unit, MD.* Current Opinion in Critical Care *2001; 7: 213.*

動は前負荷依存状態を指し示すと言える.

所見の有用性

人工換気下の患者に追加の輸液が有用かどうかを予測することについては,脈圧の変動は十分に検証されており,輸液への反応性をうまく予見できることから非常に有用な所見である[117]. 29の研究の人工換気下の患者のシステムレビューでは,下記の点について報告されている.

- 脈圧の変動,循環血液量の変動,収縮期血圧の変動と心拍出および心係数の関連は,それぞれ0.78,0.72,0.72であった.受信者操作特性(ROC:receiver operating characteristic)曲線の曲線下面積は,それぞれ0.94,0.84,0.86であった.
- 脈圧変動の感度,特異度,診断的オッズ比は0.89,0.88,59.86であった.
- また最近では,自発呼吸の患者でも脈圧変動の有用性が示されている[119].
- ROC曲線では,脈圧変動は0.87(95%信頼区間0.74〜0.99, $p < 0.0001$)であった.
- 脈圧変動は収縮期動脈圧($r2 = 0.32$, $p < 0.001$)と平均動脈圧($r2 = 0.10$, $p < 0.037$)の増加と関連していた.

脈圧の変動は人工換気下の重症患者で輸液反応性を予測することが示されている.自発呼吸の患者に関してもいくつかのエビデンスがある.不整脈(arrhythmias)(心房細動など)を伴う患者では有用性は低下する.

脈圧：開大

概要

脈圧の開大とは，脈圧が 55 〜 60 mmHg より大きいものである．

関連する病態

最も一般的なもの

- 高齢
- 大動脈弁閉鎖不全症（大動脈弁逆流症）
- 敗血症性ショック：末期
- 高心拍出状態
- 甲状腺機能亢進症（hyperthyroidism）

メカニズム

高齢

健康な患者において脈圧が決まる要因は複雑であり，1つのモデルでは説明できない．しかし，**動脈コンプライアンスの低下と脈波の速度の上昇**が高齢での脈圧開大の主な原因と考えられている．

加齢に伴い，動脈弾性板の断片化と分断が起こり，コラーゲンとエラスチンの比が変化する．この変化により動脈はより硬くなりコンプライアンスが低下する．そのため，通常収縮で起こる圧の上昇に対応する能力を失い，圧はより高くなる（**図 3.67**）．

2つ目のモデルは動脈の硬化に伴いコンプライアンスが低下し，動脈圧の伝達が速くなることによるものである．その結果，波はより速く返ってきて収縮期血圧を増大させ，収縮期血圧が上がるため脈圧が開大する．

要約すると，動脈の硬さの増加・コンプライアンスの低下・脈波速度の増大により高齢患者の脈圧増大は十分に説明できる．

敗血症性ショック

敗血症性ショックのうち「ウォームショック（warm shock）」では，血管拡張・内皮透過性の亢進・末梢血管抵抗の低下により脈圧の開大が起こる．

感染は免疫炎症反応を起こす．ホルモンおよび内因性の免疫反応が活性化し，白血球の輸送と TNF-α，IL-8，IL-6，ヒスタミン，プロスタグランジン，一酸化窒素といったサイトカインの放出が起こる．このサイトカインにより**血管透過性亢進と全身の血管拡張**が起こり，全身血管抵抗と拡張期血圧が低下するために脈圧が開大する．

敗血症性ショック（特に早期）では末梢血管が閉塞し，末梢血管抵抗が保たれるコールドショックもきたしうることに注意しなくてはいけない．

大動脈弁閉鎖不全症

高い脈圧は収縮期に左心室から大動脈に流れる大量の血流が原因であると考えられる．拡張期血圧の低下は心室への逆流と末梢動脈への血液排出による[10]．

甲状腺機能亢進症

甲状腺ホルモンは心血管系とそれに関連する循環血液量への影響，心臓変力作用，血管抵抗の低下を引き起こす．これは全て脈圧開大に寄与する．

甲状腺ホルモン過剰により末梢組織での熱産生が起こり，血管拡張と全身血管

抵抗と拡張期血圧の低下を起こす．さらに，T_3は直接的に血管抵抗の低下を引き起こす．

同時に甲状腺ホルモンは陽性変力作用・変時作用に加え，造血が増加することで血液量が増加する．そのため心拍出量と収縮期血圧が増加する．

所見の有用性

脈圧の開大もしくは増大は状況によっては，とても有用な所見である．

脈圧は正常血圧および高血圧の患者で死亡率や合併症率を予見する独立した所見である[120,121]．さらに，一致をみない研究もあるが，脈圧は拡張期血圧や収縮期血圧に比較してより強い危険予測因子とする研究もいくつかある[122-124]．

脈圧の拡大により心房細動および心不全のリスクが上昇するという強いエビデンスがあり[125]，慢性的な脈圧の開大や収縮期高血圧の治療は予後を改善させる[126]．

拡張期雑音がある状態での脈圧の開大は，大動脈弁逆流症の可能性を大きく上げる．

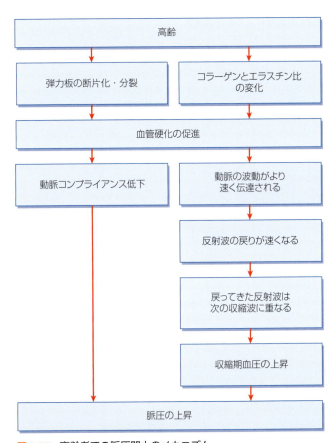

図 3.67　高齢者での脈圧開大のメカニズム

脈圧：開大　pulse pressure: widened

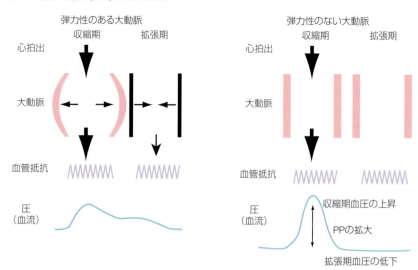

図 3.68　硬化した血管による脈圧の開大
Lip GYH, Hall JE, Comprehensive Hypertension, *1st edn, Elsevier, 2007:Fig 11-3* に基づく．

pulsus paradoxus
奇脈

概要

1873年にAdolph Kussmaul医師は、収縮性心外膜炎の患者において心拍があるにもかかわらず末梢の脈が吸気時には消失しているという不一致に気づき、この名称をつけた。この不一致とは、聴診で心音を聴取できるにもかかわらず、橈骨動脈の拍動を触れることができないというものである。

奇脈は通常、吸気時に収縮期血圧が10 mmHgを超えて低下する状態と定義される[127]。これを測定するために、呼気時の血圧計のカフを収縮期血圧を超えて膨らませ、収縮期血圧のピークを記録する。吸気時と呼気時でそれぞれKorotokoff（コロトコフ）音（Korotkoff sound）が聴こえるまでカフをしぼませて、その値を記録する。2つの圧の差が10 mmHgを超えていれば奇脈があると言える[128]。これを図3.69に示す。

関連する病態

一般的なもの
- 心タンポナーデ
- 喘息（asthma）

あまり一般的でないもの
- 大きな肺塞栓（pulmonary embolus）
- 緊張性気胸（tension pneumothorax）
- 大量の胸水（pleural effusion）
- 急性心筋梗塞（acute myocardial infarction）
- 胃捻転（volvulus of the stomach）
- 上大静脈（SVC：superior vena cava）閉塞症（SVC obstruction）
- 横隔膜ヘルニア（diaphragmatic hernia）
- 収縮性心外膜炎（収縮性心外膜炎では

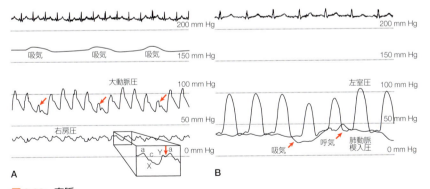

図3.69　奇脈

Aでは心電図、呼吸曲線、大動脈圧・右房圧の曲線が示されている。X降下とともに右房圧の上昇があるがY降下とともに鈍化がある（矢印）。吸気時には大動脈収縮圧が30 mmHg低下するとともに脈圧が低下する（矢印）。以上が奇脈の所見である。左室圧と肺動脈楔入圧（**B**）の曲線では奇脈は吸気時の左室充満の低下（肺動脈楔入圧と左室拡張期血圧較差の降下）によるものだとわかる。

Wu LA, Nishimura RA. Pulsus paradoxus. New England Journal of Medicine 2003; 349: 666.

奇脈は起こらないとしばしば言われる．後述のボックス「混乱をきたしうる領域：収縮性心外膜炎や心タンポナーデにおける奇脈 vs Kussmaul徴候」参照）．

共通したメカニズム

橈骨の脈拍が深吸気時に減弱するのは健常人でもみられる．これは吸気が胸腔内圧の低下を起こし，右心室に多くの血液を引き込むからである．右心室は拡大し，心室中隔が左心室を圧迫し，左心室への血液流入を阻害する．加えて吸気時には肺が拡張し，多くの血液が肺血管床に貯留する．この肺への血液貯留の増加と左心室からの心拍出の障害により，末梢の脈拍が弱くなる．

奇脈の機序の背景にあるのはこの正常の呼吸生理が以下の要因で強調されることによる[128,129]．

- 右心室や肺動脈への吸気時血液流入の制限．
- 肺循環に通常よりも多く血流が貯留する（最近これには疑義が唱えられている）．
- 肺血圧が左心房に比べて低くなることから，血液が吸気時に左心房から肺静脈に逆流し心拍出に利用される血流量が少なくなり，吸気時と呼気時の血圧の大きな変動が起こる[129]．
- 心室中隔が膨らむことによって左心室への血流が障害される．

Xingらによる最近の研究[130]では，呼吸による胸腔内圧の変化（RIPC：respiratory intra-thoracic pressure change）は左心室や右心室への圧に影響を与え，心室中隔を超えて圧較差が伝わることで，中隔が左心室側や右心室側に動くとされている．

心タンポナーデ

心嚢内の液体は心臓の全ての部屋に圧をかけ，左心室の充満を障害するが，右室充満への障害はそれほどではない[128]．吸気は左心室に比べ右心室の充満をより促し，心室中隔を左心室側に押すことによってさらに左心室の充満を障害する．左心室充満の障害と吸気時の肺への血液貯留が合わさって，正常でも起こる左房左室充満の低下が強調される．さらに，肺血管圧は左心房に比べ低いため肺静脈に血液が戻って左室充満が低下する[128]．

広範囲肺塞栓症

広範囲肺塞栓症は右室機能不全を引き起こす．肺動脈圧により右心室からの駆出血流量が減少する．この右室駆出量の低下と肺血流の低下は左心房や左心室の血流も減少させ，その結果，心拍出量が減少する[128]．

呼吸障害

呼吸障害の主な機序は，大動脈や右心系に伝達される胸腔内の変異が異常に大きくなることによると考えられている[128,129]．

喘息や労作時呼吸といった気道抵抗の増大時には，吸気時の胸腔内陰圧が通常より大きく（時によっては$-30\,\mathrm{cmH_2O}$〜$-20\,\mathrm{cmH_2O}$までになる），呼気時の胸腔内圧はより高くなる．この結果，前述した生理的な反応がより強調される[131]．

気道抵抗がある中での吸気時では，増大した胸腔内陰圧により右心室と右肺動脈により多くの血流が流入するため，左心系の血流は少ないままとなり，心拍出量は比較的少なくなる[131]．同時にこのことにより左心室の後負荷は増加する[132]．

奇脈 pulsus paradoxus

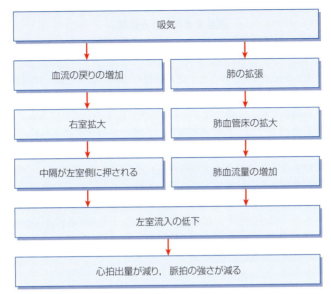

図 3.70 呼吸サイクルによる脈圧の正常な変異

呼気時には上記とは逆のことが起こり，左心系の血流が増し，心拍出量が増加する．その結果，気道抵抗は通常の変化を増大させ，奇脈を生じさせる．

所見の有用性

奇脈が観察された場合，非常に有用な所見となる．ある研究[133]では感度 98%，特異度 83%，陽性尤度比 5.9 で陰性尤度比は 0.03 である．別の集積研究[134]では感度 82% であるが，心嚢水がある中で心タンポナーデを除外するために十分な感度や陰性尤度比がある．

喘息では，ほどなくして呼吸不全になる予兆を示す所見である．

> **混乱をきたしうる領域：**
> **収縮性心外膜炎や心タンポナーデにおける奇脈 vs Kussmaul 徴候**
>
> 　奇脈と Kussmaul 徴候が起こる生理的状況については，しばしば混乱がみられる．古典的には，奇脈は心タンポナーデのときに起こり，Kussmaul 徴候は収縮性心外膜炎で起こり排他的である．理由は以下のとおりである．
> 　収縮性心外膜炎では，胸腔内の陰圧は正常だが硬化した心外膜に遮られ，心房や心室に到達しない．その結果，通常みられる右室血流の増加は起こらず，奇脈が起こるときのように中隔が左心室を押すこともなく，奇脈のときのように左室拍出量に影響を及ぼすこともない．
> 　心外膜の硬化が重症である場合，吸気でも静脈血流量は増加しないが，右心房と右心室の圧は増加し，頚静脈は拡大する．そのため心臓へ還る静脈血が減り Kussmaul 徴候が起こる．
> - 収縮性心外膜炎＝ Kussmaul 徴候
> - 心タンポナーデ＝奇脈
>
> 　これが非常にシンプルな法則だが，収縮性心外膜炎の 1/3 程度において奇脈がみられるということも知っておく必要がある[47]．

橈骨-橈骨遅延

概要

左右の橈骨動脈拍動を同時に触れたときに，脈拍のタイミングが一致しない所見である．

関連する病態

- 大動脈縮窄症（coarctation of the aorta）
- 瘤による鎖骨下動脈狭窄（subclavian stenosis）

メカニズム

左鎖骨下動脈起始部より近位の縮窄や狭窄が血流を障害し，遠位の拍動を小さくする．左上肢の拍動は遅れ，左右の拍動の大きさも違ったものになる．

所見の有用性

この所見に関するエビデンスは限られている．縮窄の大部分は鎖骨下動脈より遠位であるため，橈骨-橈骨遅延は起こらない．

橈骨 – 大腿遅延 radio-femoral delay

概要

下半身で上半身と比べて拍動が弱くなり遅延するのは，大動脈縮窄症の古典的な所見である[10]．

関連する病態

- 大動脈縮窄症

メカニズム

血管の狭窄と Venturi 効果で血管壁が内側に引き付けられることにより血流が減少することで，大動脈弁狭窄症と同様に縮窄では血液の拍出が減少し，閉塞部位遠位の脈拍の強さは減弱する．

さらに，縮窄における脈拍には以下の要素が必須である[10]．

- 縮窄はより心臓に近い部位のものを反映した脈拍を作り出す．このため，脈拍はより早期のものを反映し，血圧も近位のものより高くなる．
- 圧を和らげるような弾力性がない（縮窄部位近位の血管はコンプライアンスが低い）ため，縮窄部位やその直前の血圧はより高いものになる．
- 血流や圧力は拡張した側副血行路に流れ込み，縮窄部位より遠位に血液を供給する[10]．

所見の有用性

所見の有用性に関するエビデンスは限られており，所見を得ることも困難である．縮窄による乱流で起こる左鎖骨下や左肩甲骨下の収縮期雑音は，比較的よくみられると言われている．

右室ヒーブ

概要
胸骨左縁の触診時，収縮早期から収縮中期において検者の手を持ち上げるように感じる拍動である．

関連する病態
右室負荷が増大させる，もしくは右室肥大をきたすような病態である[1]．

一般的なもの
- 肺塞栓症
- 肺高血圧症

あまり一般的でないもの
- Fallot 四徴症
- 重症僧帽弁閉鎖不全症
 （severe mitral regurgitation）
- 重症僧帽弁狭窄症
 （severe mitral stenosis）

共通するメカニズム
圧負荷の増大が右室肥大を起こし，右心室が胸壁に近い位置に移動することによって起こる．

僧帽弁閉鎖不全症
僧帽弁閉鎖不全症では，左心房が収縮期の血流増加のクッションとなり心室を前方に移動させるため[1]，心拍動を長く触知できるようになり，右室ヒーブを起こす．この状態は非常にまれである．

Roth(ロス)斑

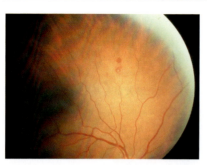

図 3.71 Roth 斑

Talley N, O'Connor S, Clinical Examination, 6th edn, Sydney: Elsevier Australia, 2009:Fig 4-42. より許可を得て転載．

概要

円形で中心が白く抜けた網膜出血である．

関連する病態

亜急性心内膜炎に疾患特異的であると考えられていたが実際には多くの疾患でみられる．

一般的なもの
- 感染性心内膜炎(infective endocarditis)
- 低酸素血症(hypoxia)

あまり一般的でないもの
- 骨髄異形成症候群(myelodysplastic syndrome)
- 頭蓋内出血(intracranial haemorrhage)
- 糖尿病
- 揺さぶられっ子症候群(shaken baby syndrome)

メカニズム

Roth 斑は敗血症性塞栓によって起こされるものでは**ない**．現在は毛細血管の破綻とフィブリンの沈着によって起こると考えられている．

この機序によれば，何らかの障害により網膜毛細血管が破綻することで血液が漏出し，血小板の活性化，凝固カスケードが起こり，血小板フィブリンによる血栓が形成される．このフィブリンは出血斑の中の白い領域としてみえる[135]．

きっかけとなる障害は病態によりさまざまである．

- 亜急性細菌性心内膜炎(subacute bacterial endocarditis)では，低活動性の播種性血管内凝固症候群(DIC：disseminated intravascular coagulation)による二次性の血小板減少が，網膜毛細血管の出血を起こすことが示唆されている．
- 亜急性細菌性心内膜炎や白血病(leukaemia)の患者では，貧血が網膜毛細血管の低酸素障害を起こしうる．
- 血管への圧の上昇は毛細血管内皮の虚血を起こし毛細血管の破綻を引き起こす．

所見の有用性

Roth 斑を引き起こす疾患は多くあること，細菌性心内膜炎患者の 5% 未満にしかみられないこと[105]を考えると，単独での有用性は限られる．

細菌性心内膜炎に関する他の徴候に関しては，本章の「Janeway(ジェインウェイ)病変」「Osler(オスラー)結節」「線状出血」を参照．

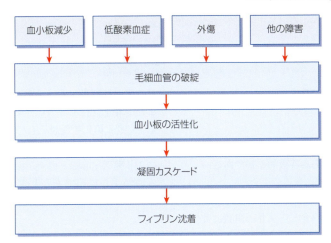

図 3.72 Roth 斑のメカニズム

S1 (first heart sound): normal
I音：正常

🔊 **Audio 3.15**

概要

聴診時，僧帽弁および三尖弁の閉鎖に伴って聴こえる特徴的な音である．

メカニズム

I音は僧帽弁と三尖弁の閉鎖によって起こると伝統的に教えられてきており，またそれを支持するエビデンスも存在する[136-138]．第二の仮説として，I音は弁の閉鎖時に流入血液が急に減速することにより腱索・心室・血液が振動して起こるのが主な原因であるとするものがある[139]．

I音：増強

S1 (first heart sound): accentuated

🔊 Audio 3.16

概要
正常よりも大きな音で終わるものである．

関連する病態
- PR間隔の短縮 [92]
- 軽度の僧帽弁狭窄症
- 高心拍出状態
- 僧帽弁粘液腫
- 心室中隔欠損症（VSD）

共通するメカニズム
I音の大きさは，弁尖が開いた状態から閉じるまでに移動する距離およびその閉鎖速度に関連する．弁尖が閉じる前に大きく開いていれば，もともと開き方が小さかった場合と比較して大きな音をたてる．同じように弁を閉じる圧力が高ければI音は大きくなる．

PR間隔の短縮
通常，僧帽弁と三尖弁の弁尖は心室収縮まで漂っている時間がある．PR短縮が起こると弁尖は心収縮時に大きく離れているために閉じるまでの距離が長くなり，I音が増強される．

軽度の僧帽弁狭窄症
軽度の僧帽弁狭窄症では，心房と心室の圧較差がある時間が長くなり [45]，僧帽弁弁尖が開き，離れている時間が長くなる．そのため同じように心室収縮時に多くの距離を動いて閉じるようになる．

高心拍出状態
高心拍出状態（貧血による頻脈）では，拡張期が短縮し，三尖弁と僧帽弁の弁尖は通常の位置よりも開いた状態から閉じる．さらに，強い心収縮が起これば時間に比して圧は強くなり弁もより強く閉じられる．

所見の有用性
I音の増強に関しては限られた研究しかない．古典的には，僧帽弁狭窄症患者のほとんどはI音増強があるとされてきた．

Ⅰ音：減弱

概要
通常のⅠ音よりもやわらかい音である．

関連する病態
- PR間隔延長（例：Ⅰ度房室ブロックなど）
- 僧帽弁閉鎖不全症（僧帽弁逆流症）（mitral regurgitation）
- 重症僧帽弁狭窄症
- 左心室コンプライアンス低下
- 左心室機能低下

共通するメカニズム
弁の可動性低下，弁の閉鎖能力低下，弁が閉鎖するまでの距離の短縮，心室収縮の減弱がⅠ音減弱を起こす原因となる．

PR間隔延長
PR間隔の延長により，心房収縮と心室収縮の間の時間が長くなり，弁尖は開ききった位置から閉じる位置に戻ってくる．そのため心室が収縮したときにすでに弁尖は互いに近くなっており，音は小さくなる．

僧帽弁閉鎖不全症
重症の僧帽弁閉鎖不全症では，逆流のジェットが，弁尖が完全に閉じることを阻害しⅠ音を減弱させる．リウマチ性僧帽弁疾患（rheumatic mitral valve disease）の重症度が低い症例では，線維化や弁尖の破壊が弁の閉鎖を妨げることがある[140]．

重症僧帽弁狭窄症
重症僧帽弁狭窄症では弁が硬くなりすぎて固定されてしまい，開くことも閉じることも妨げられる．

左心室コンプライアンス低下
心室のコンプライアンスが低下した場合，拡張末期血圧が上がり，弁尖の戻りが速くなる．心室収縮により弁尖が閉じようとするときに，すでに弁尖は近い位置にいるために音が小さくなる[92]．

II音：増強（もしくは P2 増強：II音の肺成分）

S2 (second heart sound): loud (or loud P2-pulmonary component of S2)

概要

正常よりもII音の肺成分が大きい状態．しばしば単にII音の増強として聴かれる．

関連する病態

- 肺高血圧症

メカニズム

さまざまな原因の肺高血圧が肺動脈弁を強く閉鎖させ，II音の肺成分が通常よりも大きくなる．

所見の有用性

P2増強が肺高血圧を示唆するというエビデンスは乏しく，感度は58%や96%とさまざまで，特異度は19〜46%しかない[141]．P2の触知ははるかに有用で，肺高血圧の感度が96%である．

S3 (third heart sound)

Ⅲ音

 Audio 3.17

概要

拡張早期の急速流入期に聴かれる，鈍い，低調な過剰音である．Ⅲ音のある患者の心音は，「ケン・タッ・キー」の発音に似ている．

関連する病態

一般的なもの
- 若い患者では生理的に聴かれることがある（40歳未満）．
- 心室障害を起こすさまざまな原因でⅢ音が生じる．

あまり一般的でないもの
- 他の病態：貧血，甲状腺中毒，僧帽弁閉鎖不全症（僧帽弁逆流症），閉塞性肥大型心筋症（HOCM），大動脈弁閉鎖不全症（大動脈弁逆流症），三尖弁閉鎖不全症（三尖弁逆流症）

メカニズム

左心室への流入が突然制限されることにより心全体と内部の血液が振動し，Ⅲ音となる[142]．典型的には，体液量および流入が増加し，硬い，もしくはコンプライアンスの悪い心室のある患者に起こる．高い流入圧があるということは流入量が多いことを示し，血流が硬い心室に衝突した際に大きな音が出る．

心不全のメカニズム

収縮障害を起こした心不全では，心膨圧の上昇が起こる．僧帽弁が開いたときに急速な流入により圧較差を減らそうとし，硬くなった心室に流入する．

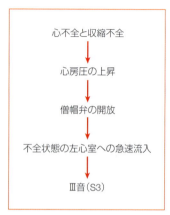

図3.73　Ⅲ音のメカニズム

所見の有用性

Ⅲ音聴取は左室不全の有用な所見であるが，それがないからといって心不全は除外できない．心不全の患者ではこの所見が死亡や罹病を予見する予後因子であることが示されている．

Ⅲ音が心収縮障害，もしくはEF＜50％を予見するのは，感度51％，特異度90％であるとされている．左室圧の増大（＞15mmHg）を感度41％，特異度92％，PPV81，NPV65で予見するという良いエビデンスがある[143]．

急性胸痛（acute chest pain）の状況では，心筋梗塞の特異度は95％だが感度は16％しかない[58]．

Ⅲ音は慢性僧帽弁逆流症で必ず聴かれると言われているが，これに関するエビデンスは明確ではない．

S4 (fourth heart sound)

Ⅳ音

🔊 Audio 3.18

概要

Ⅳ音は，正常のⅠ音，Ⅱ音に追加して聴こえる音である．通常は心房の収縮が起こり始める拡張晩期に聴かれる低調な音である．拡張早期に聴こえるⅢ音とはこの点が異なっている．

関連する病態

Ⅳ音は典型的には，左心室のコンプライアンス低下を起こしたり拡張能低下を起こしたりする疾患でみられる．左心室の硬化を起こすさまざまな疾患がⅣ音を起こす．

一般的なもの

- 左室肥大を伴う高血圧症
- 大動脈弁狭窄症
- 肥大型心筋症
- 虚血性変化（ischaemic change）
- 高齢

あまり一般的でないもの

Ⅳ音は高拍出状態をきたした貧血や僧帽弁逆流症のような血液の急速な流入が起こる疾患でも聴取される．

メカニズム

心房の収縮による血流がコンプライアンスの低下した心室に流入する．硬化した左室壁による血流速度の急速な低下が低調な振動を起こし，Ⅳ音として聴こえる．

所見の有用性

Ⅳ音の有用性に関するエビデンスは一貫しない．いくつかの研究[143-145]で硬化した左心室とⅣ音が病理的な関連があると示されている．他の研究では拡張機能障害とⅣ音に有意な関連性がないとして[146]，非特異的所見であるとしている．

音響記録による研究ではⅣ音は心疾患患者の30〜87%に存在するが，心疾患がない場合でも55〜75%に存在した[147-154]．

皮膚ツルゴール

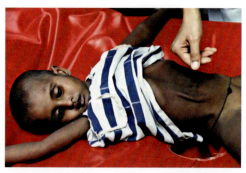

図 3.74 皮膚ツルゴールの低下した舞踏病の小児

Sack DA, Sack RB, Nair GB, et al., Cholera, Lancet *2004; 363: 223–233. Kleigman et al., Nelson Textbook of Pediatrics, Chapter 201, 1400–1403.e1. © 2016 Elsevier.*

概要

ツルゴールの低下は皮膚（成人では手背・小児ではお腹）を数秒間やさしくつまみ，離したときにもとの状態に戻らないときに示唆される．

関連する病態

- 年齢
- 脱水（dehydration）
- Ehlers–Danlos（エーラス・ダンロス）症候群（Ehlers–Danlos syndrome）

メカニズム

正常な皮膚の弾力性，もしくはツルゴールはコラーゲン・エラスチンおよび液体成分に依存している．脱水患者では，体内の利用可能な体液や水分が再吸収され循環血液量に追加される．皮膚内の体液も例外ではない．皮膚層の水分が減少することによりツルゴールが低下する．

Ehlers–Danlos 症候群

Ehlers–Danlos 症候群では，遺伝的変異により異常なコラーゲン合成が起こる．古典的な Ehlers–Danlos 症候群では，変異は異常なV型コラーゲンの合成を起こし，他のタイプでは違った型のコラーゲンや細胞外構造体に影響する．コラーゲンは皮膚の強さや弾力性を保つのに必須であり，その欠損により皮膚は薄くなり弾力が低下し，皮膚ツルゴールの低下を起こす．

所見の有用性

ツルゴール低下は観察者間の変異に悩まされている．年齢による皮膚ツルゴール低下は小児において最も堅固なエビデンスがある．5つの研究に含まれる602名の患者のデータでは皮膚ツルゴールの異常は2～15歳の小児で5％以上の脱水に関する感度58％（95％信頼区間：40～75％），特異度76％（95％信頼区間：59～93％）で陽性尤度比は2.42である[34]．

線状出血

splinter haemorrhage

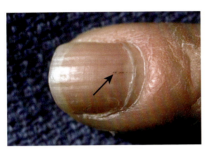

図 3.75　爪下出血
Adams J.G., Wallace C.A., Emergency Medicine, Elsevier 2013. Courtesy Marc E. Grossman, MD, FACP.

概要

小さな，赤茶色の線状の血液が爪の下にみられる．爪の走行に沿っており，爪の下にトゲが入ったようにみえる．

関連する病態

- 細菌性心内膜炎
- 外傷
- 強皮症（scleroderma）
- 全身性エリテマトーデス（SLE）

メカニズム

細菌性心内膜炎では，この徴候は塞栓による爪下毛細血管の血栓で出血をきたして起こると考えられている．

所見の有用性

線状出血は細菌性心内膜炎の 15％ 程度まででしかみられず[105]，感度は低い．細菌性心内膜炎に関する他の徴候と同じように，他の所見や症状と切り離して考えてしまうと有用性は限られる．

細菌性心内膜炎の他の徴候に関しては，本章の「Janeway（ジェインウェイ）病変」「Osler（オスラー）結節」「Roth（ロス）斑」を参照．

心音の分裂

splitting of the heart sounds

心音の分裂はⅡ音の2つの成分（肺動脈弁閉鎖と大動脈弁閉鎖）を聴き分けることができるかどうかという文脈でよく出てくる．他の分裂は多くの生理的，もしくは病的原因で起こる．分裂現象に関しては図 3.76 で解説されている．

心音の分裂：生理的分裂

概要

大動脈弁と肺動脈弁の閉鎖音は，吸気時にはそれぞれ区別して聴くことができる．両方とも高調な音であり前胸部肺動脈領域で最もよく聴こえる．

関連する病態

なし．これは生理的な分裂である．

メカニズム

この徴候の鍵はⅡ音の肺動脈成分(P2)が遅れることに加え，Ⅱ音の大動脈成分(A2)がわずかに通常より早まることである．

吸気時には，胸腔内圧が陰圧になり肺が拡張する．肺の拡張は肺の動脈抵抗を低下させ，容量(肺の血管内の血液量)を増大させる．抵抗が小さいため，収縮後も肺動脈弁を通って血流が流れ続ける(これをハングアウトとよぶ)．その後に，肺からの血液逆流が肺動脈に流れ込みP2の閉鎖が起こる．そのためP2は遅れて起こる．

肺が膨らんで容量が大きくなると，左心房および左心室に流れ込む血流は一時的に低下する．流入する血液が少ないため次の収縮ではわずかに拍出量が減り，左心室は速く空になることから大動脈弁(A2)は早く閉まる．右心では右心室への流入が吸気による胸腔内圧の低下で促進される．そのため，右心室の拍出量は増えて血液を駆出する時間が長くなり，肺動脈弁閉鎖の遅延に寄与する．

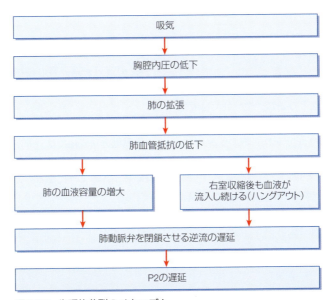

図 3.76 生理的分裂のメカニズム

心音の分裂：奇異性（逆）分裂

splitting heart sounds: paradoxical (reverse) splitting

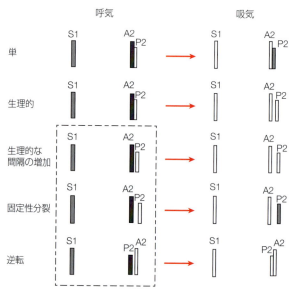

図 3.77 心音の奇異性（逆）分裂

McGee S, Evidence-Based Physical Diagnosis, 2nd edn, St Louis: Science Direct, 2007:Fig 36.1

Audio 3.19

概要

生理的分裂とは逆に，逆分裂では吸気時に分裂した音が聴こえなくなり，呼気時に A2 と P2 が分かれて聴こえる．

関連する病態

- 左脚ブロック（LBBB：left bundle branch block）
- 大動脈弁狭窄症

メカニズム

A2 の遅延が逆分裂の最終的な原因となる．

大動脈弁狭窄症

大動脈弁狭窄症では，弁が硬いため閉鎖がゆっくりと起こり，肺動脈弁閉鎖の後に聴かれるようになる．

左脚ブロック（LBBB）

LBBB では脱分極の遅延が左室からの流出を遅延させるため，P2 の後に弁の閉鎖が起こる．

所見の有用性

大動脈弁狭窄症では中程度の感度 50% と特異度 79% しかなく，重症なものと軽症なものを区別することができないため，有用性は限られている[29]．LBBB での逆分裂に関する研究は限られたものしかない．

心音の分裂：広い分裂

splitting heart sounds: widened splitting

概要

A2 と P2 が呼気時にも分裂している場合や，正常の吸気時での分裂に比べて間隔が大きい場合である．

関連する病態

- 右脚ブロック（RBBB：right bundle branch block）
- 肺動脈弁狭窄症（pulmonary stenosis）
- 左室ペーシング（left ventricular pacing）
- 心室頻拍
- 僧帽弁狭窄症：まれ

メカニズム

理論的に考えると，広い分裂は肺動脈弁閉鎖の遅延もしくは大動脈弁の早期閉鎖を起こす疾患でみられると言える．

肺動脈弁狭窄症

肺動脈弁狭窄症では肺動脈弁が障害され硬くなるため，閉鎖は右心室が空になった後に遅れて起こる．

右脚ブロック（RBBB）

右脚ブロックでは脱分極が遅れることにより右心室の収縮が遅れ，拍出が遅れる．そのため肺動脈弁の閉鎖は遅れて起こる．

僧帽弁閉鎖不全症

左室駆出の抵抗が落ちることにより左心室の駆出時間の短縮が起こる（血流は大動脈弁を通って出て行くだけでなく，不全をきたした僧帽弁を通って左心房にも流入する）．このため A2 が速く起こり，心音が分裂する．

所見の有用性

肺動脈弁狭窄の状況では，Ⅱ音分裂の程度（A2–P2 間隔の長さ）が肺動脈弁狭窄の重症度や右室高血圧と関連している[144,150]．

心音の分裂：広がった固定性分裂

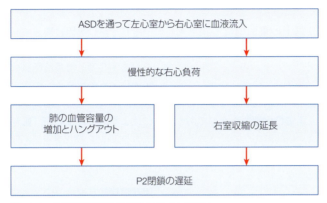

図 3.78 心音の固定性分裂開大のメカニズム

概要

Ⅱ音の固定性分裂とは，吸気時，呼気時ともに A2 と P2 の間隔が広がっている状態である．

関連する病態

- 心房中隔欠損症（ASD）

メカニズム

ASD により左心から右心系循環に血流が流れ込み，慢性的な右心系容量負荷を起こす．この容量負荷により肺の容量が増大し（肺がより多くの血液を受け入れられるようになる），肺血管系の抵抗が弱まるため，肺動脈弁にかかる肺動脈からの圧が低下する．容量負荷により右心は血液を吐き出すのに時間がかかり，肺動脈弁閉鎖は正常よりも遅れて起きる．

固定性となるのは2つの要因による．第一に，すでに肺の容量が増大しているために吸気でそれ以上増加しないことである．第二に，吸気時に自然に起こる右心房への血流増加が ASD を通して左心房に短絡されてしまうことである [92]．

所見の有用性

固定性分裂は感度 92%，特異度 65% で ASD の存在を予見する [156]．もしこの所見がない場合，ASD がある可能性は低下する．

tachycardia (sinus)

頻脈（洞性）

概要

100回／分以上の規則的な心拍である．

関連する病態

洞性頻脈(sinus tachycardia)は多くの状況に関わる．正常の生理的なものであることもあれば，病的障害への反応のときもある．以下の状態が挙げられるが，それだけには限らない．

一般的なもの

- 運動
- 不安
- 痛み
- 発熱／感染
- 血液量減少症
- 貧血
- 1回拍出量低下（心不全など）
- 洞房結節不全(sino-atrial node dysfunction)
- 肺塞栓症
- 甲状腺機能亢進症
- 覚醒物質や薬剤（カフェイン，β_2作動薬，コカインなど）
- 低酸素血症
- 心筋梗塞

あまり一般的でないもの

- 褐色細胞腫(phaeochromocytoma)

メカニズム

それぞれの原因に関して頻脈の機序を全て知るのは実践的ではない．洞性頻脈を起こす共通した最終経路は交感神経の賦活化±カテコラミンの放出である．これは，不安，恐怖や血液量減少症の場合にはよくあてはまるが，褐色細胞腫やカテコラミンを放出させる（あるいは放出を起こす）薬剤にはあてはまらない．

甲状腺機能亢進症でのメカニズム

甲状腺機能亢進症で起こる洞性頻脈は甲状腺ホルモン T_3 の増加が原因であり，機序は独特である．

T_3 は遺伝的な（特定の遺伝子を誘導・活性化させる）特性と筋線維タンパク・筋小胞体・ATPアーゼ・ナトリウム／カリウム／カルシウムチャネルのパフォーマンスを変容させる非遺伝的な特性を持っている．最終的に心収縮と心拍数，心拍出を増大させる[157]．

所見の有用性

頻脈単独では非常に非特異的な徴候である．有用性は臨床的な状況に依存する．しかし以下のような研究がある．

- 血液量減少症を予見するには単独では限られた有用性しかない[158]
- 他の変数と組み合わせた場合，肺炎を予見するのに有用である[159]
- 外傷，敗血症を伴う肺炎，心筋梗塞では，頻脈は死亡率の増加を予見する[160-164]．

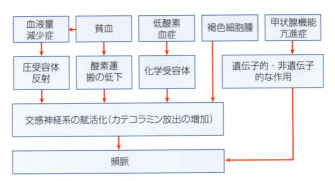

図 3.79　頻脈のメカニズム

黄色腫

xanthelasmata

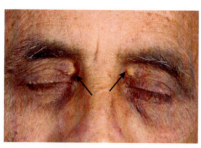

図 3.80　黄色腫

Rakel RE, Textbook of Family Medicine, *7th edn*, Philadelphia: Saunders, 2007:Fig 44-66. より許可を得て転載.

概要

境界明瞭なコレステロール黄色斑（yellow plaques of cholesterol）であり, 目の周囲に多くみられる.

関連する病態

- 高コレステロール血症（hypercholesterolaemia）（ただし実際には, 黄色腫があるもののうち 50% しか高コレステロール血症をきたしていない）[165]
- 糖尿病
- 高脂血症（hyperlipidaemia）
- 原発性胆汁性肝硬変（primary biliary cirrhosis）

メカニズム

黄色腫のある患者は脂質の異常, 高 LDL と低 HDL をきたしているとされてきた. しかし, 機序は脂質が正常であるか高脂血症をきたしているかで異なっている.

高脂血症

黄色腫があり高脂血症のある患者では, コレステロールのほとんどは LDL が毛細血管壁を通して入り込み, 皮膚の病変を形成する.

脂質正常

機序については明確でないが, 以下の報告がある[156,165,166].

- 局所的な外傷や炎症が血管透過性を変え, 脂質タンパクが皮膚に入り込み, 皮膚細胞により取り込まれる.
- 体内の正常なメカニズムによりコントロールされている通常の皮膚マクロファージは LDL の取り込みが限定されているが, コントロールされていない皮膚マクロファージがコレステロールを取り込むと泡沫細胞となり, 皮膚層に入り込む.
- 通常組織の過剰なコレステロールを取り除く HDL が黄色腫患者では低下している. そのため, 組織から取り除かれるコレステロールが減少し, 病変を形成する.

所見の有用性

疾患を予見する徴候としての黄色腫の有用性はまだはっきりしていないが, 以下に今までに知られているものについて要約する.

- 黄色腫患者に動脈硬化（atherosclerosis）が存在する確率は 15 〜 69% とさまざまである.
- 最近の研究[166-168]では, 50 歳を超える男性で虚血性心疾患のリスクが増加

することが示されている．女性では心疾患の増加が示されておらず，その研究では末梢動脈疾患との関連は示されなかった．
- 高脂血症で黄色腫を持っている患者では，心血管疾患のリスクが上昇するため，コレステロールと脂質タンパクの異常に基づいて管理しなければいけない．
- 正常脂質の患者では黄色腫の影響は明確ではなく，データによって一貫しない．

参考文献

1. Karnath B, Thornton W. Precordial and carotid pulse palpation. *Hosp Physician* 2002;20–4.
2. Kelder JC, Cramer MJ, Van Wijngaarden J, et al. The diagnostic value of physical examination and additional testing in primary care patients with suspected heart failure. *Circulation* 2011;**124**:2865–73.
3. Madhok V, et al. The accuracy of symptoms, signs and diagnostic tests in the diagnosis of left ventricular dysfunction in primary care: a diagnostic accuracy systematic review. *BMC Fam Pract* 2008;**9**:56.
4. Conn RD, O'Keefe JH. Cardiac physical diagnosis in the digital age: an important but increasingly neglected skill (from stethoscopes to microchips). *Am J Cardiol* 2009;**104**:590–5.
5. Basta LL, Bettinger JJ. The cardiac impulse: a new look at an old art. *Am Heart J* 1979;**97**(1):96–111.
6. Cole JS, Conn RD. Assessment of cardiac impulse using fiberoptics. *Br Heart J* 1971;**33**:463–8.
7. Eilen SD, Crawford MH, O'Rouke RA. Accuracy of precordial palpation in detecting left ventricular volume. *Ann Intern Med* 1983;**99**:628–30.
8. Conn RD, Cole JS. The cardiac apex impulse. Clinical and angiographic correlations. *Ann Intern Med* 1971;**75**:185–91.
9. Morris PD, Warriner DR, Saraf K, Morton AC. *Br J Hosp Med* 2013;**74**(2):C23–5.
10. Vlachopoulos C, O'Rourke M. Genesis of the normal and abnormal arterial pulse. *Curr Probl Cardiol* 2000;**25**(5):300–67.
11. McGhee BH, Bridges MEJ. Monitoring arterial blood pressure: what you may not know. *Crit Care Nurse* 2002;**22**:60–79.
12. Ewy G, Rios J, Marcus F. The dicrotic arterial pulse. *Circulation* 1969;**39**:655–62.
13. Smith D, Craige E. Mechanism of the dicrotic pulse. *Br Heart J* 1986;**56**:531–4.
14. Orchard RC, Craige E. Dicrotic pulse after open heart surgery. *Circulation* 1980;**62**:1107–14.
15. Euler D. Cardiac alternans: mechanisms and pathophysiological significance. *Cardiovas Res* 1999;**42**:583–90.
16. Swanton RH, Jenkins BS, Brooksby IAB, Webb-Peploe MM. An analysis of pulsus alternans in aortic stenosis. *Eur J Cardiol* 1976;**4**:39–47.
17. Noble S, Ibrahim R. Pulsus alternans in critical aortic stenosis. *Can J Cardiol* 2009;**25**(7):e268.
18. Mitchell JH, Sarnoff SJ, Sonneblick EH. The dynamics of pulsus alternans: alternating end-diastolic fiber length as a causative factor. *J Clinical Investigations* 1963;**42**:55–63.
19. Schafer S, Malloy CR, Schmitz JM, Dehmer GJ. Clinical and haemodynamic characteristics of patients with inducible pulsus alternans. *Am Heart J* 1988;**115**:1251–7.
20. Sipido K. Understanding cardiac alternans: the answer lies in the Ca^{2+} store. *Circ Res* 2004;**94**:570–2.
21. Fleming P. The mechanism of pulsus bisferiens. *Heart* 1957;**19**:519–24.
22. Ikram H, Nixon P, Fox J. The haemodynamic implications of the bisferiens pulse. *Br Heart J* 1964;**26**:452.
23. Ciesielski J, Rodbard S. Doubling of the arterial sounds in patients with pulsus bisferiens. *JAMA* 1961;**175**:475–7.
24. Chatterjee K. Examination of the arterial pulse. In: Topoj EJ, editor. *Textbook of Cardiovascular Medicine*. 1st ed. Philadelphia: Lippincott, Raven; 1997.
25. Bude RO, Rubin JM, Platt JF, Fechner KP, Adler RS. Pulsus tardus: its cause and potential limitations in detection of arterial stenosis. *Cardiovasc Radiol* 1994;**190**(3):779184.
26. Forsell G, Jonasson R, Orinius E. Identifying severe aortic valvular stenosis by bedside examination. *Acta Med Scand* 1985;**218**:397–400.
27. Hoagland PM, Cook EF, Wynne J, Goldman L. Value of non-invasive testing in adults with suspected aortic stenosis. *Am J Med* 1986;**80**:1041–50.

28. Braunwald E. *Braunwald's Heart Disease: A Textbook of Cardiovascular Medicine*. 8th ed. Philadelphia: Elsevier; 2008.
29. Aronow WS, Kronzon I. Correlation of prevalence and severity of valvular aortic stenosis determined by continuous-wave Doppler echocardiography with physical signs of aortic stenosis in patients aged 62 to 100 years with aortic systolic ejection murmurs. *Am J Cardiol* 1987;**60**:399–401.
30. Aronow WS, Kronzon I. Prevalence and severity of valvular aortic stenosis determined by Doppler echocardiography and its association with echocardiographic and electrocardiographic left ventricular hypertrophy and physical signs of aortic stenosis in elderly patients. *Am J Cardiol* 1991;**67**:776–7.
31. Pickard A, et al. Capillary refill time: is it still a useful clinical sign? *Anesth Analg* 2011;**113**(1):120–3.
32. Saavedra JM, et al. Capillary refilling (skin turgor) in the assessment of dehydration. *Am J Dis Child* 1991;**145**:296–8.
33. Van den Bruel A, Haj-Hassan T, Thompson M, Butinx F, Mant D. Diagnostic value of clinical features at presentation to identify serious infection in children in developed countries: a systematic review. *Lancet* 2010;**375**:135–42.
34. Steiner MJ, et al. Is this child dehydrated? *JAMA* 2004;**291**(22):2746–854.
35. Moughrabi SM, Evangelista LS. Cardiac cachexia at a glance. *Prog Cardiovasc Nurs* 2007;**Spring**:101–3.
36. von Haehlin S, Lainscak M, Springer J, Anker SD. Cardiac cachexia: a systematic overview. *Pharmacol Ther* 2009;**121**:227–52.
37. Pittman JG, Cohen P. The pathogenesis of cardiac cachexia. *N Engl J Med* 1964;**271**:453–60.
38. Wadia NH, Monckton G. Intracranial bruits in health and disease. *Brain* 1957;**80**:492–509.
39. Sauve JS, Laupacis A, Ostbye T, et al. Does this patient have a clinically important carotid bruit? *JAMA* 1993;**270**:2843–5.
40. Ingall TJ, Homer D, Whisnat JP, Baker HL, O'Fallon WN. Predictive value of carotid bruit for carotid atherosclerosis. *Archive of Neurology* 1989;**46**(4):418–22.
41. Ziegler DR, Zileli T, Dick A, Seabaugh JL. Correlation of bruits over the carotid artery with angiographically demonstrated lesions. *Neurology* 1971;**21**(8):860–5.
42. Hankey GJ, Warlow CP. Symptomatic carotid ischaemic events: safest and most cost effective way of selecting patients for angiography, before carotid endarterectomy. *BMJ* 1990;**300**(6738):1485–91.
43. Sauve JS, Sackett DL, Taylor DW, et al. Can bruits distinguish high grade from moderate symptomatic carotid stenosis? *Clinical Res* 1992;**40**:304A.
44. Sauve JS, Thorpe KE, Sackett DL, et al. Can bruits distinguish high grade stenosis from moderate asymptomatic carotid stenosis? *Ann Intern Med* 1994;**120**(8):633–7.
45. Dorland WAN. *Dorland's Illustrated Medical Dictionary*. 30th ed. Philadelphia: Saunders; 2003.
46. Javaheri S. A mechanism of central sleep apnoea in patients in heart failure. *N Engl J Med* 1999;**341**:949–54.
47. Wilcox I, Grunstein RR, Collins FL, Berthon-Jones M, Kelly DT, Sullivan CE. The role of central chemosensitivity in central sleep apnoea of heart failure. *Sleep* 1993;**16**:S37–8.
48. Ingbir M, Freimark D, Motro M, Adler Y. The incidence, pathophysiology, treatment and prognosis of Cheyne–Stokes breathing disorder in patients with congestive heart failure. *Herz* 2002;**2**:107–12.
49. Yoshiro Y, Kryger MH. Sleep in heart failure. *Sleep* 1993;**16**:513–23.
50. Nakamura J, Halliday NA, Fukuba E, et al. The microanatomic basis of finger clubbing – a high-resolution magnetic resonance imaging study. *J Rheumatol* 2014;**41**(3):523–7.
51. Spicknall KE, Zirwas MJ, English JC. Clubbing: an update on diagnosis, differential diagnosis, pathophysiology and clinical relevance. *J Am Acad Dermatol* 2005;**52**:1020–8.

52. Tavazzi L, Maggioni AP, Lucci D, et al. Nationwide survey on acute heart failure in cardiology ward services in Italy. *Eur Heart J* 2006;**27**:1207–15.
53. ADHERE Scientific Advisory Committee: Acute Decompensated Heart Failure National Registry (ADHERE®). Core Module Q1 2006 Final Cumulative National Benchmark Report. Scios, Inc, 2006.
54. www-clinicalkey-com-au.ezproxy2.library.usyd.edu.au/#!/ContentPlayerCtrl/doPlayContent/21-s2.0-2001395/{"scope":"all","query":"Methemoglobinemia"}.
55. Braunwald E. Chapter 35: Hypoxia and cyanosis. In: Fauci AS, Braunwald E, Kasper DL, et al., editors. *Harrison's Principles of Internal Medicine*. 17th ed. 2010. Available: http://proxy14.use.hcn.com.au/content.aspx?aID=2863787
56. Burch GE, Ray CT. Mechanism of the hepatojugular reflux test in congestive heart failure. *Am Heart J* 1954;**48**(3):373–82.
57. Wiese J. The abdominojugular reflux sign. *Am J Med* 2000;**109**(1):59–61.
58. McGee S. *Evidence Based Physical Diagnosis*. 2nd ed. St Louis: Elsevier; 2007.
59. Porta M, Grosso A, Veglio F. Hypertensive retinopathy: there's more than meets the eye. *J Hypertension* 2005;**23**(4):684–96.
60. Wong TY, Mitchell P. Hypertensive retinopathy. *N Engl J Med* 2004;**351**(22):2310–16.
61. Grosso A, Veglio F, Porta M, Grignolo FM, Wong TY. Hypertensive retinopathy revisited: some answers, more questions. *Br J Ophthalmol* 2005;**89**:1646–54.
62. Ong YT, et al. Hypertensive retinopathy and risk of stroke. *Hypertension* 2013;**62**:706–11.
63. Gunson T, Oliver FG. Osler's nodes and Janeway lesions. *Australasian J Dermatol* 2007;**48**(4):251–5.
64. Alpert JS. Osler's nodes and Janeway lesions are not the result of small vessel vasculitis. *Am J Med* 2013;**126**(10):843–4.
65. Zetola N, Zidar DA, Ray S. Chapter 57: Infective endocarditis. In: Nilsson KR Jr, Piccini JP, editors. *The Osler Medical Handbook*. 2nd ed. Philadelphia: Johns Hopkins University; 2006.
66. Takata M, Beloucif S, Shimada M, Robotham J. Superior and inferior caval flows during respiration: pathogenesis of Kussmaul's sign. *Am J Physiol* 1992;**262**(3 Pt 2):H763–70.
67. Meyer TE, Sareli P, Marcus RH, Pocock W, Berk MR, McGregor M. Mechanism underlying Kussmaul's sign in chronic constrictive pericarditis. *Am J Cardiol* 1989;**64**:1069–72.
68. Wood PH, Conn RD, O'Keefe JH. Simplified evaluation of the jugular venous pressure: significance of inspiratory collapse of jugular veins. *Mo Med* 2012;**109**:150–2.
69. Garg N, Garg N. Jugular venous pulse: an appraisal. *Journal of Indian Academy of Clinical Medicine* 2000;**1**(3):260–9.
70. Cook DJ. Clinical assessment of central venous pressure in the critically ill. *Am J Med Sci* 1990;**299**:175–8.
71. Connors AF, McCaffree DR, Gray BA. Evaluation of rightheart catheterization in the critically ill patients without acute myocardial infarction. *N Eng J Med* 1983;**308**:263–7.
72. Eisenberg PR, Jaffe AS. Schuste DP. Clinical valuation compared to pulmonary artery catheterization in the hemodynamic assessment of critically ill patients. *Crit Care Med* 1984;**12**:549–53.
73. Davison R, Cannon R. Estimation of central venous pressure by examination of jugular veins. *Am Heart J* 1974;**87**:279–82.
74. Drazner MH, Hamilton M, Fonarow G, Creaser J, Flavell C, Warner Stevenson L. Relationship between right and left sided filling pressures in 1000 patients with advanced heart failure. *J Heart Lung Transplantation* 1999;**18**(11):1126–32.
75. Butman SM, Ewy GA, Standen JR, et al. Bedside cardiovascular examination in patients with severe, chronic heart failure. *J Am Coll Cardiol* 1993;**22**:968–74.
76. Meyer P, et al. A propensity-matched study of elevated jugular venous pressure and outcomes in chronic heart failure. *Am J Cardiol* 2009;**103**:839–44.

77. McGee SR. Etiology and diagnosis of systolic murmurs in adults. *Am J Med* 2010;**123**:913–21.
78. Pitts WR, Lange RA, Cigarroa JE, Hillis D. Predictive value of prominent right atrial V waves in assessing the presence and severity of tricuspid regurgitation. *Am J Cardiol* 1999;**83**(4):617–18.
79. Constant J. Jugular wave recognition: breakthrough X′ descent vs the X descent and trough. *Chest* 2000;**118**:1788–91.
80. Spodick DH. Pathophysiology of cardiac tamponade. *Chest* 1998;**113**:1372–8.
81. Terasawa Y, Tanaka M, Konno K, Niita K, Kashiwagi M. Mechanism of production of midsystolic click in a prolapsed mitral valve. *Jap Heart J* 1977;**18**(5):652–63.
82. O'Rourke RA, Crawford MH. The systolic click-murmur syndrome: clinical recognition and management. *Curr Probl Cardiol* 1976;**1**:9.
83. Ait-Oufell H. Mottling score predicts survival in septic shock. *Intensive Care Med* 2011;**37**:801–7.
84. Aronow WS, Schwartz KS, Koenigsberg M. Correlation of aortic cuspal and aortic root disease with aortic systolic ejection murmurs and with mitral annular calcium in persons older than 62 years in a long term health care facility. *Am J Cardiol* 1986;**58**:651–2.
85. Etchells E, Glenns V, Shadowitz S, et al. A bedside clinical prediction rule for detecting moderate to severe aortic stenosis. *J Gen Intern Med* 1998;**13**(10):699–704.
86. Rahko PS. Prevalence of regurgitant murmurs in patients with valvular regurgitation detected on Doppler echocardiography. *Ann Int Med* 1989;**111**(6):466–72.
87. Meyers DG, McGall D, Sears TD, et al. Duplex pulsed Doppler echocardiography in mitral regurgitation. *J Clin Ultrasound* 1986;**14**:117–21.
88. Møller JE, Connolly HM, Rubin J, Seward JB, Modesto K, Pellikka PA. Factors associated with progression of carcinoid heart disease. *N Engl J Med* 2003;**348**(11):1005–15.
89. Topilsky Y, Tribouilloy C, Michelena HI. Pathophysiology of tricuspid regurgitation circulation. *Circulation* 2010;**122**:1505–13.
90. Frater R. Tricuspid insufficiency. *J Thoracic Cardiovascular Surgery* 2001;**122**(3):427–9.
91. Simula DV, Edwards WD, Tazelaar HD, et al. Surgical pathology of carcinoid heart disease: a study of 139 valves from 75 patients spanning 20 years. *Mayo Clinical Proceedings* 2002; **77**(2):139–47.
92. Lilly LS, editor. *Pathophysiology of Heart Disease*. 3rd ed. Philadelphia: Lippincott Williams; 2003.
93. Choudhry MK, Etchells EE. Does this patient have aortic regurgitation? *JAMA* 1999; **281**(23):2231–8.
94. Aronow WS, Kronzon I. Correlation of prevalence and severity of aortic regurgitation detected by pulsed Doppler echocardiography with the murmur of aortic regurgitation in elderly patients in a long term health care facility. *Am J Cardiol* 1989;**63**:128–9.
95. Dittman H, Karsch KR, Siepel L. Diagnosis and quantification of aortic regurgitation by pulse doppler echocardiography in patients with mitral valve disease. *Eur Heart J* 1987;**8**(Suppl. C):53–7.
96. Grayburn PA, Smith MD, Handshoe R, et al. Detection of aortic insufficiency by standard echocardiography, pulse Doppler cardiography and auscultation: a comparison of accuracies. *Ann Intern Med* 1986;**104**:599–605.
97. Desjardins VA, Enriquez-Sarano M, Tajik J, et al. Intensity of murmurs correlates with severity of valvular regurgitation. *Am J Med* 1996;**100**:149–56.
98. Desjardins VA, Enriquez-Sarano M, Tajik AJ, et al. Intensity of murmurs correlates with the severity of valvular regurgitation. *Am J Med* 1996;**101**(6):664.
99. Babu AN, Kymes SM, Carpenter Fryer SM. Eponyms and the diagnosis of aortic regurgitation: what says the evidence? *Ann Intern Med* 2003;**138**:736–42.
100. Pascarelli EF, Bertrand CA. Comparison of blood pressures in the arms and legs. *N Eng J Med* 1964;**270**:693–8.
101. Muralek-Kubzdela T, Grajek S, Olasinska A, et al. First heart sound and opening snap in patients with mitral valve disease. Phonographic and pathomorphic study. *Int J Cardiol* 2008;**124**:433–5.

102. Barrington W, Boudoulas H, Bashore T, Olson S, Wooley MC. Mitral stenosis: mitral dome excursion at M1 and the mitral opening snap – the concept of reciprocal heart sounds. *Am Heart J* 1988;**115**(6):1280–90.
103. Bonow RO, et al. *Braunwald's Heart Diseases: A Textbook of Cardiovascular Medicine*. 9th ed. Philadelphia: Elsevier; 2015.
104. Ewy GA. Tricuspid valve disease. In: Alpert JS, Dalen JE, Rahimtoola SH, editors. *Valvular Heart Disease*. 3rd ed. Philadelphia: Lippincott Williams & Wilkins; 2000. pp. 377–92.
105. Goldman L, Ausiello D. *Cecil Medicine*. 23rd ed. Philadelphia: Saunders; 2007.
106. Cavallaro F, Sandroni C, Marano C, et al. Diagnostic accuracy of passive leg raising for prediction of fluid responsiveness in adults: systematic review and meta-analysis of clinical studies. *Intensive Care Med* 2010;**36**:1475–83.
107. Teboul JL, Monnet X. Prediction of volume responsiveness in critically ill patients with spontaneous breathing activity. *Curr Opin Crit Care* 2008;**14**(3):334–9. doi:10.1097/MCC.0b013e3282fd6e1e. PMID 18467896.
108. Monnet X, Rienzo M, Osman D, et al. Passive leg raising predicts fluid responsiveness in the critically ill. *Crit Care Med* 2006;**34**(5):1402–7. doi:10.1097/01.CCM.0000215453.11735.06. PMID 16540963.
109. Lamia B, Ochagavia A, Monnet X, Chemla D, Richard C, Teboul JL. Echocardiographic prediction of volume responsiveness in critically ill patients with spontaneously breathing activity. *Intensive Care Med* 2007;**33**(7):1125–32. doi:10.1007/s00134-007-0646-7. PMID 17508199.
110. Lafanechère A, Pène F, Goulenok C, et al. Changes in aortic blood flow induced by passive leg raising predict fluid responsiveness in critically ill patients. *Crit Care* 2006;**10**(5):R132. doi:10.1186/cc5044. PMC 1751046. PMID 16970817.
111. Michaels AD, et al. Computerized acoustic cardiographic insights into the pericardial knock in constrictive pericarditis. *Clin Cardiol* 2007;**30**:450–8.
112. Tyberg T, Goodyer A, Langou R. Genesis of pericardial knock in constrictive pericarditis. *Am J Cardiol* 1980;**46**:570–5.
113. Schroth BE. Evaluation and management of peripheral edema. *JAAPA* 2005;**18**(11):29–34.
114. William D, et al. *Heart Failure: A Comprehensive Guide to Diagnosis and Treatment*. New York: Marcel Dekker; 2005.
115. Dart A, Kingwell B. Pulse pressure – a review of mechanisms and clinical relevance. *J Am Coll Cardiol* 2001;**37**:975–84.
116. Marik PE, Cavallazzi R, Vasu T, Hirani A. Dynamic changes in arterial waveform derived variables and fluid responsiveness in mechanically ventilated patients. A systematic review of the literature. *Crit Care Med* 2009;**37**:2642–7.
117. Marik PE, et al. Hemodynamic parameters to guide fluid therapy. *Annals of Intensive Care* 2011;**1**(1).
118. Gunn SR, Pinsky MR. Implications of arterial pressure variation in patients in the intensive care unit. *Curr Opin Crit Care* 2001;**7**:213.
119. Grassi P, et al. Pulse pressure variation as a predictor of fluid responsiveness in mechanically ventilated patients with spontaneous breathing activity: a pragmatic observational study. *HSR Proc Intensive Care Cardiovasc Anesth* 2013;**5**(2):98–109.
120. Benetos A, Rudnichi A, Safar M, Guize L. Pulse pressure and cardiovascular mortality in normotensive and hypertensive patients. *Hypertension* 1998;**32**:560–4.
121. Benetos A, Safar M, Rudnichi A, et al. Pulse pressure: a predictor of long term cardiovascular mortality in a French male population. *Hypertension* 1997;**30**:1410–15.
122. Domanski MJ, Davis BR, Pfeffer M, Kasantin M, Mitchell GF. Isolated systolic hypertension: prognostic information provided by pulse pressure. *Hypertension* 1999;**34**:375–80.
123. Fang J, Madhavan S, Cohen H, Alderman MH. Measures of blood pressure and myocardial infarction in treated hypertensive patients. *J Hypertension* 1995;**13**:413–19.
124. Chae CU, Pfeffer MA, Glynn RJ, Mitchell GF, Taylor JO, Hennekens CH. Pulse pressure and risk of heart failure in the elderly. *JAMA* 1999;**281**:634–9.

125. Mitchell GF, et al. Pulse pressure and the risk of new onset atrial fibrillation. *JAMA* 2007;**297**(7):709–15.
126. SHEP Cooperative Research Group. Prevention of stroke by antihypertensive drug treatment in older persons with isolated systolic hypertension: final results of the Systolic Hypertension in the Elderly Program (SHEP). *JAMA* 1991;**265**:3255–64.
127. Bandinelli G, Lagi A, Modesti PA. Pulsus paradoxus: an underused tool. *Internal Emergency Medicine* 2007;**2**:33–5.
128. Khasnis A, et al. Pulsus paradoxus. *J Postgrad Med* 2002;**48**:46–9.
129. Golinko RJ, Kaplan N, Rudolph AM. The mechanism of pulsus paradoxus in acute pericardial tamponade. *J Clin Invest* 1963;**42**(2):249–57.
130. Xing CY, et al. Mechanism study of pulsus paradoxus using mechanical models. *PLoS ONE* 2013;**8**(2):1–7.
131. Blaustein AS, et al. Mechanisms of pulsus paradoxus during restrictive respiratory loading and asthma. *JACC* 1986;**8**(3):529–36.
132. Hamzaoui O, Monnet X, Tebout JL. Pulsus paradoxus. Physiology in respiratory medicine. *Eur Repir J* 2013;**42**:1696–705.
133. Curtiss EL, Reddy PS, Uretsky BF, Cechetti AA. Pulsus paradoxus definition and relation to the severity of cardiac tamponade. *Am J Heart* 1988;**115**:391–8.
134. Roy CL, Minor MA, Brookhart AM, Choudhry NK. Does this patient with a pericardial effusion have cardiac tamponade? *JAMA* 2007;**297**(16):1810–18.
135. Ling R, James B. White centred retinal haemorrhages. *Postgrad Med J* 1998;**74**(876):581–2.
136. O'Toole JD, Reddy SP, Curtiss EI, et al. The contribution of the tricuspid valve closure to the first heart sound. An intracardiac micromanometer study. *Circulation* 1976;**53**:752.
137. Waider W, Criage E. First heart sound and ejection sounds. Echocardiographic and phonocardiographic correlation with valvular events. *Am J Cardiol* 1975;**35**:346.
138. Lanaido SS, Yellin EL, Miller H, Frater RW. Temporal relation of the first heart sound to closure of the mitral valve. *Circulation* 1973;**47**:1006.
139. Luisada AA, Portaluppi F. The main heart sounds as vibrations of the cardiohemic system: old controversy and new facts. *Am J Cardiol* 1983;**52**:1133–6.
140. Chatterjee K. Auscultation of heart sounds. In: Otta CM, editor. *Uptodate*. Waltham, MA: UpToDate; 2014.
141. McGee S. *Evidence Based Physical Diagnosis*. 3rd ed. St Louis: Elsevier; 2012.
142. Shah SJ, et al. Physiology of the third heart sound: novel insights from tissue Doppler imaging. *J Am Soc Echocardiography* 2008;**21**(4):394–400.
143. Marcus GM, Gerber IL, McKeown BH, et al. Association between phonocardiographic third and fourth heart sounds and objective measures of left ventricular function. *JAMA* 2005;**293**:2238–44.
144. Homma S, Bhattacharjee D, Gopal A, et al. Relationship of auscultatory fourth heart sound to the quantitated left atrial filling fraction. *Clin Cardiol* 1991;**14**:671–4.
145. Shah SJ, et al. Association of the fourth heart sound with increased left ventricular end-diastolic stiffness. *J Cardiac Failure* 2008;**14**:431–6.
146. Meyers D, Porter I, Schneider K, Maksoud A. Correlation of an audible fourth heart sound with level of diastolic dysfunction. *Am J Med Sci* 2009;**337**(3):165–7.
147. Rectra EH, Khan AH, Piggot VM, et al. Audibility of the fourth heart sound. *JAMA* 1972;**221**:36–41.
148. Spodick DH, Quarry VM. Prevalence of the fourth sound by phonocardiography in the absence of cardiac disease. *Am Heart J* 1974;**87**:11–14.
149. Swistak M, Muschlin H, Spodick DH. Comparative prevalence of the fourth heart sound in hypertensive and matched normal persons. *Am J Cardiol* 1974;**33**:614–16.
150. Prakash R, Aytan N, Dhingra R, et al. Variability in the detection of the fourth heart sound – its clinical significance in elderly subjects. *Cardiology* 1974;**59**:49–56.

151. Benchimol A, Desser KB. The fourth heart sound in patients without demonstrable heart disease. *Am Heart J* 1977;**93**:298–301.

152. Erikssen J, Rasmussen K. Prevalence and significance of the fourth heart sound (S4) in presumably healthy middle-aged men, with particular relation to latent coronary heart disease. *Eur J Cardiol* 1979;**9**:63–75.

153. Jordan MD, Taylor CR, Nyhuis AW, et al. Audibility of the fourth heart sound: relationship to presence of disease and examiner experience. *Arch Intern Med* 1987;**147**:721–6.

154. Collins SP, Arand P, Lindsell CJ, et al. Prevalence of the third and fourth heart sounds in asymptomatic adults. *Congest Heart Fail* 2005;**11**(5):242–7.

155. Leathem A, Segal B. Auscultatory and phonocardiographic signs of pulmonary stenosis. *Br Heart J* 1957;**19**:303.

156. Perloff JK, Harvey WP. Mechanisms of fixed splitting of the second heart sound. *Circulation* 1958;**18**:998–1009.

157. Klein I, Ojama K. Thyroid hormone and the cardiovascular system. *N Engl J Med* 2001;**344**(7):501–8.

158. Brasel KJ, Guse C, Gentilello LM, Nirula R. The heart rate: is it truly a vital sign? *Journal of Trauma – Injury, Infection, and Critical Care* 2007;**62**:812–17.

159. Heckerling PS, Tape TG, Wigton RS, et al. Clinical prediction rule for pulmonary infiltrates. *Ann Intern Med* 1990;**113**(9):664–770.

160. Victorino GP, Battistella FD, Wisner DH. Does tachycardia correlate with hypotension after trauma? *J Am Coll Surg* 2003;**196**:679–84.

161. Kovar D, Cannon CP, Bentley JH, et al. Does initial and delayed heart rate predict mortality in patients with acute coronary syndromes? *Clin Cardiol* 2004;**27**:80–6.

162. Zuanetti G, Mantini L, Hernandez-Bernal F, et al. Relevance of heart rate as a prognostic indicator in patients with acute myocardial infarction: insights from the GISSI 2 study. *Eur Heart J* 1998;**19**(Suppl. F):F19–26.

163. Leibovici L, Gafter-Gvili A, Paul M, et al. TREAT Study Group. Relative tachycardia in patients with sepsis: an independent risk factor for mortality. *QJM* 2007;**100**(10):629–34.

164. Parker MM, Shelhamer JH, Natanson C, Dalling DW, Parillo JE. Serial cardiovascular variables in survivors and nonsurvivors of human septic shock: heart rate as an early predictor of prognosis. *Crit Care Med* 1987;**15**:923–9.

165. Bergman R. Xanthelasma palpebrarum and risk of atherosclerosis. *Int J Dermatol* 1998;**37**:343–9.

166. Segal P, Insull W Jr, Chambless LE, et al. The association of dyslipoproteinemia with corneal arcus and xanthelasma. *Circulation* 1986;**73**(Suppl.):1108–18.

167. Bergman R. The pathogenesis and clinical significance of xanthelasma palpebrarum. *J Am Acad Dermatol* 1994;**30**(2):235–42.

168. Menotti A, Mariotti S, Seccareccia F, et al. Determinants of all causes of death in samples of middle-aged men followed up for 25 years. *J Epidemiol Community Health* 1987;**41**:243–50.

第4章

血液疾患および腫瘍の所見

Haematological and Oncological Signs

口角炎

angular stomatitis

概要

丘疹と水疱が口角（口と粘膜皮膚の接合部）に集簇している．

関連する病態

一般的なもの
- 口腔カンジダ症（oral candidiasis）
- 不適合義歯
- 細菌感染

あまり一般的でないもの
- 栄養欠乏（特にビタミン B_2，鉄，ビタミン B_6）
- ヒト免疫不全ウイルス（HIV：human immunodeficiency virus）

栄養素欠乏におけるメカニズム

鉄ないし他の栄養素は，不可欠な細胞複製，修復および保護のための遺伝子転写に必要となる．栄養素が欠乏すると，口角にある上皮細胞の保護，修復および置換が阻害されてしまい，その結果，口角炎を惹起する．

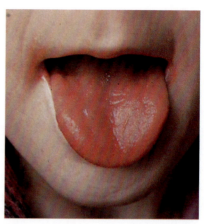

図 4.1 口角炎
萎縮性舌炎もみられる．
Forbes CD, Jackson WF, Color Atlas and Text of Clinical Medicine, 3rd edn, London: Mosby, 2003. の許諾を得て掲載．

所見の有用性

この徴候に関するエビデンスは限られている．

萎縮性舌炎

概要

舌の糸状乳頭の欠如あるいは平坦化がみられる(**図 4.1**)[1].

関連する病態

一般的なもの

以下の微量栄養素欠乏に起因する.
- 鉄欠乏
- ビタミン B_{12} 欠乏
- 葉酸欠乏
- チアミン(ビタミン B_1)欠乏
- ナイアシン欠乏
- ビタミン E 欠乏
- ピリドキシン(ビタミン B_6)欠乏
- ヘリコバクター・ピロリ感染症
  H. pylori infection)

あまり一般的でないもの

- アミロイドーシス(amyloidosis)
- Sjögren(シェーグレン)症候群
  (Sjögren's syndrome)

メカニズム

微量栄養素欠乏により粘膜増殖が障害されると考えられている.

舌乳頭の細胞はターンオーバーが早く,細胞増殖あるいは細胞膜安定化に必要となる微量栄養素が欠乏することで,舌乳頭萎縮が起こる可能性がある[2].

栄養素欠乏により,細菌叢のパターンが変化し,その結果舌炎を引き起こすとも考えられている[3].

所見の有用性

萎縮性舌炎は栄養障害や筋機能低下のマーカーになるというエビデンスが出てきている[1].ある大規模研究では[1],萎縮性舌炎は自宅で生活している男性の13.2%,女性の5.6%に認めた一方,入院中の男性の26.6%,女性の37%に認められた.また,体重減少,BMI低下,身体測定の値が低い,ビタミン B_{12} 減少とも相関していた.

ある研究では[4],萎縮性舌炎患者のうち,22.2%に貧血があり,26.7%に鉄欠乏,7.4%にビタミン B_{12} 欠乏,21.6%にホモシステイン増加あるいは抗胃壁抗体がみられた.

他の小規模の症例報告では[2,5],萎縮性舌炎は微量栄養素欠乏を同定するのに有用であると述べられている.

bone tenderness/bone pain

骨の圧痛／骨痛

概要

骨格系のどの部分にも痛みを生じる．触診時に痛みを伴う場合も伴わない場合もある．

関連する病態

さまざまな悪性腫瘍が骨痛の原因となりうる．

一般的なもの
- 前立腺がん（prostate cancer）
- 乳がん（breast cancer）
- 多発性骨髄腫（multiple myeloma）
- Hodgkin（ホジキン）リンパ腫（Hodgkin's lymphoma）／non-Hodgkin（非ホジキン）リンパ腫（non-Hodgkin's lymphoma）
- 肺がん（lung cancer）
- 卵巣がん（ovarian cancer）

メカニズム

痛みのメカニズムは，神経障害と炎症の両方の要素があり，組織や神経の修飾，脊髄の神経化学的変化を伴う[6]．がん由来の骨痛に関するメカニズムの概念化については，図 4.2 および 4.3 を参照．

がん由来の骨痛は以下に由来する．
- 直接のがん浸潤
- 悪性腫瘍による破骨細胞／骨芽細胞の不均衡
- 正常の疼痛伝達経路の変化

直接のがん浸潤による合併症

腫瘍細胞が組織や骨に浸潤すると，正常構造物が破壊される．その結果，神経障害，血管閉塞，炎症反応が起こる[6]．痛み刺激に鋭敏である骨膜や骨髄，石灰化骨の膨張も関与していることがある[6]．これら全てが神経求心路を刺激し，痛みを生じさせる[7-9]．末梢神経への直接浸潤により，疼痛伝達経路の刺激が起こる場合がある．

がんは感覚ないし交感神経線維の発現を阻害することが知られており，その結果，激しい疼痛を引き起こすとされる[6]．

悪性腫瘍による破骨細胞／骨芽細胞の不均衡

悪性腫瘍（原発性・続発性のいずれも）は破骨細胞／骨芽細胞の不均衡を引き起こす．その結果，溶骨性病変あるいは病的な骨脆弱をきたし，微小骨折の原因となる．

骨のターンオーバーが亢進することでも痛みを引き起こすが，これは青年期の成長痛に類似している．

破骨細胞／骨芽細胞の不均衡により疼痛が引き起こされるが，いくつかの経路がある．
- エンドセリン-1 の傍分泌と副甲状腺ホルモン関連タンパク（PTH-rp）が増加することで，破骨細胞の活動性が増加する．
- 悪性腫瘍細胞から破骨細胞への"クロストーク"〔訳者注：シグナル伝達システムの1つ〕の結果，破骨細胞の活動性が増加する[10]．
- 骨マトリックスが破壊されると，成長因子がさらに放出され，細胞増生を促し，ついには腫瘍細胞量の増加に至る．

骨の圧痛／骨痛 bone tenderness/bone pain 311

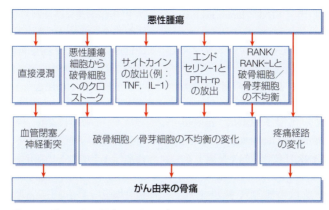

図4.2 がんによる骨痛のメカニズム

TNF：腫瘍壊死因子．IL-1：インターロイキン1．PTH-rp：副甲状腺ホルモン関連タンパク質．RANK：破骨細胞分化因子．RANK-L：RANKリガンド．

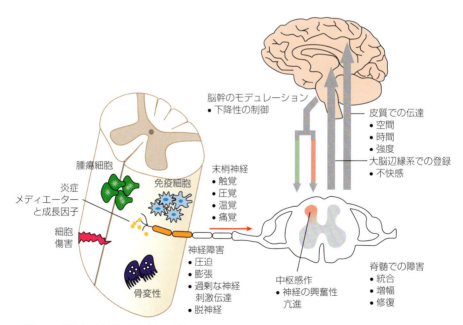

図4.3 がんによる骨痛のメカニズム

この図は，末梢，脊髄，および脊髄上位における痛みの基本的メカニズムの経路，ならびに腫瘍細胞や免疫細胞を介した侵害受容因子の放出，直接的な組織障害，および破骨細胞活性化による骨の分解を含むさまざまな末梢でのメカニズムの影響について図示している．末梢でのイベントにより，中枢での易刺激性の変化が規定される．これらのイベントの組み合わせにより，最上位の脳中枢での最終的な疼痛の経験が生じる．

Falk S, Dickensen AH. Pain and nociception: mechanisms of cancer-induced bone pain. Journal of Clinical Oncology *2014; 32（16）: Fig 2.* より改変．

- 腫瘍壊死因子(TNF：tumor necrosis factor)，インターロイキン(IL-1：interleukin-1 や IL-6)，プロスタノイドなどの炎症物質やサイトカインの放出により，疼痛線維が活性化される[7,8,11].
- 破骨細胞分化因子(RANK：receptor activator of nuclear factor kappa)経路の変性[8]：RANKは破骨細胞で発現する．RANKリガンド(RANK-L)は骨芽細胞を含む多数の細胞で発現する．RANKとRANK-Lの相互作用は正常の破骨細胞の活性化の維持に大きく寄与する[8].

  活性化したT細胞とがん細胞はRANK-Lを分泌し，OPG(破骨細胞の活性化を制限するサイトカイン)を抑制することで，破骨細胞がより活性化する．
- Wnt(wingless-type)経路：近年の研究結果によると，骨形成と骨吸収の過程に直接ないし以前から指摘されているいくつかのメカニズムを介して影響する糖タンパク質の新しいファミリーであるということがわかっている[12]．がんによる骨痛への正確な影響についてはまだ明確にはされていない．

正常の疼痛伝達経路の変化

転移性骨腫瘍は疼痛伝達経路を変化させることが複数の研究結果からわかっている[7,8,13]．これらの変化により疼痛閾値が低下し，痛み刺激が引き起こされる可能性を高める．疼痛伝達経路の変化には以下のものがある．
- 脊髄後角の機能的再構築とサブスタンスP(疼痛伝達経路を刺激する)に対する疼痛求心性神経の感作[10,11].
- c-FOSの発現と脊髄後角にあるダイノルフィンの増加．
- アストロサイトの肥大[8]，グルタミン酸トランスポーターによる再取り込みの低下．これらにより，グルタミン酸と興奮毒性の増加が起こる[10,11].
- 疼痛伝達を増加させる脊髄にみられるグリアタンパクの増加[10].
- 破骨細胞によって生じる酸性環境が疼痛受容体を刺激する可能性がある[7,11].
- ニューロンの受容野の増加と，脊髄後角に存在するニューロンの種類の比率の変化により，低レベルの刺激に対してニューロンが反応する可能性が高くなる[6].

とりわけ，これらの変化は直接的な疼痛刺激ならびに刺激に対するニューロンの過剰興奮性に寄与すると考えられている[6].

疼痛自体は，脳からの正常な下行性疼痛を制御するメカニズムを変化させてしまい，脊髄のインパルスや疼痛の認知に影響を与える[6].

所見の有用性

新規に出現した骨痛は，非がん患者と担がん患者の両者を認識するための重要な所見である．骨痛は転移性骨腫瘍において最も頻度が高い合併症であり[14,15]，骨転移患者の50〜90%，多発性骨髄腫患者の70〜95%にみられる．骨痛ならびに骨の圧痛は，特に多発性骨髄腫など，骨転移の初発症状となることがある．

シマリス様顔貌

概要

頭蓋顔面骨の異常により，顕著な前頭骨と頭頂骨，陥没した鼻橋，突出した上歯を呈する（シマリスに類似する）．

関連する病態

- β-サラセミア（beta-thalassaemia）
- 耳下腺腫脹（parotid gland enlargement）

β-サラセミアにおけるメカニズム

髄外造血巣（EMH：extramedullary haematopoiesis）は上記顔貌の原因となる．

β-サラセミア（β鎖の産生低下あるいは消失）により，異常ヘモグロビン（Hb）を生じる．その結果，正常ヘモグロビンの合成が減少し，赤血球の破壊が亢進する．低Hbを代償するために，骨髄は活性化し（過形成），骨髄の外でも造血が行われる[16]．

一部の骨は骨髄の拡大と浸潤によって他の骨よりも影響を受ける．β-サラセミアでは，EMHにより頭蓋骨や顔面骨が不規則になり，顔面の構造を変化させる．β-サラセミアでは，肋骨・四肢・椎体といった部位にもEMHの影響を受けることがある．

代償性の髄外造血巣（EMH）

EMHは，骨髄線維症，骨髄増殖性疾患，腫瘍の骨髄浸潤といった正常な骨髄の破壊につながる疾患，または骨髄が新たな細胞の需要に追いつかない状況（例：異常ヘモグロビン症）で最もよくみられる異常である．赤血球生成および赤血球レベルを維持するための代償的努力において，他の組織および部位で赤血球の産生を開始される．EMHは骨髄から循環系に幹細胞が放出されることに起因するとされる[17]．

EMHがよく起こる臓器は，肝臓，脾臓，副腎，腎臓，リンパ節であるが[18]，硬膜外，骨，滑膜，真皮，胸膜，脊椎傍，後腹膜腔などでも起こる．

シマリス様顔貌 chipmunk face

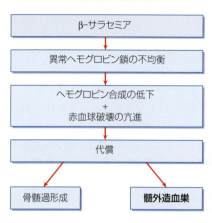

図 4.4 髄外造血巣

Swanson TA, Kim SI, Flomin OE, Underground Clinical Vignettes Step 1: Pathophysiology I, Pulmonary, Ob/Gyn, ENT, Hem/Onc, *5th edn, Lippincott, Williams & Wilkins, 2007: Fig 95-1.* に基づく.

眼瞼結膜の蒼白

conjunctival pallor

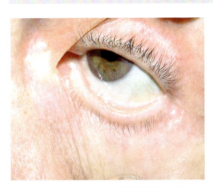

図 4.5 貧血患者における眼瞼結膜の蒼白
Talley N, O'Connor S, Clinical Examination, 7th edn, Chatswood: Elsevier, 2013: Figure 38.4B, p. 510.

概要

下眼瞼を穏やかに引っ張り，視診で確認すると，眼瞼の内側にある粘膜表面が健常人でみられるピンクから赤色よりも著しく白色または蒼白の状態である．

関連する病態

- 貧血（anaemia）

メカニズム

貧血患者では，酸化ヘモグロビン（血液を通常の赤色にする）が欠乏している状態である．したがって，毛細血管や細静脈の色は結膜と同様に蒼白になる．

所見の有用性

貧血における眼瞼結膜の蒼白の妥当性に関して，多くの研究がある．感度は25〜62％，特異度は82〜97％，陽性尤度比は4.7と有用な所見である[19-23]．

前結膜環の蒼白は結膜全体の蒼白より特異的であることが示されており，感度10％，特異度99％，陽性尤度比16.7である[24]．

出血斑，紫斑，点状出血

ecchymosis, purpura and petechiae

概要

出血斑，紫斑，点状出血は，皮下出血によるもので，皮疹の大きさで分離されている．これらの症状は同じ原因によって引き起こされていることを覚えておく．つまり，点状出血をきたす病態は，出血斑をきたす可能性があるということである．現実的には，原因はしばしばオーバーラップする(表4.1)．これらをきたす数多の疾患を覚えるよりも，原因となる一般的なメカニズムを理解することの方が重要である．

メカニズム

どの大きさの皮下血腫も以下の障害が原因となりうる．

- 血管壁
- 正常凝固系
- 血小板数あるいは血小板凝集能

その結果生じる皮下出血(ヘモグロビンは最初の赤色／青色の変色を生じる)は，大きさによってさらに分類することができる．

血小板減少症(thrombocytopenia)

著しい血小板減少により，出血の不適切な制御および凝固異常を引き起こす．これは，血小板活性化および"プラギング(plugging)"の欠如によるものである．原因によらず，どんなに小さな外傷であっても，粘膜出血をきたし，正常な凝固能がなければ，出血斑，紫斑，ならびに点状出血は出血がコントロールされる前に発生することがある．血小板数が $20,000 \times 10^9/L$ 未満になるまでは，血小板減少による自然出血がみられることはまれである．血小板が $20,000 \times 10^9/L$ から $50,000 \times 10^9/L$ の間であれば，軽度の外傷であざができやすくなる．

表4.1 点状出血，紫斑，出血斑の原因

点状出血	紫斑	出血斑
概要		
小さい(1〜2mm)	3mm以上の出血，あるいは出血斑や点状出血が集簇している[25]	10〜20mm以上の皮下血腫
関連する病態		
血小板減少症を呈する疾患(例：自己免疫性，ヘパリン起因性，脾腫) 骨髄機能不全(例：悪性腫瘍) 血小板無力症：まれ(例：Glanzmann(グランツマン)血小板無力症(Glanzmann's thromboasthenia uraemia)) 播種性血管内凝固(DIC：disseminated intravascular coagulation) 感染症 骨髄機能不全 凝固因子欠乏	点状出血に関して： • 外傷 • 血管炎：特に触知可能な紫斑 • アミロイドーシス • 過剰な抗凝固 • 凝固因子欠乏	点状出血と紫斑に関して： • 外傷：一般的なもの 原因疾患： • 血小板減少症 • 血管炎：触知可能な紫斑 • アミロイドーシス • 遺伝性出血性末梢血管拡張症 • 壊血病 • クッシング症候群 • 過剰な抗凝固 • 凝固因子欠乏症(例：血友病)

出血斑，紫斑，点状出血 ecchymosis, purpura and petechiae　　317

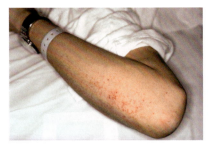

図 4.6　血小板減少症患者における点状出血

Little JW, Falace DA, Miller CS, Rhodus NL, Dental Management of the Medically Compromised Patient, *7th edn, St Louis: Mosby Elsevier, 2008: Fig 25-9.* より許可を得て転載．

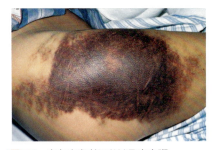

図 4.7　血友病患者における出血斑

Little JW, Falace DA, Miller CS, Rhodus NL, Dental Management of the Medically Compromised Patient, *7th edn, St Louis: Mosby Elsevier, 2008: Fig 25-16.* より許可を得て転載．

血管炎（vasculitis）

　免疫複合体の沈着により皮膚の細動脈や細静脈に炎症が起こり，点状の浮腫と出血が生じるため，血管炎の紫斑は触知することができる[25]．

Cushing（クッシング）症候群（Cushing's syndrome）

　Cushing 症候群でみられる出血斑は，血管壁における結合組織の欠乏と関連している．その原因としては，コルチコステロイドによるコラーゲン合成が減少することに起因する[26]．

皮膚変化のメカニズム

　皮膚の下に入ると，赤血球はマクロファージにより貪食されて分解される．そしてヘモグロビンがビリルビンに変換され，青緑色の変色が生じる．皮膚が正常な色調に戻る前の過程の最後に，ビリルビンはヘモシデリン（黄褐色）に分解される．

所見の有用性

　これらの皮膚病変の臨床的徴候として

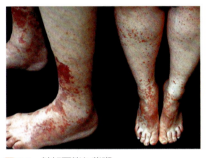

図 4.8　触知可能な紫斑

Henoch-Schönlein（ヘノッホ・シェーンライン）紫斑病（Henoch-Schönlein purpura）（左），C型肝炎によるクリオグロブリン血症（右）

Libby P, Bonow R, Zipes R, Mann D, Braunwald's Heart Disease: A Textbook of Cardiovascular Medicine, *8th edn, Philadelphia: Saunders, 2007: Fig 84-1.* より許可を得て転載．

の有用性に関するエビデンスは限られており，特異度は低いが，多数の潜在的な病理学的原因を考慮すると，健常人でこれらの所見がみられるのはまれであり，それゆえこれらの所見がみられた場合は精査を行うべきである．

歯肉肥大（歯肉増殖症）

gum hypertrophy (gingival hyperplasia)

概要

歯肉組織の過剰な増殖あるいは腫大．

関連する病態

- 白血病（leukaemia）
- 薬剤性（フェニトイン，シクロスポリン）
- 壊血病（scurvy）：一般的でない

白血病におけるメカニズム

白血病細胞が歯肉組織に浸潤するためと考えられている[27]．

薬剤性のメカニズム

メカニズムはよくわかっていないが，原因薬剤と上皮の角化細胞，線維芽細胞，コラーゲンとの相互作用により，影響を受けやすい患者では歯肉組織の増殖が生じると考えられている[28]．

フェニトインは感受性のある線維芽細胞のグループを刺激するのに活発であることが示されているが，一方でシクロスポリンは線維芽細胞の代謝機能に影響していると考えられている．徴候が起こるためには補因子（例えば炎症）が存在することが必要であるかもしれない．

所見の有用性

所見自体は比較的低頻度であるが，急性骨髄性白血病で最もみられる．ただし3～5％程度である[29]．

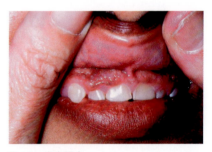

図 4.9　歯肉肥大

Sidwell RU et al., J Am Acad Dermatol 2004; 50(2, Suppl 1): 53-56. より許可を得て転載．

溶血性／肝前性黄疸

haemolytic-hepatic jaundice/pre-hepatic jaundice

概要

皮膚，眼球結膜，ないし粘膜の黄染．

関連する病態

肝前性黄疸は，以下のような，肝の代謝に先行するあらゆる疾患ないし過程の結果で生じる黄疸を含む．

- 大血腫の再吸収
- 溶血をきたす疾患

肝前性黄疸では，**赤血球（RBC：red blood cell）の破壊により余剰なヘムが放出され**，それが肝臓に移動して代謝される．肝臓の代謝が追いつかず，全てのビリルビンの抱合および排泄ができなくなり，高ビリルビン血症と黄疸をきたす．

溶血性貧血は多数の原因に分類される．赤血球が破壊される場所によって分類される（**表 4.2**）．

メカニズム

黄疸の発症における，よくあるエンドポイントは，**過剰なビリルビンの蓄積であり，皮膚や粘膜に沈着する**．黄疸は臨床的にビリルビン値が 3 mg/L 以上ないとはっきりしない．高ビリルビン血症と黄疸をきたす主要な溶血のメカニズムは血管内と血管外の2つである．

血管内溶血は赤血球が循環系で破壊されたときに生じる．原因としては，損傷した血管内皮空の機械的外傷，補体／抗体による過程（自己免疫），感染症（例：マラリア（malaria））[30]，酸化ストレス（低G6PD：glucose-6-phosphate dehydogenase），物理的なせん断（機能的障害のある大動脈弁を通過する際に生じる），小さい血管へのフィブリン沈着（例：微小血管性溶血性貧血（microangiopathic anaemia））などがある．

血管外溶血はより一般的で，脾臓や肝臓でのマクロファージによる赤血球の除去や破壊を含む（例：遺伝性球状赤血球症（hereditary spherocytosis），鎌状赤血球性貧血（sickle cell anaemia））．

G6PD 欠乏症（G6PD deficiency）や自己免疫性溶血性貧血（immunological-mediated haemolytic anaemia）などの疾患では，血管内溶血と血管外溶血の両方の要素が関係する．

循環系から細胞を除去するための基盤は，疾患の根底にある病態生理に依存する．さまざまな疾患に潜むメカニズムをまとめた（**表 4.2**）．

薬剤性のメカニズム

薬剤は溶血性貧血や肝前性黄疸の一般

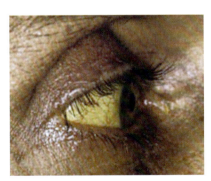

図 4.10　眼球結膜の黄染

Stern TA, Rosenbaum JF, Fava M, Biederman J, Rauch SL, Massachusetts General Hospital Comprehensive Clinical Psychiatry, 1st edn, Philadelphia: Mosby, 2008: Fig 21-17. より許可を得て転載．

的な原因である．3つのメカニズムが存在する[30]．

1. 薬物吸収あるいはハプテン（キャリアを必要とする免疫活性分子）が誘因となる：薬剤は赤血球膜に結合し，IgG抗体産生を刺激することで，血管外溶血を引き起こす．
2. IgM抗体産生：補体を活性化し，血管内溶血を引き起こす．
3. 抗赤血球抗体産生：薬剤により赤血球に対する直接的な抗体を産生し，血管外溶血を引き起こす．

3つの種類の反応を引き起こす薬剤の例を表4.3に示す．

所見の有用性

黄疸は病態であり，原因が肝性あるいは肝前性なのかを確定するための精査が必要である．黄疸を呈する他の原因疾患のレビューについては，第6章「消化器系の所見」を参照．

表4.2　溶血性貧血のメカニズム

要因	メカニズム
血管内溶血性貧血	
人工の大動脈弁	弁の機能不全により，せん断応力がかかり，赤血球が力学的に破壊される
微小血管性溶血性貧血	フィブリンと血小板が小血管で沈着し，循環している赤血球をせん断する
免疫を介する	原発性あるいは二次性に自己免疫疾患，悪性腫瘍，薬剤から生じる抗体が赤血球を攻撃し，補体の結合と破壊を起こす
マラリア	赤血球に侵入し破壊する寄生虫
G6PD欠損症	抗酸化酵素の欠乏により赤血球が傷害されやすくなり（例：低酸素），酸化ストレス赤血球を破壊する．他にも，ヘモグロビンへの傷害やヘインツ体への沈殿によって細胞膜が傷害され，血管内溶血が起こる
発作性夜間ヘモグロビン尿症	遺伝性あるいは後天性の異常で，血管内補体系から赤血球を保護する重要な酵素が欠損する．これらのタンパクや酵素が存在しないと補体系が結合し，細胞を破壊する
血管外溶血性貧血	
遺伝性球状赤血球症	遺伝的異常により，赤血球の形態が静寂で不規則になるため，脾臓により取り除かれ，破壊されてしまう
G6PD欠損症	抗酸化酵素の欠乏により，酸化ストレスがヘモグロビンを傷害し，ヘインツ体への沈殿が生じ，脾臓でマクロファージに取り除かれる．傷害を受け変形した赤血球は脾臓でも取り除かれる
鎌状赤血球性貧血	異常ヘモグロビン（赤血球凝集とともにより脆弱になる）が細胞ストレスと崩壊を増加させる
免疫	自己抗体（原発性あるいは自己免疫疾患や悪性腫瘍による二次性）が赤血球を攻撃し，脾臓によって取り除かれるように標識をつける
マラリア	赤血球に侵入し破壊する寄生虫
新生児溶血性貧血	母体の抗体が胎盤を通過して胎児赤血球を攻撃する

表 4.3 免疫を介して溶血性貧血を引き起こす原因薬剤

メカニズム	
	DAT
	溶血する場所
	薬剤
薬剤吸収（ハプテン）	抗 IgG 陽性
	血管外
	ペニシリン
	アンピシリン
	メチシリン
	カルベニシリン
	セファロチン（Keflin）*
	セファロリジン（Loridine）*
免疫複合体	抗 C3 陽性
	血管内
	キニジン
	フェナセチン
	ヒドロクロロチアジド
	リファンピシン（Rifadin）
	スルホンアミド
	イソニアジド
	キニーネ
	インスリン
	テトラサイクリン
	メルファラン（Alkeran）
	アセトアミノフェン
	ヒドララジン（Apresoline）
	プロベネシド
	クロルプロマジン（Thoraline）
	ストレプトマイシン
	フルオロウラシル（Adricil）
	スリンダク（Clinoril）
自己抗体	抗 IgG 陽性
	血管外
	α-メチルドパ
	メフェナム酸（Ponstel）
	L-dopa
	プロカインアミド
	イブプロフェン
	ジクロフェナク（Voltaren）
	インターフェロン α

DAT：直接抗グロブリン試験（direct antiglobulin test）． ＊米国では利用できない

Dhaliwal, G et al. Hemolytic Anaemia. American Family Physician 2004;（69）11: Table 2. Schwartz RS, Berkman EM, Silberstein LE, Autoimmune hemolytic anemias. In: Hoffman R, Benz EJ Jr, Shattil SJ, Furie B, Cohen HJ, Silberstein LE, et al.（eds）, Hematology: Basic Principles and Practice, 3rd edn, Philadelphia: Churchill Livingstone, 2000: p. 624 より許可を得て引用・改変．

さじ状爪

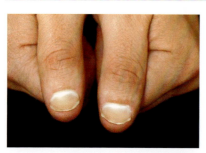

図 4.11 さじ状爪：スプーンのような形をした爪

Grandinetti LM, Tomecki KJ, Chapter: Nail abnormalities and systemic disease. In: Carey WD, Cleveland Clinic: Current Clinical Medicine, *2nd edn, Philadelphia: Saunders, 2010: Fig 4.* より許可を得て転載.

概要

遠位部の菲薄化と引きつれを伴って，爪の縦方向と横方向の凸状が消失した状態のこと．簡単に言えば，「スプーンのような形をした爪」である．Koilonychia はギリシャ語の"くぼみ"と"爪"に由来する．

関連する病態

一般的なもの
- 正常範囲の生理的変化
- 職業的な障害による軟化爪

あまり一般的でないもの
- 鉄欠乏性貧血（iron deficiency anaemia）
- ヘモクロマトーシス（haemochromatosis）：まれ
- Raynaud（レイノー）症候群（Raynaud's syndrome）

メカニズム

正確なメカニズムは不明である．さじ状爪はやわらかい爪床や爪基質に関連しているが，その理由は明確ではない[31]．

所見の有用性

鉄欠乏性貧血における，さじ状爪に関するエビデンスはほとんどない．

Leser-Trélat（レーザー・トレラ）徴候

概要

大量の脂漏性角化症が突然発症する徴候であり，悪性腫瘍との関連が示唆されている．

関連する病態

一般的なもの
- 腺がん（adenocarcinoma）：胃，肝，膵，結腸直腸
- 乳がん
- 肺がん

あまり一般的でないもの
- 尿路がん（urinary tract cancer）
- メラノーマ（melanoma）

メカニズム

細胞外マトリックスを変化させ，ケラチノサイト増殖を促進することで脂漏性角化症を発現させるのは，上皮成長因子（EGF：epidermal growth factor），成長ホルモン，トランスフォーミング増殖因子などさまざまな成長因子の腫瘍随伴性分泌が最も可能性が高いと考えられている[32-34]．

所見の有用性

内臓悪性腫瘍の所見としての価値は，議論の余地がある．胃，大腸，乳房などの腺がんとの関連性は高い一方，他のさまざまな悪性腫瘍でもみられる[34]．

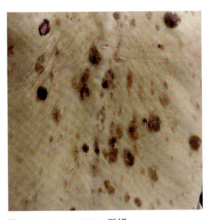

図 4.12　Leser-Trélat 徴候

Ho ML, Girardi PA, Williams D, Lord RVN, J Gastroenterol Hepatol *2008; 23(4): 672.* より許可を得て転載．

白斑症

leucoplakia

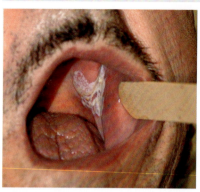

図 4.13 白斑症

World Articles in Ear, Nose and Throat website. Available: http://www.entusa.com/oral_photos.htm [9 Feb 2011]. より許可を得て転載.

概要

口腔内に固定された白色病変で,擦っても取れず,自然経過しない.

関連する病態

頭頸部の扁平上皮がん
（SCC：squamous cell carcinoma）

メカニズム

白斑症のメカニズムは完全には明らかになっていない.

前がん病変の異形成の特徴として,しばしば記載されている.白斑症のリスクとしては,喫煙,タバコ製品,カンジダ感染,悪性腫瘍の罹患歴,前がん病変,ヒトパピローマウイルス（HPV：human papilloma virus）がある[35].これらのリスクは全てが細胞の DNA および／または腫瘍抑制遺伝子に何らかの理由で変化を起こし,その結果,がんを引き起こす傾向にあると考えられている.

所見の有用性

白斑症の有病率は 0.2 〜 5％程度である.

2 〜 6％は異形成あるいは早期の扁平上皮がんであり[36],口腔扁平上皮がんの 50％で白斑症を伴う.白斑症と診断された患者は全例で悪性腫瘍の精査を受けることが推奨されている.

リンパ節腫脹

概要

腫大したリンパ節は触知することが可能で，画像でも同定することができる．

関連する病態

臨床像の一部としてリンパ節腫脹を呈する原因疾患は膨大である．「MIAMI」をアクロニウムに用いると想起するのに役立つ（表4.4）：Malignancy（悪性腫瘍），Infectious（感染症），Autoimmune（自己免疫），Miscellaneous（その他），Iatrogenic（医原性）[37]．

メカニズム

一般に，リンパ節腫脹は以下のいずれかによって生じる．
1. 炎症反応の伝播（全身性，局所性，直接性を問わない）[38]
2. 異常な細胞あるいは悪性細胞の浸潤および／または増殖 [38,39]

悪性腫瘍（malignancy）

悪性腫瘍の場合，リンパ節への浸潤または悪性細胞増殖，あるいはリンパ節内での直接的な増殖を介してリンパ節腫脹を呈する．

リンパ系は，さまざまな固形がん（例：結腸直腸がん（colorectal cancer），卵巣がん，前立腺がん）による悪性細胞の全身播種の主なメカニズムに寄与する．主となる悪性腫瘍から，リンパ系を介してリンパ節に腫瘍細胞が転移し，そこに集簇および／または増殖することで，リンパ節が腫大する．

リンパ腫では，リンパ節内でリンパ球が異常増殖するが，それに関連して正常構造の過形成が起こり，リンパ節腫脹を呈する．

感染症

リンパ系は免疫系の効果的な機能の中核である．マクロファージと他の抗原提示細胞はT細胞とB細胞に抗原を提示するためにリンパ球へ移動する．この抗原を認識し，T細胞とB細胞はリンパ節内で増殖し，効果的な免疫系を構築する．感染症（局所性あるいは全身性）でみ

表4.4　リンパ節腫脹の原因：MIAMI

M	I	A	M	I
悪性腫瘍	感染症	自己免疫	その他	医原性
リンパ腫	扁桃炎	サルコイドーシス	川崎病	血清病
白血病	EBウイルス	SLE	サルコイドーシス	薬剤
多発性骨髄腫	結核	関節リウマチ		
皮膚がん	HIV			
乳がん	サイトメガロウイルス			
	レンサ球菌やブドウ球菌による感染			
	猫ひっかき病			

McGee S, *Evidence Based Physical Diagnosis*, *2nd edn*, Philadelphia: Saunders, 2007: Box 24.1; に基づく．

られるリンパ節腫脹はこの増殖の結果である．

直接浸潤が起こると，孤立性リンパ節は細菌や他の種類の抗原に感染される．結果として生じる免疫応答は，リンパ節構造の過形成，T 細胞と B 細胞の増殖，他の免疫細胞の浸潤をもたらす．そして，リンパ節の炎症や腫脹を引き起こす．

全身性の感染症があると，反応性の過形成が起こることがある．抗原性（細胞内あるいは細胞外）刺激はリンパ節にもたらされ，T 細胞と B 細胞，リンパ球，リンパ球にあるその他の細胞に提示され，増殖する[40]．

自己免疫

自己免疫性疾患によるリンパ節腫脹は，抗原が**自己抗原であること**と**炎症反応が不釣り合い**であることを除けば，感染症によるリンパ節腫脹に類似している．B 細胞の増殖は関節リウマチ（rheumatoid arthritis）患者でしばしばみられる一方，T 細胞の増殖は全身性エリテマトーデス（SLE：systemic lupus erythematosus）でみられる[40]．

所見の有用性

リンパ節腫脹を呈する原因疾患は多数あるため，特異度は低い．臨床医として最も大きな問題となるのは，リンパ節腫脹が悪性腫瘍か，あるいは感染症などの多くの良性疾患によるものかを見分けることである．

より悪性腫瘍を示唆するリンパ節のいくつかの特徴が述べられている．悪性腫瘍あるいは重篤な疾患によるリンパ節腫脹に関するレビューにおいて，感度よりも特異度が高いという一般的な特徴がまとめられている（**表4.5**）[24]．つまりは，

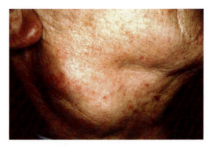

図 4.14　頚部リンパ節腫脹

Little JW, Falace DA, Miller CS, Rhodus NL, Dental Management of the Medically Compromised Patient, *7th edn, St Louis: Mosby, 2008: Fig 24-6.* より許可を得て転載．

表 4.5　悪性腫瘍あるいは重篤な疾患の診断におけるリンパ節腫脹の特徴と価値

特徴	価値
硬い	感度 48〜62%，特異度 83〜84%，陽性尤度比 3.2，陰性尤度比 0.6
可動性がない	感度 12〜52%，特異度 97%，陽性尤度比 10.9
大きさ＞9cm^2	感度 37〜38%，特異度 91〜98%，陽性尤度比 8.4

もしこれらの特徴があれば，重篤な疾患を示唆する．しかしながら，これらの特徴がないからといって悪性腫瘍や他の重篤な疾患は除外できない．鎖骨上リンパ節腫脹は悪性腫瘍をより示唆する根拠となる．

リンパ節が腫大する**時間経過**も，悪性腫瘍によるリンパ節腫脹かどうかの判断に用いられる．短期間で急速に増大した場合はより感染症を示唆し，長期間で増大した場合はより悪性であることを示唆する．

リンパ節腫脹を伴う小児 457 人を対象とした研究では，急性リンパ節腫脹の 98.2% は良性疾患であった．悪性腫瘍はほとんどの場合で，慢性経過かつ全身性リンパ節腫脹であった[41]．

有痛性リンパ節 vs 無痛性リンパ節

一般的に，有痛性リンパ節は反応性あるいは炎症過程に関連したリンパ節であることがほとんどであるのに対し，無痛性リンパ節の場合は悪性腫瘍であることが多いと考えられている．しかしながら，これらを示唆するエビデンスは限られている．

リンパ節腫脹では部位が重要

リンパ節腫脹の部位は原因臓器とその背景にある疾患を同定するのに役立つ可能性がある．リンパ系の詳細な解剖に関する説明については，成書を参考にしていただきたい．さまざまなリンパ節のドレナージ部位について簡単にまとめた（**表4.6**）．

解剖学的なランドマークを用いて，臨床医は悪性腫瘍の原発巣を絞り込むことができる．

全身性リンパ節腫脹

全身性リンパ節腫脹は2つ以上の所属リンパ節の腫大と定義される．全身性疾患が原因となり，その性質上，局所のリンパ節よりも全身に影響を及ぼす．全身性疾患として，リンパ腫(lymphoma)，白血病，結核(tuberculosis)，HIV／後天性免疫不全症候群(AIDS：acquired immunodeficiency syndrome)，梅毒(syphilis)，他の感染症や結合織疾患(例：関節リウマチ)がある．この原則は絶対ではないものの，鑑別疾患を絞り込むのに有用である．

表4.6　リンパ節腫脹の部位

リンパ節	解剖学的に流入する部位
頸部	頭頚部全領域
鎖骨上	胸腔内および腹部内臓器(Virchowリンパ節)
滑車上	尺側側面または上腕と手[42]
腋窩	同側上腕，乳房，胸部
鼠径部：水平群	下前腹壁，下部肛門管
鼠径部：垂直群	下肢，陰嚢，殿部

Virchow（ウィルヒョウ）リンパ節：単に消化管悪性腫瘍だけではない

　Virchow リンパ節は鎖骨上リンパ節腫脹のことで，古典的には消化管悪性腫瘍のみに関連するとされていたが，近年の研究結果によると，幅広い関連が指摘されている．

メカニズム
　Virchow リンパ節は胸管の末端に位置する[43]．腸管系からのリンパ節と悪性細胞が胸管を通過して Virchow リンパ節に沈着するという理論である．

関連する病態
　いくつかの研究によると，以下の疾患でも Virchow リンパ節が認められる[44]．
- 肺がん：最も一般的なもの[44]
- 膵がん（pancreatic cancer）
- 食道がん（oesophageal cancer）
- 腎がん（renal cancer）
- 卵巣がん
- 精巣がん（testicular cancer）[45,46]
- 胃がん（stomach cancer）
- 前立腺がん
- 子宮体がん（uterine cancer）／子宮頚がん（cervical cancer）
- 胆嚢がん（gallbladder cancer）：まれ
- 肝がん（liver cancer）
- 副腎がん（adrenal cancer）
- 膀胱がん（bladder cancer）

腫瘍熱

概要

通常，担がん患者で他の発熱の原因となる疾患が除外された場合に腫瘍熱と診断される．

関連する病態

ほとんどのがんでみられる．
他の一般的な発熱の原因となる全ての疾患が鑑別である．

メカニズム

メカニズムは明確ではない．
推奨される理論は以下のとおり[47]．
- 発熱性サイトカインががん細胞から放出される（例：IL-1，IL-6，TNF-α，インターフェロン）．
- 腫瘍壊死に寄与するTNFや他の発熱物質に起因する．
- 骨髄壊死により，障害された細胞からトキシンとサイトカインが放出される．

所見の有用性

腫瘍熱の所見の価値に関するエビデンスは限られている．がんは不明熱症例の20%を占めるという報告がある[48]．

腫瘍熱を同定する価値としては，治療として盲目的な抗菌薬投与ではなく，非ステロイド性抗炎症薬（NSAIDs：non-steroidal anti-inflammatory drug）（ナプロキセン（naproxen））による症状緩和が期待できることである[47]．

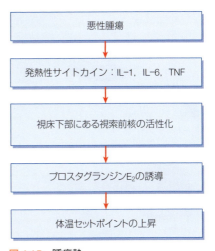

図 4.15　腫瘍熱

peau d'orange
橙皮状皮膚

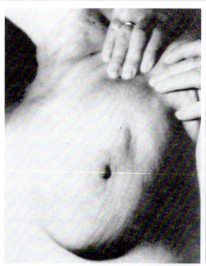
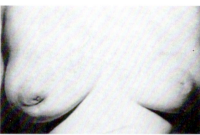
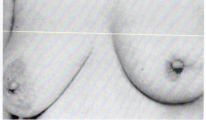
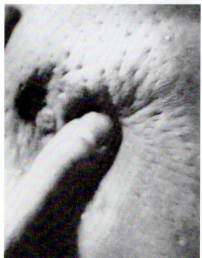

図 4.16 橙皮状皮膚

Katz JW, Falace DA, Miller CS, Rhodus NL, Comprehensive Gynecology, *5th edn, Philadelphia: Mosby, 2007: Fig 15-13B.* より許可を得て転載.

概要

フランス語で，文字どおり"オレンジ様の皮膚"という意味であり，乳房の皮膚のくぼんだ外観を説明するために用いられる．

関連する病態

一般的なもの
- 乳がん
- 乳房膿瘍（breast abscess）

あまり一般的でないもの
- 粘液水腫（myxoedema）

メカニズム

乳房の毛包の基部で陥凹を目立たせる炎症および／または浮腫である．

乳がん

がん組織によって破壊および／またはリンパ液の閉塞が起こる．皮膚の肥厚や腫脹により，皮膚のドレナージが阻害され，リンパ浮腫を生じる．毛包の基部での皮膚の陥凹が明確になり，くぼみを呈するようになる．

厚くなった皮膚を下にあるCooper（クーパー）靭帯（Cooper's ligaments）に寄せると，オレンジの皮のような外観を呈する[49]．

所見の有用性

乳がんにおける橙皮状皮膚の頻度に関する研究はほとんどないものの，もしこの所見がみられれば，さらなる精査が必須である．

prostate (abnormal)
前立腺(異常)

概要

　直腸診(DRE：digital rectal examination)を行うときに，前立腺を触診し，評価することができる．正常の場合，弾性の硬さでクルミ大の大きさの前立腺を触知する．異常所見は以下のとおりである．
- 硬く，不整および／または腫大した結節状の前立腺
- やわらかく，圧痛を伴う：前立腺炎(prostatitis)

関連する病態

- 前立腺がん
- 前立腺肥大症(BPH：benign prostatic hypertrophy)
- 前立腺炎

前立腺がんのメカニズム

　腫瘍(悪性または良性)は前立腺を不規則に腫大させ，結節ならびに大きさや形状の変化をきたす．ほとんどの前立腺がんは前立腺の末梢部分に発生するため，理論上は触知しやすい．前立腺がんの根本的な原因については，現在も研究中である．

前立腺炎のメカニズム

　前立腺に炎症が起これば，原因は何であれ，前立腺の圧痛とやわらかい前立腺を触知する．

　前立腺の炎症で最も多い原因は細菌感染である．特発性，性行為，再発性尿路感染症が誘因となる．

感染により炎症，浮腫(したがって硬さはやわらかくなる)，疼痛線維への刺激が起こり，痛みを呈する．

前立腺がんのスクリーニング

　前立腺がんのスクリーニング(前立腺特異抗原(PSA：prostate-specific antigen)と組み合わせる)については，現在も定まったものはない．しかしながら，専門的に行われた直腸診の価値に関するエビデンスがある．

- PSAによるスクリーニングを行う前に，直腸診では生検で診断が確定した前立腺がんの40〜50%を同定できるとされる[50]．
- PSAによるスクリーニングを組み合わせることで，直腸診単独で同定された患者数が減少した：PSAによる予測精度は直腸診による予測精度を上回っている[51]．
- しかしながら，進行がんでは，直腸診で異常を呈する男性における有病率が潜在的に高くなる[51,52]．
- 進行がん患者のかなりの割合が直腸診単独で発見される[53]．

　直腸診のコストが安いことを考慮すると，患者の(そして，しばしば医師の)不快感にかかわらず，「指を入れなければ，失敗するぞ(if you don't put your finger in it, you put your foot in it)」という金言は今もなお価値がある．

直腸腫瘤

概要
直腸診で，直腸に不整／予期しない腫瘤を触れること．

関連する病態
- 直腸がん（rectal cancer）

直腸結腸がんのスクリーニング
結腸直腸がんの発見における直腸診所見の真の価値に関する研究は限られている．触知可能な腫瘤の検出に利用できる強いエビデンスはない．

- あるメタアナリシスによると[54]，感度64％，特異度97％，陽性適中率0.47であった．
- より最近の研究では[55]，感度76.2％，特異度93％であり，陽性適中率は低く，0.3であった．

上記の結果から，プライマリケアの場面において，直腸診で腫瘤を触知することは不正確で結腸直腸がんの予測率は悪く，偽陽性となるリスクが高い．その結果，不必要な精査を目的として，他院に紹介される場合もあると言われている．

悪性腫瘍における Trousseau（トルソー）徴候

概要

19世紀半ばに，潜在性悪性腫瘍の診断に先行する遊走性血栓静脈炎として，Armand Trousseau（アルマンド・トルソー）医師によって初めて記録された．時間経過とともに悪性腫瘍に関連する事実上あらゆる血栓イベントを説明するために使用されてきた．

現代では，潜在性の内臓悪性腫瘍の発見に先行して原因不明の血栓イベントがあった場合にしばしば考慮される[56]．

（注：低カルシウム血症における Trousseau 徴候と混同しないこと．第7章「内分泌系の所見」参照．）

関連する病態

一般的なもの
- 肺がん
- 膵がん

あまり一般的でないもの
- 胃がん
- 大腸がん（colon cancer）
- 前立腺がん

メカニズム

潜在性悪性腫瘍による血栓イベントの正確なメカニズムは多面的であり，それ自体，完全には理解ないし証明されてい

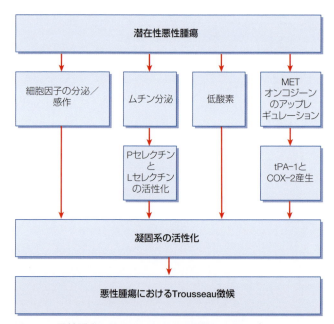

図 4.17　悪性腫瘍における Trousseau 徴候のメカニズム

ない．しかしながら，提案された経路の全ては最終的に凝固系の活性化をきたす．

寄与する要因／理論は次の表題で検討されている．

細胞因子

いくつかのがんに関するエビデンスが示されている．
- 内皮系組織因子（TF：tissue factor）の発現を明らかにする，および／または引き起こす[57,58]．
- 腫瘍のがん遺伝子発現や腫瘍抑制遺伝子の不活性化を介して，TFレベルの増加に至る．
- 微小胞でTFを産生することがある．
- 構成的にTFである[58]（乳房やグリオーマ）．

上記の全ての因子は，順番に，凝固カスケードと血小板凝集を局所の腫瘍から離れた場所で活性化させる[57]．

がんムチン

ムチンは大きく，重いグリコシル化された分子である．いくつかの腫瘍は多量のムチンを生成し，PセレクチンやLセレクチンとの相互作用で組織の多数の経路を活性化し，血小板栓，微小血栓，血栓性静脈炎を引き起こす．

がん遺伝子の活性化

ここ最近では，METがん遺伝子が組織プラスミノーゲン活性化因子1（tPA-1）とシクロオキシゲナーゼ2（COX-2）を活性化させることで，凝固と出血の経路に影響していると仮定されている[59]．

細胞低酸素

凝固を促進する遺伝子（例：プラスミノーゲン活性化抑制因子1（PAI-1：plasminogen activator inhibitor-1））の発現増加を引き起こす組織低酸素もまた，寄与因子として提案されている[60]．ただし，これに関する決定的な研究は今のところない．

他の原因

- がんプロコアグラント（CP：cancer procoagulant）は第Ⅶ因子と無関係に第Ⅹ因子の活性に関与している酵素であることが示された．これは悪性腫瘍細胞により合成される[58]．
- 微粒子は，凝固促進性で腫瘍によって放出されることも示されている脂質，タンパク質および核酸を含有する小膜小胞である[58]．
- 腫瘍誘発性炎症性サイトカインおよび血管新生因子は，凝固促進性表現型を誘発する可能性がある[58]．

所見の有用性

Trousseau徴候の感度と特異性に関する直接的な研究は限られている．全がん患者の11％が血栓性静脈炎を発症するのに対し[61]，23％の患者は剖検でそのエビデンスがみつかる[62]．別の観点からは，悪性腫瘍の種類を問わず，患者は静脈血栓塞栓症のリスクが7倍，新生物によっては最大28倍のリスクがある[63]．悪性腫瘍におけるTrousseau徴候の確実なエビデンスはないが，原因を特定できずに複数の血栓イベントがある患者では，常にがんを考慮しなければならない．

参考文献

1. Bohmer T, Mowe M. The association between atrophic glossitis and protein – calorie malnutrition in old age. *Age Ageing* 2000;**29**:47−50.
2. Drinka PJ, Langer E, Scott L, Morrow F. Laboratory measurements of nutritional status as correlates of atrophic glossitis. *J Gen Intern Med* 1991;**6**:137−40.
3. Sweeney MP, Bagg J, Fell GS, Yip B. The relationship between micronutrient depletion and oral health in geriatrics. *J Oral Pathol Med* 1994;**23**:168−71.
4. Sun A, et al. Significant association with deficiency of haemoglobin, iron, vitamin B12, high homocysteine level and gastric parietal cell antibody positivity with atrophic glossitis. *J Oral Pathol Med* 2012;**41**:500−4.
5. Lehman JS, Bruce AJ, Rogers RS. Atrophic glossitis from vitamin B12 deficiency: a case misdiagnosed as burning mouth disorder. *J Periodontol* 2006;**77**(12):2090−2.
6. Falk S, Dickensen AH. Pain and nociception: mechanisms of cancer-induced bone pain. *J Clin Oncol* 2014;**32**(16):1647−54.
7. Jimenez-Andrade JM, et al. Bone cancer pain. *Ann NY Acad Sci* 2010;**1198**:173−81.
8. Urch C. The pathophysiology of cancer-induced bone pain: current understanding. *Palliat Med* 2004;**18**:267−74.
9. Ripamonti C, Fulfaro F. Pathogenesis and pharmacological treatment of bone pain in skeletal metastases. *Q J Nucl Med* 2001;**45**(1):65−77.
10. von Moos R, Strasser F, Gillessan S, Zaugg K. Metastatic bone pain: treatment options with an emphasis on bisphosphonates. *Support Care Cancer* 2008;**16**:1105−15.
11. Sabino MAC, Mantyh PW. Pathophysiology of bone cancer pain. *J Support Oncol* 2005;**3**(1):15−22.
12. Goldring SR, Goldring MB. Eating bone or adding it: the WNT pathway decides. *Nature Med* 2007;**13**(2):133−4.
13. Gobrilirsch MJ, Zwolak PP, Clohisy DR. Biology of bone cancer pain. *Clin Cancer Res* 2006;**12**(20 Suppl.):6231a−6235a.
14. Coleman RE. Bisphosphonates: clinical experience. *Oncologist* 2004;**9**:14−27.
15. Diel IJ. Bisphosphonates in the prevention of bone metastases: current evidence. *Semin Oncol* 2001;**28**(4):75−80.
16. Fleisher GR, Ludwig S. *Textbook of Pediatric Emergency Medicine*. 6th ed. Philadelphia: Lippincott Williams & Wilkins; 2010.
17. Rodak BF, Fritsma GA, Doig K. *Haematology Clinical Principles and Applications*. St Louis: Saunders; 2007.
18. Aessopos A, et al. Extramedullary hematopoiesis-related pleural effusion: the case of beta-thalassemia. *Ann Thorac Surg* 2006;**81**:2037−43.
19. Nardone DA, Roth KM, Mazur DJ, Mcafee JH. Usefulness of physical examination in detecting the presence or absence of anaemia. *Arch Internal Med* 1990;**150**:201−4.
20. Stolftzfus RJ, Edward-Raj A, Dreyfuss ML, et al. Clinical pallor is useful in detecting severe anaemia in populations where anaemia is prevalent and severe. *J Nutr* 1999;**129**:1675−81.
21. Kent AR, Elsing SH, Herbert RL. Conjunctival vasculature in the assessment of anaemia. *Ophthalmology* 2000;**107**:274−7.
22. Van de Broek NR, Ntonya C, Mhango E, White SA. Diagnosing anaemia in pregnancy in rural clinics. Assessing the potential of haemoglobin colour scale. *Bull World Health Org* 1999;**77**:15−21.
23. Ekunwe EO. Predictive value of conjunctival pallor in the diagnosis of anaemia. *West Afr J Med* 1997;**16**(4):246−50.
24. McGee S. *Evidence Based Physical Diagnosis*. 3rd ed. St Louis: Elsevier; 2012.
25. LeBlond RF, Brown DD, DeGowin RL. Chapter 6: The skin and nails. In: LeBlond RF, Brown DD, DeGowin RL, editors. *DeGowin's Diagnostic Examination*. 9th ed. Available: http://proxy14.use.hcn.com.au/content.aspx?aID=3659565 [2 Aug 2010].

26. Yanovski JA, Cutler GB Jr. Glucocorticoid action and the clinical features of Cushing's syndrome. *Endocrinol Metab Clin North Am* 1994;**23**:487−509.
27. Weckx LL, Tabacow LB, Marcucci G. Oral manifestations of leukemia. *Ear Nose Throat J* 1990;**69**:341−2.
28. Meija LM, Lozada-Nur F. *Drug-induced Gingival Hyperplasia.* Available: http://emedicine.medscape.com/article/1076264-overview [23 Oct 2009].
29. Dreizen S, McCredie KB, Keating MJ, Luna MA. Malignant gingival and skin 'infiltrates' in adult leukemia. *Oral Surg Oral Med Oral Pathol* 1983;**55**:572−9.
30. Dhaliwall G, et al. Hemolytic anaemia. *Am Fam Physician* 2004;**69**(11).
31. Hogan GR, Jones B. The relationship of koilonychias and iron deficiency in infants. *J Paediatr* 1970;**77**(6):1054−7.
32. Rampen HJ, Schwengle LE. The sign of Leser–Trélat: does it exist? *J Acad Dermatol* 1989;**21**:50−5.
33. Hindeldorf B, Sigurgeirsson B, Melander S. Seborrheic keratosis and cancer. *J Academic Dermatol* 1992;**26**:947−50.
34. Yamamoto T. Leser Trelat sign: current observations. *Expert Rev Dermatol* 2013;**October**:541.
35. *Leukoplakia & Erythroplakia. Quick Answers to Medical Diagnosis and Therapy.* Available: http://proxy14.use.hcn.com.au/quickam.aspx [4 Aug 2010].
36. Duncan KO, Geisse JK, Leffell DJ. Chapter 113: Epithelial precancerous lesions. In: Wolff K, Goldsmith LA, Katz SI, Gilchrest B, Paller AS, Leffell DJ, editors. *Fitzpatrick's Dermatology in General Medicine*. 7th ed. Available: http://proxy14.use.hcn.com.au/content.aspx?aID=2981340 [15 Sep 2010].
37. Henry PH, Longo DL. Chapter 60: Enlargement of lymph nodes and spleen. In: Fauci AS, Braunwald E, Kasper DL, et al., editors. *Harrison's Principles of Internal Medicine*. 17th ed. Available: http://proxy14.use.hcn.com.au/content.aspx?aID=2875326 [18 Sep 2010].
38. LeBlond RF, Brown DD, DeGowin RL. Chapter 5: Non-regional systems and diseases. In: LeBlond RF, Brown DD, DeGowin RL, editors. *DeGowin's Diagnostic Examination*. 9th ed. Available: http://proxy14.use.hcn.com.au/content.aspx?aID=3659310. – lymphatic system [18 Sep 2010].
39. Bazemore AW, Smucker DR. Lymphadenopathy and malignancy. *Am Fam Phys* 2002;**66**(11):2103−10.
40. Jung W, Trumper L. Differential diagnosis and diagnostic strategies of lymphadenopathy. *Internist* 2008;**49**(3):305−18, quiz 319–20.
41. Oguz A, Temel EA, Citak EC, Okur FV. Evaluation of peripheral lymphadenopathy in children. *Pediatr Hematol Oncol* 2006;**23**:549−51.
42. Selby CD, Marcus HS, Toghill PJ. Enlarged epitrochlear lymphnodes: an old sign revisited. *J R Coll Phys London* 1992;**26**(2):159−61.
43. Mitzutani M, Nawata S, Hirai I, Murakami G, Kimura W. Anatomy and histology of Virchow's node. *Anat Sci Int* 2005;**80**:193−8.
44. Viacava EP. Significance of supraclavicular signal node in patients with abdominal and thoracic cancer. *Arch Surg* 1944;**48**:109−19.
45. Lee YTN, Gold RH. Localisation of occult testicular tumour with scrotal thermography. *JAMA* 1976;**236**:1975−6.
46. Zell JA, Chang JC. Neoplastic fever: a neglected paraneoplastic syndrome. *Support Care Cancer* 2005;**13**:870−7.
47. Zell JA, Chang JC. Neoplastic fever: a neglected paraneoplastic syndrome. *Support Care Cancer* 2005;**13**:870−7.
48. Jacoby GA, Swartz MN. Fever of undetermined origin. *N Engl J Med* 1973;**289**:1407−10.
49. Kumar V, Abbas AK, Fausto N, et al., editors. *Robbins and Cotran Pathologic Basis of Disease*. 7th ed. Philadelphia: Elsevier; 2005.
50. Chodak GW, Keller P, Schoenberg HW. Assessment of screening for prostate cancer using digital rectal examination. *J Urol* 1989;**141**:1136−8.

51. Yossepowitch O. Digital rectal examination remains an important screening tool for prostate cancer. *Eur J Urol* 2009;**54**:483-4.
52. Gosselaar C, Roobol MJ, Roemeling S, Schroder FH. The role of digital rectal examination in subsequent screening visits in the European Randomised Study of Screening for Prostate Cancer (ERSPC), Rotterdam. *Eur Urol* 2008;**54**:581-8.
53. Okotie OT, Roehl KA, Misop H, et al. Characteristics of prostate cancer detected by digital rectal examination only. *Urology* 2007;**70**(6):1117-20.
54. Hoogendam A, Buntinx F, De Vet HCW. The diagnostic value of digital rectal examination in the primary care screening for prostate cancer: a meta-analysis. *Fam Pract* 1999;**16**:621-6.
55. Ang CW, Dawson R, Hall C, Farmer M. The diagnostic value of digital rectal examination in primary care for palpable rectal tumour. *Colorectal Dis* 2007;**10**:789-92.
56. DeWitt CA, Buescher LS, Stone SP. Chapter 154: Cutaneous manifestations of internal malignant disease: cutaneous paraneoplastic syndromes. In: Wolff K, Goldsmith LA, Katz SI, Gilchrest B, Paller AS, Leffell DJ, editors. *Fitzpatrick's Dermatology in General Medicine*. 7th ed. Available: http://proxy14.use.hcn.com.au/content.aspx?aID=2961164 [20 Sep 2010].
57. Varki A. Trousseau's syndrome: multiple definitions and multiple mechanisms. *Blood* 2007; **110**(6):1723-9.
58. Falanga A, Russo L, Verzeroli C. Mechanisms of thrombosis in cancer. *Thromb Res* 2013;**131**(suppl):S59-62.
59. Boccaccio C, Sabatino G, Medico E, et al. The MET oncogene drives a genetic programme linking cancer to haemostasis. *Nature* 2005;**434**:396-400.
60. Denko NC, Giacca AJ. Tissue hypoxia, the physiological link between Trousseau's syndrome and metastasis. *Cancer Res* 2001;**61**:795-8.
61. Walsh-McMonagle D, Green D. Low-molecular-weight heparin in the management of Trousseau's syndrome. *Cancer* 1997;**80**:649.
62. Ogren M. Trousseau's syndrome – what is the evidence? A population-based autopsy study. *Thromb Haemost* 2006;**95**(3):541.
63. Dammacco F, et al. Cancer-related coagulopathy (Trousseau's syndrome): review of the literature and experience of a single center of internal medicine. *Clin Exp Med* 2013;**13**:85-97.

第5章

神経系の所見
Neurological Signs

神経学的徴候の臨床的意義を理解するためには，次のような知識を前もって知っておくことが求められる．
- 神経および局所(関連する隣接構造物)の解剖学的知識
- 神経障害の病態生理と関連する隣接構造物についての知識
- 複数の臨床徴候のパターン認識

「関連する神経解剖と局所解剖」についての説明

「関連する神経解剖と局所解剖」で使用される記号について

- ● 経路内の主要な神経解剖学的構造
- ⇒ 重要な局所の解剖構造
- → 関連する神経解剖経路
- ∅ 交叉(すなわち構造物が正中と交叉する場所)
- × 作動器(例：筋肉)
- ⊗ 感覚受容器
- ↔ 両側神経支配を受ける組織

本章では，「関連する神経解剖と局所解剖」というタイトルで，神経経路とそれに関連する非神経構造物を四角で囲ったボックス内に示している．ボックス内の記号は，関連する解剖学的経路の重要な構成要素を示している．

例えば，両耳側半盲は，一般的に腫大した下垂体巨大腺腫が視交叉を圧迫することで起こる．これは下垂体が視交叉の真下に位置するためである(すなわち関連する局所の解剖学的知識)．また，視交叉を横断する神経線維はそれぞれの網膜の鼻側半分に向かっており(すなわち関連する神経解剖知識)，耳側視野からの視覚情報を伝達している．そのため，視交叉の神経線維に障害が起こると，両側の耳側視野の欠損を生じる(いわゆる，両耳側半盲)．

次の例を参照．

関連する神経解剖と局所解剖

神経学的構造
視交叉前構造
- 網膜上皮

↓

- 視神経

⇒眼窩先端部
⇒海綿静脈洞
⇒視神経管，蝶形骨

↓

視交叉構造
- 視交叉

⇒下垂体

↓

視交叉後構造
- 視索

↓

- 外側膝状核（LGN：lateral geniculate nucleus），視床

↓

- 上側視放線（Baum（バウム）係蹄（Baum's loop）），頭頂葉

↓

- 下側視放線（Meyer（マイヤー）係蹄（Meyer's loop）），側頭葉

↓

- 視覚野，後頭葉

外転神経(第Ⅵ脳神経)麻痺

abducens nerve (CN Ⅵ) palsy

概要

病変側の外転障害、および正面視で軽度の内斜視(すなわち鼻側への偏位)を認める[1]。また患者が病変側方向をみると非共同性注視を認める(図 5.1B)。

関連する病態[1-3]

一般的なもの

- 糖尿病性単神経障害(diabetic mononeuropathy)/微小血管梗塞(microvascular infarction)
- 頭蓋内圧亢進(偽性局在徴候(false localizing sign)とよばれる)

あまり一般的でないもの

- Wernicke(ウェルニッケ)脳症(Wernicke's encephalopathy)
- 海綿静脈洞症候群(cavernous sinus syndrome)
- 海綿静脈洞部頸動脈瘤(cavernous carotid artery aneurysm)
- 巨細胞性動脈炎(giant cell arteritis)
- 小脳橋角部腫瘍(cerebellopontine angle tumour)

メカニズム

外転神経が障害されると、同側の外直筋麻痺が起こる(表 5.1)。外転神経麻痺は、外転神経末梢の病変が原因となる。外転神経核の病変では、典型的には内側縦束(MLF:medial longitudinal fasciculus)を介した動眼運動核との共同性眼球運動障害により、水平注視障害(すなわち病変と同側の外転神経麻痺と反対側の内転障害)を生じる。

外転神経麻痺の原因は以下のとおり。

- くも膜下腔の障害
- 糖尿病性単神経障害、微小血管梗塞、代謝異常
- 頭蓋内圧亢進
- 海綿静脈洞症候群:典型例では複数の脳神経障害を認める。
- 眼窩先端部症候群(orbital apex syndrome):典型例では複数の脳神経障害を認める。

くも膜下腔の障害

脳動脈瘤(aneurysm)や脳腫瘍(tumour)、脳膿瘍(abscess)といった腫瘤性病変は、

関連する神経解剖と局所解剖[1,2]

- 外転神経核(橋背側)
→顔面神経束
 ↓
- 外転神経束
 ↓
- 外転神経
→内側縦束(MLF)
⇒くも膜下腔
⇒斜台
⇒Dorello(ドレロ)管(Dorello's canal)内の錐体床突起靱帯
⇒海綿静脈洞
⇒海綿体セグメント、内頸動脈
⇒上眼窩裂
⇒眼窩尖
 ↓
×外直筋

外転神経（第Ⅵ脳神経）麻痺 abducens nerve (CN Ⅵ) palsy   343

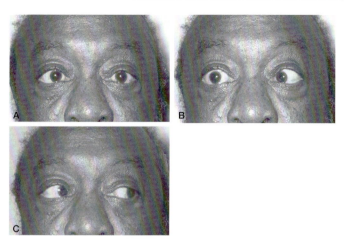

図 5.1　右外転神経（第Ⅵ脳神経）麻痺
A：正面視で軽度内斜視（右眼の鼻側への偏位）を認める．B：右方注視で外転障害を認める．C：左方注視は異常を認めない．

Daroff RB, Bradley WG et al., Neurology in Clinical Practice, 5th edn, Philadelphia: Butterworth-Heinemann, 2008: Fig 74-7. より許可を得て転載．

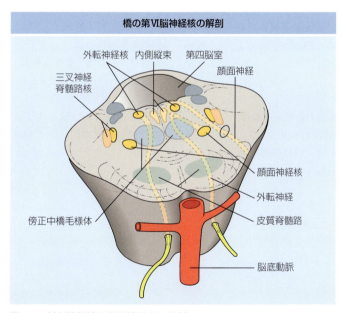

図 5.2　外転神経核と顔面神経束の解剖
Yanoff M, Duker JS, Ophthalmology, 3rd edn, St Louis: Mosby, 2008: Fig 9-14-4. より許可を得て転載．

表 5.1 外転神経麻痺の臨床的特徴とそのメカニズム

臨床的特徴	メカニズム
・外転障害	→ 外直筋麻痺
・内斜視	→ 内直筋が外直筋の拮抗作用を受けないため

くも膜下腔を通過する外転神経を圧迫することがある.外転神経が出る脳幹や斜台の近くには脳底動脈および椎骨動脈が走行しており,これらの血管に動脈瘤が生じたり,斜台に感染または炎症が起こると外転神経が圧迫される[1].外転神経(第Ⅵ脳神経),顔面神経(第Ⅶ脳神経),内耳神経(第Ⅷ脳神経)は,脳幹を出ると互いに近接しているため,しばしば複数の脳神経障害を合併する[1].

糖尿病性単神経炎と微小血管梗塞

糖尿病による神経脈管の血管障害(すなわち神経への血流供給障害)は,外転神経の微小血管梗塞を引き起こすことがある[3].

頭蓋内圧亢進と偽性局在徴候
(false localizing sign)

外転神経は,橋延髄溝とDorello(ドレロ)管(Dorello's canal)への入口部である程度固定されているため,頭蓋内圧上昇による2次的な伸展および/または圧迫により障害を受けやすい[1,2].頭蓋内圧上昇による外転神経麻痺は,外転神経末梢の病変による臨床徴候ではないため,「偽性局在徴候」とよばれる.頭蓋内圧上昇の原因には,腫瘍性病変(例:脳腫瘍や脳膿瘍),水頭症(hydrocephalus),特発性頭蓋内圧亢進症(IIH:idiopathic intracranial hypertension)(以前は偽脳腫瘍とよばれていた)や脳静脈洞血栓症(cerebral venous thrombosis)がある.

海綿静脈洞部頚動脈瘤と海綿静脈洞症候群

海綿静脈洞では,外転神経は内頚動脈と接しているため拡大した動脈瘤により圧迫されやすい(本章の「海綿静脈洞症候群」参照).

眼窩先端部症候群

本章の「眼窩先端部症候群」を参照.

所見の有用性

外転神経麻痺は頭蓋内圧亢進で起こる,最も頻度の高い偽性局在徴候である.

外転神経（第Ⅵ脳神経）麻痺 abducens nerve（CN Ⅵ）palsy

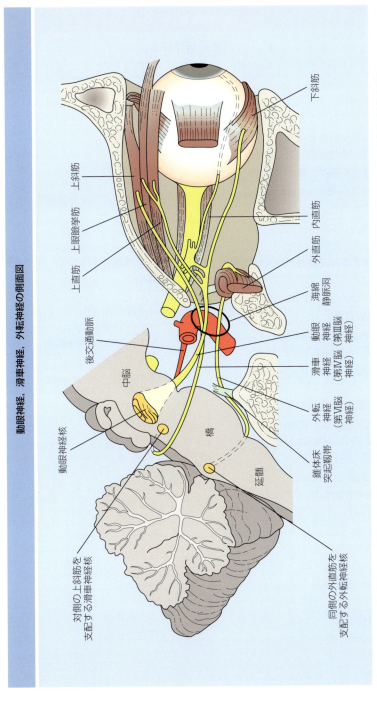

図 5.3 外転神経（第Ⅵ脳神経）と眼球外構造の側面像 Yanoff M, Duker JS. Ophthalmology. 3rd edn. St Louis: Mosby; 2008: Fig 9-15-1. より許可を得て転載.

瞳孔不同

anisocoria

概要

瞳孔不同は，少なくとも 0.4 mm 以上の瞳孔径の左右差を認める状態である[4]．

神経疾患や眼疾患のない正常な人の瞳孔不同は，生理的瞳孔不同とよばれる．生理的瞳孔不同は，人口の 38％に認め，瞳孔径の左右差が 1.0 mm を超えることはまれである[5]．

関連する神経解剖と局所解剖[6,7]

瞳孔収縮／副交感神経経路
遠心性経路
- Edinger–Westphal（エディンガー・ウェストファル）核（Edinger–Westphal neuron）
  ↓
- 動眼神経（第Ⅲ脳神経）
  ⇒後交通動脈，Willis（ウィリス）輪（circle of Willis）
  ⇒鉤，内側側頭葉
  ⇒上眼窩裂，蝶形骨
  ⇒海綿静脈洞
  ⇒眼窩尖
  ↓
- 毛様体神経節
- 短毛様体神経
  ↓
×瞳孔収縮筋
×上眼瞼挙筋
×虹彩

瞳孔散大／交感神経経路
1 次ニューロン
- 視床下部
  ↓
- 交感神経線維，脳幹
  ↓
- 交感神経線維，脊髄側角
⇒脊髄中心管
  ↓
2 次ニューロン（節前線維）
- 交感神経幹
⇒肺尖
  ↓
- 上頚神経節（C2）
  ↓
3 次ニューロン（節後線維）
- 上頚神経節（C2）
⇒頚動脈鞘
⇒頚動脈
⇒上眼窩裂
⇒海綿静脈洞
⇒眼窩尖
  ↓
- 毛様体
  ↓
×瞳孔散大筋
×上瞼板筋
×汗腺

眼球構造
⇒角膜
⇒前眼房
⇒虹彩
×瞳孔括約筋
×瞳孔散大筋

関連する病態 [4,7,8]

一般的なもの
- 生理的瞳孔不同
- 動眼神経(第Ⅲ脳神経)麻痺(例：鉤ヘルニア(uncal herniation)，後交通動脈瘤(posterior communicating artery aneurysm))

あまり一般的でないもの
- Horner(ホルネル)症候群(Horner's syndrome)
- 急性閉塞隅角緑内障(acute angle closure glaucoma)
- 前部ぶどう膜炎(anterior uveitis)
- Adie(アディー)緊張性瞳孔(Adie's tonic pupil)

メカニズム

生理的瞳孔不同は，中脳にあるEdinger-Westphal核での左右非対称的な抑制が原因とされている[9]．

病的な瞳孔不同の原因は以下のとおりである．
- 瞳孔括約筋麻痺：散瞳
- 瞳孔散大筋麻痺：縮瞳
- 瞳孔括約筋痙攣：縮瞳

左右の視神経はそれぞれ両側の動眼神経核に対称的に接続しているため，対光反射(第Ⅱ脳神経)の求心性経路の障害で瞳孔不同が起こることはない．そのため求心性経路の障害では周囲光の変化による瞳孔反応は等しくなる[4]．

一見したところでは，どちらの眼が異常であるかはっきりしない場合があるが，異常のある眼では，通常対光反射の減弱や消失を認める．異常のある眼を識別するためには，薄暗い光(すなわち暗所)で瞳孔不同の程度を評価し，その後明るい光で再評価する[8]．瞳孔不同の程度が暗所(すなわち正常な瞳孔は散大する)で増大した場合は，患眼の瞳孔径は正常より小さくなる．また，瞳孔不同の程度が明るい光(すなわち正常な瞳孔は収縮する)で増大した場合は，患眼の瞳孔径は正常な瞳孔より大きくなる．

暗所でより顕著となる瞳孔不同

異常な瞳孔収縮(すなわち縮瞳)がある場合，暗所において瞳孔不同がより顕著になる(両側の縮瞳については，本章の「針穴瞳孔」および「Argyll Robertson(アーガイル・ロバートソン)瞳孔」参照)．異常な縮瞳は以下のような原因で起こる．
- Horner症候群
- 瞳孔括約筋痙攣(pupillary constrictor muscle spasm)
- 薬物による影響

Horner症候群 [10-12]

Horner症候群は，1次ニューロン，2次ニューロンまたは，3次ニューロンのいずれかにより，交感神経経路が障害されることで引き起こされる．Horner症候群では，縮瞳，眼瞼下垂，発汗低下の三徴を認める(本章の「Horner(ホルネル)症候群」参照)．

瞳孔括約筋痙攣

虹彩および／または前房の炎症により瞳孔括約筋が刺激されると筋痙攣や縮瞳を起こす．関連する徴候としては，視力喪失，羞明，充血，瞳孔縁の不整を認めることもある．瞳孔括約筋痙攣の原因には，外傷性虹彩炎や前部ぶどう膜炎がある．

薬物

全身性の薬物毒性では，通常瞳孔径は

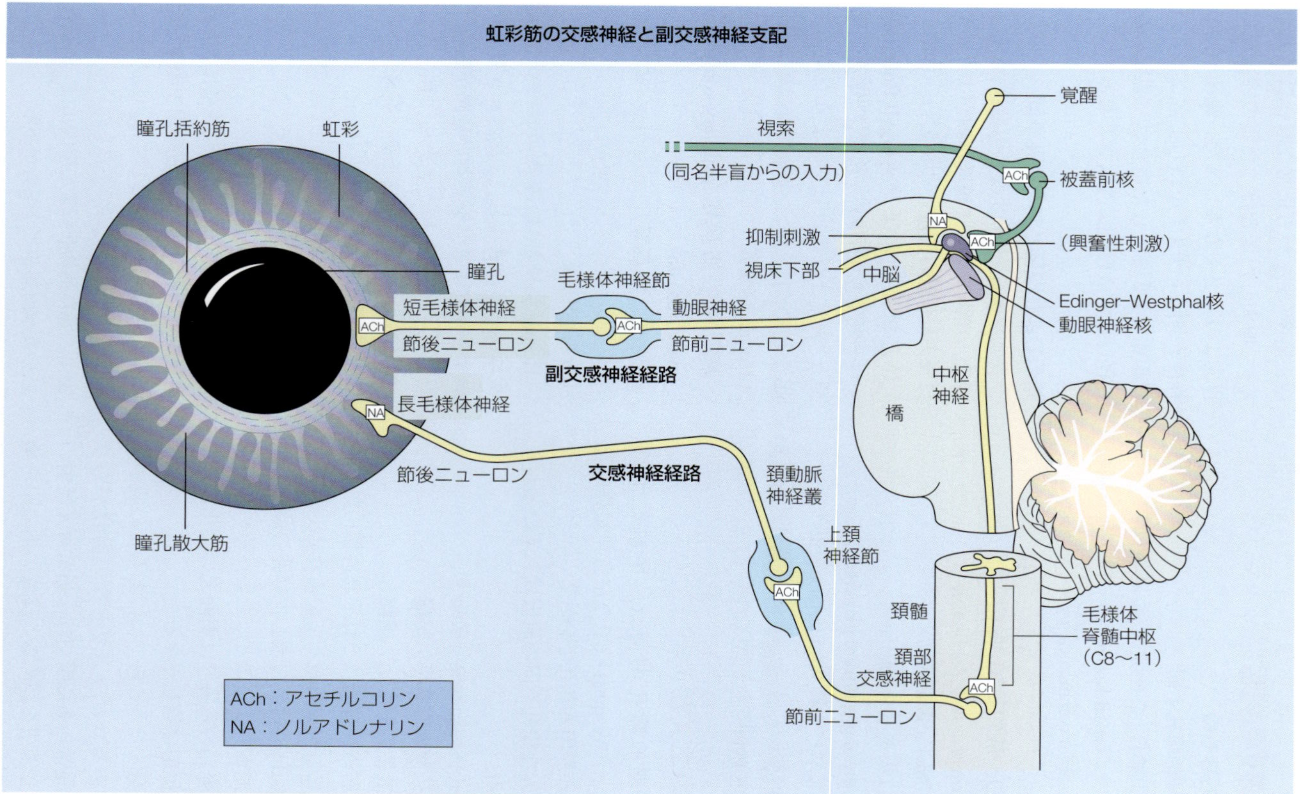

図 5.4 瞳孔筋に対する交感神経と副交感神経支配　Yanoff M, Duker JS. Ophthalmology. 3rd edn, St Louis: Mosby, 2008: Fig 9-19-5. より許可を得て転載.

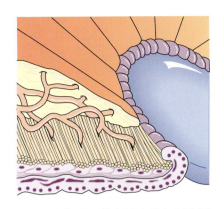

図 5.5 瞳孔を取り巻くように分布する瞳孔括約筋と放射状に分布する瞳孔括約筋

Dyck PJ, Thomas PK, *Peripheral Neuropathy*, *4th edn*, Philadelphia: Saunders, 2005: Fig 9-1. に基づく.

対称性に変化をきたす．薬物による瞳孔不同の原因で最も多いのは，片眼への薬物曝露（意図しない，または医原性）である．ムスカリン作動薬（例：ピロカルピン），アドレナリン拮抗薬（例：チモロール），そしてオピオイド（例：モルヒネ）は瞳孔収縮の原因となる（本章の「針穴瞳孔」参照）．

明所でより顕著となる瞳孔不同

異常な瞳孔拡大（すなわち散瞳）がある場合，明所において瞳孔不同がより顕著になる．異常な瞳孔拡大の原因は次のとおり[6]．

- 動眼神経（第Ⅲ脳神経）麻痺
- Adie 緊張性瞳孔
- 虹彩の神経筋損傷
- 薬物

動眼神経（第Ⅲ脳神経）麻痺

動眼神経は，瞳孔括約筋と上眼瞼挙筋，および上斜筋と外直筋を除く全ての外眼筋を支配している．動眼神経が麻痺すると瞳孔括約筋の働きが低下するため，同側性に散瞳を生じる．動眼神経麻痺の症状は，注視麻痺，眼瞼下垂および散瞳の全てがそろう場合と，注視麻痺および眼瞼下垂のみで，瞳孔に症状が出ない（瞳孔回避）場合，または散瞳のみの場合がある．動眼神経麻痺の原因には，後交通動脈瘤，糖尿病性単神経障害／微小血管梗塞，鉤ヘルニア，眼筋麻痺性片頭痛，海綿静脈洞症候群および眼窩先端部症候群がある[7,13]（本章の「動眼神経（第Ⅲ脳神経）麻痺」参照）．

Adie 緊張性瞳孔

Adie 緊張性瞳孔の 4 つの特徴[4,14-16]

- 片側散瞳
- 対光反射の減弱または消失
- 対光近見反応解離（本章の「対光近見反応解離」参照）
- ピロカルピンに対する瞳孔括約筋の感受性

Adie 緊張性瞳孔は，毛様体神経節および／または節後線維の損傷や，短毛様体神経の異所性再生により生じる[4]．通常，毛様体神経節は瞳孔括約筋よりも毛様体筋へ 30 倍多く神経線維を出しているが，毛様体神経の異所性再生（ランダムプロセス）により，毛様体筋よりもむしろ瞳孔括約筋への神経再支配が多くなる[14-16]．そのため，虹彩括約筋は蠕動するような不規則な動きをする．Adie 緊張性瞳孔の原因には，眼窩外傷，眼窩腫瘍や帯状疱疹ウイルスの三叉神経第 1 枝領域への感染がある．

虹彩の神経筋損傷

外傷や炎症，虚血により虹彩の神経筋組織が障害されると，反応性に乏しく中等度拡大した瞳孔になる[9]．それ以外の症状としては，瞳孔縁の不整，羞明，視

瞳孔不同 anisocoria

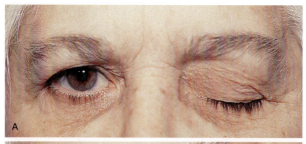
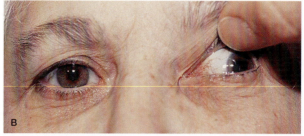

図 5.6　左動眼神経の完全麻痺
A：眼瞼下垂で完全に閉じた左眼　B：左外斜視と視力低下
Yanoff M, Duker JS, Ophthalmology, 3rd edn, St Louis: Mosby, 2008: Fig 11-10-2. より許可を得て転載.

力低下，対光反射の低下を認めることもある．原因には，眼の外傷や眼内炎，急性閉塞隅角緑内障がある．

薬物

全身性の薬物毒性では，通常瞳孔径は対称的な変化をきたすが，薬物による瞳孔不同の原因で最も多いのは，片眼への薬物曝露（意図しない，または医原性）である．例えば，霧状のサルブタモールを吸入するときに，マスクの隙間から薬剤がもれることで片側の眼が曝露されることがある．原因薬物としては，コリン拮抗薬（例：アトロピン，イプラトロピウ ム）やアドレナリン作動薬（例：コカイン，サルブタモール）がある[9]．

所見の有用性

瞳孔不同は，時に致死的な状態（例：鉤ヘルニア）や，眼に深刻な影響を与えるような状態（例：急性閉塞隅角緑内障）である可能性があるため，どちらの眼に異常があるか，また散瞳と縮瞳のどちらがあるかを明らかにする必要がある．患者の意識ははっきりしているか，眼の痛みの有無や，充血，眼瞼下垂，注視麻痺などはあるかなど，臨床的な背景を考慮して徴候を解釈すべきである．

無嗅覚症

関連する神経解剖と局所解剖 [6,18]

- 嗅覚神経上皮
  ↓
- 嗅覚神経
  ⇒篩板，篩骨
  ↓
- 嗅球
  ⇒嗅溝，前頭葉下部
  ↓
- 嗅管
  ↓
- 嗅皮質，内側側頭葉
  ↓
- 視床，嗅内皮質，扁桃体

概要

無嗅覚症は嗅覚が欠如した状態で，嗅覚鈍麻はにおいを認識する能力が低下した状態である．嗅覚障害は片側性にも両側性にも起こりうる[17]．嗅覚の評価はコーヒーやミントなど馴染みのある香りで行われる．有害物質を用いると三叉神経の感覚神経を刺激するため，嗅覚評価を混乱させる可能性がある[17]．

関連する病態 [17,19,20]

一般的なもの

- 上気道感染症（URTI：upper respiratory tract infection）
- 慢性アレルギー性鼻炎（chronic allergic rhinitis），血管運動性鼻炎（vasomotor rhinitis）
- 外傷（trauma）
- 喫煙（cigarette smoking）
- 老化（normal ageing）
- Alzheimer（アルツハイマー）病（Alzheimer's disease）

あまり一般的でないもの

- 腫瘍：髄膜腫（meningioma）
- 医原性（iatrogenic）
- 薬物（drug）
- Kallmann（カルマン）症候群（Kallmann's syndrome）

メカニズム

無嗅覚症は，鼻腔内または神経の問題によって起こる[17]．無嗅覚症の原因は，次のとおり[17,19,20]．

- 嗅裂閉塞
- 嗅覚神経上皮の炎症性障害
- 嗅神経の外傷性障害
- 嗅球または嗅管の病変
- 大脳皮質の変性疾患
- 老化

嗅裂閉塞

機械的鼻腔閉塞は，嗅覚神経上皮上の嗅覚受容体へのにおい物質の移動を妨げる．原因としては，鼻茸，腫瘍，異物および過剰分泌がある[21]．

嗅覚神経上皮の炎症性障害

嗅覚粘膜の炎症は，嗅覚神経上皮の機能を低下させることがある[21]．鼻腔の気流，粘膜繊毛クリアランス，分泌物による障害，ポリープまたは貯留嚢胞の変化

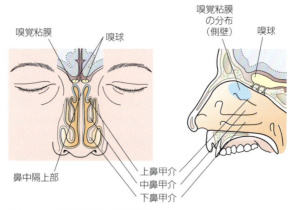

図 5.7　末梢嗅覚経路の機能解剖

Bromley SM, Am Fam Physician 2000; 61(2): 427-436: Fig 2A. より許可を得て転載.

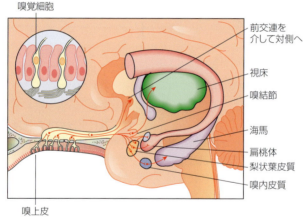

図 5.8　中枢嗅覚経路の機能解剖

Bromley SM, Am Fam Physician 2000; 61(2): 427-436: Fig 2B. より許可を得て転載.

は，嗅覚神経上皮の機能不全の一因となる[21,22]．原因としては，URTI，アレルギー性または血管運動性鼻炎，喫煙がある．

嗅神経の外傷性障害

嗅神経は篩骨の篩上板に固定されているため，（自動車衝突などの）急加速や急減速により，嗅神経が伸展やせん断される．嗅覚系への直接の貫通や鈍的傷害では，機能が損なわれることがある[23]．

嗅球または嗅管の病変

前頭葉基部の頭蓋内腫瘍は，腫瘍の大きさによっては，嗅球と嗅管のどちらか一方または両方の機能障害の原因となる．疾患としては髄膜腫，転移性脳腫

瘍，髄膜炎（meningitis），サルコイドーシス（sarcoidosis）などがある[6,17]．篩骨に疾患がある場合，嗅神経が篩状板を通るときに圧迫される．原因としては，パジェット病，嚢胞性線維性骨炎，骨転移，外傷などがある．

大脳皮質の神経変性疾患

Alzheimer病では，側頭葉内側や嗅覚情報を処理する他の皮質領域の変性を認める[24]．無嗅覚症を認めるその他の神経変性疾患としては，Lewy（レビー）小体型認知症（LBD：Lewy body dementia），Parkinson（パーキンソン）病（Parkinson's disease），Huntington（ハンチントン）病（Huntington's disease）がある[17]．

老化

加齢により，においへの感受性やにおいを感じる程度，においを認識し区別する能力は低下する．このような変化は，基礎疾患や薬物による受容体または神経レベルでの機能低下や神経伝達物質の変化が原因と考えられる[17]．

所見の有用性

無嗅覚症の原因は，アレルギー性鼻炎やURTIのような良性の鼻腔内障害が最も多い．頻度は高くないが，鼻腔内の腫瘍による嗅球の圧迫も無嗅覚症の原因となる．

無嗅覚症または嗅覚鈍麻で耳鼻咽喉科に通院中の患者278人を対象とした研究によると，嗅覚異常の原因は，上気道感染症が39％，副鼻腔疾患が21％，特発性が18％，外傷が17％，先天性が3％であった[25]．

Argyll Robertson(アーガイル・ロバートソン)瞳孔と対光近見反応解離

Argyll Robertson pupils and light-near dissociation

概要

Argyll Robertson 瞳孔の特徴は次のとおり[4,9].

- 縮瞳(小さな瞳孔)
- 対光反応の消失
- 迅速な調節反応
- 両側性

対光近見反応解離は次のように定義される[4,9].

- 正常な調節反応
- 対光反応の低下または消失

対光近見反応解離がある場合は,明るい光源により瞳孔が最も縮瞳した状態よりも,(通常光で)近見瞳孔反応時の瞳孔収縮の方が大きくなる[9].

関連する病態 [6,9,26,27]

- 多発性硬化症(multiple sclerosis)
- 神経サルコイドーシス(neurosarcoidosis)
- 第3期梅毒(tertiary syphilis)

メカニズム

Argyll Robertson 瞳孔と対光近見反応解離は,対光反射を調整する神経線維が投射される中脳背側の視蓋前域の病変が,Edinger-Westphal 核に向かう神経を障害するために起こる(図5.10)[26].

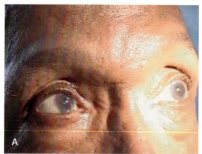
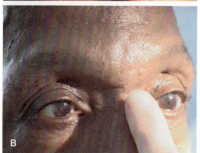

図 5.9 Argyll Robertson physical 瞳孔の身体所見

A:対光反射の消失 **B**:調節反応による瞳孔収縮

Aziz TA, Holman RP, Am J Med 2010; 123(2): 120-121. より許可を得て転載.

所見の有用性

Argyll Robertson 瞳孔は,古くから第3期梅毒と関連していたため,歴史的にこのような瞳孔を「娼婦の瞳孔(prostitute's pupil)」とよんでいた.

関連する神経解剖と局所解剖 [6]

調整と瞳孔反応経路

求心性構造物
- 網膜神経上皮
  ↓
- 視神経（第Ⅱ脳神経）
  ↓
- 視蓋前核（中脳）
  ↓
↔ Edinger–Westphal 核の両側神経支配
  ↓

遠心性構造物
- 視覚野（調節のみ）
  ↓
- 視覚野の調節域（調節のみ）
  ↓
- 視蓋前核（中脳）
  ↓
- Edinger–Westphal 核（中脳）
  ↓
- 動眼神経（第Ⅲ脳神経）
  ↓
- 毛様体神経節
  ↓
- 短毛様体神経
  ↓

×瞳孔括約筋
×毛様体筋
×内直筋

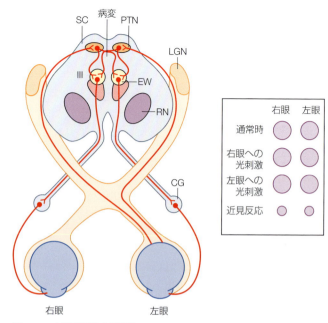

図 5.10 対光近見反応解離

視蓋前野の病変による対光近見反応解離に関連した瞳孔反応. CG：毛様体神経節. EW：Edinger-Westphal 核. LGN：外側膝状核. PTN：被蓋前核. RN：赤核. SC：上丘.

Goldman L, Ausiello D, Cecil Medicine, 23rd edn, Philadelphia: Saunders, 2007: Fig 450-2. より許可を得て転載.

失調性歩行

> **関連する神経解剖と局所解剖** [6]
>
> 小脳
> - 虫部と片葉小節葉
>   - → 前皮質脊髄路
>   - → 網様体脊髄路
>   - → 前庭脊髄路
>   - → 視蓋脊髄路
> - 小脳半球中間部
>   - → 外側皮質脊髄路
>   - → 赤核脊髄路
> - 小脳半球外側部
>   - → 外側皮質脊髄路

概要

失調性歩行は,「酒に酔った」または千鳥足のような状態であり, 不安定さを補うため両足を広く離す開脚姿勢をとることが特徴である[28]. 失調歩行は, 閉脚や継足歩行, 急速な姿勢調整時などで, より顕著になる[28].

関連する病態 [6,28,29]

一般的なもの
- 中毒：アルコール
- 薬物毒性：リチウム, フェニトイン, ベンゾジアゼピン

あまり一般的でないもの
- 小脳梗塞（cerebellar infarction）
- 椎骨動脈解離（vertebral artery dissection）
- 小脳腫瘤性病変：腫瘍（tumour）, 膿瘍（abscess）, 脳動静脈奇形（AVM：arteriovenous malformation）
- 多発性硬化症
- 単純ヘルペス脳炎（HSV：herpes simplex virus cerebellitis）
- 遺伝性小脳変性疾患（Friedreich（フリードライヒ）運動失調症（Friedreich's ataxia））
- 腫瘍随伴性小脳変性症（paraneoplastic cerebellar degeneration）

メカニズム

失調性歩行は, 正中および／または外側小脳の機能障害で起こる. 小脳正中構造物（例：虫部, 片葉小節葉, 中葉）の機能障害は, 体幹の協調障害や平衡失調, 動揺の増悪をきたす[28]. 失調性歩行の原因は次のとおりである.

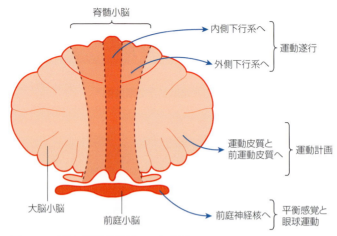

図 5.11 小脳の機能解剖（**表 5.2** も参照）

Barrett KE, Barman SM, Boitano S et al., Ganong's Review of Medical Physiology, *23rd edn. Kandel ER, Schwartz JH, Jessell TM（eds）*, Principles of Neural Science, *4th edn, McGraw Hill, 2000.*

表 5.2 小脳の機能解剖および関連する運動経路

小脳の解剖	機能	関連する運動経路
虫部と片葉小節葉	・近位四肢と体幹の協調 ・前庭動眼反射	・前皮質脊髄路 ・網様体脊髄路 ・前庭脊髄路 ・被蓋脊髄路
小脳半球中間部	・遠位四肢の協調	・外側皮質脊髄路 ・赤核脊髄路
小脳半球外側部	・遠位四肢の運動計画	・外側皮質脊髄路

Blumenfeld H, Neuroanatomy Through Clinical Cases, *Sunderland: Sinauer, 2002.* より改変.

- 小脳正中構造物の機能障害：虫部，片葉小節葉，小脳半球中間部
- 小脳半球外側病変

小脳虫部病変

　小脳虫部のみが障害されると，ジスメトリア（測定障害）や変換運動障害，企図振戦といった小脳半球症状のない純粋な体幹失調を認める[28]．踵膝試験での下肢の協調性は仰臥位での検査では比較的正常になる[28]．片葉小節葉の病変では，あらゆる方向への体幹の不安定性や平衡異常，重症の体幹協調性障害を認めることが特徴的である[28]．この状態はリチウム中毒やフェニトイン中毒でみられる．

小脳半球外側病変

　半球病変は，通常同側性に下肢の協調運動障害が起こり，歩行時に足を出すタイミングや歩幅，方向が不規則になる[28,29]．歩行は典型的にはゆっくりとして慎重で，継足歩行で不安定さが増悪す

る[28,29].関連する徴候としては，ジスメトリア（測定障害），変換運動障害，企図振戦がある．これらは小脳梗塞や腫瘍性病変でよくみられる．

所見の有用性

失調性歩行は，正中または外側小脳の機能障害に関連している．小脳機能障害が疑われる患者の歩行評価において，身体所見は重要な要素である．片側性の小脳病変のある患者444人を対象とした複数の研究では，80〜93％の患者で失調性歩行を認めた[4,30]．

筋萎縮(筋消耗)

概要

筋萎縮は筋肉量の減少であり，中等度から重度の片側性筋萎縮は，視診や健側との比較で明らかになる．下肢周囲径の比較は，微妙な非対称性の筋萎縮を同定するのに有効な方法である[4,18]．

関連する病態

一般的なもの
- 筋廃用(muscle disuse)：骨折，関節炎，長期の不動
- 神経根症(radiculopathy)
- 末梢神経障害(peripheral neuropathy)
- 末梢血管疾患(peripheral vascular disease)

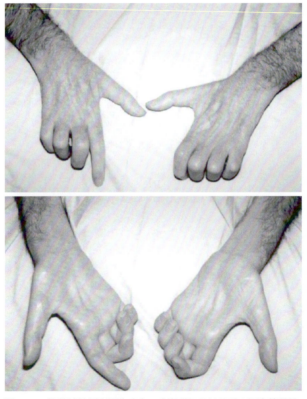

図 5.12 筋萎縮性側索硬化症(ALS)患者における手の固有筋萎縮

Daroff RB, Bradley WG et al., Neurology in Clinical Practice, 5th edn, Philadelphia: Butterworth-Heinemann, 2008: Fig 78-4. より許可を得て転載．

筋萎縮(筋消耗) atrophy (muscle wasting)　361

関連する神経解剖と局所解剖
下位運動ニューロン • 前核灰白質(脊髄) 　↓ • 神経根 ⇒椎間板 ⇒椎間孔 　↓ • 神経叢(腕神経叢など) 　↓ • 末梢神経 ⇒神経絞扼の可能性のある部位 　(手根管など) 　↓ × 筋肉

あまり一般的でないもの
- 運動ニューロン疾患(motor neuron disease)
- ポリオ(急性灰白髄炎)(poliomyelitis)

メカニズム

筋萎縮の原因は次のとおり.
- 下位運動ニューロン(LMN：lower motor neuron)疾患
- 廃用性萎縮(disuse atrophy)
- ミオパチー(myopathy)
- 末梢血管疾患

下位運動ニューロン疾患

筋肉に脱神経が起こると深刻な筋萎縮を引き起こす.また筋肉の脱神経は線維束攣縮とも関連している.神経筋接合部で下位運動ニューロンへの入力がなくなるとアクチンとミオシンが破壊されるため,細胞サイズの縮小および筋原線維の

退縮をもたらす[31,32].原因としては,神経根症,圧迫性末梢神経障害(例：手根管症候群(carpal tunnel syndrome)),遺伝性末梢神経疾患(例：Charcot-Marie-Tooth(シャルコー・マリー・トゥース)病(Charcot-Marie-Tooth disease)),運動ニューロン疾患(例：筋萎縮性側索硬化症(ALS：amyotrophic lateral sclerosis))がある[31,33-36].

廃用性筋萎縮

廃用性筋萎縮は,外傷後(例：骨折や固定)や慢性疼痛(例：関節炎)で筋肉の利用が減少するために起こる.筋萎縮は,固定された筋肉が分布する場所で起こる.廃用性筋萎縮は筋肉の利用減少に対する生理的な反応であり,結果として筋線維サイズや筋肉量が減少する.

ミオパチー

ミオパチーは筋萎縮の原因としてはまれである.ミオパチーは主に近位筋群が障害される.進行性筋ジストロフィー(例：Duchenne(デュシェンヌ)型筋ジストロフィー(Duchenne's muscular dystrophy))では,筋線維は変性し,線維性脂肪組織やコラーゲンに置き換わる[31].そのため偽性肥大または見かけ上の肥大を認める.筋強直性ジストロフィーは,他のミオパチーとは異なり,遠位筋群と顔面筋が消耗される.

末梢血管疾患

末梢組織(例：筋肉)の代謝要求を満たすのに不十分な組織灌流は,筋線維萎縮の原因となる.最も頻度が高いのは,アテローム性動脈硬化症(atherosclerosis)である.不十分な組織灌流は末梢への栄養供給も低下するため,冷感や脱毛,皮膚潰瘍などの症状をしばしば合併する.

所見の有用性

著明な筋萎縮は一般的には下位運動ニューロン障害の徴候である．筋萎縮と関連する特徴（例：上位運動ニューロン徴候と下位運動ニューロン徴候）の分布は，筋消耗の病因を考えるうえで重要である（本章の「筋力低下」も参照）．また，表5.3と5.4を参照．

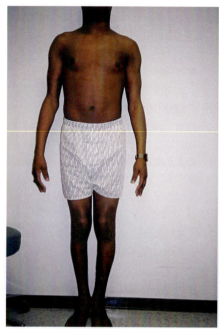
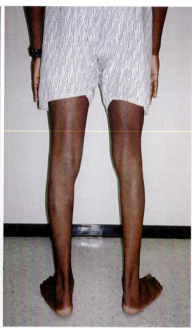

図 5.13 ポリオ（急性灰白髄炎）による右腓腹筋萎縮
Bertorini TE, Neuro-muscular Case Studies, 1st edn, Philadelphia: Butterworth-Heinemann, 2007: Fig 76-1. より許可を得て転載．

表 5.3 手根管症候群における母指球筋萎縮の臨床的有用性

	感度	特異度	陽性尤度比	陰性尤度比
母指球筋萎縮 [33-35]	4〜28%	82〜99%	NS	NS

NS：統計的有意差がないこと．
McGee S, Evidence Based Physical Diagnosis, 2nd edn, St Louis: Saunders, 2007. より改変．

表 5.4 腰仙部神経根症における腓腹筋萎縮の臨床的有用性

	感度	特異度	陽性尤度比	陰性尤度比
患側の腓腹筋萎縮 [36]	29%	94%	5.2	0.8

McGee S, Evidence Based Physical Diagnosis, 2nd edn, St Louis: Saunders, 2007. より改変．

Babinski(バビンスキー)反射

概要

Babinski 反射(または伸展性足底反応)は,上位運動ニューロン障害で起こる足の異常反射である[4]. Babinski 反射が陽性の場合,足底の外側表面を擦り上げると,長母指伸筋が収縮し母趾が背屈する[4]. 正常の場合,母趾は屈曲する.

関連する病態[4]

一般的なもの
- 脳梗塞(cerebral infarction)
- 脳出血(cerebral haemorrhage)
- 脊髄損傷(spinal cord injury)

あまり一般的でないもの
- 内包後脚のラクナ梗塞(lacunar infarction)
- 多発性硬化症(multiple sclerosis)
- 腫瘍性病変:脳腫瘍,脳膿瘍,脳動静脈奇形(AVM)

メカニズム

1歳または2歳前までは,足底の圧迫や擦り上げるといった刺激で,不随意に足関節が背屈し母趾が伸展する[4]. この反応は,成長すると消失する原始反射である[4]. 1歳または2歳以降は,中枢神経系が発達するため,この反応は消失する[4,37]. しかし,上位運動ニューロンが障害されると,正常な足底反射が消失し,原始反射が再び出現するため,Babinski 反射が陽性となる[4]. また,他の上位運動ニューロン徴候(例:痙性,筋力低下,反射亢進)を合併することがある. 上位運動ニューロン障害後の超急性期では,(痙性や反射亢進と同様に)Babinski 反射は出現しない. これらの徴候が出現するまでに数時間から数日を要することがある[38,39].

所見の有用性

Babinski 徴候は,上位運動ニューロン徴候である. 上位運動ニューロンが障害された直後では,出現しないことがある(表5.5).

関連する神経解剖と局所解剖

上位運動ニューロン
- 運動野
  ↓
- 放線冠(皮質下白質)
  ↓
- 内包後脚
  ↓
- 皮質脊髄路(脳幹内側)
  ↓
- ⊘錐体交叉(延髄)
  ↓
- 外側皮質脊髄路(脊髄)
  ↓

皮膚反射
→抑制性介在ニューロン
→感覚求心性ニューロン
→α運動ニューロン

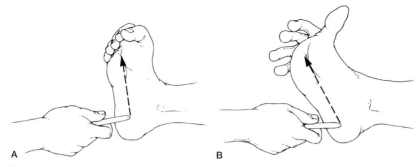

図 5.14 Babinski テスト
A：正常では，反応なし，または母趾を屈曲させる．**B**：異常では，Babinski 反射陽性，または母趾を反らせる
Benzon H et al., Raj's Practical Management of Pain, 4th edn, Philadelphia: Mosby, 2008: Fig 10-1. より許可を得て転載．

表 5.5 片側性の大脳半球病変患者における Babinski テストの臨床的有用性 [38]

	感度	特異度	陽性尤度比	陰性尤度比
Babinski 反射 [40]	45%	98%	19.0	0.6

McGee S, Evidence Based Physical Diagnosis, 2nd edn, St Louis: Saunders, 2007. より改変

動作緩慢
bradykinesia

関連する神経解剖と局所解剖
大脳基底核 • 淡蒼球内節 • 淡蒼球外節 • 被殻 • 尾状核 • 黒質 • 視床下核 • 線条体

概要

動作緩慢とは,すばやい動きができず,身体の動きが少なくなることである.寡動症とは動作を開始する能力が低下することである.動作緩慢と寡動症は,大脳基底核の障害で出現する.典型的には,筋力低下は認めない[40,41].

関連する病態[42]

一般的なもの
- Parkinson 病
- ドーパミン拮抗薬(dopamine antagonist):ハロペリドール,メトクロプラミド

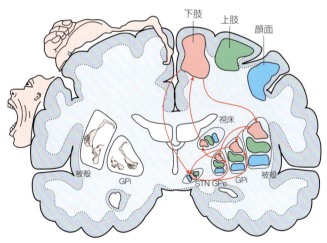

図 5.15　運動に関連した大脳基底核神経回路と体部位局在
GPe:淡蒼球外節.GPi:淡蒼球内節.STN:視床下核.
Rodriguez-Oroz MC, Jahanshahi M, Krack P et al., Initial clinical manifestations of Parkinson's disease: features and pathophysiological mechanisms. Lancet Neurol 2009; 8: 1128–1139: Fig 2. より許可を得て転載.

あまり一般的でないもの
- びまん性白質病変：ラクナ梗塞
- 多系統萎縮症（multisystem atrophy）
- 進行性核上性麻痺（progressive supranuclear palsy）
- 大脳皮質基底核変性症（corticobasal degeneration）

メカニズム

動作緩慢の正確な機序はわかっていないが，大脳基底核の直接経路と間接経路の2つの機能的神経回路網モデルに基づいていると考えられている．直接経路は，運動の開始や維持を調節し，間接経路は過剰な運動を抑えている．一般的に，黒質の変性やドーパミン拮抗薬は，直接経路を抑制し，間接経路を促進するため，皮質錐体路を抑制し動作緩慢が起こる[40,43,44]．パーキンソニズム（parkinsonism）に関連する徴候には，安静時振戦，筋強剛，姿勢反射障害がある．動作緩慢の原因は次のとおりである．

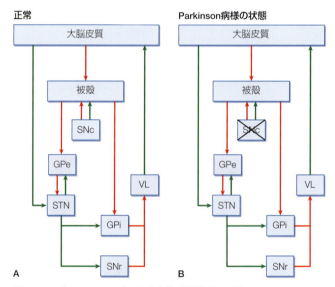

図5.16　パーキンソニズムの古典的病態生理モデル

A：皮質運動野はグルタミン酸作動性ニューロンを被殻に投射し，被殻はγアミノ酪酸（GABA）作動性ニューロンをGPiとSNrへ2つの経路で投射する．1つは，単シナプス性のGABA作動性「直接経路」（被殻-GPi）で，もう1つは，3つのシナプスを介する「間接経路」（被殻-GPe-STN-GPi/SNr）である．SNcからのドーパミンは被殻において，直接経路には促進的に作用するが，間接経路では抑制的に作用する．直接経路が活性化されると，GPi/SNrでのニューロン発火が減少するため，運動が促進される．間接経路が活性化されると動きは抑制される．STNはまた「スーパー直接路」とよばれる皮質からの直接興奮投射によっても活性化される．**B**：ドーパミンの機能不全は，間接経路を活性化とSTNの活動亢進を引き起こす．ドーパミン欠乏はまた，間接経路の活動性を増加させる．つまり，これらは視床の外側腹側核に抑制的に作用するGPi/SNrからの出力を増加し，皮質および脳幹運動領域の活性化を減少させる．　GPe：淡蒼球外節．GPi：淡蒼球内節．SNc：黒質緻密部．SNr：黒質網様部．STN：視床下核．VL：外側腹側核．

Rodriguez-Oroz MC, Jahanshahi M, Krack P et al., Initial clinical manifestations of Parkinson's disease: features and pathophysiological mechanisms. Lancet Neurol 2009; 8: 1128–1139: Fig 3. より許可を得て転載．

- Parkinson 病と Parkinson（パーキンソン）症候群（Parkinson's plus syndrome）
- ドーパミン拮抗薬

Parkinson 病と Parkinson 症候群

　Parkinson 病および Parkinson 症候群（多系統萎縮症，進行性核上性麻痺，大脳皮質基底核変性症）は，大脳基底核や他の神経組織に影響を及ぼす神経変性疾患である．黒質の変性により被殻に投射されるドーパミン作動性ニューロンが減少するため，直接経路と間接経路の間で相対的な不均衡が起こる[44]．

ドーパミン拮抗薬

　中枢性ドーパミン拮抗薬は被殻においてドーパミンの作用を阻害する．被殻のドーパミン受容体が阻害されると，直接経路と間接経路の機能が障害される．

所見の有用性

　Wenning らによると，剖検で診断した Parkinson 病における動作緩慢の感度は 90％，特異度は 3％であった[45]．

Broca(ブローカ)失語(運動性失語)
Broca's aphasia (expressive aphasia)

> **関連する神経解剖と局所解剖** [46]
>
> - Broca野：後下前頭回(優位半球)
>   ⇒ 中大脳動脈(MCA：middle cerebral artery)

概要

Broca失語(または運動性失語)は，流暢に話すことができない(言葉をうまく発することができない)が，理解力は影響を受けない(受容性失語またはWernicke(ウェルニッケ)失語(Wernicke's aphasia)との違いについては，本章の「Wernicke(ウェルニッケ)失語」参照). Broca失語患者の会話は，努力様で，短く，イントネーションの異なる，文法的に単純で単調な話し方になる[6]．典型的には，句の長さは短くなり，名詞は残るものの，前置詞や冠詞は省略されることが多い[6,46]．

関連する病態

一般的なもの
- 優位半球のMCA領域の梗塞
- 優位半球の脳出血
- 脳血管性認知症(vascular dementia)

あまり一般的でないもの
- Alzheimer病

- 腫瘍性病変：脳腫瘍，脳膿瘍，脳動静脈奇形(AVM)
- 外傷
- 複雑型片頭痛(migraine, complicated)
- 原発性進行性失語(primary progressive aphasia)〔訳者注：「原発性進行性失語」は発症早期に失語が前景に立つ神経変性疾患の総称である〕

メカニズム

Broca失語は，通常優位半球の後下前頭回の病変が原因で起こる[46,47]．この領域は，MCAの分枝から血流の供給を受けている[46]．最も頻度の高い原因としては，MCA領域の梗塞である．患者の利き手は，大脳の優位半球と関連があるため，利き手からどちらが優位半球であるか評価することができる(本章の「利き手」参照)．病変が大きくなると運動野や感覚野も障害されるため，反対側の運動や感覚の異常所見を認める[47]．MCAの分枝は運動野の近くに分布しているため，Broca失語では運動障害や感覚障害がしばしば合併する(表5.6)[46]．

所見の有用性

Broca失語(または運動性失語)は，優位半球皮質の限局した病変により起こる．急性発症の失語は，他疾患と診断されるまでは，脳卒中の徴候であることを考慮すべきである．

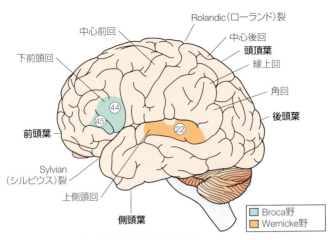

図 5.17 Broca 野：優位半球の後下前頭回

22：Brodmann 領野 22．44：Brodmann 領野 44．45：Brodmann 領野 45.
Daroff RB, Bradley WG et al., Neurology in Clinical Practice, *5th edn, Philadelphia: Butterworth-Heinemann, 2008: Fig 12A-1.* より許可を得て転載．

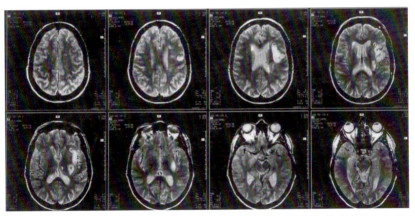

図 5.18 Broca 野や皮質下白質，島皮質の脳梗塞による Broca 失語患者の頭部 MRI 画像

Daroff RB, Bradley WG et al., Neurology in Clinical Practice, *5th edn, Philadelphia: Butterworth-Heinemann, 2008: Fig 12A-3.* より許可を得て転載．

Broca(ブローカ)失語(運動性失語) Broca's aphasia (expressive aphasia)

表 5.6　Broca 失語の臨床的特徴

臨床的特徴	Broca 失語での異常
自発的発話	・非流暢で，まったく発語がないか簡潔で短い言葉 ・通常は構音障害を認める
呼称	・できない
聴覚的理解	・保たれている(複雑な文法句ではやや困難)
復唱	・できない
読み	・しばしばできない
書き	・まったく書けないか，書けても文字や文法的な間違いなどがある
関連する徴候	・対側運動と感覚障害

Kirshner HS, Language and speech disorders: aphasia and aphasiac syndromes. In: Bradley WG, Daroff RB, Fenichel G et al., Neurology in Clinical Practice*, 5th edn, Philadelphia: Butterworth-Heinemann, 2008.* より改変.

Brown-Séquard syndrome

Brown-Séquard(ブラウン・セカール)症候群

> **関連する神経解剖と局所解剖**
>
> **脊髄**
> 後索路
> ∅内側毛帯，延髄
> - 後索
>
> 脊髄視床路
> - 脊髄視床路
>   ∅脊髄の前白交連
>
> 運動
> ∅延髄の錐体交叉
> - 外側皮質脊髄路
> - 前角灰白質

概要

Brown-Séquard症候群は，脊髄の半分が障害されることで起こるまれな疾患である．症状の特徴は以下のとおりである[48,49]．

- 病変より下の同側の運動麻痺
- 病変より下の同側の触覚，振動覚，固有受容性感覚，感覚の消失
- 病変より下の反対側の温痛覚の消失
- 病変レベルでの同側の狭域の完全感覚脱失

関連する病態

一般的なもの
- 穿通性外傷(penetrating trauma)

あまり一般的でないもの
- 多発性硬化症
- 腫瘍性病変：脳腫瘍，脳膿瘍，脳動静脈奇形

メカニズム

Brown-Séquard症候群の臨床症状の機序を表5.7に示す(図5.21も参照)．

所見の有用性

Brown-Séquard症候群は，脊髄の半分が障害されることで起こるまれな疾患である．

Brown–Séquard（ブラウン・セカール）症候群　Brown–Séquard syndrome

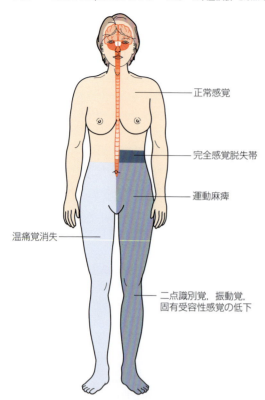

- 正常感覚
- 完全感覚脱失帯
- 運動麻痺
- 温痛覚消失
- 二点識別覚，振動覚，固有受容性感覚の低下

図 5.19 T8 レベルの左側脊髄半側切断における，運動所見および感覚所見の分布

Purves D, Augustine GJ, Fitzpatrick D et al.（eds）, Neuroscience, 2nd edn, Sunderland（MA）: Sinauer Associates, 2001: Fig 10.4. より許可を得て転載.

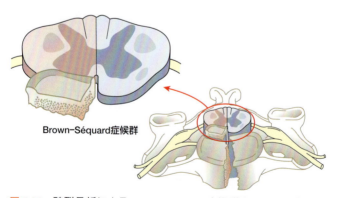

Brown–Séquard症候群

図 5.20 破裂骨折による Brown–Séquard 症候群における病変の概略図

Daroff RB, Bradley WG et al., Neurology in Clinical Practice, 5th edn, Philadelphia: Butterworth-Heinemann, 2008: Fig 54C-8. より許可を得て転載.

表 5.7 Brown–Séquard 症候群の神経解剖メカニズム

臨床的特徴	メカニズム
• 病変より下の同側の運動麻痺 • 上位運動ニューロン徴候	→ 皮質脊髄路病変
• 病変より下の同側の触覚や振動覚といった固有受容性感覚の喪失	→ 脊髄後索病変
• 病変レベルの同側狭域の完全感覚脱失	→ 脊髄視床路，後索±後角細胞と感覚神経根部病変
• 病変より下の対側の温痛覚の消失	→ 脊髄視床路病変（病変は各脊髄レベルの交差より上にあるため，症状は病変より下の対側に出る）

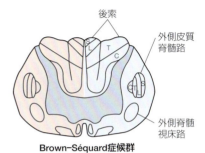

図 5.21 Brown–Séquard 症候群における脊髄長経路と灰白質の神経解剖
S：仙骨部(sacral), L：腰部(lumbar), T：胸部(thoracic), C：頚部(cervical).
Browner BD, Skeletal Trauma, *4th edn, Philadelphia: Saunders, 2008: Fig 25-7.* より許可を得て転載.

Brudzinski（ブルジンスキー）徴候

関連する神経解剖と局所解剖

- 髄膜：硬膜
  ⇒脊髄神経

概要

仰臥位で，受動的に頸部を屈曲させると股関節と膝関節が自動的に屈曲する．Josef Brudzinsli 医師が，髄膜炎の小児で初めてこの徴候を記述した．

関連する病態

- 細菌性髄膜炎（bacterial meningitis）
- ウイルス性髄膜炎（viral meningitis）
- 真菌性髄膜炎（fungal meningitis）
- 無菌性髄膜炎（aseptic meningitis）
- くも膜下出血（subarachnoid haemorrhage），脳動脈瘤

メカニズム

受動的な頸部屈曲により，脊髄神経およびくも膜に機械的な緊張が生じる．その緊張を軽減するため股関節と膝関節が自動的に屈曲する．髄膜炎のように，くも膜下腔が炎症を起こすと，くも膜に機械的な力が働き圧痛を認める．そのため，（股関節や膝関節を屈曲することで）痛みを軽減しようとする[50]．

所見の有用性

Thomas らの報告では，細菌性髄膜炎の診断において Brudzinski 徴候は，感度が5％，陽性尤度比が0.97，陰性尤度比は1.0であった．そのため，髄膜炎の除外や確定診断での Brudzinski 徴候の有用性は限定的である[51]．

髄膜炎を疑った場合は，腰椎穿刺を行うべきである．

cavernous sinus syndrome
海綿静脈洞症候群

関連する神経解剖と局所解剖 [6]

海綿静脈洞に関連する構造物
- 動眼神経（第Ⅲ脳神経）
- 滑車神経（第Ⅳ脳神経）
- 三叉神経（第Ⅴ脳神経）第1枝領域
- 三叉神経（第Ⅴ脳神経）第2枝領域
- 外転神経（第Ⅵ脳神経）
- 交感神経線維
    - ⇒ 静脈叢
    - ⇒ 頚動脈
    - ⇒ 下垂体
    - ⇒ 蝶形骨洞
    - ⇒ 篩骨洞

(V_1）と上顎神経（V_2），外転神経（第Ⅵ脳神経），交感神経線維がある[6]．

関連する病態 [6,52]

一般的なもの
- 敗血症性血栓症（septic thrombosis）
- 非敗血症性血栓症（aseptic thrombosis）

あまり一般的でないもの
- Tolosa-Hunt（トロサ・ハント）症候群（Tolosa-Hunt syndrome）
- 海綿静脈洞部頚動脈瘤（cavernous carotid artery aneurysm）
- ムコール真菌症（mucormycosis）
- 下垂体卒中（pituitary apoplexy）
- 頚動脈海綿静脈洞瘻（cavernous-carotid sinus fistula）

概要

海綿静脈洞症候群は，海綿静脈洞を走行する複数の脳神経に異常を認める疾患である．異常を認める脳神経には，動眼神経（第Ⅲ脳神経），滑車神経（第Ⅳ脳神経），三叉神経（第Ⅴ脳神経）の眼神経

メカニズム

海綿静脈洞は下垂体や篩骨洞，蝶形骨洞に近接した位置にあり，複数の神経や血管が走行している（**表5.8**）．合併する症状としては，片側性の眼瞼浮腫，羞明，眼球突出，乳頭浮腫，網膜

表5.8 海綿静脈洞症候群の神経解剖メカニズム

臨床徴候	機能不全のある神経
・外眼筋麻痺：上斜筋と外直筋を除く全ての外眼筋 ・散瞳および瞳孔の反応低下 ・眼瞼下垂	→ 動眼神経（第Ⅲ脳神経）
・上斜筋麻痺	→ 滑車神経（第Ⅳ脳神経）
・眼神経および／または上顎神経の分布領域の知覚過敏と知覚麻痺 ・角膜感覚の低下 ・角膜反射の低下	→ 三叉神経（第Ⅴ脳神経）第1枝（眼神経） → 三叉神経（第Ⅴ脳神経）第2枝（上顎神経）
・外直筋麻痺	→ 外転神経（第Ⅵ脳神経）
・Horner症候群	→ 交感神経線維

出血，視力低下などがある[52]．海綿静脈洞症候群の原因は以下のとおりである[1,52,53]．
- 敗血症性血栓症
- 非敗血症性血栓症
- 海綿静脈洞部内頚動脈瘤
- 下垂体卒中
- 蝶形骨洞および篩骨洞の異常

敗血症性血栓症

敗血症性血栓症の原因で最も多いのは，蝶形骨洞または篩骨洞への感染である[52]．その他の原因としては，歯性感染，顔面蜂窩織炎，中耳炎などがある[52]．感染微生物は眼の周囲や顔面の構造物から静脈やリンパ管などを介して，または隣接する組織から直接波及によって海綿静脈洞に入る．

非敗血症性血栓症

非敗血症性血栓症は，敗血症性血栓症と比較して頻度は低く，凝固が亢進するような病態（例：多血症，鎌状赤血球症，外傷，妊娠，経口避妊薬使用）が原因となる[52]．

海綿静脈洞部内頚動脈瘤

海綿静脈洞部内頚動脈瘤が大きくなると，周囲の組織が圧迫されることがある．一般的に，海綿静脈洞部の内頚動脈の最も近くを走行する外転神経（第Ⅵ脳神経）が，まず初めに影響を受ける[1]．

下垂体卒中

下垂体卒中は，既存の下垂体巨大腺腫への急性出血であり，局所的な圧迫により周囲の組織が障害を受ける．下垂体卒中はまた，視交叉の圧迫による両耳側半盲を生じる．低血圧や妊娠，抗凝固療法，うっ血が危険因子となる[52]．

蝶形骨洞および篩骨洞の異常

蝶形骨洞および篩骨洞の急性または慢性のびらん性炎症が起こると，隣接する海綿静脈洞へ連続的に感染や炎症が波及する（図5.22）．原因としては，細菌性副鼻腔炎，ムコール真菌症，Tolosa-Hunt症候群，腫瘍がある[52,53]．

所見の有用性

海綿静脈洞症候群は，罹患率と死亡率

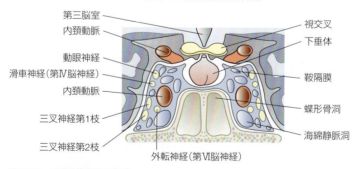

図5.22 海綿静脈洞の構造

Yanoff M, Duker JS, Ophthalmology, 3rd edn, St Louis: Mosby, 2008: Fig 9-11-3. より許可を得て転載．

海綿静脈洞症候群 cavernous sinus syndrome

の高い緊急対応が必要な疾患である．ムコール真菌症は，感染巣のデブリドマンと経静脈的な抗真菌薬投与といった緊急の外科的処置が必要な疾患である．

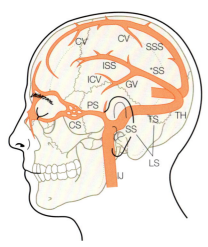

図 5.23　頭蓋内での静脈の排出経路

CS：海綿静脈洞．CV：皮質静脈．GV：大大脳静脈（Galen（ガレン）大静脈（great vein of Galen））．ICV：内大脳静脈．IJ：内頸静脈．ISS：下矢状静脈洞．LS：横静脈洞．PS：錐体静脈洞．SS：S状静脈洞．*SS：直静脈洞．SSS：上矢状静脈洞．TH：静脈洞交会．TS：横静脈洞（LSと同義）．

Goldman L, Ausiello D, Cecil Medicine, *23rd edn,* Philadelphia: Saunders, 2007: Fig 430-6. より許可を得て転載．

折りたたみナイフ現象

概要

折りたたみナイフ現象は，筋緊張を評価する際に，強い抵抗を呈した筋肉が急に抵抗の減弱を認める現象である[54]．名前の由来は，バネの作用で折りたたみナイフが開いたり閉じたりする現象に似ているところからきている[4]．

関連する神経解剖と局所解剖

上位運動ニューロン
- 運動野
  ↓
- 放線冠（皮質下白質）
  ↓
- 内包後脚
  ↓
- 皮質脊髄路（脳幹内側）
  ↓
- ⊘錐体交叉（延髄）
  ↓
- 皮質脊髄路（脊髄）
  ⇒脊髄中心管
  ↓

単シナプス性伸展反射
→抑制性介在ニューロン
→感覚求心性ニューロン
→運動ニューロン

関連する病態

一般的なもの
- 脳梗塞
- 脳出血
- 脳性麻痺（cerebral palsy）

あまり一般的でないもの
- 多発性硬化症
- 脊髄症（myelopathy）
- 腫瘍性病変：脳腫瘍，脳膿瘍，脳動静脈奇形（AVM）

メカニズム

折りたたみナイフ現象の機序は不明であるが，上位運動ニューロン障害と痙縮が関係している．脊髄上位経路の抑制が消失することで，筋紡錘や錘外筋線維が不適切な活動をするためと考えられている[55]．

所見の有用性

折りたたみナイフ現象は，上位運動ニューロン徴候で，約50％の患者に痙縮を認める[56,57]．

クローヌス

概要

クローヌスは，筋肉を伸展させたときに生じる周期的で持続的な筋肉の収縮である[4]．クローヌスは，一般的に足関節を不意に他動的に背屈させることで誘発される．大腿四頭筋や手指屈筋，顎，他の筋肉でも評価することができる[4]．

関連する病態

一般的なもの
- 脳梗塞
- 脳出血
- 内包後脚のラクナ梗塞
- 多発性硬化症
- 脊髄損傷

あまり一般的でないもの
- 腫瘍性病変：脳腫瘍，脳膿瘍，脳動静脈奇形（AVM）
- セロトニン症候群（serotonin syndrome）

メカニズム

クローヌスは上位運動ニューロン徴候であり，基本的に反射が著明に亢進することで起こる．クローヌスは持続的，律動的な単シナプス性の伸展反射である[58]．クローヌスの原因は以下のとおりである．
- 上位運動ニューロン障害
- セロトニン症候群

上位運動ニューロン病変
本章の「反射亢進」を参照．

セロトニン症候群
セロトニン症候群は，精神状態の変化や自律神経障害，発熱，神経や筋肉の易興奮性を特徴とするが[59]，セロトニン症候群におけるクローヌスの機序は明らかになっていない．クローヌスは，末梢神経系の5-HT受容体の過剰な刺激により起こるとされている[60]．

関連する神経解剖と局所解剖

上位運動ニューロン
- 運動野

↓

- 放線冠（皮質下白質）

↓

- 内包後脚

↓

- 皮質脊髄路（脳幹内側）

↓

⊘ 錐体交叉（延髄）

↓

- 皮質脊髄路（脊髄）
⇒ 脊髄中心管

↓

単シナプス性伸展反射
→抑制性介在ニューロン
→感覚求心性ニューロン
→α運動ニューロン

所見の有用性

　クローヌスは，一般的には長期にわたる上位運動ニューロンの機能障害による徴候である．精神症状の変化や発熱，高血圧，頻脈，振戦などを認める場合は，セロトニン症候群を考慮する必要がある．

歯車様筋強剛
cogwheel rigidity

関連する神経解剖と局所解剖

大脳基底核
- 淡蒼球内節
- 淡蒼球外節
- 被殻
- 尾状核
- 黒質
- 視床下核
- 線条体

関連する病態

一般的なもの
- Parkinson病
- ドーパミン拮抗薬：ハロペリドール，メトクロプラミド

あまり一般的でないもの
- 多系統萎縮症
- 進行性核上性麻痺（progressive supranuclear palsy）
- 大脳皮質基底核変性症（corticobasal degeneration）
- びまん性白質病変：ラクナ梗塞

概要

歯車様筋強剛は受動的に可動させる際に生じる抵抗であり，これは爪車を引っ張る爪のような動きである[61]．歯車様筋強剛は錐体外路障害の徴候である．

筋強剛の3つの特徴は以下のとおり[4,61]．

1. 抵抗は動かす速さに関係しない（つまり，受動運動での抵抗の程度はゆっくりした動きでも速い動きでも同じである）．
2. 屈筋と伸筋の筋緊張は同程度である．
3. 筋力低下を認めない．

本章の「筋強剛」も参照．

メカニズム

歯車様筋強剛は錐体外路障害と関係している[6,61]．その機序の詳細は解明されていないが，歯車様筋強剛は，筋強剛と振戦の複合的な影響と考えられている（本章の「動作緩慢」と「Parkinson（パーキンソン）病様振戦」も参照）[6,61]．筋強剛は通常，上位脊髄運動ニューロンによる錐体外路系の調節障害や，伸展反射において，末梢からの刺激に対する脊髄運動ニューロンの活性が障害されることで生じる（本章の「筋強剛」参照）[44]．

所見の有用性

歯車様筋強剛は錐体外路障害の徴候であり，Parkinson病で最も多くみられる．

歯車様筋強剛 cogwheel rigidity

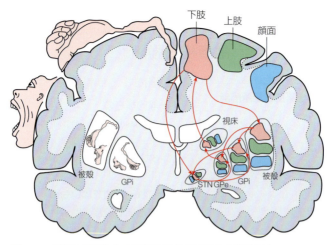

図 5.24 運動に関連した大脳基底核神経回路と体部位局在
GPe：淡蒼球外節．GPi：淡蒼球内節．STN：視床下核．
Rodriguez-Oroz MC, Jahanshahi M, Krack P et al., Initial clinical manifestations of Parkinson's disease: features and pathophysiological mechanisms. Lancet Neurol *2009; 8: 1128–1139: Fig 2.* より許可を得て転載.

角膜反射

概要

角膜を綿棒で刺激すると，両眼で反射的に瞬目が起きる（正常な反応）．異常な角膜反射は以下のどちらかが原因となる．

- 求心性経路障害：眼神経（三叉神経（第Ⅴ脳神経）第1枝（V_1））の障害により両眼で瞬目ができない．

もしくは

- 遠心性経路障害：顔面神経麻痺により片側で瞬目ができない．

実際の診察では，"恐怖による瞬目"反射（これは，視覚的刺激（第Ⅱ脳神経）により調節されている）を防ぐため，綿棒は側面から入れる．恐怖により瞬目が起こると，検査を混乱させる可能性がある．

関連する病態

一般的なもの

- Bell（ベル）麻痺（Bell's palsy）（特発性顔面神経麻痺（idiopathic facial nerve palsy））
- 顔面神経麻痺（facial nerve palsy）

あまり一般的でないもの

- 脳死（brain death）
- 小脳橋角部腫瘍：聴神経腫瘍（シュワン細胞腫）（acoustic schwannoma），グロムス腫瘍（glomus tumour）
- 海綿静脈洞症候群

メカニズム

角膜反射の求心性経路は，眼神経で，遠心性経路は眼輪筋を支配する顔面神経（第Ⅶ脳神経）である．そのため，角膜反射の消失は，求心性経路もしくは遠心性経路の障害により起こる．求心性経路障害では，患側眼を綿棒で触れても両眼ともに瞬目をしない．また，遠心性経路障害では，患側眼だけ瞬目反射が欠失し，健側眼では瞬目反射は保たれる．角膜反射消失をきたす原因は以下のとおりである．

- 顔面神経麻痺
- 眼神経の障害
- 角膜の障害

顔面神経麻痺

本章の「顔面筋麻痺」を参照．

眼神経の障害

眼神経障害は，眼窩先端部症候群，海綿静脈洞症候群，上眼窩裂狭窄やくも膜下腔を走行する神経に影響を及ぼす腫瘍性病変（例：腫瘍，膿瘍）が原因となる．本章の「眼窩先端部症候群」および「海綿静脈洞症候群」も参照．

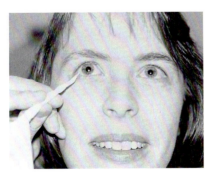

図 5.25　角膜反射

University of California, San Diego, A Practical Guide to Clinical Medicine. Available: http://meded.ucsd.edu/clinicalmed/neuro2.htm [8 Dec 2010]．より許可を得て転載．

関連する神経解剖と局所解剖 [1]

求心性経路
⊗角膜の触覚受容体
↓
・長毛様体神経
↓
・眼神経(三叉神経(第 V 脳神経)第 1 枝(V_1))
⇒眼窩先端部
⇒海綿静脈洞
⇒上眼窩裂
↓
・三叉神経節
⇒Meckel(メッケル)腔(Meckel's cave)，錐体骨
↓
・三叉神経核(橋)
↓
↔遠心路の両側神経支配
↓
遠心性経路
・顔面神経核
↓
・顔面神経
⇒小脳橋核
⇒内耳孔
⇒乳様蜂巣
⇒膝状神経節
⇒茎乳突孔
↓
×眼輪筋

角膜障害

角膜障害により長毛様体神経の知覚神経障害が起こると，角膜反射の求心性経路障害を引き起こす．原因としては，外傷，コンタクトレンズによる脱感作，眼球の破裂や局所の感覚消失などがある．

所見の有用性

角膜反射の検査は，片側性感音性難聴や片側性顔面神経麻痺の評価，そして脳幹機能評価において有用である．ある研究では通常の高齢患者の8%で角膜反射が消失しているとの報告がある[4,62]．また別の単施設研究では，聴神経腫瘍（シュワン細胞腫）における角膜反射の遠心性経路異常の感度は33%であった[4,63]．

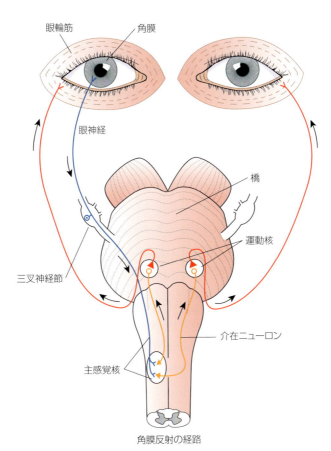

図 5.26　角膜反射経路

通常，角膜に軽く触れると両側の瞬目が起こる．三叉神経の眼神経（第V脳神経 V_1）が求心枝で，遠心枝は，眼輪筋を支配する顔面神経（第VII脳神経）である．

O'Rahilly R, Muller F, Carpenter F. Basic Human Anatomy: A Study of Human Structure, Philadelphia: Saunders, 1983: Fig 46-8. より許可を得て転載．

交叉性内転筋反射

crossed-adductor reflex

関連する神経解剖と局所解剖

上位運動ニューロン
- 皮質運動野

  ↓

- 皮質下白質の放射冠

  ↓

- 内包後脚

  ↓

- 脳幹内側の皮質脊髄路

  ↓

∅ 錐体交叉，延髄

  ↓

- 延髄の錐体交叉
  ⇒ 脊髄中心管

  ↓

単シナプス性伸展刺激
→抑制性介在ニューロン

  ↓

→求心性感覚神経
→α運動ニューロン

概要

下腿内転筋の収縮は，対側の大腿骨内側顆，膝蓋骨，膝蓋腱を叩打することによって生じる[4,64]．これは反射亢進の徴候である．

関連する病態

一般的なもの
- 脳梗塞
- 脳出血

あまり一般的でないもの
- 内包後脚のラクナ梗塞
- 多発性硬化症
- 脊髄損傷
- 腫瘍性病変：脳腫瘍，脳膿瘍，脳動静脈奇形（AVM）

メカニズム

打腱器による刺激は，骨や軟部組織を介して遠位の反射亢進筋に伝えられ，反対側では伸展反射による内転筋の収縮を誘発する（本章の「反射亢進」参照）[4]．

所見の有用性

交叉性内転筋反射は，他の病的反射と同様に上位運動ニューロン障害における反射亢進の徴候である．

dysarthria
構音障害

概要

構音障害では，明瞭に発語することができないが，理解力や会話の内容は影響を受けない．構音障害は，患者が発する声の調子や大きさ，リズムや声色によって，いくつかのタイプに分けられる（表5.9）[65-67]．

関連する病態

一般的なもの
- 中毒（例：アルコール，ベンゾジアゼピン）
- 薬物毒性（例：リチウム，フェニトイン）

あまり一般的でないもの
- 小脳梗塞
- 椎骨動脈解離
- 小脳腫瘤性病変：脳腫瘍，脳膿瘍，脳動静脈奇形（AVM）

関連する神経解剖と局所解剖

- 小脳
- 上位運動ニューロン
- 下位運動ニューロン

- 多発性硬化症
- 単純ヘルペス脳炎
- 遺伝性小脳変性症（Friedreich 運動失調症）
- 腫瘍随伴性小脳変性症

メカニズム

構音障害は以下の障害で引き起こされる．
- 小脳
- 上位運動ニューロン
- 下位運動ニューロン
- 口腔および中咽頭

小脳障害

小脳障害は，発語に関わる筋肉の協調運動が障害されるため，不明瞭な言語や爆発性言語，また，音節ごとに途切れるような言語となる（つまり，スタッカートスピーチもしくはスキャニングスピーチ）[67]．頻度の高い原因としては，アルコール中毒や小脳梗塞，フェニトイン中毒がある．

上位運動ニューロン障害

構音障害は中大脳動脈（MCA）領域の脳梗塞や広範囲の両側性の上位運動

表5.9　構音障害の種類と特徴

構音障害の種類	特徴
弛緩性構音障害	・開鼻声または不明瞭な発音 [65,66]
痙性構音障害	・口をすぼめてしぼりだすような発音 [65,66]
失調性構音障害	・会話は協調性がなく，会話の範囲や，タイミング，方向が不正確である．また，リズムはゆっくりで，時に爆発的な発語がある [65,66]
運動低下性構音障害	・単調でゆったりとした発音．リズムはバラバラで筋強剛を認めることがある [65,66]
運動過多性構音障害	・不随運動により発音や運動が乱れる [65,66]

ニューロン障害(例：血管性認知症，多発性硬化症)に続いて生じる．発語に関わる筋肉の痙縮は，発語時の口腔咽頭構造物の正常な力学的特性を障害する．

下位運動ニューロン障害

顔面神経の障害は，発語に関わる筋肉の緊張低下や筋力低下を生じる．

口腔および中咽頭の障害

口腔内や中咽頭の局所障害は，口腔内を通る音の伝わりを妨害するため，不明瞭な言語となる．会話の速さやリズムは通常影響を受けない．頻度の高い原因としては，外傷や頸部腫瘍，医原性(例：局所麻酔)がある．

所見の有用性

構音障害は通常，小脳障害の徴候であるが，その他の原因でも生じる．片側性小脳障害のある患者444名を対象とした研究では，約10〜25％の症例で構音障害を認めたという報告がある[4,29,30]．

反復拮抗運動不全
dysdiadochokinesis

関連する神経解剖と局所解剖

小脳
- 小脳半球内側
    → 外側皮質脊髄路
    → 赤核脊髄路
- 小脳半球外側
    → 外側皮質脊髄路

大脳基底核
- 淡蒼球内側
- 淡蒼球外側
- 被殻
- 黒質
- 線条体

概要

反復拮抗運動不全は，すばやい交互運動を円滑に行うことが難しく，患者の動きはゆっくりになったり，ぎこちなくなったりする．

関連する病態

一般的なもの
- アルコール中毒（alcohol intoxication）
- 薬物毒性（drug toxicity）：リチウム，フェニトイン，ベンゾジアゼピン

あまり一般的でないもの
- 小脳梗塞
- 椎骨動脈解離
- 小脳腫瘤性病変：脳腫瘍，脳膿瘍，脳動静脈奇形（AVM）
- 多発性硬化症
- 単純ヘルペス脳炎
- 遺伝性小脳変性症（Friedreich 運動失調症）
- 腫瘍随伴性小脳変性症

メカニズム

反復拮抗運動不全は小脳徴候の1つである．小脳半球中間部や外側部は，四肢遠位の協調運動を制御している（**表5.10**）．小脳半球内中間部や外側部に障害があると，すばやく交互運動をしようとした際に，病変と同側の遠位肢は，ゆっくりとした，非協調性で，ぎこちない動きになる[4,6,29,68]．小脳半球中間部や外側部の障害は，動作の開始と停止の遅れ（つまり測定障害）を引き起こす．このため，動作時の力や加速の異常と相まって，反復拮抗運動不全となる[68]．

所見の有用性

片側性小脳障害の患者444名のうち，47～69％の患者で反復拮抗運動不全を認めた[4,29,30]．

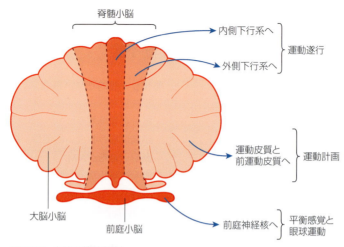

図 5.27　小脳の機能解剖

Barrett KE, Barman SM, Boitano S et al., Ganong's Review of Medical Physiology, *23rd edn.*
Kandel ER, Schwartz JH, Jessell TM（eds）, Principles of Neural Science, *4th edn, McGraw Hill, 2000.*

表 5.10　小脳の機能解剖と関連する運動経路

小脳解剖	機能	関連する運動経路
小脳半球中間部	・四肢遠位の協調運動	・外側皮質脊髄路 ・赤核脊髄路
小脳半球外側部	・四肢遠位の運動計画	・外側皮質脊髄路

Blumenfeld H, Neuroanatomy Through Clinical Cases, *Sunderland: Sinauer, 2002.* より改変.

測定障害

関連する神経解剖と局所解剖

- 小脳半球中間部
  → 外側皮質脊髄路
  → 赤核脊髄路
- 外側小脳半球
  → 外側皮質脊髄路

概要

測定障害では，四肢を伸ばして目標に近づける際に，四肢を動かす速度や範囲および力の調整がうまくいかない[4,6,69]．

測定障害は，指鼻試験や踵膝試験で明らかになる[6]．

関連する病態

一般的なもの
- アルコール中毒
- 薬物毒性：リチウム，フェニトイン，ベンゾジアゼピン

あまり一般的でないもの
- 小脳梗塞
- 椎骨動脈解離
- 小脳占拠性病変：脳腫瘍，脳膿瘍，脳動脈奇形
- 多発性硬化症
- 単純ヘルペス脳炎
- 遺伝性小脳変性症（Friedreich 運動失調症）
- 腫瘍随伴性小脳変性症

メカニズム

測定障害は小脳徴候の1つである．小脳半球中間部および外側部は，四肢遠位の協調運動を制御している（表5.11）．小脳半球中間部および外側部が障害されると，物を特定の場所に置こうとする際に，病変と同側の四肢遠位は，ゆっくりとした，非協調性で，ぎこちない動きになる[4]．動作の開始と終了の遅れや，動作時の力や加速の異常により，測定障害が起こる[68]．

所見の有用性

片側性小脳障害の患者444名のうち，71～86％の患者で測定障害を認めた[4,29,30]．

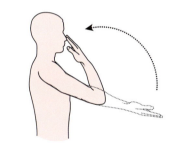

A　　　指鼻試験

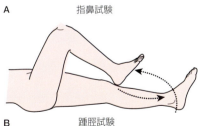

B　　　踵膝試験

図 5.28　指鼻試験（A），踵膝試験（B）
LeBlond RF, DeGowin RL, Brown DD, DeGowin's Diagnostic Examination, 10th edn: Fig 14.13. Available: http://www.accessmedicine.com ［8 Dec 2010］．より許可を得て転載．

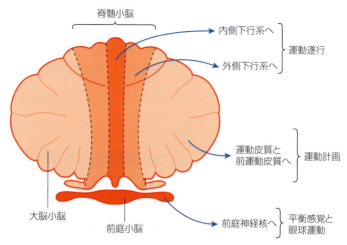

図 5.29　小脳の機能解剖

Barrett KE, Barman SM, Boitano S et al., Ganong's Review of Medical Physiology, 23rd edn.
Kandel ER, Schwartz JH, Jessell TM（eds）, Principles of Neural Science, 4th edn, McGraw Hill, 2000.

表 5.11　小脳の機能解剖と関連する運動経路

小脳解剖	機能	関連する運動経路
小脳半球中間部	・遠位肢の協調運動	・外側皮質脊髄路 ・赤核脊髄路
小脳半球外側部	・四肢末端の運動計画	・外側皮質脊髄路

Blumenfeld H, Neuroanatomy Through Clinical Cases, Sunderland: Sinauer, 2002. より改変.

発声障害

関連する神経解剖と局所解剖 [6]

- 疑核，延髄
  ↓
- 舌咽神経（第Ⅸ脳神経）
- 迷走神経（第Ⅹ脳神経）
  ↓
- 反回神経
  ↓
  ⇒喉頭
  ×咽頭筋
  ×喉頭筋
  ×声帯

概要

発声障害は，喉頭および／または声帯の機能障害による発声（音を生み出すこと）の異常である[70]．患者の声はかすれたり，過剰な気息音や，弱く不快で耳障りな声になる[70]．

関連する病態 [6,70,71]

一般的なもの
- ウイルス性喉頭炎（viral laryngitis）
- 声帯ポリープ（vocal cord polyp）
- 医原性：長期気管内挿管

あまり一般的でないもの
- 腫瘍：扁平上皮がん（squamous cell carcinoma）
- 反回神経麻痺（recurrent laryngeal nerve palsy）：医原性，Pancoast（パンコースト）腫瘍（Pancoast's tumour），頚部穿通性外傷（penetrating neck trauma），胸部大動脈瘤（thoracic aortic aneurysm）
- 喉頭痙攣（laryngospasm）
- 延髄外側症候群（lateral medullary syndrome）（Wallenberg（ワレンベルグ）症候群（Wallenberg's syndrome））
- 血管浮腫（angioedema）

メカニズム

発声障害は，喉頭，声帯，またはこれらの構造を支配する神経の異常によって生じる．そのため，喉頭と声帯の機械的機能が障害され，発声が妨げられる．

発声障害の原因は以下のとおり．
- 声帯と喉頭の局所的な障害
- 舌咽神経，迷走神経，反回神経の障害
- 脳幹障害

声帯と喉頭の局所的な障害

声帯の対立，振動，動きが機械的に障害されると，音の生成に変化が生じる．原因としては，ウイルス性喉頭炎，声帯ポリープ，腫瘍（例：扁平上皮がん），外傷，血管浮腫，医原性（例：長期気管内挿管）がある．

舌咽神経，迷走神経，反回神経の障害

反回神経は長い胸腔内経路を通っているため，さまざまな原因により圧迫や傷害を受けやすい（例：Pancoast腫瘍，頚部穿通性外傷，胸部大動脈瘤，左心房拡張，甲状腺切除の際の医原性損傷）[6]．脳神経核または神経線維束を含むような病変（例：延髄外側症候群）や，脳幹から神経が出る部位の病変（例：グロムス腫瘍）

発声障害 dysphonia

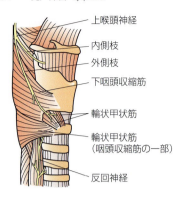

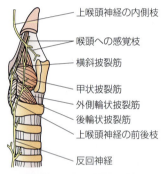

図 5.30　喉頭筋と声帯の解剖と神経支配

Townsend CM, Beauchamp RD, Evers BM, Mattox K, Sabiston Textbook of Surgery, 18th edn, Philadelphia: Saunders, 2008: Fig 41-13. より許可を得て転載.

では，舌咽神経と迷走神経が障害され，嗄声をきたすことがある．本章の「嗄声」も参照．

脳幹の障害

本章の「Wallenberg（ワレンベルグ）症候群」を参照.

所見の有用性

発声障害は，反回神経，迷走神経（第 X 脳神経），疑核が障害された際の重要な徴候であるが，原因として最も頻度が高いのはウイルス性喉頭炎である．発声障害は，全ての臨床所見を考慮して解釈されるべきである．2 週間以上続く孤発性の発声障害では，ウイルス性喉頭炎が原因とは考えにくく，精査を考慮すべきである[71].

本態性振戦

関連する神経解剖と局所解剖

小脳
- 虫部と片葉小節葉
  - → 前皮質脊髄路
  - → 網様体脊髄路
  - → 前庭脊髄路
  - → 視蓋脊髄路
- 小脳半球中間部
  - → 外側皮質脊髄路
  - → 赤核脊髄路
- 外側半球
  - → 外側皮質脊髄路

概要

本態性振戦は，上肢に起こる 4〜12 Hz の左右対称性の振戦で，姿勢時（過伸展された腕にみられる）および／または動作時（随意運動時）に出現する [4,41]．また，顎関節，舌，頭頸部の筋肉にも振戦を認めることがあり，「nodding yes（うなずくように首を縦に振る）」または「shaking no（首を横に振る）」とよばれる特徴的な振戦を呈する [4]．

関連する病態 [4,41]

一般的なもの
- 家族性本態性振戦
  （familial essential tremor）

あまり一般的でないもの
- 孤発性本態性振戦
  （sporadic essential tremor）

メカニズム

本態性振戦の機序は明らかではないが，小脳の機能不全に基づくものと考えられている [41]．本態性振戦の約 2/3 の患者は，振戦の家族歴を有し，一親等以内の親族に本態性振戦の患者を持つ人は，本態性振戦を 5〜10 倍を発症しやすい [41]．遺伝性本態性振戦については，いくつかの遺伝子座が同定されている [41]．

所見の有用性

本態性振戦は，比較的良好な自然経過をたどるが，他の種類の振戦とは鑑別する必要ある．

396　本態性振戦　essential tremor

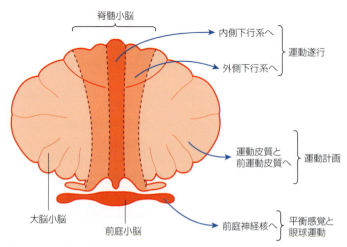

図 5.31　小脳の機能解剖

Barrett KE, Barman SM, Boitano S et al., Ganong's Review of Medical Physiology, *23rd edn. Modified from Kandel ER, Schwartz JH, Jessell TM（eds）,* Principles of Neural Science, *4th edn, McGraw Hill, 2000.*

顔面筋麻痺（片側性）

概要

顔面筋は片側性の筋力低下により非対称になる．顔面麻痺には，上位運動ニューロンの障害と下位運動ニューロンの障害という，2つの異なるパターンがある．

関連する病態

上位運動ニューロン

一般的なもの
- 脳梗塞（中大脳動脈（MCA）領域）
- 脳出血

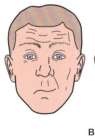

A（左図）
- 患者は両側で眉毛を挙上できる
- 額の皺寄せは正常にできる
- 右側で眼瞼裂がわずかに拡大している
- 右側で鼻唇溝が平坦化している
- 右側の口角が下垂している

B（右図）
- 右側では眉毛の挙上ができない
- 右側で額の皺寄せができない
- 明らかに右側で眼瞼裂が拡大している
- 右側で鼻唇溝が平坦化している
- 右側の口角が下垂している

図 5.32　典型的な外観

A：上位運動ニューロン（中枢）の顔面麻痺．**B**：下位運動ニューロン（末梢）の顔面麻痺．

Stern TA et al., Massachusetts General Hospital Comprehensive Clinical Psychiatry, 1st edn, Elsevier Health Sciences, 2008: Fig 72-7. より許可を得て転載．

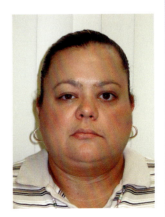

図 5.33　左顔面神経（末梢）麻痺

Daroff RB, Bradley WG et al., Neurology in Clinical Practice, 5th edn, Philadelphia: Butterworth-Heinemann, 2008: Fig 74–9. より許可を得て転載．

関連する神経解剖と局所解剖 [6]
上位運動ニューロン • 運動皮質 ↓ • 放線冠，皮質下白質 ↓ • 後脚，内包 ↓ • 錐体路，脳幹 ↓ ⊘交叉 ↓ ↔両側性核上性神経支配（上部顔面筋） ↓ 下位運動ニューロン • 顔面神経核橋 ↓ • 顔面神経束 ⇒外転神経核 ↓ • 顔面神経 ⇒小脳橋角 ⇒内耳道 ↓ • 膝神経節 ↓ ×涙腺 ⇒乳突蜂巣 ×アブミ骨 ×舌 ×顎下腺 ⇒茎乳突孔 ×顔面筋

あまり一般的でないもの
- 内包後脚のラクナ梗塞
- 腫瘍性病変：脳腫瘍，脳膿瘍，脳動静脈奇形（AVM）

下位運動ニューロン（顔面神経麻痺）[1,6,72,73]

一般的なもの
- Bell麻痺（特発性顔面神経麻痺）：65％ [73]
- 外傷：25％ [73]

あまり一般的でないもの
- 腫瘍：聴神経腫瘍（シュワン細胞腫），真珠腫性中耳炎（cholesteatoma）：5％ [73]
- 糖尿病性単神経障害／微小血管梗塞
- Ramsay Hunt（ラムゼイ・ハント）症候群（Ramsay Hunt syndrome）
- ヒト免疫不全ウイルス（HIV：human immunodeficiency virus）感染症
- Lyme（ライム）病（Lyme disease）
- サルコイドーシス

メカニズム

片側性顔面麻痺の原因は以下のとおりである．
- 上位運動ニューロン障害
- 下位運動ニューロン障害（顔面神経麻痺）

上位運動ニューロン障害

　上位運動ニューロン障害による顔面麻痺は，病変と対側下側の顔面筋に限局した麻痺が起こることが特徴である（前額部は麻痺を免れる）．これは，顔面神経が両側性に上位運動ニューロン支配を受けていることや，顔面上部は両側性に運動野の支配を受けているためである

顔面筋麻痺（片側性）facial muscle weakness（unilateral）　399

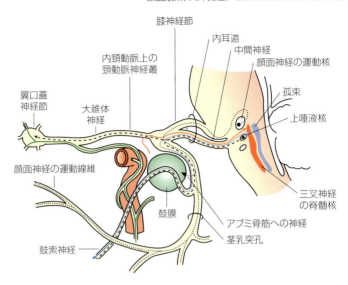

図 5.34　顔面神経の機能解剖
Dyck PJ, Thomas PK. Peripheral Neuropathy, 4th edn, Philadelphia: Saunders, 2005: Fig 50-4.
より許可を得て転載。

（図 5.35A）[74]．上位運動ニューロン障害による顔面麻痺は，上肢および／または下肢の麻痺や，優位半球または非優位半球の皮質の局在症状を伴うことがある．

下位運動ニューロン障害（顔面神経麻痺）

下位運動ニューロン障害による顔面麻痺は，病変と同側の上部および下部の顔面麻痺が起こることが特徴である[6,72]．顔面神経は，顔面筋を支配する最後の経路である．末梢神経の障害では，片側性の完全顔面麻痺をきたす（図 5.35B）．合併する症状は，聴覚過敏，舌の前 2/3 の味覚異常，遠心性の角膜反射異常，眼の乾燥である．顔面神経麻痺における臨床所見とその機序を示した（表 5.12）[75,76]．

所見の有用性

片側性の顔面麻痺では，上位運動ニューロン障害型（例：急性脳梗塞）と下位運動ニューロン障害型のどちらであるかを迅速に評価すべきである．

下位運動ニューロン障害による顔面麻痺の原因を，表 5.13 に示す．

顔面筋麻痺(片側性) facial muscle weakness (unilateral)

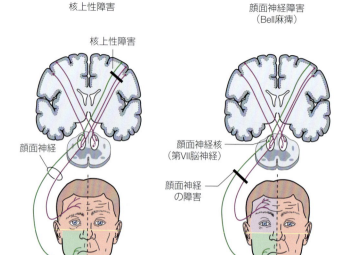

図 5.35 顔面筋の神経支配の模式図
A：上位運動ニューロン(中枢性)障害では、顔面筋麻痺は、顔面上部筋では認めず、顔面下部筋のみに認める。 **B**：下部運動ニューロン(末梢性)障害では、片側の完全な顔面筋麻痺を認める。
Timestra JD, Khatkhate N, Am Fam Phys 2007; 76(7): 997–1002. より許可を得て転載.

表 5.12 顔面神経麻痺の臨床徴候とそのメカニズム

臨床徴候	メカニズム
完全顔面神経麻痺	→ 顔面神経は同側の上下の顔面筋を支配する
聴覚過敏	→ 同側のアブミ骨筋麻痺
舌の前 2/3 の味覚障害	→ 顔面神経は同側の舌の前 2/3 の支配神経のため
ドライアイ	→ 眼輪筋麻痺により完全に閉眼できない → 涙腺機能の低下
角膜反射異常(遠心性経路)	→ 顔面神経は角膜反射の遠心性神経である
中咽頭または外耳道の異常感覚	→ 顔面神経の枝は同側の中咽頭および外耳道の支配神経である
中咽頭または外耳道の水疱性発疹	→ Ramsey Hunt(ラムゼイ・ハント)症候群(Ramsey Hunt syndrome)(膝状神経節の帯状疱疹ウイルスの再活性)は、皮膚への神経枝の分布領域に水疱性発疹をきたす

表 5.13 顔面神経(第Ⅶ脳神経)麻痺の原因

原因	割合
Bell 麻痺(特発性顔面神経麻痺)	50〜87%
外科的または偶発的外傷	5〜22%
Ramsay Hunt 症候群	7〜13%
腫瘍(例：真珠腫性中耳炎または耳下腺腫瘍)	1〜6%
その他	8〜11%

線維束性収縮 fasciculation

関連する神経解剖と局所解剖

下位運動ニューロン
- 全角，脊髄
  ↓
- 神経根
  ⇒椎間板
  ⇒椎間孔
  ↓
- 神経叢（例：腕神経叢）
  ↓
- 末梢神経
  ⇒潜在的に神経が圧迫されやすい場所（例：手根管）
  ↓
→神経筋接合部
  ↓
×運動単位，骨格筋

概要

線維束性収縮とは，運動単位ごとに，自発的に不随意で非律動的な筋収縮が起こることである[4]．線維束性収縮は，筋肉の表面で，細かく，急速で，ピクピクした収縮として観察されるが，収縮が起こるタイミングと場所は不規則である[58]．

関連する病態 [4,58,77]

一般的なもの
- 良性線維束性収縮
- 運動ニューロン疾患（筋萎縮性側索硬化症（ALS））
- 神経根症

あまり一般的でないもの
- 脱分極麻酔薬：サクシニルコリン
- コリン作動性中毒：有機リン中毒
- ジョウゴグモの毒
- 甲状腺中毒症（thyrotoxicosis）
- ポリオ（急性灰白髄炎）
- 脊髄性筋萎縮症
  （spinal muscular atrophy）

メカニズム

線維束性収縮は通常，運動単位で自発的に起こる下位運動ニューロン徴候である[58,77]．線維束性収縮の機序は以下のとおりである．
- 下位運動ニューロン障害
- 毒物と薬物
- 良性線維束性収縮

下位運動ニューロン障害

下位運動ニューロン疾患に続発する筋線維の脱神経および再神経支配が，各運動単位での自発的な興奮を引き起こす[31]．病的な線維束性収縮は，前角細胞の障害（例：運動ニューロン疾患，ポリオ）や神経根症，また，あまり頻度は高くないが，絞扼性の単神経障害と末梢性神経障害でよくみられる[77]．線維束性収縮の分布（例：神経根，末梢神経，手，舌）と，下位運動ニューロン徴候の存在（例：筋萎縮，筋緊張低下，筋力低下，反射低下）は，鑑別疾患を考えるうえで重要である．舌の線維束性収縮は，運動ニューロン疾患（例：ALS）と関連している．

毒物と薬物

コリン作動性中毒

コリン作動性中毒（例：有機リン中毒）による線維束性収縮は，神経筋接合部におけるアセチルコリン作用が増強されるために起こる．コリン作動性中毒では，下痢，尿失禁，縮瞳，徐脈，気管分泌亢進，流涙，流涎，発汗過多も認める．

ジョウゴグモの毒

ジョウゴグモはナトリウムチャネルの不活性化を阻害する毒素を産生する．その結果，脳神経伝達物質の放出や，α運動ニューロンの脱分極の遷延により，自発的な骨格筋群の興奮が引き起こされる[78]．

良性線維束性収縮

線維束性収縮のみで他の神経学的検査が正常な場合は，良性線維束性収縮とよばれる．良性線維束性収縮は，精神的あるいは身体的疲労，カフェイン摂取，喫煙または交感神経作用薬によって増悪する[58]．

所見の有用性

線維束性収縮を認めるが，他の神経学的検査が正常な場合は，良性の可能性が高い[79,80]．

下位運動ニューロン徴候（例：筋緊張低下，筋力低下，反射減弱）と線維束性収縮を認める場合は，他に障害がなければ，下位運動ニューロン障害の根拠となる．舌の線維束性収縮は，ALS患者の約1/3にみられる[81]．

咽頭反射 gag reflex

関連する神経解剖と局所解剖 [1,82,83]

中枢経路
- 嘔吐中枢, 脳幹
- 皮質領域

求心路, 舌咽神経(第Ⅸ脳神経)
⊗ トリガー帯：口蓋舌と口蓋咽頭ヒダ, 舌基部, 口蓋, 口蓋垂, 咽頭後壁
　　　　　↓
- 舌咽神経線維
　　　　　↓
- 錘体神経節
⇒頸静脈孔
　　　　　↓
- 孤束核, 延髄
　　　　　↓

遠心路：舌咽神経(第Ⅸ脳神経)
- 疑核, 延髄
⇒頸静脈孔
　　　　　↓
- 錘体神経節
　　　　　↓
×茎突咽頭筋, 上咽頭収縮筋

遠心路：迷走神経(第Ⅹ脳神経)
- 疑核, 背側運動核, 延髄
　　　　　↓
- 迷走神経
⇒頸静脈孔
⇒節神経節(結節神経節)
　　　　　↓
×口蓋の収縮と内喉頭筋

概要

咽頭反射が欠如すると，舌後方および／または中咽頭を刺激しても，茎突咽頭筋と上咽頭筋の収縮が起こらない[1]．咽頭反射の欠如は，片側性または両側性で起こりうる．

関連する病態[1]

一般的なもの
- 正常範囲内
- 昏睡
- 薬物：エタノール，ベンゾジアゼピン，オピオイド
- 延髄外側症候群（Wallenberg 症候群）

あまり一般的でないもの
- 小脳橋腫瘍：聴神経腫瘍（シュワン細胞腫），グロムス腫瘍
- 内頚動脈解離
  （internal carotid artery dissection）

メカニズム

咽頭反射の求心性線維は舌咽神経（第Ⅸ脳神経）で，遠心性線維は舌咽神経（第Ⅸ脳神経）と迷走神経（第Ⅹ脳神経）である[1]．悪心，慢性の嘔吐のような外的要因は，咽頭における反応の感度を上げる（あるいは下げる）ため，咽頭反射の評価が正確にできない可能性がある．視覚，聴覚，嗅覚刺激も咽頭の反応を敏感にする可能性がある[84,85]．咽頭反射は，かなりの割合の健常人でも欠如している[86]．咽頭反射が欠如する原因は以下のとおりである．

- 正常範囲内
- 全般性中枢神経抑制
- 舌咽神経（第Ⅸ脳神経）病変
- 迷走神経（第Ⅹ脳神経）病変
- 延髄外側症候群（Wallenberg 症候群）

正常範囲内

咽頭反射は，人口のかなりの割合で欠如している．咽頭反射の欠如の原因で頻度が高いのは，高次脳中枢による反射抑制，および／または加齢に伴う反射の感度低下である．

全般性中枢神経抑制

意識レベルが低下した，または昏睡状態の患者は，全般性中枢神経障害によって咽頭反射が欠如することがある．

舌咽神経病変

舌咽神経麻痺では，病変と同側の咽頭反射が消失し咽頭挙上ができなくなることで，構音障害や嚥下障害が起こる[1]．舌咽神経障害の原因には，小脳橋角部腫瘍，Chiari（キアリ）Ⅰ型奇形（Chiari I malformation），頚静脈孔症候群，悪性腫瘍，喉頭鏡検査や扁桃摘出術後に起こる医原性損傷がある[1]．

迷走神経病変

迷走神経障害では，病変と同側の咽頭および喉頭の感覚消失，片側性の外耳の感覚消失，嚥下障害，嗄声，片側性の口蓋垂と軟口蓋の麻痺，病変と逆方向への口蓋垂の偏位をきたす[1]．迷走神経障害の原因には，内頚動脈解離，悪性腫瘍，外傷がある．

延髄外側症候群（Wallenberg 症候群）

延髄外側症候群の原因としては，椎骨動脈の還流不全による後下小脳動脈（PICA：posterior inferior cerebellar artery）

領域の脳梗塞が最も多い．延髄の孤束核ないし疑核の梗塞は，同側の咽頭反射消失をきたすことがある．

所見の有用性

咽頭反射の欠如は健常群でも相当数認める．さまざまな年齢の健常人140名を対象とした研究では，37％で咽頭反射の欠如を認めた[86]．

Gerstmann's syndrome
Gerstmann(ゲルストマン)症候群

関連する神経解剖と局所解剖

- 角回(優位半球頭頂葉)
  ⇒ 皮質下白質(頭頂葉)[88]

概要

Gerstmann症候群は視覚に関わる高次脳機能の障害である[87]．

Gerstmann症候群には4つの主な症状がある[6]．
1. 失算：単純な足し算・引き算が困難になる．
2. 失書：文章を書くことが困難になる．
3. 左右失認：人体の左右を判別することが困難になる．
4. 手指失認：それぞれの指を判別することが困難になる．

典型的にはその他の障害も合併する(例：失語, 失行, 記憶喪失, 知的障害)[6]．

関連する病態[89]

一般的なもの
- 脳梗塞(中大脳動脈(MCA)領域)
- 脳出血
- 脳血管性認知症

あまり一般的でないもの
- Alzheimer病
- 腫瘍性病変：脳腫瘍, 脳膿瘍, 脳動静脈奇形(AVM)

メカニズム

Gerstmann症候群は典型的には優位半球頭頂葉にある角回の障害と関連している[87,90]．Gerstmann症候群の各構成要素は，それぞれ局在との関連が薄く，さまざまな場所の障害で起こりうる．Gerstmann症候群の4要素が本当に共通の神経回路を利用しているのか，または優位半球頭頂葉に集中しているのかは，未だ明確になっていない[87,90]．最近の研究では，健常群での構造的・機能的な神経画像手法を用いてGerstmann症候群の4要素と関連のある大脳皮質の局在がマッピングされた．その結果，各構成要素は皮質や皮質下のさまざまな場所と関連していることがわかった．Gerstmann症候群は，おそらく皮質下白質の局所的な損傷が頭頂葉内部の信号の伝達を障害することで生じる[88]．

所見の有用性

Gerstmann症候群は優位半球の皮質の局在徴候である．

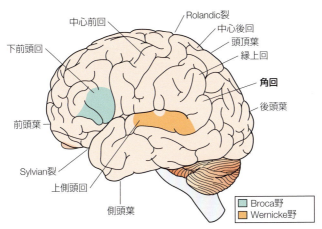

図 5.36　Gerstmann 症候群における優位半球頭頂葉の角回
Daroff RB, Bradley WG et al., Neurology in Clinical Practice, *5th edn, Philadelphia: Butterworth-Heinemann, 2008: Fig 12A-1.* より許可を得て転載.

眉間タップ（Myerson（マイヤーソン）徴候）

glabellar tap（Myerson's sign）

関連する神経解剖と局所解剖

- 前頭葉

概要

眉間（被験者の眉毛の間）をタップすると瞬目が起こるが，通常数回タップした後は，瞬目は起こらない．眉間のタップによる反応で瞬目が止まらない（4, 5 回以上続く）場合は異常であり，これを Myerson 徴候とよぶ [4]．

関連する病態

一般的なもの
- Parkinson 病
- Alzheimer 病
- 脳血管性認知症

あまり一般的でないもの
- 前頭側頭型認知症（frontotemporal dementia）
- Lewy 小体型認知症（LBD）
- 進行型 HIV ／後天性免疫不全症候群（AIDS：acquired immunodeficiency syndrome）認知症

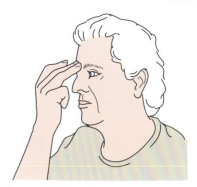

図 5.37　眉間タップ

メカニズム

Myerson 徴候の発生機序は未だ不明である．反射はおそらく，瞬目を抑制的に制御している 1 次運動皮質領域以外の場所を介して行われる [91]．しかしこれらの場所が障害されると抑制が効かず，反射が開放される [91]．Parkinson 病における Myerson 徴候の機序はわかっていない．

所見の有用性

Myerson 徴候は健常群でも認めるとされているが，その頻度は研究により大きく異なる [92-95]．

Myerson 徴候は古くから Parkinson 病に関連している．

全失語

global aphasia

概要

全失語は言語の表出・受容の両者が障害された状態を指す（例：Broca 失語および Wernicke 失語の双方が組み合わされたもの）．発話は非流暢または不能となり，言語理解も障害される．また，呼称，復唱，読み，書きの全てが障害される．Wernicke 失語および Broca 失語も参考にされたい．

関連する病態

一般的なもの
- 脳梗塞（中大脳動脈（MCA）領域）
- 脳出血
- Alzheimer 病
- 脳血管性認知症

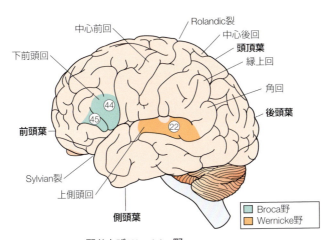

図 5.38 Broca 野および Wernicke 野

22：Brodmann 領野 22．44：Brodmann 領野 44．45：Brodmann 領野 45．
Daroff RB, Bradley WG et al., Neurology in Clinical Practice, 5th edn, Philadelphia: Butterworth-Heinemann, 2008: Fig 12A-1. より許可を得て転載．

関連する神経解剖と局所解剖

- Broca 野：優位半球の下頭前回後部〔訳者注：弁蓋部および三角部〕
- Wernicke 野：優位半球の上側頭回後部
  ⇒ 中大脳動脈（MCA）上方枝および下方枝

あまり一般的でないもの

- 腫瘍性病変：脳腫瘍，脳膿瘍，脳動静脈奇形（AVM）
- 原発性進行性失語

メカニズム

全失語（臨床的特徴については**表5.14**参照）は優位半球の下頭前回後部（すなわちBroca野）および上側頭回後部（すなわちWernicke野）または隣接部位の皮質下白質の病変が原因となる[46]．全失語の原因となる領域は中大脳動脈（MCA）の枝の支配領域であることが多く，最も高頻度で遭遇する原因はMCA領域の梗塞であり，対側の運動・感覚障害・視野欠損を認めることが多い[46]．

所見の有用性

全失語は優位半球皮質の局在徴候である[96]．

表5.14 全失語の臨床的特徴

臨床所見	全失語における異常
自発的発話	・まったく発語がない，もしくは非流暢
呼称	・できない
聴覚的理解	・できない
復唱	・できない
読み	・できない
書き	・できない
関連する徴候	・対側運動障害 ・対側感覚障害 ・対側半盲

Kirshner HS, Language and speech disorders: aphasia and aphasiac syndromes. In: Bradley WG, Daroff RB, Fenichel G et al., Neurology in Clinical Practice, 5th edn, Philadelphia: Butterworth-Heinemann, 2008. より改変．

把握反射

関連する神経解剖と局所解剖

- 前頭葉

概要

母指球を刺激した際に，不随意的に手を握ることを指す[4]．把握反射は幼児で認められる原始反射であり，通常年齢とともに消失する[4,97]．

関連する病態

一般的なもの

- Alzheimer（アルツハイマー）型認知症（Alzheimer's dementia）
- 脳血管性認知症

あまり一般的でないもの

- 前頭側頭型認知症
- Lewy小体型認知症（LBD）
- 進行型HIV/AIDS（advanced HIV/AIDS）

メカニズム

把握反射はおよそ生後25週から6カ月の幼児に一般的に認められ，神経系が正常に発達した後に，脊髄反射に対して抑制的に作用する非1次運動野の働きによって消失する[91]．前頭葉が侵される疾患ではこの抑制が解除され，反射が認められるようになる．

所見の有用性

神経科〔訳者注：諸外国では脳神経内科が"神経科（Neurology service）"として，内科から独立しているところが多い〕に入院した患者における研究によると，把握反射陽性であることは，前頭葉・深部神経核・皮質下白質の病変の存在を感度13％，特異度99％，陽性尤度比20.2で予測したという[98]．

利き手

概要／メカニズム

利き手は優位半球皮質の局在徴候としての臨床的意義がある(**表 5.15**)．これは，利き手が左右どちらであるかが，優位半球側と関連があるためである．

- 右手：
  - 96％で左が優位半球 [99]
  - 4％で右が優位半球 [99]
- 左手：
  - 73％で左が優位半球 [99]
  - 27％で右が優位半球 [99]

所見の有用性

優位半球・劣位半球皮質の局在徴候を示している患者では，利き手の左右を知ることが病変局在の手がかりとなりうる．

表 5.15 優位および劣位半球の局所徴候

優位半球	劣位半球
・失語 ・Gerstmann 症候群	・半側空間無視 ・失認 ・失行

聴力障害

関連する神経解剖と局所解剖 [18,101,102]

⇒外耳道
↓
⇒鼓膜
↓
⇒ツチ・キヌタ・アブミ骨
↓
⇒中耳
↓
⊗蝸牛
↓
- 内耳神経（第Ⅷ脳神経）
⇒乳様突起
⇒内耳道
⇒小脳橋角
↓
- 脳幹神経核
↓
- 脳幹上行性知覚線維
↓
- 下丘
↓
- 内側膝状体（視床）
↓
- 聴皮質（側頭葉，Heschl（ヘシュル）回（transverse gyri of Heschl）（横側頭回））

概要

聴力はベッドサイドで囁語法〔訳者注：耳元でささやくこと〕（囁語法のスクリーニング試験としての性能は悪い），Weber（ウェーバー）試験（Weber test），Rinne（リンネ）試験（Rinne test）で評価される．臨床的には，有意な聴力障害（＞30デシベル（dB））の約50％は，オージオメトリーなどの正式な評価を行わないと見逃されると言われている[100].

関連する病態 [101,102]

一般的なもの

- 耳垢栓塞（impacted cerumen）
- 老人性難聴（presbyacusis）（加齢に伴う聴力障害）
- 滲出性中耳炎（otitis media with effusion）
- 鼓膜穿孔（tympanic membrane perforation）
- 耳硬化症（otosclerosis）
- 薬剤性：ゲンタマイシン，フロセミド，アスピリン

あまり一般的でないもの

- Ménière（メニエール）病（Ménière's disease）
- 前庭神経炎（vestibular neuritis）
- 聴神経腫瘍（シュワン細胞腫）
- 髄膜炎
- 真珠腫性中耳炎

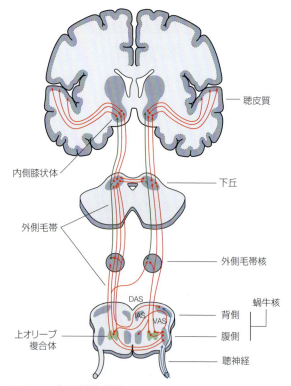

図 5.39　中枢聴覚伝導路

DAS：背側聴条．IAS：中間聴条．VAS：腹側聴条．

Flint PW et al., Cummings Otolaryngology: Head and Neck Surgery, *5th edn, Mosby, 2010: Fig 128-6.* より許可を得て転載.

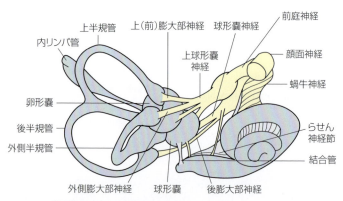

図 5.40　前庭器官および末梢聴覚器官

Flint PW et al., Cummings Otolaryngology: Head and Neck Surgery, *5th edn, Mosby, 2010: Fig 163-1.* より許可を得て転載.

メカニズム

聴力障害の原因は以下に分類される．
- 伝音性難聴（conductive hearing loss）
- 感音性難聴（sensorineural hearing loss）
- 中枢性難聴（central hearing loss）：まれ

伝音性難聴

伝音性難聴では，音波の聴覚系感覚器官への伝導に問題があり，外耳道・鼓膜・耳小骨・中耳疾患が原因となりうる[101,102]．最多の原因は耳垢栓塞で[102]，滲出性中耳炎・鼓膜穿孔・耳硬化症・真珠腫性中耳炎も鑑別である．

感音性難聴

感音性難聴は蝸牛，内耳神経もしくは聴神経の聴覚支配域の障害が原因となる[101]．蝸牛のらせん器は部位によって異なる周波数の音を感知している．そのため，蝸牛病変では周波数ごとに聴覚障害の度合いが異なることが多い[101]．Ménière病，小脳橋角腫瘍（例：聴神経腫瘍（シュワン細胞腫）），前庭神経炎，耳毒性薬剤（例：ゲンタマイシン，フロセミド，アスピリン）が鑑別である．

中枢性難聴（まれ）

両側感音性難聴は，Heschl回（横側頭回）に存在する1次聴覚野の両側性病変が原因となりうる[101]．

所見の有用性

片側性感音性難聴では，局所性の神経病変（例：内耳道や小脳橋角部の腫瘍）を鑑別に挙げる必要がある[101]．2つ以上の周波数で＞15dBの聴力障害のある患者，または左右で語音弁別スコアに15％以上差異がある患者を対象とした研究によると，約10％の患者においてMRIにより腫瘍が同定されたという報告がある[103]．

半側無視症候群

hemineglect syndrome

表 5.16 半側無視症候群の臨床的特徴 [6,104]

臨床所見	特徴
感覚無視	対側の空間における視覚・触覚・聴覚刺激が認識できなくなる
運動無視	対側手足の使用が減少する
感覚／運動複合無視	上記の状態の複合
概念無視	自身の身体や外部環境の脳への入力と処置ができなくなる

概要

半側無視症候群は意識的知覚の障害で，対側の視覚および身体感覚が失われることが特徴である（臨床的特徴については**表 5.16** 参照）[6]．半側無視症候群の患者は，意識されない身体部位や物を完全に認知できなくなることがある（病態失認が好例）．半側空間無視の評価には，時計描画・抹消試験〔訳者注：対象物（線分など）に印を付けさせるもの〕・線分二等分試験などが行われることが多い[104]．

関連する病態

一般的なもの
- 脳梗塞
- 脳出血

あまり一般的でないもの
- 腫瘍性病変：脳腫瘍，脳膿瘍，脳動静脈奇形（AVM）

メカニズム

半側無視症候群の原因として最も多いのは，劣位半球の側頭頭頂接合部の病変である[105,106]．この領域は視覚的走査，四肢の位置の把握，動機付けといった意識下の感覚および運動を司っている[107]．

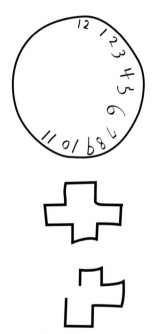

図 5.41 半側無視症候群患者における描画試験の結果

Daroff RB, Bradley WG et al., Neurology in Clinical Practice, *5th edn, Philadelphia: Butterworth-Heinemann, 2008: Fig 6-3.* より許可を得て転載．

半側無視症候群　hemineglect syndrome

同症候群の原因となる詳細な解剖学的部位は未だ不明だが，右大脳半球の頭頂葉後部にある角回，右上側頭葉皮質，右下頭頂葉，帯状回，視床，基底核などさまざまな説がある[108]．

所見の有用性

半側無視症候群は劣位半球の局在徴候である．右大脳半球梗塞で入院した140名の患者を対象とした研究では，56％で半側空間無視が認められたと報告されている[109]．

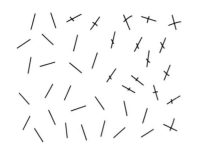

図 5.42 半側無視症候群患者における線分抹消試験の結果
Albert ML, Articles, Neurology *1973; 23(6): 658. doi:10.1212/WNL.23.6.658; doi:10.1212/WNL.23.6.658 1526-632X.*

関連する神経解剖と局所解剖

- 劣位半球の側頭頭頂接合部

high stepping gait

鶏歩

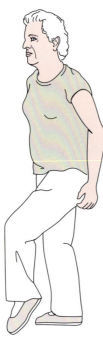

図 5.43 鶏歩
Neurocenter ウェブサイトに基づく．下記リンクから参照可能：http://neurocenter.gr/N-S.html [5 Apr 2011]．

関連する神経解剖と局所解剖

- 神経根（L5）
  ⇒椎間板
  ⇒椎間孔
  ↓
- 末梢神経（総腓骨神経（坐骨神経の枝））
  ⇒神経の障害部位（例：外傷や腓骨頭）
  ↓
  ×下腿前面の筋群

概要

鶏歩は，歩行の際に下垂した足が引っかからないよう股関節および膝関節を過度に屈曲させる歩き方である[28,43]．

関連する病態[3]

一般的なもの

- 総腓骨神経ニューロパチー（common peroneal nerve neuropathy）
- L5 神経根症（L5 radiculopathy）

あまり一般的でないもの

- 坐骨神経麻痺（sciatic nerve palsy）
- 神経長依存性末梢神経障害（length dependent peripheral neuropathy）：アルコール，糖尿病（diabetes mellitus）
- 遺伝性末梢神経障害：Charcot-Marie-Tooth 病
- ミオパチー：肩甲腓骨型筋ジストロフィー（scapuloperoneal muscular dystrophy）

メカニズム

鶏歩は下垂足を代償するための歩行である．下垂足は下腿前面筋群（前脛骨筋，長母趾伸筋，短母趾伸筋など）の筋力低下が原因である．鶏歩の原因疾患には以下のようなものがある．

- L5 神経根症
- 総腓骨神経麻痺（common peroneal nerve palsy）
- 坐骨神経麻痺

- 神経長依存性末梢神経障害
- Charcot–Marie–Tooth 病
- 肩甲腓骨型筋ジストロフィー

L5 神経根症

　L5 神経根由来の神経線維は下腿前面の筋群を支配している．L5 神経根障害の最も多い原因は変形性関節症などのような椎間板もしくは椎間孔を侵す疾患で，他の原因として腫瘍，硬膜外膿瘍，外傷などがある．L5 神経根障害では，足背屈障害や L5 デルマトーム（下腿外側など）の疼痛や麻痺といった感覚異常が認められる．

総腓骨神経麻痺

　総腓骨神経は，下腿前面の筋群を支配する深腓骨神経と，下腿外側の筋群を支配する浅腓骨神経に分枝する．総腓骨神経は腓骨頭に接し表層にあるため外傷で障害されやすい（図 5.44）．腓骨頭部の穿通外傷および鈍的外傷，長期臥床に伴う慢性的な圧迫が総腓骨神経麻痺の原因として多い．随伴症状として，下腿前面筋群の筋力低下に伴う足背屈障害，下腿外側筋群の筋力低下に伴う足外反障害，外側腓腹皮神経の障害に伴う下腿外側の感覚鈍麻が認められる．

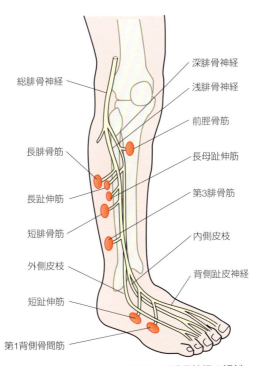

図 5.44　総腓骨神経・浅腓骨神経・深腓骨神経の解剖
Canale ST, Beaty JH, Campbell's Operative Orthopaedics, 11th edn, St Louis: Mosby, 2007: Fig 59-39. より許可を得て転載．

坐骨神経麻痺

坐骨神経麻痺は，足背屈・外反障害といった総腓骨神経麻痺の症状および足底屈障害・アキレス腱反射減弱といった脛骨神経麻痺の症状を呈する．股関節後方脱臼，骨盤骨折，臀部の穿通外傷が坐骨神経麻痺の原因として多い[3]．

神経長依存性末梢神経障害

アルコール，糖尿病，遺伝性ニューロパチーなどが神経長依存性末梢神経障害の原因となりうる[3]．末梢神経でさまざまな代謝障害が起こった結果として，遠位部から求心性に軸索変性が生じる[3]．随伴症状として，手袋靴下型(glove-and-stocking pattern)の運動および感覚障害，遠位筋筋力低下，筋萎縮，アキレス腱反射減弱などが認められる[3]．

Charcot-Marie-Tooth 病

Charcot-Marie-Tooth 病は運動・感覚神経が侵される遺伝性疾患で，両側の腓腹筋萎縮が認められる[3]．Charcot-Marie-Tooth 病は遺伝性ニューロパチーとしては最多である．

肩甲腓骨型筋ジストロフィー

肩甲腓骨型筋ジストロフィーはまれな原発性疾患で，下腿前面の筋群が障害される．

所見の有用性

鶏歩は末梢神経または神経根が侵される下位運動神経疾患で起こることが最も多い．

嗄声 hoarseness

関連する神経解剖と局所解剖

上位運動ニューロン
↔両側上位運動ニューロン

下位運動ニューロン
- 疑核髄質
  ↓
- 迷走神経（第X脳神経）
⇒頸静脈孔
  ↓   ↓
- 右反回神経   • 左反回神経
⇒胸腔   ⇒胸郭
                      ⇒大動脈弓
                      ⇒左心房
  ↓   ↓
×声帯筋   ×声帯筋

概要

嗄声は左右の声帯が非対称性に収縮することや，声帯の偏位が原因で声が異常な状態になることである．

関連する病態

一般的なもの
- ウイルス性喉頭炎
- 医原性（外傷，長期の気管内挿管状態）
- 医原性（反回神経損傷）

あまり一般的でないもの
- 声帯ポリープ
- 反回神経麻痺（Pancoast腫瘍，胸部大動脈瘤）
- 延髄外側症候群（Wallenberg症候群）
- Ortner（オルトナー）症候群（Ortner's syndrome）〔訳者注：心疾患に伴って起こる左反回神経麻痺〕

メカニズム

嗄声の下記の疾患で認められる．
- 反回神経麻痺
- 疑核病変
- 声帯の局所疾患
- 輪状披裂関節の疾患

反回神経麻痺

迷走神経の分枝である反回神経は，延髄から出た後に頸部・胸腔へと下行し，

左側はさらに大動脈弓周囲・左心房近傍を介してから，気管，声帯筋へと向かうという，長く複雑な走行をする．したがって，走行経路のどこかで障害されやすい．Panscoast（パンコースト）腫瘍（Pancoast's tumour），左房拡大（Ortner 症候群），胸部大動脈瘤，甲状腺切除術に伴う医原性によるものなどが主な原因である[110,111]．

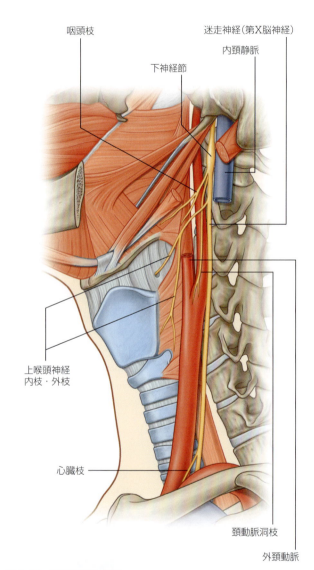

図 5.45　迷走神経の解剖

Drake R, Vogl AW, Mitchell AWM, Gray's Anatomy for Students, *2nd edn, Philadelphia: Churchill Livingstone, 2009: Fig 8-164.* より許可を得て転載．

疑核病変（例：延髄外側症候群）

　延髄の疑核が障害されても嗄声をきたす．疑核が障害される病態としては，後下小脳動脈（PICA）領域の梗塞である延髄外側症候群（本章の「Wallenberg（ワレンベルグ）症候群」参照）が挙げられる．

声帯の局所疾患

　声帯局所での腫脹や腫瘍性病変に伴う声帯の閉鎖不全により，左右声帯の振動の同調が悪くなる．ウイルス性喉頭炎が最も頻度が高く，その他の原因として声帯ポリープ，腫瘍（例：扁平上皮がん），医原性（例：気管内挿管）が挙げられる．

輪状披裂関節の疾患[112,113]

　関節リウマチで輪状披裂関節（滑膜関節）が障害されることがあり，その結果として声帯の運動が悪くなり嗄声に至ることがある．

所見の有用性

　嗄声はウイルス性喉頭炎が原因であることが最も多いが，神経疾患の重要な徴候となりうるため，臨床所見全体を勘案して目の前の患者における嗄声の解釈をするべきである．嗄声が2週間以上遷延することはウイルス性喉頭炎ではまれであり，速やかに精査を行うべきである[71]．

Hoffman's sign

Hoffman(ホフマン)徴候

関連する神経解剖と局所解剖

上位運動ニューロン
- 運動皮質
  ↓
- 放線冠,皮質下白質
  ↓
- 内包後脚
  ↓
- 錐体路,脳幹正中
  ↓
⊘ 錐体交叉,延髄
  ↓
- 外側皮質脊髄路,脊髄
  ↓
単シナプス性伸張反射
→抑制性介在ニューロン
→α運動ニューロン
→求心性感覚神経

概要

指の屈筋を急激に伸展することで単シナプス性の伸張反射が起こり,指の屈曲が不随意に生じることである[4].

関連する病態

一般的なもの
- 健常人
- 脳梗塞,中大脳動脈(MCA)領域
- 脳出血
- ラクナ梗塞,内包後脚領域

あまり一般的でないもの
- 多発性硬化症
- 脊髄損傷
- 腫瘍性病変:脳腫瘍,脳膿瘍,脳動脈奇形(AVM)

メカニズム

Hoffman徴候は単シナプス性伸張反射で引き起こされ,この反射が増強している場合は上位運動ニューロン障害が示唆される(本章の「反射亢進」も参照)[5,8].

所見の有用性

Hoffman徴候は反射亢進を示唆するが,健常人でも出現することがある.

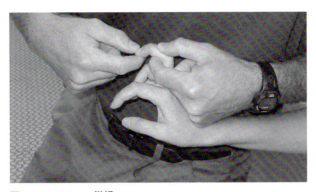

図 5.46 Hoffman 徴候

Fernandez-de-las-Penas C, Cleland J, Huijbregts P（eds）, Neck and Arm Pain Syndromes, *1st edn, London: Churchill Livingstone, 2011: Fig 9-1.* より許可を得て転載.

Horner's syndrome

Horner(ホルネル)症候群

関連する神経解剖と局所解剖

交感神経路

1 次ニューロン

• 視床下部

↓

• 交感神経，脳幹

↓

• 交感神経，脊髄側角

↓

2 次ニューロン(節前線維)

• 交感神経幹

⇒肺尖部

↓

• 上頚神経節 C2

↓

3 次ニューロン(節後線維)

• 上頚神経節 C2

⇒頚動脈鞘

⇒頚動脈

⇒上眼窩裂

⇒海綿静脈洞

⇒眼窩尖

↓

• 毛様体

↓

×瞳孔散大筋

×上瞼板筋

×汗腺

概要

Horner症候群は以下に示す片側の3徴を呈する症候群である[4,10,11].
1. 縮瞳
2. 眼球陥凹を伴う眼瞼下垂
3. 発汗低下

関連する病態 [4,10-12]

一般的なもの
- 延髄外側症候群（Wallenberg症候群）
- Pancoast腫瘍
- 特発性
- 医原性：頸動脈内膜剥離術の合併症

あまり一般的でないもの
- T1以上の脊髄病変
- 胸部大動脈瘤
- 頸動脈解離
- 複雑型片頭痛
- 海綿静脈洞症候群

メカニズム

Horner症候群の原因は，交感神経の1次から3次ニューロンの病変のいずれかに分類される．

1次ニューロン病変

交感神経の1次ニューロンは視床下部

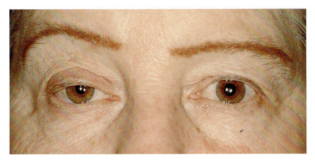

図 5.47 右側Horner症候群
Yanoff M, Duker JS, Ophthalmology, 3rd edn, St Louis: Mosby, 2008: Fig 12-5-4. より許可を得て転載.

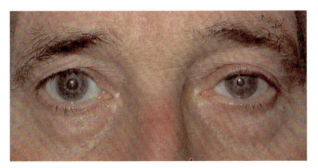

図 5.48 脊髄空洞症患者の左側Horner症候群
Goldman L, Ausiello D, Cecil Medicine, 23rd edn, Philadelphia: Saunders, 2007: Fig 450-5. より許可を得て転載.

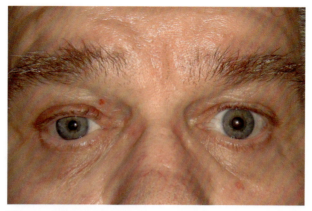

図 5.49　頸部郭清術後の右側 Horner 症候群
Flint PW, Haughey BH, Lund VJ et al., Cummings Otolaryngology: Head & Neck Surgery, *5th edn, Philadelphia: Mosby, 2010: Fig 122-8.* より許可を得て転載.

から脊髄 C8～T1 レベルへと下行する. 1 次ニューロンを侵す病態としては, 視床下部病変(例:梗塞, 腫瘍), 延髄外側症候群(Wallenberg 症候群), 脊髄空洞症(syringomyelia)などがある[8,114].

2 次ニューロン病変

交感神経の 2 次ニューロンは脊髄 C8～T1 レベルから C2 レベルの上頸神経節まで, 胸腔内を長く走行している. 2 次ニューロン病変が原因で Horner 症候群となる場合, C8～T1 神経節レベルの局在徴候や, 胸部に何らかの所見を認めることがある[8,114]. 2 次ニューロンを侵す病態としては, 胸部大動脈瘤, 下部腕神経叢損傷(例:Klumpke(クルンプケ麻痺)麻痺), Pancoast 腫瘍, 頸動脈解離, 頸動脈内膜剝離術に伴う医原性のものなどがある.

3 次ニューロン病変

交感神経の 3 次ニューロンは, 脊髄 C2 レベルの頸神経節から瞳孔散大筋および上瞼板筋へと走行している. 3 次

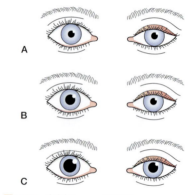

図 5.50　左側 Horner 症候群
A:室内光下での軽度縮瞳および上眼瞼下垂. **B**:左瞳孔の比較的縮瞳のため, 消灯 5 秒後に瞳孔不同が目立っている. **C**:消灯 15 秒後. 図 B と比較して左側瞳孔径が拡大している.
Daroff RB, Bradley WG et al., Neurology in Clinical Practice, *5th edn, Philadelphia: Butterworth-Heinemann, 2008: Fig 17-6.* より許可を得て転載.

ニューロンを侵す病態としては, 頭頸部外傷や目の局所病変が挙げられる[4,10,11].

所見の有用性

Horner 症候群の原因は診察のセッティングに非常に左右される. 神経内科で

は，Horner 症候群の患者の 70% は 1 次ニューロン病変(脳幹梗塞が最多)を有しており[4,115]．一般内科では，患者の 70% が腫瘍(肺および甲状腺悪性腫瘍)もしくは外傷(例：頸部・胸部・脊髄)による 2 次ニューロン病変を有している[4,116]．眼科でみる Horner 症候群の多くは，2 次ニューロン病変もしくは 3 次ニューロン病変(複雑型片頭痛，頭蓋骨骨折，海綿静脈洞症候群など)によるものである[4,10-12]．

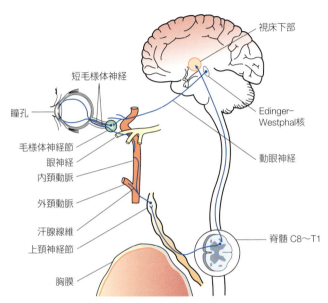

図 5.51　瞳孔の交感・副交感神経支配
Duong DK, Leo MM, Mitchell EL, Emerg Med Clin N Am *2008; 26: 137–180, Fig 3.* より許可を得て転載．

Hutchinson（ハッチンソン）瞳孔

概要

ハッチンソン瞳孔は鉤ヘルニアによる動眼神経圧迫によって，同側の対光反射が消失し瞳孔が散大することである．瞳孔散大および対光反射消失以外の動眼神経麻痺徴候も認めることがある（本章の「動眼神経（第Ⅲ脳神経）麻痺」も参照）．

関連する病態

- 鉤ヘルニア
  - 頭蓋内出血（硬膜外，硬膜下，脳実質）
  - 脳梗塞，中大脳動脈（MCA）もしくは内頚動脈（著明な脳浮腫をきたした場合）
  - 腫瘍性病変：脳腫瘍，脳膿瘍，脳動静脈奇形（AVM）

メカニズム

鉤ヘルニアの最多の原因は，増大傾向の脳実質外の頭蓋内血腫もしくは腫瘍性病変である[117]．頭蓋内容積および頭蓋内圧の増加に対して脳組織が耐えられなくなり，本来のコンパートメントから他に移動してしまうことで脳ヘルニアに至る[117]．脳組織は圧勾配（例：大後頭孔に向かって尾側へ）の向きへと移動する．内側側頭葉および鉤のヘルニアでは中脳および動眼神経が圧迫され，対光反射の消失と縮瞳を認める[6,9,117]．本章の「動眼神経（第Ⅲ脳神経）麻痺」も参照．

所見の有用性

Hutchinson瞳孔は鉤ヘルニアに伴う動眼神経麻痺を示唆する非常に危険な徴候である．Hutchinson瞳孔を認めた場合，緊急除圧を施行しない限り致死率はほぼ100％である[117]．

関連する神経解剖と局所解剖

縮瞳／副交感神経路
体性遠心路
- Edinger–Westphal核，中脳
  ↓
- 動眼神経（第Ⅲ脳神経）
⇒鉤，内側側頭葉
  ↓
- 毛様体神経節
  ↓
- 短毛様体神経
  ↓
×瞳孔括約筋
×眼瞼挙筋
×虹彩

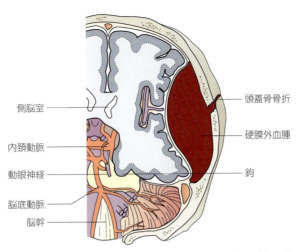

図 5.52 硬膜外血腫に伴う鉤ヘルニアによる動眼神経(第Ⅲ脳神経)圧迫の模式図

Marx JA, Hockberger RS, Walls RM et al., Rosen's Emergency Medicine, 7th edn, Philadelphia: Mosby, 2010: Fig 38-5. より許可を得て転載.

Hutchinson(ハッチンソン)徴候

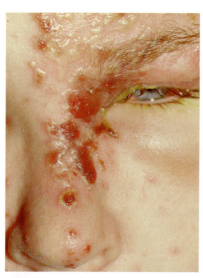

図 5.53 Hutchinson 徴候：鼻毛様体神経で水稲帯状疱疹ウイルス再活性化が起こった場合

Palay D, Krachmer J, Primary Care Ophthalmology, 2nd edn, Philadelphia: Mosby, 2005: Fig 6-9. より許可を得て転載.

概要

Hutchinson 徴候は，三叉神経(第Ⅴ脳神経)第1枝(V_1)の眼神経の枝である鼻毛様体神経の水疱帯状疱疹ウイルス(VZV：varicella zoster virus)再活性化により，鼻尖部に水疱形成を認めるものである.

関連する病態[1]

一般的なもの
- 帯状疱疹(VZV 感染症)

関連する神経解剖と局所解剖

⊗温痛覚／微細な触覚の受容体
↓
- 眼神経(三叉神経(第Ⅴ脳神経)第1枝(V_1))
⇒海綿静脈洞
⇒上眼窩裂
↓
- 三叉神経節(Gasser(ガッセル)神経節(Gasserian ganglion))，Meckel 腔，錐体骨

メカニズム

三叉神経第1枝の眼神経の枝である鼻毛様体神経における VZV 再活性化は，帯状疱疹による眼合併症(眼部帯状疱疹など)を示唆することがある.

所見の有用性

Hutchinson 徴候を早期発見することで，眼部帯状疱疹などの VZV による眼合併症を確実に予測することができる[118].

反射亢進

概要

伸張反射が正常より迅速な場合である．反射亢進は上位運動ニューロン障害を示唆し，下記のような場合で臨床的に有用である[4]．

- 上位運動ニューロン徴候（例：スパズム，筋力低下，クローヌス，Babinsky（バビンスキー）徴候（Babinski sign））を伴う反射亢進
- 反射の程度が非対称な場合
- 上位脊髄レベルと比較して反射が迅速な場合（脊髄病変の可能性を示唆）

米国国立神経疾患・脳卒中研究所（NINDS：The National Institute of Neurological Disorders and Stroke）は，反射の評価について表のように標準化している（表5.17）[4]．

関連する病態

一般的なもの

- 健常人
- 脳梗塞，中大脳動脈（MCA）領域
- 脳出血
- ラクナ梗塞，内包後脚領域

あまり一般的でないもの

- 多発性硬化症
- 脊髄損傷
- 脳幹病変（延髄内側症候群（medial medullary syndrome））
- 腫瘍性病変：脳腫瘍，脳膿瘍，脳動静脈奇形（AVM）
- セロトニン症候群
- ストリキニーネ中毒（strychnine toxicity）
- *Clostridium tetani* 感染症（破傷風）

表5.17 NINDS 筋伸張反射スケール[4]

グレード	所見
0	反射の消失
1	正常以下への反射の減弱
	反射が微弱もしくは増強しないと認められない場合もグレード1に相当する
2	正常範囲の下半分
3	正常範囲の上半分
4	反射の増強
	クローヌスを含む

McGee S, Evidence Based Physical Diagnosis, 2nd edn, St Louis: Saunders, 2007. より改変．

関連する神経解剖と局所解剖

上位運動ニューロン
- 運動皮質
  ↓
- 放線冠，皮質下白質
  ↓
- 内包後脚
  ↓
- 皮質脊髄路，脳幹正中
  ↓
⊘ 錐体交叉，延髄
  ↓
- 外側皮質脊髄路，脊髄
  ↓

単シナプス性伸張反射
→抑制性介在ニューロン
→α運動ニューロン
→求心性感覚神経

メカニズム

上位運動ニューロン病変

上位運動ニューロン病変ではγ運動ニューロンの活動が増加し，α運動ニューロンの異常活性化が起こる[119]．上位運動ニューロン病変では，スパズム，筋力低下，上肢回内(pronator drift)，Babinsky徴候などの関連症状を認める場合もある．錐体交叉より高位(例：橋，延髄，内包後脚，運動皮質)の上位運動ニューロン病変では対側の反射亢進となり，錐体交叉以下(例：脊髄)の病変では患側の反射亢進が起こる．反射亢進の分布と関連症状の有無が鑑別診断を考えるうえで重要である(**表5.16**，**5.18**，**5.19**参照)．

セロトニン症候群

本章の「クローヌス」を参照．

ストリキニーネ中毒

本章の「痙縮」を参照．

Clostridium tetani 感染症(破傷風)

本章の「痙縮」を参照．

所見の有用性

片側の反射亢進は上位運動ニューロンを示唆することが最も多い．全身で反射亢進は，セロトニン症候群およびストリキニーネ中毒の主要徴候である．

臨床的有用性については**表5.18**を参照．

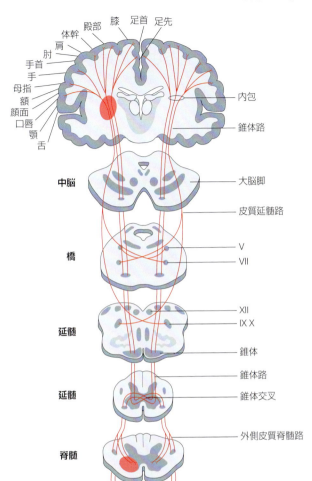

図 5.54 上位運動ニューロンの解剖

Clark RG, Manter and Gatz's Essential Neuroanatomy and Neurophysiology, 5th edn, Philadelphia: FA Davis Co, 1975. より許可を得て転載.

表 5.18 片側脳病変に対する反射亢進の意義[119]

	感度	特異度	陽性尤度比	陰性尤度比
反射亢進[119]	69%	88%	5.8	0.4

McGee S, Evidence Based Physical Diagnosis, 2nd edn, St Louis: Saunders, 2007. より改変.

反射減弱および反射消失

概要

増強法(例:Jendrassik(ジェンドラシック)法(Jendrassik manoeuvre))にもかかわらず,伸張反射が減弱もしくは消失する場合を指す.反射減弱は以下のような場合で臨床的に有用である[4][訳者注:Jendrassik 法は,自分の左右の手を組んで互いに引っ張ること].

- 下位運動ニューロン徴候(線維束攣縮,筋緊張低下,筋力低下など)を伴う反射減弱
- 超急性期の上位運動ニューロン障害(脳梗塞,脊髄ショックと言われる脊髄損傷など)を伴う反射減弱
- 反射の程度が非対称的な場合

NINDS 筋伸張反射スケールにて,反射の程度の評価が標準化されている(**表5.17**)[48,120].

関連する病態

一般的なもの

- 上位運動ニューロン障害の超急性期:脳血管障害(CVA:cerebrovascular disease),脊髄損傷など
- 神経根症:椎間板ヘルニア(intervertebral disc herniation),脊椎症(spondylosis))

あまり一般的でないもの

- 末梢神経障害(peripheral neuropathy)
- 重症筋無力症(myasthenia gravis)
- Guillain–Barré(ギラン・バレー)症候群(Guillain–Barré syndrome)
- ポリオ(急性灰白髄炎)

関連する神経解剖と局所解剖

上位運動ニューロン
→上位運動ニューロン
↓
→抑制性介在ニューロン

四肢の求心路
⊗筋紡錘
↓
- 求心性感覚神経
↓
- 神経根
↓
- 脊髄後角灰白質
→抑制性介在ニューロン
↓

四肢の遠心路
- 脊髄前角灰白質
↓
- 神経根
⇒椎間孔
⇒椎間円板
↓
- 末梢神経
⇒障害部位
↓
×筋

- ボツリヌス症（botulism）
- ダニ麻痺症（tick paralysis）

メカニズム

反射減弱および消失は以下のものによって生じる．
- 末梢神経障害
- 神経根症
- Guillain-Barré症候群
- 脊髄前角細胞が侵される病態
- 神経筋接合部疾患（重症筋無力症，ボツリヌス症，ダニ麻痺症）
- 超急性期の上位運動ニューロン障害
- 健常人でも認められる場合がある

末梢神経障害

圧迫性単神経障害（compression mononeuropathy）（例：手根管症候群）では，障害部位からの遠位の神経脱落所見を認める．圧迫性単神経障害の原因は手根管症候群以外に，総腓骨神経麻痺や橈骨神経麻痺がある（表5.19）．神経長依存性末梢神経障害では古典的な手袋靴下型の感覚・運動・反射脱落の分布となり，これらの神経障害は近位の神経線維へと障害が進展するにつれて増悪傾向となる．神経長依存性末梢神経障害の原因には，糖尿病，アルコール，薬剤性が含まれる．

神経根症

神経根障害で反射減弱や消失を認める場合の多くでは，デルマトームに沿った感覚障害が伴う場合がある．神経根障害に伴う反射減弱の原因の多くは四肢の求心性反射弓の障害であり[121]，45歳以下では椎間板疾患が，高齢者では脊椎症や骨棘形成が最も多い原因となる（表5.20）[121]．

弛緩性麻痺（Guillain-Barré症候群）

急性炎症性脱髄性多発ニューロパチー（AIDP：acute inflammatory demyelinating polyradiculopathy），すなわちGuillain-Barré症候群では，障害された神経根レベルで反射消失を認める．上行性に下位運動ニューロン障害（筋緊張低下，筋力低下，反射消失）が進展することが特徴で，カンピロバクター（*Campylobacter jejuni*），サイトメガロウイルス，EBウイルス，肺炎マイコプラズマなどの先行感染を伴うことがある．

脊髄前角細胞が侵される病態

脊髄前角細胞が侵される病態では，四肢の遠心性反射路の障害で反射減弱が起こる．下位運動ニューロン障害の徴候（筋萎縮，線維束攣縮，筋緊張低下，筋力低下）を伴うことが特徴である．運動神経を侵す疾患（例：筋萎縮性側索硬化症（ALS）），ポリオ，脊髄性筋萎縮症などが原因となる．

神経筋接合部疾患（重症筋無力症，ボツリヌス症，ダニ麻痺症）

重症筋無力症では，シナプス後アセチルコリン受容体が自己免疫的な機序で破壊されるため，正常な反射弓の反応が障害される．

ボツリヌス毒素は，アセチルコリン（Ach：acetylcholine）を含む分泌顆粒の細胞膜への結合を障害する．その結果，Achのシナプス後受容体への結合が障害される．

ダニ麻痺症は，吸血時の唾液中の神経毒が原因である．神経筋接合部におけるAch放出の阻害が詳細な機序と考えられている．

表 5.19 末梢神経障害で認められる反射・運動・感覚系の所見

末梢神経名	反射	筋／動作	感覚	障害の原因
腋窩神経	なし	三角筋	三角筋部	肩関節前方脱臼 上腕骨頚部骨折
筋皮神経	上腕二頭筋	上腕二頭筋 上腕筋	前腕外側	障害されることはまれ
橈骨神経	上腕三頭筋および回外筋	上腕三頭筋 手関節伸筋群 腕橈骨筋 回外筋	前腕背外側 母指および示指背側	松葉杖による麻痺（サタデーナイト症候群）〔訳者注：杖や腕枕による圧迫で橈骨神経麻痺を生じることを指す〕 上腕骨骨折 回外筋による神経絞扼
正中神経	手指	長母指屈筋 手関節屈筋群 前腕回内筋 短母指外転筋	手掌外側 母指〜環指外側	手根管症候群 外傷による直接損傷
尺骨神経	なし	短母指外転筋以外の手の内在筋 外側2骨間筋 母指対立筋 短母指屈筋 尺側手根屈筋 第4〜5長指屈筋	手掌正中 第4指内側〜第5指	外傷 長期臥床 肘頭骨折 手関節ガングリオン
閉鎖神経	内転筋	内転筋	大腿内側	骨盤内腫瘍 妊娠
大腿神経	膝蓋腱反射	膝伸展	大腿〜内果前内側	大腿ヘルニア 妊娠 骨盤血腫 腸腰筋膿瘍
総腓骨神経（坐骨神経腓骨枝）	なし	足背屈および回外	下腿前面 足〜足関節背側	腓骨頚骨折 骨盤骨折および脱臼
脛骨神経（坐骨神経脛骨枝）	アキレス腱反射	足底屈および回内	下腿後面 足底および足外側	障害されることはまれ

Patten J, Neurological Differential Diagnosis, New York: Springer-Verlag, 1977; p. 211. より改変.

反射減弱および反射消失 hyporeflexia and areflexia 439

表 5.20 頚髄および腰仙髄の神経根障害で認められる反射・運動・感覚系の所見

神経根	反射	筋／動作	感覚	障害の原因
C5	上腕二頭筋	三角筋 棘上筋 棘下筋 僧帽筋	上腕外側	上腕神経炎 頚髄症 腕神経叢断裂
C6	回外筋	腕橈骨筋 上腕筋	母指を含む前腕外側	椎間円板病変 頚髄症
C7	上腕三頭筋	広背筋 大胸筋 上腕三頭筋 手関節伸筋群 手関節屈筋群	上腕三頭筋部 前腕正中部 中指	椎間円板病変 頚髄症
C8	手指	手指屈筋群 手指伸筋群 尺側手根屈筋	前腕内側 小指	椎間円板病変や頚髄症で侵されることはまれ
T1	なし	手の内在筋	腋窩〜肘頭	頚肋 胸郭出口症候群 Pancoast 腫瘍 転移性腫瘍
L2	なし	股関節屈曲	大腿上部	
L3	回内および膝蓋腱反射	大腿四頭筋 回内筋	大腿下部	神経線維腫 髄膜腫 転移性腫瘍
L4	膝蓋腱反射	足関節回内	膝〜内果	
L5	なし	足背屈	下腿〜足背側 足底	椎間板ヘルニア 転移性腫瘍 神経線維腫
S1	アキレス腱反射	足底屈および回外	外果後方〜足外側	椎間板ヘルニア 転移性腫瘍 神経線維腫

Patten J, Neurological Differential Diagnosis*, New York: Springer-Verlag, 1977; p. 211.* より改変.

上位運動ニューロン障害の超急性期

頚髄および上位胸髄の急性脊髄損傷では，障害部位以下での反射消失・弛緩性麻痺・感覚脱失・交感神経障害が生じ，脊髄ショックと言われる状態となる[48]．外傷後24時間以内の時点では，γ運動ニューロンの筋緊張促通がなくなることで求心性の筋緊張シグナルが減少すること，筋紡錘の興奮が減少することによって，脊髄ニューロンの興奮も減弱し，反射消失を認める[48]．

脳梗塞の超急性期でも，疾患初期に反射減弱を認める同様のパターンとなる．

健常人

全身性に反射減弱のみが単独で認められる場合は，必ずしも神経疾患を示唆する所見ではない[122,123]．反射減弱・消失は，下位運動ニューロンの徴候（筋萎縮，線維束攣縮，筋緊張低下，筋力低下）を伴う場合，反射の程度が非対称的な場合，その他の局所神経徴候がある場合のみ有意ととるべきである．

所見の有用性

既知の神経疾患既往のない患者を対象とした複数の研究では，6〜50%で増強法併用でも両側アキレス腱反射が認められず，逆に，少数の患者では全身性に反射亢進を認めたという報告がある[4,122-126]．

頚髄および仙腰髄の神経根障害に対する深部腱反射所見の臨床的有用性については**表5.21**参照[127-132]．

反射減弱と筋力低下はさまざまな炎症性疾患および毒素による疾患と関連している．

表5.21　頚髄および腰仙髄の神経根障害でみられる腱反射所見の臨床的有用性

腱反射所見	感度	特異度	陽性尤度比	陰性尤度比
C6神経根障害に対する上腕二頭筋または腕橈骨筋反射減弱[127]	53%	96%	14.2	0.5
C7神経根障害に対する上腕三頭筋反射減弱[127,128]	15〜65%	81〜93%	3.0	NS
L3およびL4神経根症に対する膝蓋腱反射の非対称性[129-131]	30〜57%	93〜96%	8.7	0.6
S1神経根障害に対するアキレス腱反射の非対称性[36]	45〜91%	53〜94%	2.9	0.4

NS：統計的有意差がないこと．
McGee S, Evidence Based Physical Diagnosis, 2nd edn, St Louis: Saunders, 2007. より改変．

筋緊張低下

hypotonia

関連する神経解剖と局所解剖

下位運動ニューロン
- 脊髄前角灰白質
  ↓
- 神経根
⇒椎間円板
⇒椎間孔
  ↓
- 神経叢（例：腕神経叢）
  ↓
- 末梢神経
⇒神経絞扼部位（例：手根管症候群）

小脳
- 虫部および片葉小節葉
→前皮質脊髄路
→網様体脊髄路
→前庭脊髄路
→視蓋脊髄路
- 傍虫部半球
→外側皮質脊髄路
→赤核脊髄路
- 外側半球
→外側皮質脊髄路

関連する病態

あまり一般的でないもの
- 末梢神経障害
- 重症筋無力症
- Guillain-Barré症候群
- ポリオ（急性灰白髄炎）
- ボツリヌス症
- ダニ麻痺症

メカニズム

筋緊張低下は下記のものが原因となる．
- 下位運動ニューロン疾患
- 小脳疾患
- 上位運動ニューロン障害の超急性期
- 神経筋接合部疾患：重症筋無力症，ボツリヌス症，ダニ麻痺症

下位運動ニューロン疾患

　筋の除神経により，安静時の筋緊張低下および弛緩性麻痺となる．神経根障害，末梢神経障害，Guillain-Barré症候群などが原因となる．関連する下位運動ニューロン障害の症状として，筋萎縮，線維束攣縮，筋力低下，反射減弱および消失がある．

小脳疾患

　小脳病変に伴う筋緊張低下の機序は不明であるが，下行系運動路（例：前皮質脊髄路，網様体脊髄路，前庭脊髄路，視蓋脊髄路）への神経入力が相対的に減少することが可能性として考えられている．小脳疾患の関連症状には，反復拮抗運動障害，企図振戦，測定障害，眼振および構音障害がある．

概要

　安静時の筋緊張低下により，受動運動に対する抵抗が減弱することである．四肢は"カエル様（floppy）"と表現され，四肢叩打時の偏位が大きくなり，膝蓋腱反射に対する下腿の反応も，振り子様と言われるように増強される[4,18]．

上位運動ニューロン障害の超急性期

急性期脳卒中や脊髄損傷では，イベント発生直後に筋緊張低下および弛緩性麻痺を認める．数日〜数週後に，痙性および痙性麻痺に至る[56]．頚髄および上位胸髄の急性脊髄損傷では，損傷レベル以下での筋緊張低下，反射消失，弛緩性麻痺，完全感覚脱失，自律神経障害を認め，臨床的に脊髄ショックと言われる症候群をきたす[48]．脊髄ショックの詳細な機序は不明である．脊髄損傷受傷後24時間以内の間は，γ運動ニューロンの筋緊張促進がなくなることで求心性の筋緊張シグナルが減少するが，これは筋紡錘の興奮が減少することによって，脊髄ニューロンの興奮の閾値が減弱するためと考えられている[48]．

神経筋接合部疾患

ボツリヌス症は，ボツリヌス菌（*Clostridium botulinum*）の産生する毒素が運動神経終末のアセチルコリン放出を阻害することが原因である[133]．

本章の「反射減弱」の「メカニズム」も参照．

所見の有用性

筋緊張低下は下位運動ニューロン疾患が原因であることが多い．

全身性に反射低下および筋力低下を認めた場合，さまざまな炎症性および毒素性疾患の可能性が示唆される．

片側小脳病変のある444名の患者を検討した研究では，筋緊張低下は78％で認められたという[4,29,30]．

企図振戦

intention tremor

関連する神経解剖と局所解剖

小脳
- 虫部および片葉小節葉
  - → 前皮質脊髄路
  - → 網様体脊髄路
  - → 前庭脊髄路
  - → 視蓋脊髄路
- 傍虫部半球
  - → 外側皮質脊髄路
  - → 赤核脊髄路
- 外側半球
  - → 外側皮質脊髄路

概要

企図振戦は，随意運動中に四肢が対象物に近づくにしたがって出現する緩徐（2〜4 Hz）なふるえをいう．指鼻試験や踵膝試験といった試験が企図振戦の検出に有用である[41]．

関連する病態

一般的なもの
- 中毒：アルコール，ベンゾジアゼピン
- 小脳梗塞
- 多発性硬化症

あまり一般的でないもの
- 椎骨動脈解離
- 小脳腫瘤性病変：脳腫瘍，脳膿瘍，脳動静脈奇形（AVM）
- 単純ヘルペス脳炎
- 遺伝性小脳変性症（Friedreich 運動失調症）
- 腫瘍随伴性小脳変性

メカニズム

企図振戦は同側の小脳病変を示唆する徴候である．傍虫部および外側小脳半球の病変によって，対象物を探索しようとすると増悪する，同側四肢遠位の緩徐かつ協調性の失われた運動を認める（表5.22）[4]．企図振戦で認める四肢の動揺は，四肢近位優位に動作と垂直方向の筋収縮が非同調に起こることが原因である[41]．動作の開始と終了が遅延すること，出力と加速度が障害されることが複合的に作用して企図振戦を起こす[68]．

所見の有用性

企図振戦の存在は同側の小脳病変を示唆している．

片側小脳病変のある患者を対象とした2研究では，企図振戦は29％で認められたという[4,29,30]．

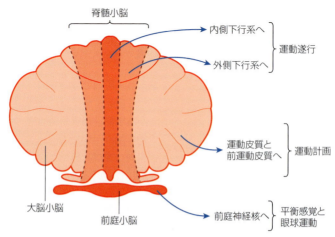

図 5.55 小脳の機能解剖

Barrett KE, Barman SM, Boitano S et al., Ganong's Review of Medical Physiology, 23rd edn. Kandel ER, Schwartz JH, Jessell TM (eds), Principles of Neural Science, 4th edn, McGraw Hill, 2000.

表 5.22 小脳および関連運動神経路の機能解剖

解剖学的部位	機能	関連する運動神経路
小脳半球中部	四肢遠位の協調	・外側皮質脊髄路 ・赤核脊髄路
小脳半球外側	四肢遠位の運動計画	・外側皮質脊髄路

Blumenfeld H, Neuroanatomy Through Clinical Cases, Sunderland: Sinauer, 2002. より改変.

核間性眼筋麻痺

関連する神経解剖と局所解剖

- 外転神経核, 橋
  ↓
- ⊘内側縦束(MLF：medial longitudinal fasciculus)
  ↓
- 動眼神経核, 中脳

概要

核間性眼筋麻痺(INO：internuclear ophthalmoplegia)は患側眼球の内転障害と，健側眼球の外方注視時の水平律動性眼振が特徴である．輻輳を含むその他の外眼筋機能は保たれる[4,134]．

関連する病態[134-138]

- 多発性硬化症
- 背側橋梗塞(dorsal pontine infarction)

メカニズム

INOは内側縦束(MLF)の病変が原因である．MLFは外転神経(第Ⅵ脳神経)核と動眼神経(第Ⅲ脳神経)核を結び，眼球の内転・外転運動を統合することで外方注視時の共同眼球運動を司っている[134]．内転筋単独麻痺(偽核間性眼筋麻痺)をきたす部分動眼神経麻痺，重症筋無力症，Miller Fisher症候群，内転筋障害といった末梢性疾患と，中枢性疾患であるINOとを正確に鑑別することが重要である[134-138]．

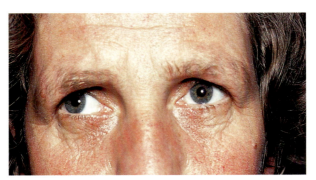

図 5.56 核間性眼筋麻痺患者における右側方注視時の左眼球内転麻痺

Miley JT, Rodriguez GJ, Hernandez EM et al., Neurology 2008; 70(1): e3–e4, Fig 1. より許可を得て転載．

核間性眼筋麻痺 internuclear ophthalmoplegia (INO)

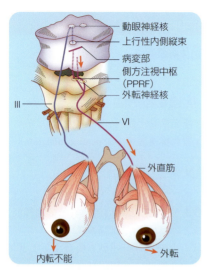

図 5.57　模式図：核間性眼筋麻痺に関連する外転神経核・内側縦束（MLF）・動眼神経核路

PPRF：傍正中橋毛様体.
Medscape, Overview of vertebrobasilar stroke. より改変. 下記リンクから参照可能. http://emedicine.medscape.com/article/323409-media [5 Apr 2011]. *B D Decker Inc.* の厚意による.

所見の有用性

　両側 INO 患者を対象とした研究によると，対象患者の 97％が多発性硬化症であったという．片側 INO の最多の原因は椎骨脳底領域の梗塞である[139]．

下顎反射
jaw jerk reflex

関連する神経解剖と局所解剖[6]

四肢求心路
- ⊗ 筋紡錘

↓

- 三叉神経下顎枝(第Ⅴ脳神経第3枝)
⇒卵円孔

↓

- 三叉神経節(Gasserian 神経節)
⇒Meckel 腔,錐体骨

↓

- 中脳三叉神経核

↓

四肢遠心路
- 三叉神経運動核,橋

↓

- 三叉神経核(Gasserian 神経節)
⇒Meckel 腔,錐体骨
⇒卵円孔

↓

- 三叉神経下顎枝(第Ⅴ脳神経第3枝)

↓

×咬筋

概要

下顎の叩打によって咬筋の単シナプス性伸張反射が引き起こされることである[6,58]. 正常でも下顎反射はみられることがある.

関連する病態[6,58,107,140]

一般的なもの
- 健常人
- びまん性白質病変:ラクナ梗塞など
- 脳血管性認知症

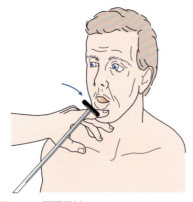

図 5.58　下顎反射

Walker HK, Hall WD, Hurst JW, Clinical Methods: The History, Physical, and Laboratory Examinations, 3rd edn, Boston: Butterworths, 1990: Fig 50.2. より許可を得て転載.

あまり一般的でないもの

- 運動神経疾患(筋萎縮性側索硬化症(ALS))
- 両側脳梗塞(bilateral cerebral infarction)
- 多発性硬化症
- 進行性多巣性白質脳症(PML：progressive multifocal leukoencephalopathy)
- 橋中心性髄鞘崩壊症(central pontine myelinolysis(CPM))〔訳者注：橋以外でも脱髄病変が認められるため，近年CPMを含む，より広い概念としてとして浸透圧性脱髄症候群(ODS)が広く用いられるようになっている〕

メカニズム

　下顎反射亢進は両側上位運動ニューロン疾患の徴候である．三叉神経運動核の核上性支配の脱抑制によって，咬筋を支配するα運動ニューロンの過剰興奮が生じる(本章の「反射亢進」も参照)[107]．

所見の有用性

　下顎反射亢進は橋以上のレベルでの両側上位運動ニューロン疾患を示唆する．

jolt accentuation
ジョルトサイン

関連する神経解剖と局所解剖

- 髄膜：硬膜
⇒脊髄

概要

2〜3 Hzの速さですばやく首を横に振ると，髄膜刺激徴候のある患者で頭痛の増悪を認めることである．

関連する病態

- 細菌性髄膜炎
- ウイルス性髄膜炎
- 真菌性髄膜炎
- 無菌性髄膜炎

メカニズム

回転および遠心力が，炎症の起きている髄膜に加わることで，頭痛が増悪すると考えられている．

所見の有用性

髄膜炎疑いで腰椎穿刺を施行された197名の患者を対象とした研究では，脳脊髄液（CSF：cerebrospinal fluid）の細胞増加（広く髄膜炎を示唆する所見）に対するジョルトサインは，感度21％，特異度82％であった．直近の研究では，ジョルトサインの髄膜炎の除外および確定診断に対する有用性は限定的と考えられている[141]〔訳者注：元来ジョルトサインは髄膜炎に対する感度が90％超あり，髄膜炎の除外に有用な所見と言われていたが，近年の研究では否定的な見解もある．いずれにせよ，単一の身体所見の性能を妄信せず，病歴や複数の身体所見などさまざまなソースから総合的に判断することが重要である〕．

髄膜炎疑いの患者では腰椎穿刺を施行することが重要である．

Kernig's sign
Kernig(ケルニッヒ)徴候

関連する神経解剖と局所解剖

- 髄膜:硬膜
⇒脊髄

概要

仰臥位で股関節を90°屈曲させた患者に対して検者が他動的に膝を90°以上伸展しようとした際に,膝の角度が135°以内の時点で伸展制限を認めればKernig徴候陽性とする[4].

関連する病態
- 細菌性髄膜炎
- ウイルス性髄膜炎
- 真菌性髄膜炎
- 無菌性髄膜炎

メカニズム

股関節を90°屈曲させた状態で膝を他動的に伸展すると,脊髄・くも膜・くも膜下腔に機械的ストレスが加わる.髄膜炎などでくも膜下腔に炎症がある場合,くも膜への機械的ストレスが加わる動作に対して抵抗しようとするため,膝の伸展制限が起きる[50].

所見の有用性

Thomasらは,Kernig徴候は髄膜炎に対する感度5%,陽性尤度比0.95,陰性尤度比1.0と報告している[51].また,Nakao JHらは,同様の感度を2%,特異度97%と報告している.同徴候は髄膜炎疑いの患者に対するスクリーニングとしての有効性に欠けており[141],臨床的な意義は限定的である.

病歴や身体診察から総合的に髄膜炎を疑った場合,腰椎穿刺の施行が肝要である.

対光近見反応解離

関連する神経解剖と局所解剖 [9]

近見反応および対光反射の経路

求心路
- 網膜神経上皮
  ↓
- 視神経（第Ⅱ脳神経）
  ↓
- 視蓋前域核，中脳
  ↓
- ↔ Edinger-Westphal 核（両側支配）
  ↓

遠心路
- 視覚野（近見反応のみ）
  ↓
- 近見反応の皮質中枢（視覚野，近見反応のみ）
  ↓
- 視蓋前域核，中脳
  ⇒松果体
  ↓
- Edinger-Westphal 核，中脳
  ↓
- 動眼神経（第Ⅲ脳神経）
  ↓
- 毛様体神経節
  ↓
- 短毛様体神経
  ↓
- ×瞳孔括約筋
- ×毛様体筋
- ×内側直筋

概要

対光近見反応解離は，以下によって特徴付けられる [9]．

- 近見時には正常な瞳孔調節反応が認められる．
- 対光反射が減弱または消失する．

十分な光量下での近見反応における瞳孔反射が，最大光量下の瞳孔反射を上回る際に陽性ととる [9]．対光近見反応解離は Argyll Robertson 瞳孔で認められる所見である（本章の「Argyll Robertson（アーガイル・ロバートソン）瞳孔」も参照）．

関連する病態 [4,9]

一般的なもの
- 背側中脳病変（dorsal midbrain lesion）
- Argyll Robertson 瞳孔

あまり一般的でないもの
- 松果体腫瘍（pinealoma）
- 水頭症
- 多発性硬化症
- 神経サルコイドーシス
- Adie 緊張性瞳孔

メカニズム

対光近見反応解離は以下のものが原因となる．
- 背側中脳病変
- Adie 緊張性瞳孔
- Argyll Robertson 瞳孔

背側中脳病変

中脳視蓋の病変により，視蓋前域から動眼神経核への光刺激が消失すること

で，近見反応が保たれつつ，瞳孔反射が障害されることになる．背側中脳症候群（Parinaud（パリノー）症候群（Parinaud's syndrome））は後交連および間質核病変によって生じるもので，以下の特徴がある[7,13,142]．

- 垂直注視麻痺
- 瞳孔調節障害を伴う対光近見反応解離
- 輻輳障害と眼振
- 眼瞼後退

Adie 緊張性瞳孔

Adie 緊張性瞳孔は緊張性の瞳孔障害であり，以下の特徴がある[4,14-16]．

- 片側散瞳
- 対光反射減弱または消失
- 近見反応の遅延
- ピロカルピンに対する瞳孔括約筋の反応性
- 虹彩括約筋の痙攣様動作

Adie 緊張性瞳孔は毛様体神経節または節後線維の障害により，短毛様体神経の再生不全が起こることが原因である[4]．正常では，毛様体神経節は毛様体筋に対して瞳孔括約筋の 30 倍多くの神経線維を出している[14-16]．Adie 緊張性瞳孔の多くは特発性または良性であるが，眼窩外傷，眼窩腫瘍，三叉神経第 1 枝

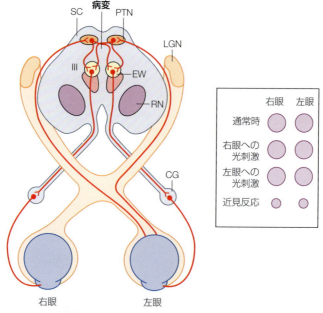

図 5.59 視蓋前域病変による対光近見反応解離に伴う瞳孔反応

CG：毛様体神経節．EW：Edinger-Westphal 核．LGN：外側膝状体．PTN：視蓋前域核．RN：赤核．SC：上丘．

Goldman L, Ausiello D, *Cecil Medicine*, 23rd edn, Philadelphia: Saunders, 2007: Fig 450-2. より許可を得て転載．

領域の帯状疱疹などでも生じることがある[4].

Argyll Robertson 瞳孔

本章の「Argyll Robertson(アーガイル・ロバートソン)瞳孔」を参照.

所見の有用性

対光近見反応解離は背側中脳病変を示唆する徴候であり,古典的には第3期梅毒に伴う Argyll Robertson 瞳孔に特徴的である.

筋強直（叩打性ミオトニア，把握性ミオトニア）

概要

叩打性ミオトニアは筋叩打後に筋収縮が遷延する現象である[4]．把握性ミオトニアは手を強く握った後に筋収縮が遷延し，手を開けなくなる現象である[4]．

関連する神経解剖と局所解剖[143-145]
× 筋イオンチャネル

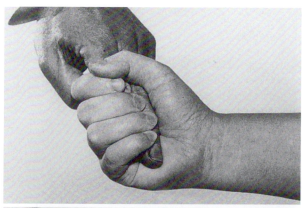

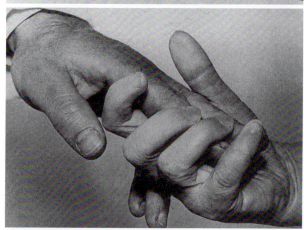

図 5.60　把握性ミオトニア

Libby P, Bonow RO, Mann DL, Zipes DP, Braunwald's Heart Disease: A Textbook of Cardiovascular Medicine, *8th edn, Philadelphia: Saunders, 2007: Fig 87-7.* より許可を得て転載．

関連する病態

一般的なもの
- 筋強直性ジストロフィー（myotonic dystrophy）

あまり一般的でないもの
- 先天性ミオトニア（myotonia congenita）
- 先天性パラミオトニア（paramyotonia congenita）

メカニズム

ミオトニアは筋線維膜の電位の不安定性によって筋線維の脱分極が遷延することにより生じる．原因は下記のとおりである．
- 先天性ミオトニア
- 筋強直性ジストロフィー
- 先天性パラミオトニア

先天性ミオトニア

先天性ミオトニアでは，異常な筋線維クロライドチャネルが原因で筋線維の持続的脱分極と異常興奮が起こる[143]．

筋強直性ジストロフィー

筋強直性ジストロフィーはトリヌクレオチドリピート障害であり，19番長腕13.3遺伝子（19q13.3）に存在する筋強直性ジストロフィープロテインキナーゼ（MDPK：myotonic dystrophy protein kinase）に隣接する遺伝子の転写異常が原因と考えられている[144]．研究によると，異常mRNAが直接毒性を持ち，さらに筋クロールチャネルを含むさまざまな転写産物における，異常スプライシング変異体の原因となる[145]．病期の進行に伴い筋力低下も増悪し，著明に障害された筋群では最終的にミオトニアも消失していく[144]．

先天性パラミオトニア

先天性パラミオトニアはカリウム感受性ミオトニアの一系であり，17番長腕遺伝子にコードされているナトリウムチャネルタンパク（SCN4A）の変異が原因である．先天性パラミオトニアでは，顔面や手の筋群のミオトニアが運動や寒冷刺激で増悪するという特徴を持つ[143,144]〔訳者注：先天性ミオトニアなどの古典的なミオトニアでは，運動によって症状が緩和される〕．

所見の有用性

ミオトニアはイオンチャネルの異常（チャネロパチー）を示唆する所見である．

動眼神経(第Ⅲ脳神経)麻痺

oculomotor nerve (CN Ⅲ) palsy

概要

動眼神経(第Ⅲ脳神経)麻痺は，前方注視時の所見によって特徴付けられる[4]．
- 下斜視(眼球が下方に偏位)
- 外斜視(眼球が外方に偏位)
- 眼瞼下垂
- 瞳孔散大

患側眼球では，上転・内転・外下転障害を認める．

動眼神経麻痺の表現型には完全型(注視麻痺，眼瞼下垂，瞳孔散大)，瞳孔回避型(注視麻痺，眼瞼下垂)，瞳孔孤立性病変型(瞳孔散大しか認めない)がある．

関連する病態 [1,146-151]

一般的なもの
- 糖尿病性単神経障害(diabetic mononeuropathy)／微小血管梗塞
- 鉤ヘルニア

あまり一般的でないもの
- 後交通動脈瘤(PCOM：posterior communicating artery aneurysm)
- 眼筋麻痺性片頭痛(ophthalmoplegic migraine)(一過性の動眼神経麻痺症状)
- 腫瘤性病変：脳腫瘍，脳膿瘍，脳動静脈奇形(AVM)

メカニズム

完全型動眼神経麻痺

動眼神経は上斜筋と外直筋以外の外眼筋を支配している．瞳孔括約筋および眼瞼挙筋の筋力低下によって散瞳，眼瞼下垂が生じる．なお，動眼神経麻痺の臨床所見の機序については，**表5.23**を参照．

関連する神経解剖と局所解剖

- Edinger-Westphal 核，中脳
  ↓
- 動眼神経核，中脳
  ↓
- 動眼神経
  ⇒後交通動脈，Willis 動脈輪
  ⇒鉤，内側側頭葉
  ⇒くも膜下腔
  ⇒上眼窩裂
  ⇒海綿静脈洞
  ⇒眼窩尖
  ↓
- ×外眼筋(内転筋，上直筋，下直筋，下斜筋)
- ×瞳孔括約筋
- ×眼瞼挙筋

瞳孔回避型動眼神経麻痺

動眼神経の線維束の中心にある線維は微小血管梗塞の影響を受けやすいため，中心部の線維のみを障害するような病変では瞳孔回避型の動眼神経麻痺を認める〔訳者注：瞳孔括約筋を支配する神経は動眼神経の外側を走行しており，内側および中心側は外眼筋を支配する線維が走行している．虚血性病変では，血流の悪い内側の線維の方が影響を受けやすいため，このような病態に至る〕．

動眼神経(第Ⅲ脳神経)麻痺 oculomotor nerve (CN Ⅲ) palsy

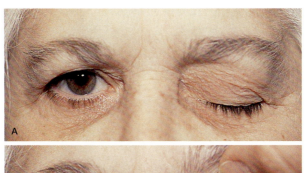
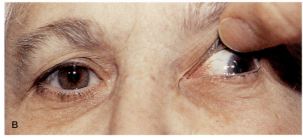

図 5.61 完全型動眼神経(第Ⅲ脳神経)麻痺
A:重度の眼瞼下垂. **B**:左眼は外下方へ偏位している.
Yanoff M, Duker JS, Ophthalmology, 3rd edn, St Louis: Mosby, 2008: Fig 11-10-2. より許可を得て転載.

表 5.23 動眼神経(第Ⅲ脳神経)麻痺の臨床症状が起こるメカニズム

臨床症状	メカニズム
下斜視	→ 上斜筋過動〔訳者注:動眼神経支配の下斜筋の筋力低下により,拮抗筋である上斜筋の機能が過剰になるという旨〕
外斜視	→ 外直筋過動
眼瞼下垂	→ 上眼瞼挙筋の筋力低下
散瞳	→ 瞳孔括約筋の筋力低下
(眼球の)上転制限	→ 上直筋の筋力低下
下転制限	→ 下直筋の筋力低下
内転制限	→ 内直筋の筋力低下
外下転障害	→ 下斜筋の筋力低下

瞳孔孤立性病変型動眼神経麻痺

瞳孔括約筋を支配する動眼神経線維は,神経の表層・上内側を走行しているため,圧迫性病変によって障害されやすい[1,150].したがって,動眼神経を圧迫するような末梢性病変では,最初の症状が瞳孔病変のみのことがある.

一般的に,動眼神経(第Ⅲ脳神経)麻痺の原因は下記に分類される.
- くも膜下腔を走行する神経区画の障害,
- 糖尿病性単神経障害および微小血管梗塞
- 海綿静脈洞症候群(複数の脳神経が障害される),

・眼窩先端部症候群（海綿静脈洞症候群と同様に複数の脳神経が障害される）

くも膜下腔の神経区画の障害

くも膜下腔における動眼神経圧迫の原因は，腫瘍性病変（例：腫瘍，膿瘍），後交通動脈瘤，鉤ヘルニアである．

後交通動脈瘤

動眼神経は中脳から出た後に後交通動脈（PCOM），後大脳動脈（PCA），上小脳動脈（SCAs）の近傍を走行する．これらの動脈で動脈瘤を生じれば，動眼神経麻痺が起こりうる．後交通動脈瘤が最も頻度が高く[148]，動脈瘤破裂と死亡のリスクがあるため早期発見が非常に重要である．

鉤ヘルニア（Hutchinson瞳孔）

本章の「Hutchinson（ハッチンソン）瞳孔」を参照．

糖尿病性ニューロパチー／微小血管梗塞

糖尿病では，糖尿病性血管障害によって神経の脈管（末梢神経を栄養している血管）が侵されるため神経に微小血管梗塞が生じ，その結果としてさまざまな脳神経障害を認める[3]．

海綿静脈洞症候群

本章の「海綿静脈洞症候群」を参照．

眼窩先端部症候群

本章の「眼窩先端部症候群」を参照．

所見の有用性

動脈瘤に伴う圧迫による動眼神経麻痺を認めた患者を対象とした研究では，95％で瞳孔異常（瞳孔散大，対光反射の

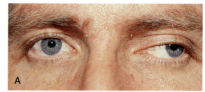
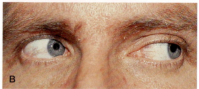
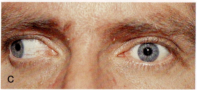
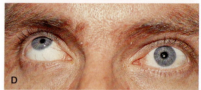
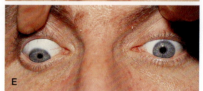

図 5.62 部分型動眼神経（第Ⅲ脳神経）麻痺
A：前方注視時，軽度の眼瞼下垂および縮瞳・外下方への眼球偏位を認める．**B**：左側方注視（正常）．**C**：右側方注視，左眼の内転障害を認める．**D**：上方注視，左眼の上転障害を認める．**E**：下方注視，左眼の下転障害を認める．

Yanoff M, Duker JS, *Ophthalmology*, 3rd edn, St Louis: Mosby, 2008: Fig 11-10-1. より許可を得て転載．

異常）を認めた．また，動眼神経の微小血管梗塞のある患者の73％で，瞳孔回避型動眼神経麻痺を認めた[150-157]．動眼神経（第Ⅲ脳神経）麻痺の原因については**表5.24**も参照．

動眼神経(第Ⅲ脳神経)麻痺 oculomotor nerve (CN Ⅲ) palsy

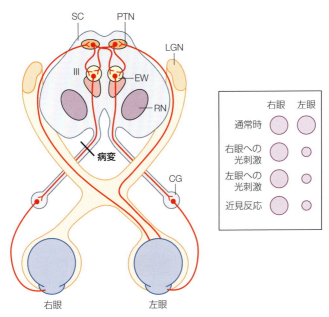

図 5.63 動眼神経麻痺に伴う瞳孔反応

CG:毛様体神経節. EW:Edinger-Westphal 核. LGN:外側膝状体. PTN:視蓋前域核. RN:赤核. SC:上丘.

Goldman L, Ausiello D, Cecil Medicine, 23rd edn, Philadelphia: Saunders, 2007: Fig 450-2. より許可を得て転載.

表 5.24 動眼神経麻痺の原因

原因	成人症例における割合(%)
外傷	14
腫瘍	11
動脈瘤	12
血管障害/糖尿病	23
特発性	24
その他	16

Kodsi SR, Younge BR, Acquired oculomotor, trochlear, and abducent cranial nerve palsies in pediatric patients. Am J Ophthalmol 1992; 114: 568-574. より改変.

動眼神経(第Ⅲ脳神経)麻痺 oculomotor nerve (CN III) palsy

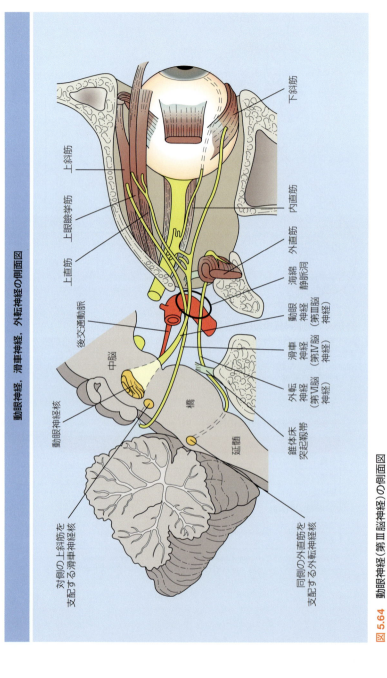

図 5.64 動眼神経(第Ⅲ脳神経)の側面図
Yanoff M, Duker JS. Ophthalmology, 3rd edn. St Louis: Mosby, 2008: Fig 9-15-1. より許可を得て転載.

動眼神経（第Ⅲ脳神経）麻痺 oculomotor nerve (CN III) palsy

動眼神経核レベルでの中脳の解剖

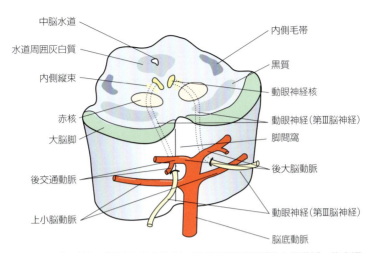

図 5.65 動眼神経が脳幹から出る点における神経解剖（後大脳動脈・後交通動脈・上小脳動脈も描出）

Yanoff M, Duker JS, Ophthalmology, 3rd edn, St Louis: Mosby, 2008: Fig 9-14-2. より許可を得て転載.

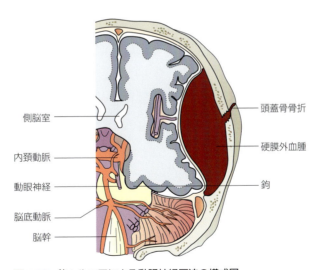

図 5.66 鉤ヘルニアによる動眼神経圧迫の模式図

Marx JA, Hockberger RS, Walls RM et al., Rosen's Emergency Medicine, 7th edn, Philadelphia: Mosby, 2010: Fig 38-5. より許可を得て転載.

optic atrophy

視神経萎縮

概要

片側の視神経乳頭が萎縮し，蒼白化することである[18]．

関連する神経解剖と局所解剖

- 視神経
  ⇒ 眼窩尖
  ⇒ 視神経管
  ⇒ くも膜下腔

関連する病態[158,159]

一般的なもの

- 前部虚血性視神経症（AION：anterior ischaemic optic neuropathy）
- 多発性硬化症

あまり一般的でないもの

- 慢性視神経炎（chronic optic neuritis）
- 緑内障（glaucoma）
- 腫瘍

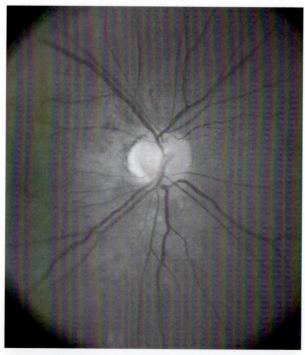

図 5.67 視神経萎縮

Isaacson RS, Optic atrophy. In: Ferri FF, Clinical Advisor 2011. Philadelphia: Mosby, 2011: Fig 1-220. より許可を得て転載．

- 甲状腺眼症（thyroid eye disease）
- Leber（レーベル）遺伝性視神経症
（Leber's hereditary optic neuropathy）

メカニズム

　視神経萎縮は，慢性的な視神経病変もしくは頭蓋内圧亢進の結果として生じる．視神経萎縮を認める患者では，視力低下や中心暗点などの視神経障害の臨床徴候の併存も認めうる[159]．

所見の有用性

　視神経萎縮は，4〜6週間以上遷延している視神経病変によって，視神経線維が変性することが原因である[159,160]．

orbital apex syndrome
眼窩先端部症候群

関連する神経解剖と局所解剖

眼窩尖の構造物
- 視神経（第Ⅱ脳神経）
- 動眼神経（第Ⅲ脳神経）
- 滑車神経（第Ⅳ脳神経）
- 眼神経（三叉神経（第Ⅴ脳神経）第 1 枝）
- 外転神経（第Ⅵ脳神経）
- 交感神経
  - ⇒ 静脈叢
  - ⇒ 眼窩周囲軟部組織

概要

眼窩先端部症候群は眼球突出を伴い，下記に示す眼窩尖内の複数の脳神経が障害される病態である[6,49]．
- 視神経（第Ⅱ脳神経）
- 動眼神経（第Ⅲ脳神経）
- 滑車神経（第Ⅳ脳神経）
- 眼神経（三叉神経（第Ⅴ脳神経）第 1 枝）
- 外転神経（第Ⅵ脳神経）
- 交感神経

関連する病態[6,49]

一般的なもの
- Tolosa-Hunt 症候群
- 眼窩肉芽腫（orbital granuloma）

あまり一般的でないもの
- ムコール真菌症
- 眼球後出血（retrobulbar haemorrhage）
- 甲状腺眼症（Graves' ophthalmopathy）

メカニズム

典型的には，眼窩尖の増大傾向の感染性もしくは炎症性腫瘤によって眼球突出と疼痛を認める．眼球突出は，眼窩内容物に対する腫瘤効果〔訳者注：腫瘤による圧排〕によるものである[49]．海綿静脈洞症候群と異なり，眼窩先端部症候群では視神経が早期に障害されるため，視野障害や求心性瞳孔障害に出ることが多い[6,49]．眼窩先端部症候群の臨床徴候の機序については**表 5.25** を参照．

所見の有用性

眼窩先端部症候群は高い死亡率を伴う緊急疾患である．

眼窩先端部症候群 orbital apex syndrome

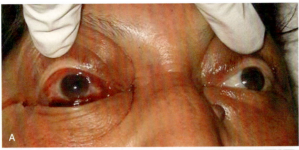

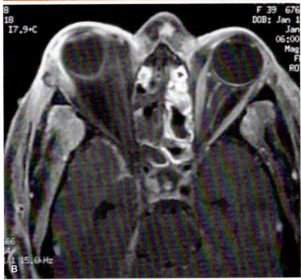

図 5.68 鼻脳型ムコール真菌症によって眼窩先端部症候群をきたした例

A：著明な右眼球突出・眼筋麻痺を認める．**B**：右眼窩後部の感染性腫瘤のMRI．

Yanoff M, Duker JS, Ophthalmology, 3rd edn, St Louis: Mosby, 2008: Fig 9-23-1. より許可を得て転載．

眼窩先端部症候群 orbital apex syndrome

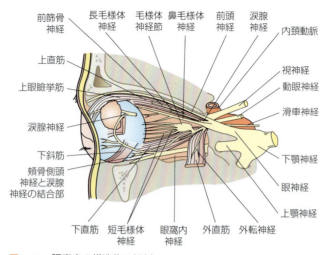

図 5.69 眼窩尖の構造物の解剖

Daroff RB, Bradley WG et al., Neurology in Clinical Practice, 5th edn, Philadelphia: Butterworth-Heinemann, 2008: Fig 74-1. より許可を得て転載.

表 5.25 眼窩先端部症候群の臨床症状が起こるメカニズム

臨床徴候	症状の原因となる脳神経
視力低下 求心性瞳孔反応欠損 色覚低下 明暗覚低下	→ 視神経
外眼筋麻痺 散瞳および対光反射減弱 眼瞼下垂	→ 動眼神経
上斜筋麻痺	→ 滑車神経
眼神経領域の知覚低下 角膜知覚の低下	→ 眼神経
外転筋麻痺	→ 外転神経

手掌オトガイ反射

関連する神経解剖と局所解剖

- 前頭葉

概要

手掌オトガイ反射は，母指球の刺激によって同側のオトガイ筋が収縮（下口唇の突出やしわよせを認める）することである[4]．手掌オトガイ反射は乳児期に認める原始反射の1つであり[4]，成人では前頭葉病変や加齢によって出現することがある[97]．

関連する病態

一般的なもの
- 健常人
- Alzheimer型認知症
- 前頭側頭型認知症
- 脳血管性認知症

あまり一般的でないもの
- Parkinson病
- 進行型 HIV/AIDS

メカニズム

手掌オトガイ反射が成人で再度出現する機序は不明である．この反射は脊髄反射に対して抑制的に作用している非1次運動野によって支配されている可能性が高く[161]，非1次運動野病変によって脊髄反射の脱抑制が起こる結果，手掌オトガイ反射が出現すると考えられる[91,161]．

所見の有用性

片側手掌オトガイ反射を認めた39名の患者を対象とした研究では，44％で同側大脳半球病変を，36％で対側大脳半球病変を，10％で両側大脳半球病変を認め，脳病変がなかったのは10％であった[162]．反射の出現側は必ずしも病変の存在部位とは限らない[162]．健常人の3〜70％で，手掌オトガイ反射を認めたとの報告もある[4,92–94,163–166]．

乳頭浮腫

関連する神経解剖と局所解剖

- 視神経乳頭
  ↓
- 視神経
  ⇒視神経管
  ⇒眼窩尖
  ⇒海綿静脈洞
  ⇒くも膜下腔
  ⇒中脳

概要

乳頭浮腫は，視神経乳頭周囲が腫脹し，辺縁が不明瞭となった状態である．

関連する病態

一般的なもの
- 視神経炎（optic neuritis）
- 原因にかかわらず頭蓋内圧亢進（elevated intracranial pressure）

あまり一般的でないもの
- 薬剤性（エタンブトール，クロラムフェニコール）
- 特発性頭蓋内圧亢進症（IIH）
- 視神経病変：脳腫瘍，脳動静脈奇形（AVM）
- 水頭症

メカニズム

乳頭浮腫は頭蓋内圧亢進もしくは視神経を圧迫するような病変が原因である．視神経の神経軸索流が障害されると，乳頭部軸索の腫脹が起こると考えられている[160]．乳頭浮腫を認める場合，その他の視神経障害（例：視力低下，相対的瞳孔求心路障害（RAPD：relative afferent pupillary defect），単眼性失明）も併存することがある．急性乳頭浮腫における失明のパターンで多いものは盲点（生理的暗点）の拡大，求心性視野狭窄，鼻側下部の視野欠損である[160]．

所見の有用性

乳頭浮腫は，頭蓋内圧亢進もしくは視神経の圧迫性病変による視神経（第Ⅱ脳神経）の腫脹の徴候である．

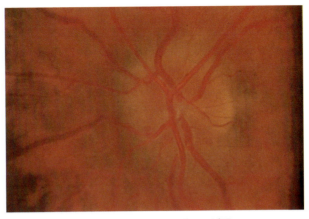

図 5.70 乳頭浮腫初期における視神経乳頭の腫脹

Daroff RB, Bradley WG et al., Neurology in Clinical Practice, *5th edn, Philadelphia: Butterworth-Heinemann, 2008: Fig 15-9.* より許可を得て転載.

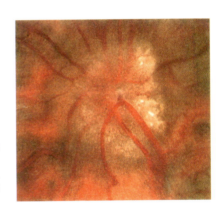

図 5.71 慢性乳頭浮腫に伴い視神経乳頭の挙上・グリオーシスを認める

Daroff RB, Bradley WG et al., Neurology in Clinical Practice, *5th edn, Philadelphia: Butterworth-Heinemann, 2008: Fig 15-11.* より許可を得て転載.

Parkinson(パーキンソン)病様歩行

Parkinsonian gait

関連する神経解剖と局所解剖

大脳基底核
- 淡蒼球内節
- 淡蒼球外節
- 被殻
- 尾状核
- 黒質
- 視床下核
- 線条体

概要

Parkinson病様歩行は，腕振りの低下，歩行時の上肢の振戦の増加，体の方向転換が遅々として拙劣になること，小股のすり足歩行が特徴である[28,43]．歩き出しが小刻みですり足となることもある（すくみ足）[28]．いったん歩き出すと，小刻みなすり足歩行か，何かにつかまらないと止まれなくなってしまう[28]．

関連する病態 [4,28,41,43,45]

一般的なもの
- Parkinson病
- ドーパミン拮抗薬による薬剤性（ハロペリドール，メトクロプラミド）

あまり一般的でないもの
- 大脳基底核のラクナ梗塞
- 基底核出血（basal ganglia haemorrhage）
- 多系統萎縮症
- 進行性核上性麻痺
- 大脳皮質基底核変性症

メカニズム

パーキンソニズムで出現する体位変換（前屈姿勢，肩関節屈曲）によって患者の重心は前方へと移動してしまい，運動時のバランスが悪くなる．動作開始時には小刻みにすばやいステップ（加速歩行）を踏むことがあるが，これはパーキンソニズムに伴う屈曲動作で生じたバランスの不均衡を是正しようとする代償行動である[28]．本章の「動作緩慢」も参照．

所見の有用性

Parkinson病様歩行は，Parkinson病，Parkinson症候群，ドーパミン拮抗薬の副作用を示唆する所見である．

Parkinsonian tremor
Parkinson(パーキンソン)病様振戦

関連する神経解剖と局所解剖

大脳基底核
- 淡蒼球内節
- 淡蒼球外節
- 被殻
- 尾状核
- 黒質
- 視床下核
- 線条体

あまり一般的でないもの
- 大脳基底核のラクナ梗塞
- 基底核出血
- 多系統萎縮症
- 進行性核上性麻痺
- 大脳皮質基底核変性症

概要

Parkinson 病様振戦は，指先で丸薬を丸めるような(pill-rolling)動作を伴う指・手・前腕の 4～6 Hz の振戦で，安静時に増悪するのが特徴である(安静時振戦)[4].

関連する病態 [4,41]

一般的なもの
- Parkinson 病
- ドーパミン拮抗薬による薬剤性(ハロペリドール，メトクロプラミド)

メカニズム

Parkinson 病様振戦の機序については現在も議論が続いている．MPTP を投与したサルおよび Parkinson 病患者では，黒質・淡蒼球内節の神経の律動的同期性興奮が，振戦と相関していたという報告がある [44,167]〔訳者注：MPTP はドーパミン作動性ニューロンを脱落させる神経毒で，Parkinson 病モデル動物作成に用いられる〕．Parkinson 病様振戦の基礎的な病態には，大脳基底核の周期的な神経活動に関与する複数のペースメーカーや神経回路が関与していると推測されている [168]．

所見の有用性

表 5.26 を参照．

表 5.26　Parkinson 病に対する安静時振戦の臨床的有用性 [167]

	感度	特異度	陽性尤度比	陰性尤度比
安静時振戦 [45]	76%	39%	NS	NS

NS：統計的有意差がないこと．
McGee S, Evidence Based Physical Diagnosis, 2nd edn, St Louis: Saunders, 2007. より改変．

羞明 photophobia

関連する神経解剖と局所解剖

⇒ 角膜
⇒ ぶどう膜

↓
- 非イメージ形成の視覚に関与する網膜神経上皮

↓
- 視床後部の疼痛回路

↓
- 眼神経（三叉神経（第Ⅴ脳神経）第1枝）およびC2，C3感覚神経細胞，視神経（第Ⅱ脳神経）

↓
- 髄膜

↓

概要

羞明とは，光を受けた際に眼・頭部の違和感や疼痛を生じることである[169]．患者は光に対する不快感を示し，光を避けようとするため，不随意的に目を閉じたり，視線をそらすようになる．

関連する病態 [169,170]

一般的なもの
- 片頭痛（migraine headache）
- 角膜剥離（corneal abrasion）
- 角膜炎（keratitis）：紫外線，コンタクトレンズ

あまり一般的でないもの
- 緑内障（glaucoma）
- 脳動脈瘤破裂によるくも膜下出血
- 髄膜炎（細菌性，ウイルス性，真菌性，無菌性）
- 前部ぶどう膜炎
- 単純ヘルペスウイルス（HSV）角膜炎（HSV keratitis）

メカニズム

羞明の機序については現在も議論が続いている[169,171]．羞明は，短波長可視光線によるダメージから中心網膜を守ろうとする防御反応であるという説もある[169,171]．

羞明の原因は下記のとおりである．
- 髄膜の炎症
- 片頭痛
- 角膜損傷
- 前部ぶどう膜炎

髄膜の炎症

感染・非感染性炎症，化学的炎症，くも膜下出血によって髄膜が刺激されることによって羞明が生じる．項部硬直，Kernig徴候，Brudzinski（ブルジンスキー）徴候（Brudzinski's sign），ジョルトサインを伴うこともある．

片頭痛

非イメージ形成の視覚に関与する網膜神経上皮細胞は，視床後部に投射してい

る．同部は硬膜からの入力も受けているため，視床後部は非イメージ形成の視覚に関与する網膜神経上皮細胞および硬膜を支配している三叉神経・頚神経両者に出力することとなる．片頭痛では，網膜神経上皮細胞からの入力によって頭痛が増悪し，羞明につながると考えられている[171]．

角膜損傷

外傷や炎症によって角膜損傷が起こると羞明を生じる．角膜は密な神経支配を受けているため，光刺激によって眼部の不快感が増悪する．コンタクトレンズに伴う急性充血（acute red eye）〔訳者注：急に眼が赤くなる疾患を総称して acute red eye という〕，角膜剥離などが原因として挙げられる．

前部ぶどう膜炎

虹彩，瞳孔括約筋，毛様体筋放線状線維に炎症や機械的刺激が加わると羞明を生じる．対光反応や瞳孔変動時に生じる機械的ストレスによって症状が増悪傾向となる[170]．

所見の有用性

羞明は髄膜刺激を示唆する所見であるが，それ以外の神経・眼疾患とも関連がある．

片頭痛患者の80％以上で羞明を認める[170]．

生理的振戦

関連する神経解剖と局所解剖

→ 交感神経系
× 主動筋・拮抗筋群

概要

生理的振戦は，上肢の伸展時に亢進する（姿勢振戦）7〜12 Hz の振戦である[4,18,172]．生理的振戦は健常人全てで認められるが，肉眼的には認知できないこともある．生理的振戦は甲状腺機能亢進症，低血糖，薬物離脱状態，不安や恐怖で亢進する．

関連する病態

一般的なもの
- 健常人

あまり一般的でないもの（生理的振戦が亢進する場合）
- 甲状腺機能亢進症（hyperthyroidism）
- 低血糖（hypoglycaemia）
- 薬物離脱状態
- 交感神経作動薬
- 疲労
- 不安
- 恐怖

メカニズム

生理的振戦は，四肢の保持による物理的な要因，筋紡錘の同期的なフィードバック，運動神経の興奮，これらが複合的に作用した結果として主動筋・拮抗筋群が律動的に作用することによる[172]．生理的振戦は循環カテコラミン（例：アドレナリン，ノルアドレナリン）増加時，カテコラミン受容体のアップレギュレーション時（例：甲状腺機能亢進症）で亢進し，運動単位当たりの単収縮力が増加する[173]．

所見の有用性

生理的振戦単独は健常人で認められるものである．生理的振戦が亢進している場合は，甲状腺機能亢進症，交感神経作動物質の中毒，薬物離脱状態などの背景疾患が示唆される[174]．

針穴瞳孔
pinpoint pupil

関連する神経解剖と局所解剖

中枢性
- κ_1 受容体
- α_2 受容体

交感神経系
1次ニューロン
- 視床下部
  ↓
- 交感神経線維，脳幹
  ↓
- 交感神経線維，脊髄側角
  ↓

2次ニューロン（節前線維）
- 交感神経幹
  ↓
- 上頚神経節（C2）
  ↓

3次ニューロン（節後線維）
- 上頚神経節（C2）
  ↓
- 毛様体
  ↓
- ×瞳孔散大筋

副交感神経系
- Edinger–Westphal 核，中脳
  ↓
- 動眼神経（第Ⅲ脳神経）
  ↓
- 毛様体神経節
  ↓
- 短毛様体神経
  ↓
- 神経筋接合部
  ↓
- ×瞳孔括約筋
⇒虹彩

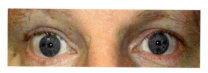

図 5.72 両側針穴瞳孔，両側対称性に瞳孔径が 2 mm 未満となっている

Murphy SM et al., Neuromuscular Disorders 2011; 21(3): 223–226, Copyright © 2010 Elsevier B.V.

概要

針穴瞳孔は，両側対称性に瞳孔が 2 mm 未満にまで縮瞳することである．

関連する病態 [175-178]

一般的なもの
- オピオイド（モルヒネ，ヘロイン）
- 老人性縮瞳

あまり一般的でないもの
- 橋出血
- コリン性中毒（有機リン中毒）
- 上行性テント切痕ヘルニア
- 中枢性 $α_2$ 受容体作動薬（クロニジン，デクスメデトミジン）
- β 受容体遮断薬（カルベジロール，チモロール）

メカニズム

針穴瞳孔の原因は以下のとおりである．
- オピオイド
- 橋出血
- コリン性中毒
- $α_2$ 受容体作動薬
- 橋圧迫を伴う脳ヘルニア
- β 受容体遮断薬
- 健常人の加齢に伴う老人性縮瞳

オピオイド

オピオイドが中枢神経の $κ_1$ 受容体に結合すると縮瞳をきたす[175]．$κ_1$ 受容体との親和性が異なるため，全てのオピオイドが縮瞳をきたすわけではない．メペリジン，プロポキシフェン，ペンタゾシンを投与下では，縮瞳を認めない場合もある[175,176]．

橋出血

橋出血では，橋を走行する下行性交感神経線維が障害され，拮抗作用のなくなった副交感神経作用によって両側縮瞳が起こる[177]．橋出血では，顔面神経麻痺，外転神経麻痺といった著明な脳神経症状が両側で出現したり，運動神経の長索路症状〔訳者注：高位での運動神経障害によって痙性，反射亢進などをきたすこと〕，昏睡，脳ヘルニアを認めることもある．

コリン性中毒

コリン性中毒では，神経筋接合部のムスカリン受容体の活性化によって両側縮瞳をきたす．ムスカリン受容体刺激のその他の症状として，下痢，排尿，徐脈，気道分泌亢進，気道攣縮，筋痙攣，流涙，腹部違和感がある[178]．コリン性中毒の原因として，有機リン中毒やカルバメート中毒（例：殺虫剤中毒）がある．

$α_2$ 受容体作動薬

クロニジンは中枢性の $α_2$ 受容体作動薬で，中枢神経における交感神経作用を阻害する作用を持つ．神経終末におけるノルアドレナリン放出が阻害されることで交感神経作用が阻害され，両側縮瞳をきたす[179-181]．

橋圧迫を伴う脳ヘルニア

中心性テント切痕ヘルニア，小脳扁桃

ヘルニア，上行性テント切痕ヘルニアでは，橋が圧迫されることで両側縮瞳をきたす[117]．中心性テント切痕ヘルニアは，頭頂部・前頭葉・後頭葉の増大傾向の病変が原因になることが多い[117]．小脳扁桃ヘルニアの原因としては，小脳腫瘍もしくは脳幹の偏位が多い[117,182]．上行性テント切痕ヘルニアの多くは，増大傾向の後頭蓋窩病変が原因である[117]．

β受容体遮断薬

　アドレナリンβ受容体を阻害することで瞳孔散大筋が弛緩し，縮瞳をきたす．

老人性縮瞳

　加齢に伴って瞳孔系が減少し，低光量下での散瞳反応が鈍くなることが原因である[183]．

所見の有用性

　針穴瞳孔は複数の中毒・神経疾患を示唆する所見であり，針穴瞳孔を伴う昏睡の最多かつ可逆性の原因はオピオイド中毒である〔訳者注：日本ではオピオイド中毒はまれであり，針穴瞳孔をみたら，まず橋などの脳幹出血や有機リン中毒を想起するべきである〕．

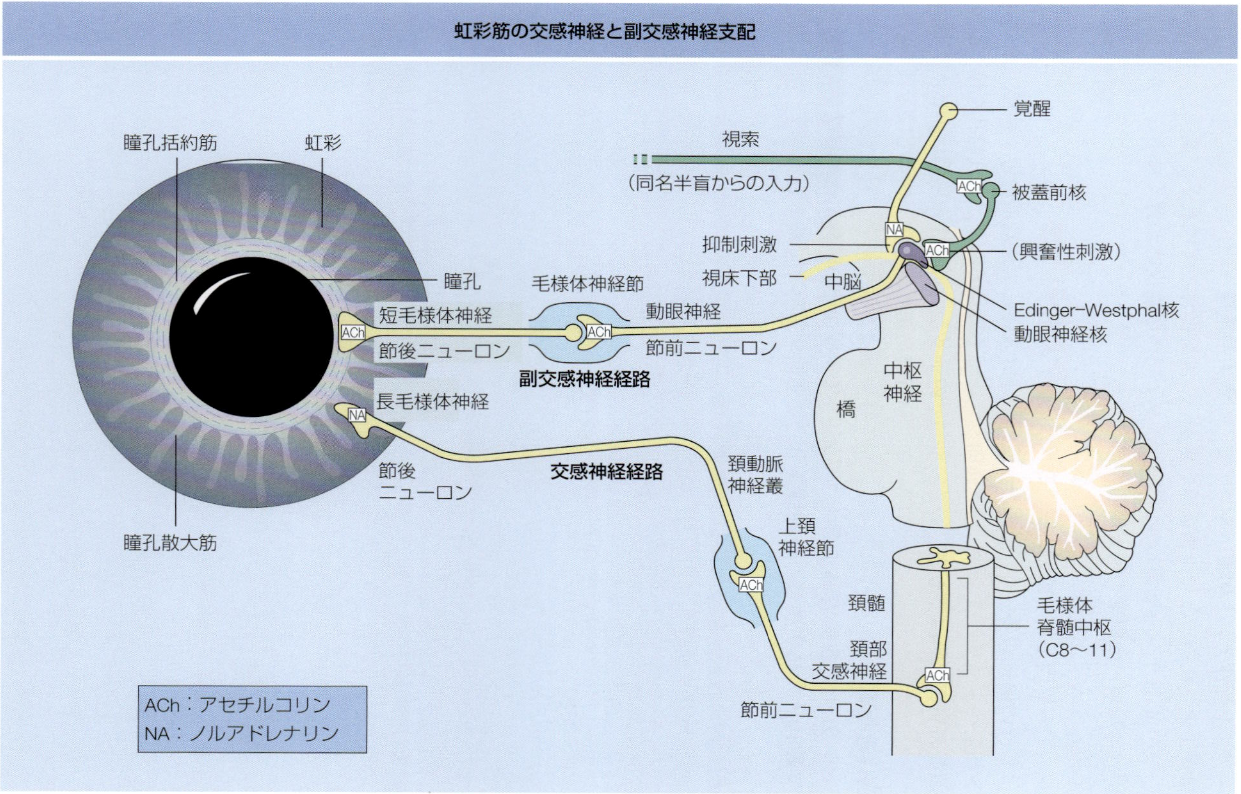

針穴瞳孔 pinpoint pupil

図 5.73 瞳孔筋に対する交感神経と副交感神経支配　*Yanoff M, Duker JS. Ophthalmology. 3rd edn. St Louis: Mosby, 2008: Fig 9-19-5.* より許可を得て転載.

針穴瞳孔 pinpoint pupil

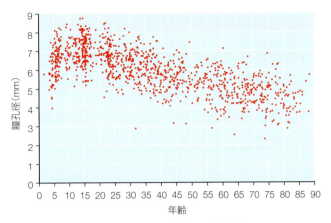

図 5.74 加齢に伴う暗所での瞳孔径の変化（水平径）

Dyck PJ, Thomas PK, Peripheral Neuropathy, *4th edn, Philadelphia: Saunders, 2005: Fig 9-5.* より許可を得て転載.

回内運動

pronator drift

関連する神経解剖と局所解剖

上位運動ニューロン
- 運動野

  ↓

- 放線冠，皮質下白質

  ↓

- 内包後脚

  ↓

- 皮質脊髄路，脳幹内側

  ↓

  ∅ 錐体交叉，延髄

  ↓

- 外側皮質脊髄路，脊髄

概要

患者が両手を前に伸ばして手のひらを天井にまっすぐ向けるように指示されたとき，非対称性に腕が回内し，下に腕が落ちる．腕の落下，前腕回内，手首と肘の屈曲は典型的には遠位に始まり，近位に進む[18]．

関連する疾患

一般的なもの
- 脳梗塞，中大脳動脈（MCA）領域
- ラクナ梗塞，内包後脚

あまり一般的でないもの
- 脳出血，脳実質
- 腫瘍性病変：脳腫瘍，脳膿瘍，脳動静脈奇形（AVM）
- くも膜下出血

メカニズム

片側性上位運動障害，典型的には対側脳半球の徴候である．視覚的な情報が取り除かれると，軽度の上位運動ニューロンの障害が上肢を回内させて下方へ落下させる．

所見の有用性

回内運動は軽度の上位運動ニューロン障害を検出するための最も感度の高い徴候である[4,18]．

臨床的有用性については**表 5.27** を参照．

回内運動 pronator drift 481

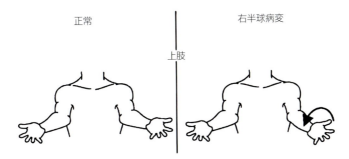

図 5.75 手の回内運動：左腕が外側に行き，内側に回転する

McGee S, *Evidence Based Physical Diagnosis*, *2nd edn*, Philadelphia: Saunders, 2007: Fig 57.1. に基づく．

表 5.27 片側性の大脳半球病変に対する手の回内運動の臨床的有用性

	感度	特異度	陽性尤度比	陰性尤度比
手の回内運動[40,119]	79〜92%	90〜98%	10.3	0.1

McGee S, *Evidence Based Physical Diagnosis*, *2nd edn*, St Louis: Saunders, 2007. より改変．

回内運動 pronator drift

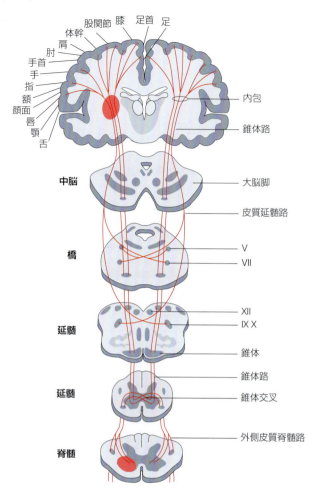

図 5.76 上位運動ニューロンの解剖学的構造
Clark RG, Manter and Gatz's Essential Neuroanatomy and Neurophysiology, 5th edn, Philadelphia: FA Davis Co, 1975. より許可を得て転載.

眼瞼下垂 ptosis

関連する神経解剖と局所解剖[7]

上瞼板筋と交感神経経路
1次ニューロン
- 視床下部
  ↓
- 交感神経線維，脳幹
  ↓
- 交感神経線維，中角，脊髄 Th1
  ↓

2次ニューロン（節前線維）
- 交感神経幹
⇒肺尖
  ↓
- 上頚神経節 C2
  ↓

3次ニューロン（節後線維）
- 上頚神経節 C2
⇒内頚動脈鞘
⇒内頚動脈
⇒上眼瞼裂
⇒海綿静脈洞
⇒眼窩尖
  ↓
×上瞼板筋

上眼瞼挙筋と副交感神経経路
- Edinger–Westphal 核
  ↓
- 動眼神経
  ↓
- 後交通動脈，Willis 動脈輪
⇒海綿静脈洞
⇒上眼瞼裂，蝶形骨
⇒眼窩尖
  ↓
- 毛様体神経節
  ↓
×上眼瞼挙筋

眼瞼下垂 ptosis

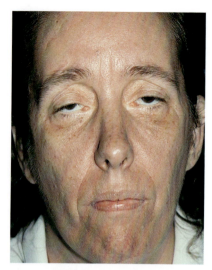

図 5.77 筋強直性ジストロフィー患者の特徴的な斧様顔貌と両側性眼瞼下垂

Yanoff M, Duker JS, *Ophthalmology*, 3rd edn, St Louis: Mosby, 2008: Fig 9-17-4. より許可を得て転載.

概要

眼瞼下垂は眼瞼の異常な下垂である. 片側性もあれば両側性もある. 通常, 上眼瞼は虹彩上部 1〜2 mm を覆い, 下眼瞼は虹彩の下縁に接する[7].

関連する疾患[7,184]

一般的なもの
- 眼瞼挙筋腱膜離開 (levator aponeurosis dehiscence)
- 皮膚弛緩症 (dermatochalasis)

あまり一般的でないもの
- Horner 症候群
- 動眼神経 (第Ⅲ脳神経) 麻痺 (oculomotor nerve (CN Ⅲ) palsy)
- 重症筋無力症 (両側)
- 筋強直性ジストロフィー (両側)

メカニズム

眼瞼下垂の原因は以下のとおりである[7,185,186].
- Horner 症候群
- 動眼神経麻痺
- 神経筋接合部疾患
- 筋強直性ジストロフィー
- 末梢結合組織の異常

Horner 症候群

Horner 症候群は上瞼板筋 (すなわち Müller (ミュラー) 筋 (Müller's muscle)), 虹彩の毛様体筋, 顔面の汗腺を支配する交感神経路の障害により生じる. 上瞼板筋の筋力低下は Horner 症候群の眼瞼下垂の原因になる. 本章の「Horner (ホルネル) 症候群」を参照.

動眼神経 (第Ⅲ脳神経) 麻痺

上眼瞼挙筋は, 眼球運動神経の副交感神経線維によって神経支配されている. 動眼神経麻痺は, 上眼瞼挙筋の筋力低下により眼瞼下垂を引き起こす[7]. 本章の「動眼神経 (第Ⅲ脳神経) 麻痺」を参照.

神経筋接合部の異常

重症筋無力症はシナプス後の神経筋接合部のアセチルコリン受容体に対する自己抗体を特徴とする自己免疫性疾患である. 主に外眼筋や顔面筋が障害される. 重症筋無力症では筋力低下は使うほど増悪する (すなわち疲労性). 加えて筋肉の温度が下がると筋力低下が改善することがある. これはベッドサイドでの"ice-on-eyes"で示される[186].

筋強直性ジストロフィー

筋強直性ジストロフィーは他の主な筋

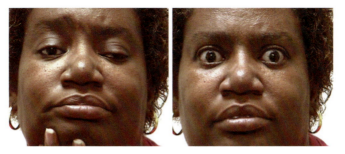

図 5.78 エドロホニウム検査前後の重症筋無力症，両側の眼瞼下垂があり，左側がより目立つ

Daroff RB, Bradley WG et al., Neurology in Clinical Practice, 5th edn, Philadelphia: Butterworth-Heinemann, 2008: Fig 82-4. より許可を得て転載.

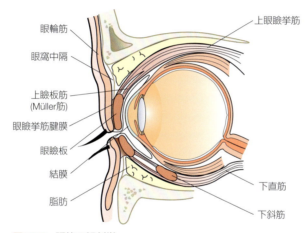

図 5.79 眼筋の解剖学

Flint PW et al., Cummings Otolaryngology: Head and Neck Surgery, 5th edn, Philadelphia: Mosby, 2010: Fig 30-9. より許可を得て転載.

疾患(すなわちミオパチー)と異なり，顔面筋や遠位筋の筋力低下を起こしやすい．筋強直性ジストロフィーの他の特徴に把握ミオトニアや叩打ミオトニアがある[184]．

眼窩周囲結合組織の機械的障害

眼瞼挙筋離開は眼瞼の結合組織と挙筋の解離によって生じる．眼瞼の皮膚や軟部組織の局所的な腫れや変性は，眼瞼下垂を引き起こす可能性がある．皮膚弛緩症は，上眼瞼の余分な組織が垂れ下がることが特徴である．

所見の有用性

眼瞼下垂は眼瞼の筋力低下，神経学的異常，結合組織の障害の徴候である．

片側性の完全な眼瞼下垂は動脈瘤による動眼神経(第Ⅲ脳神経)麻痺の可能性を特定するために，迅速な瞳孔検査を行うべきである．

相対的瞳孔求心路障害
（Marcus Gunn（マーカスガン）瞳孔）

relative afferent pupillary defect (RAPD) (Marcus Gunn pupil)

概要

両側瞳孔の相対的な拡張は，交互に光をあてる試験の最中に光が健側から病側（すなわち求心性瞳孔反応障害）へ移ったときに起こる[4]．求心性瞳孔反応障害は瞳孔光反応経路の求心脚の障害である（例：視神経，網膜神経上皮）．

関連する神経解剖と局所解剖

求心脚
- 網膜神経上皮
  ↓
- 視神経
  ↓
- 被蓋前核，中脳
  ↓
- ↔両側の Edinger–Westphal 核の神経支配
  ↓

遠心脚
- Edinger–Westphal 核，中脳
  ↓
- 動眼神経
  ↓
- 毛様体神経節
  ↓
- 短毛様体神経
  ↓
- ×瞳孔収縮筋

関連する疾患 [4,187]

一般的なもの
- 視神経炎
- 前部虚血性視神経症（AION）

あまり一般的でないもの
- 硝子体出血（vitreal haemorrhage）
- 網膜剥離（retinal detachment）
- 網膜芽細胞腫（retinoblastoma）
- 腫瘍性病変：脳腫瘍，脳膿瘍，脳動静脈奇形（AVM）

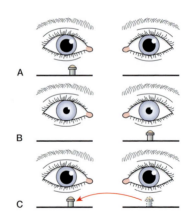

図 5.80 交互に光をあてる試験で認められた右相対的瞳孔求心路障害の概略図

A：右眼が照らされている．直接反射も間接反射も鈍い．**B**：左眼が照らされた場合の明瞭な直接反射と間接反射．**C**：光を右眼に振っても両側の瞳孔は散大している．

Daroff RB, Bradley WG et al., Neurology in Clinical Practice, 5th edn, Philadelphia: Butterworth-Heinemann, 2008: Fig 39-3. より許可を得て転載．

メカニズム

相対的瞳孔求心路障害（RAPD）は非対称性の網膜上皮か視神経からEdinger-Westphal核への入力によって起こされる[4,187]．交互に光をあてる試験のみが2つの求心性経路の間の相対的な違いを検出することができる．RAPDの機序は下記のとおりである．

- 視神経の障害
- 網膜神経上皮の障害（まれ）

視神経障害

視神経の非対称性障害は，求心性瞳孔欠損の最も一般的な原因である．患者には，視神経機能障害に関連する臨床所見（例：乳頭浮腫，視力低下，視野欠損，色覚異常）がある可能性がある[159]．原因には，視神経炎，前部虚血性視神経症（AION），視神経腫瘍（例：視神経膠腫）などが含まれる．視神経機能障害が非対称の場合，まれに特発性頭蓋内圧亢進および頭蓋内圧亢進を起こす他の原因によってRAPDが起こることもある．

網膜神経上皮の障害（まれ）

重度の非対称性網膜疾患は，求心性瞳孔欠損のまれな原因である．典型的には奇異性の瞳孔拡張は視神経障害のときよりも捉えにくい[188,189]．原因には加齢黄斑変性症（age-related macular degeneration），糖尿病性網膜症（diabetic retinopathy），高

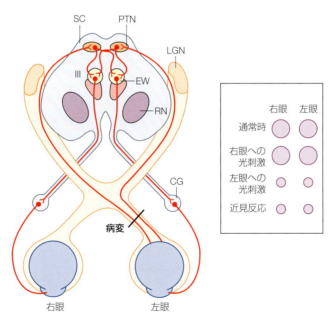

図5.81　RAPDに関連した瞳孔反応

CG：毛様体神経節．EW：Edinger-Westphal核．LGN；外側膝状体．PTN：被蓋前核．RN：赤核．SC：上丘．

Goldman L, Ausiello D, Cecil Medicine, 23rd edn, Philadelphia: Saunders, 2007: Fig 450-2. より許可を得て転載．

血圧性網膜症(hypertensive retinopathy)，網膜中心動脈閉塞症(central retinal artery occlusion)などが含まれる．

の感度は 92 〜 98％ [190,191]．相対的瞳孔求心路障害あるいは Marcus Gunn 瞳孔は視神経炎に関連する古典的で重要な徴候である．

所見の有用性

片側視神経疾患の検出に対する RAPD

rigidity

筋強剛

概要

　筋強剛は，安静時の筋緊張が異常に亢進することにより，受動運動において抵抗が増すことである．3つの明確な特徴がある[4]．
1. 抵抗は筋肉の伸張速度とは関係がない（すなわち，遅くても速くても受動的な動きに対する抵抗は同じ）．
2. 屈筋と伸筋で同じ．
3. 筋力低下と関連しない．

　筋強剛は錐体外路系疾患の徴候である．しばしば「プラスチック様固縮」「ろう様固縮」「鉛管様固縮」ともよばれる[6]．反対側の肢が活発に動くと筋強剛が悪化することがあり，"activated rigidity（筋強剛の亢進）"として知られている[61]．

関連する神経解剖と局所解剖

大脳基底核
- 淡蒼球外節
- 淡蒼球内節
- 被殻
- 尾状核
- 黒質
- 視床下核
- 線条体

関連する疾患

一般的なもの
- Parkinson病
- ドーパミン拮抗薬：ハロペリドール，メトクロプラミド

あまり一般的でないもの
- びまん性白質病変：ラクナ梗塞など
- 多系統萎縮症
- 進行性核上性麻痺
- 大脳皮質基底核変性症

メカニズム

　パーキンソニズムにおける筋強剛のメカニズムは不明である[44]．筋強剛は脊髄より上位運動ニューロンの錐体外路調節と脊髄運動ニューロン活動の変化により生じる[44]．歯車様筋強剛はParkinson病に関連する筋強剛の一種であり，歯車が歯止めで中断させられるときのような動きが可動域内で起こる[61]．歯車様筋強剛は筋強剛と振戦の複合効果に起因している[61]．

所見の有用性

　筋強剛は錐体外路系障害や神経弛緩薬による悪性症候群の徴候である（表5.28）．

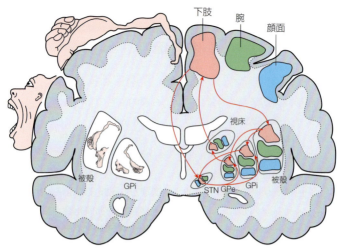

図 5.82　大脳基底核の運動回路と体部位局在

GPe：淡蒼球外節．　GPi：淡蒼球内節．　STN：視床下核．

Rodriguez-Oroz MC, Jahanshahi M, Krack P et al., Initial clinical manifestations of Parkinson's disease: features and pathophysiological mechanisms. Lancet Neurol *2009; 8: 1128–1139, Fig 2.* より許可を得て転載．

表 5.28　Parkinson 病における筋強剛の臨床的有用性

Parkinson 病の検出における可動初期の顕著な筋強剛 [45]	
	感度
筋強剛 [45]	96%

McGee S, Evidence Based Physical Diagnosis, *2nd edn, St Louis: Saunders, 2007.* より改変．

Romberg（ロンベルグ）試験

Romberg's test

関連する神経解剖と局所解剖

- 前庭系
- 固有感覚系
- 視覚経路

概要

患者は足を合わせて立ち，両目を閉じて60秒間その姿勢を維持するように言われる．患者が安定した姿勢を維持できない場合，検査は陽性である[4]．

関連する疾患

一般的なもの

- 中毒：アルコールやベンゾジアゼピン
- 前庭毒性薬：フロセミド，ゲンタマイシン

あまり一般的でないもの

- 脊髄亜急性連合変性症（subacute combined degeneration of the cord）（ビタミンB_{12}欠乏）
- 脊髄癆（tabes dorsalis）（第3期梅毒）
- 前庭神経炎

メカニズム

立位時の姿勢保持を安定させているのは，視覚情報，小脳および前庭機能，固有感覚の3つである（表5.29参照）．小脳病変がある患者のほとんどは視覚情報があってもバランスを維持することができない，そのためRomberg試験を受けることができない[4,69]．Romberg試験陽性は下記によって起こる．

- 固有感覚障害
- 前庭機能障害

固有感覚障害

軽度の固有感覚障害の患者では，体位安定性を視覚情報で補うことにより維持することができる．したがって視覚情報が取り除かれると，体位安定性が維持できず，結果としてRomberg試験が陽性になる．原因には末梢感覚性神経障害や後索機能障害（例：脊髄癆，脊髄亜急性連合変性症）が含まれる．

表5.29 小脳の機能的解剖学と関連する運動経路

解剖	機能	関連する運動経路
小脳虫部と片葉小結節	・体幹や近位肢の協調 ・前庭－眼球反射	・前皮質脊髄路 ・網様体脊髄路 ・前庭脊髄路 ・被蓋脊髄路

Blumenfeld H, Neuroanatomy Through Clinical Cases, Sunderland: Sinauer, 2002. より改変．

前庭機能障害

前庭機能障害（例：前庭神経炎）がある患者では体位安定性を視覚情報で補うことにより不均衡に適応することができる．視覚情報がなくなると，めまいおよび／または平衡障害は姿勢不安定性をもたらす．

所見の有用性

Notermans NC らの報告では 153 人全ての対照被験者は陰性であった．固有感覚障害がある人の半数は Romberg 試験を行ったところ，10 秒しか姿勢の維持が続かなかった[192]．

Moritz Romberg 博士はもともと脊髄癆（脊髄後索に障害を与える第 3 期梅毒）における診察として，Romberg 試験を記述した．Romberg 試験は固有感覚障害ないし前庭機能障害を示唆することを目的としたものである．

感覚レベル sensory level

> **関連する神経解剖と局所解剖**
>
> **脊髄**
> 後索路
> - 後索
>   - ∅ 内側毛帯，延髄
>
> 脊髄視床路
> - 脊髄視床路
>   - ∅ 白前交連，脊髄

概要

感覚レベルは，突然の感覚喪失がある脊椎レベルのことである[121]．

関連する疾患

一般的なもの
- 脊髄損傷，外傷

あまり一般的でないもの
- 横断性脊髄炎（transverse myelitis）
- 多発性硬化症
- 腫瘍性病変：脳腫瘍，硬膜外脳膿瘍（epidural abscess），脳動静脈奇形（AVM）

メカニズム

脊髄病変は病変のレベルでの同側の感覚障害，病変より下のレベルの逆側の感覚障害をもたらす．病変より上の感覚経路は影響を受けないために障害をされない．

所見の有用性

感覚レベルの同定は脊髄病変の局在化ができる．外傷性脊髄損傷患者では，T6を超える感覚レベルは神経性ショックの発症と関連している．

感覚レベル sensory level

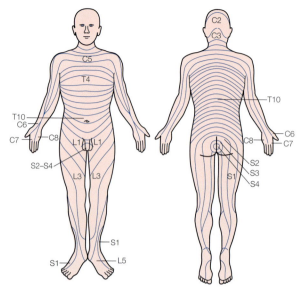

図 5.83 デルマトーム

Daroff RB, Bradley WG et al., Neurology in Clinical Practice, *5th edn, Philadelphia: Butterworth-Heinemann, 2008: Fig 30-3.* より許可を得て転載.

感覚喪失

概要

感覚の喪失は種類（軽い触感，振動覚，位置覚，疼痛や温覚）や解剖学的分布によって特徴付けられる（**表 5.30**）．

軽い触感，振動覚，位置覚

軽い触感，振動覚，位置覚は主に後索路と内側毛帯路を介して伝わる．

痛覚および温覚

疼痛および温覚は，脊髄視床路によって伝わる．

関連する疾患

一般的なもの
- 圧迫性単神経障害：手根管症候群
- 末梢神経障害：糖尿病性神経障害（diabetic neuropathy）
- 脳梗塞
- 脳出血
- 脊髄損傷
- 神経根症

あまり一般的でないもの
- 横断性脊髄炎
- 延髄外側症候群（Wallenberg 症候群）
- コンパートメント症候群（compartment syndrome）
- 脊髄空洞症
- 腫瘍性病変：脳腫瘍，脳膿瘍，脳動静脈奇形（AVM）

メカニズム

感覚障害の原因は下記のとおりである．

- 感覚野病変
- 内包前脚病変
- 視床病変
- 脳幹病変
- 脊髄病変
- 神経根症
- 末梢神経障害

感覚野病変

感覚野の片側性病変はホムンクルスの構造部の対側の半身感覚障害を引き起こす．中心後回の孤立性病変は，運動よりも感覚障害を引き起こす可能性がある[121]．

内包前脚病変

内包前脚は顔，腕，脚の感覚線維が密集している部分のため，この部位の損傷は典型的には純粋な半身の感覚障害を引き起こす[121]．内包後脚に病変があると筋力低下を伴うことがある．最も多い原因はラクナ梗塞である．

視床病変

運動障害がない純粋な半身の感覚障害（対側性の顔，腕，体，脚）の原因で最も多いのは視床梗塞である[121]．視床病変の原因にはラクナ梗塞，脳出血，腫瘍が含まれる．

脳幹病変

脳幹病変は交叉性感覚障害および／または運動障害が特徴である．脳幹病変による脳神経核機能障害は同側の脳神経異常を引き起こす．長索路（錐体路，内側

毛帯，脊髄視床路)は，下位病変の対側性の運動と感覚障害を引き起こす．Wallenberg症候群は交叉性感覚障害を伴う典型的な脳幹症候群である．本章の「Wallenberg(ワレンベルグ)症候群」も参照．

脊髄病変

脊髄病変は後索路が延髄(病変より上位)で交叉するため，同側の感覚，振動，位置覚の障害の原因となる．脊髄視床路は各椎体レベルで交叉するため，対側の痛覚や温覚の障害が生じる(病変より下位)．脊髄の片側切断ないしBrown-Séquard(ブラウン・セカール)症候群(Brown-Séquard syndrome)は，病変レベルに限局した完全な感覚障害が生じる．脊髄全領域病変では完全な感覚喪失が特徴的である(特定の皮膚レベルより下位の離散した感覚障害)．

神経根症

神経根障害は典型的には陽性(灼熱感，感覚異常，疼痛)と陰性(感覚低下やしびれ)の感覚を，分布する皮膚の領域に引き起こす．通常，感覚症状が運動障害の前に出現する．最も多い原因は椎間板疾患と脊椎症である(**表5.30**参照)．

末梢神経障害

末梢神経障害で多い機序は，(1)神経長関連末梢神経障害，(2)圧迫による単神経障害である．

神経長関連末梢神経障害

神経長関連末梢神経障害は神経の最遠位部で軸索変性が起こり，細胞体に向かって上行していくことで起こる[3,121]．原因は糖尿病，アルコール，遺伝性ニューロパチー，重金属中毒などである．

圧迫性単神経障害

圧迫性末梢神経障害は，障害部位より遠位の軸索とミエリンの変性(Waller(ワーラー)変性(Wallerian degeneration))によって起こる機械的障害が原因となる．障害部位の分布に比例した運動や感覚障害が特徴的である[3]．末梢神経は圧迫や外傷による障害の影響を受けやすい(例：正中神経，総腓骨神経，橈骨神経)．

所見の有用性

感覚障害の原因を検討する際には解剖学的分布と関連する徴候が重要である．

関連する神経解剖と局所解剖 [4,6]

後索および内側毛帯路（軽い触覚，振動覚，位置覚）
- 感覚野
  ↓
- 内包前脚
  ↓
- 後腹側核外側部，視床
  ↓
- 内側毛帯，脳幹
  ↓
⊘ 内側毛帯，延髄
  ↓
- 楔状束核，延髄
  ↓
- 後索，脊髄
  ↓
- 後角灰白質，脊髄
  ↓
- 神経根
⇒ 椎間板
⇒ 椎間孔
  ↓
- 末梢神経
⇒ 神経圧迫の可能性のある場所
  （例：手根管症候群）
  ↓
⊗ さまざまな感覚受容器

脊髄視床路（痛覚や温覚）
- 感覚野
  ↓
- 内包前脚
  ↓
- 後腹側核外側部，視床
  ↓
- 脊髄視床路，脳幹
  ↓
- 脊髄視床路，脊髄
  ↓
⊘ 腹側白質交連（前交連）
⇒ 中心管，脊髄
  ↓
- 後角灰白質
  ↓
- 後神経根
⇒ 椎間板
⇒ 椎間孔
  ↓
- 末梢神経
⇒ 神経圧迫の可能性のある場所
  （例：手根管症候群）
  ↓
⊗ 侵害受容器，温度受容器

表 5.30　感覚喪失のパターンのメカニズム

感覚喪失のパターン	メカニズム
顔面と腕 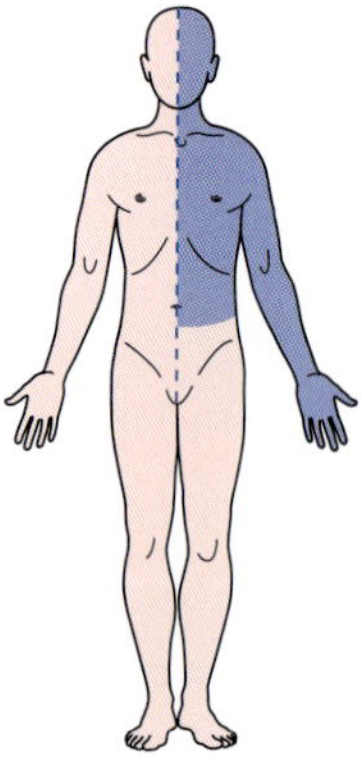 図 5.84	・中大脳動脈（MCA）領域梗塞 ・感覚野の腫瘍性病変
脚 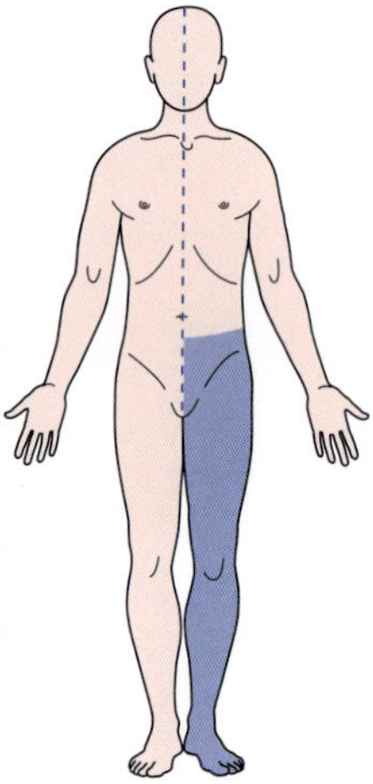 図 5.85	・感覚野の腫瘍性病変 ・前大脳動脈（ACA）領域梗塞

表 5.30 感覚喪失のパターンのメカニズム―つづき

感覚喪失のパターン	メカニズム
顔面と腕と脚 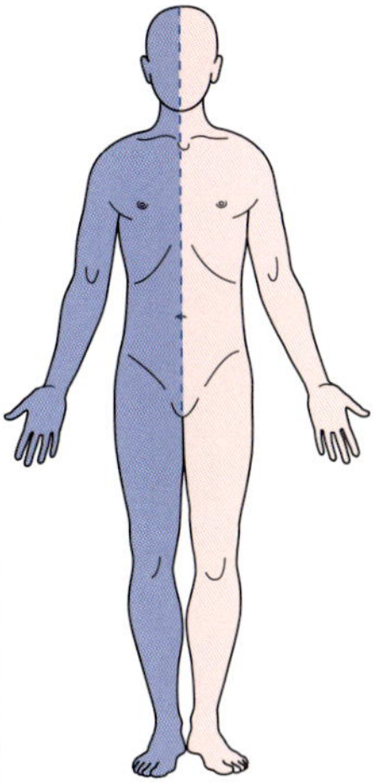 図 5.86	• 視床病変 • 内包前脚 • 内頚動脈（ACA ＋ MCA）領域の梗塞
同側顔面と対側の腕と脚 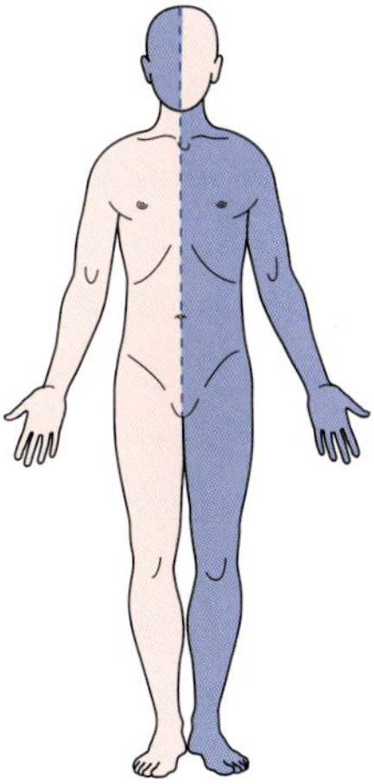 図 5.87	• 延髄外側症候群（Wallenberg 症候群）

表 5.30 感覚喪失のパターンのメカニズム—つづき

感覚喪失のパターン	メカニズム
マントの分布の両腕の疼痛と温覚の低下 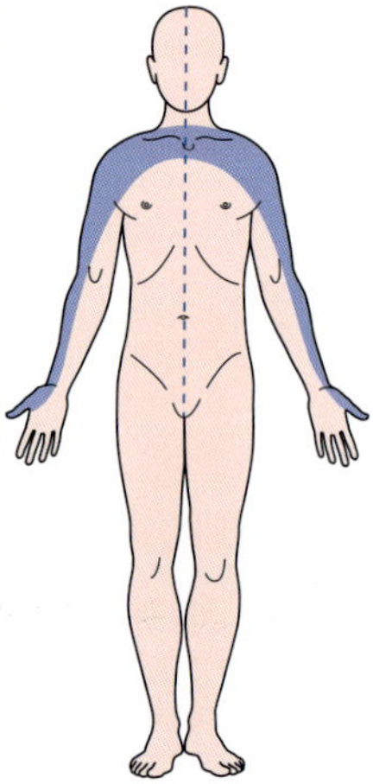 図 5.88	・頚髄の脊髄中心症候群
四肢 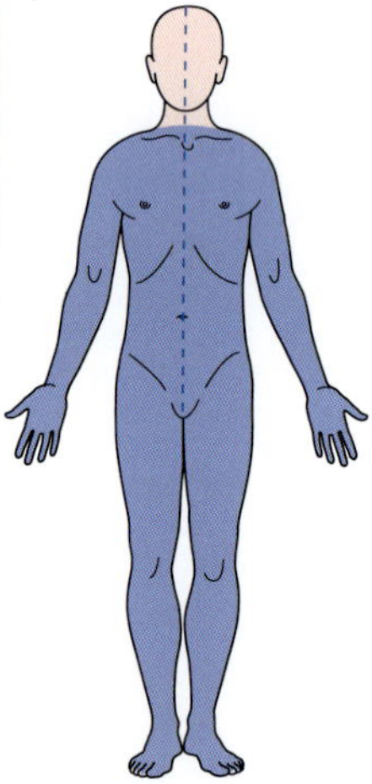 図 5.89	・頚髄病変

表 5.30　感覚喪失のパターンのメカニズム—つづき

感覚喪失のパターン	メカニズム
下肢 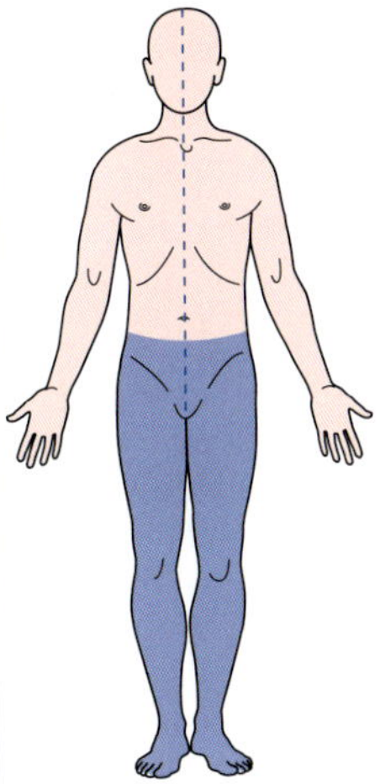 図 5.90	• T1 より下位 L1/L2 より上位の脊髄病変
末梢神経の分布 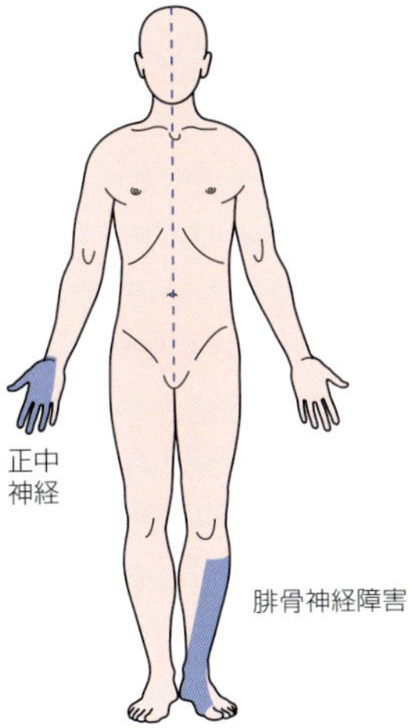 正中神経 腓骨神経障害 図 5.91	• 圧迫性単神経障害

表 5.30　感覚喪失のパターンのメカニズム―つづき

感覚喪失のパターン	メカニズム
手袋靴下型の分布 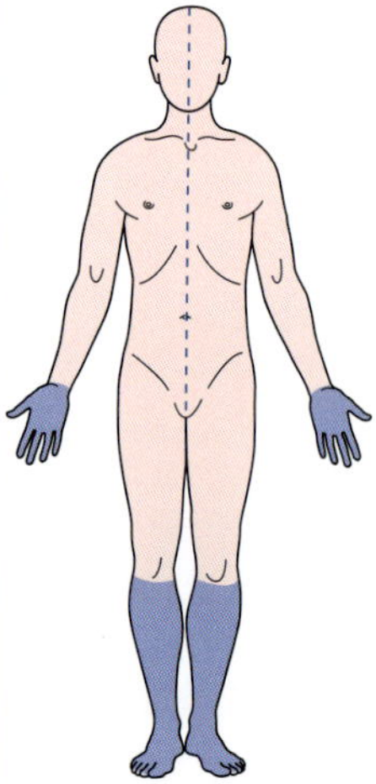 図 5.92	• 神経長関連末梢神経障害
デルマトーム分布 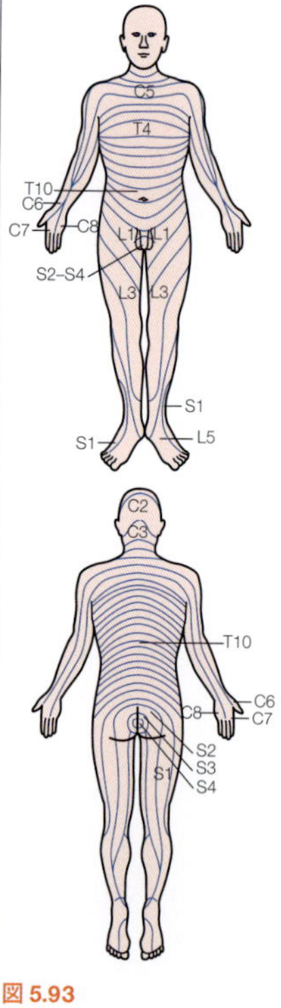 図 5.93	• 神経根症

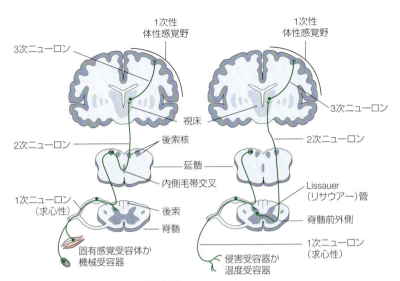

図 5.94 感覚障害における関連経路

http://virtual.yosemite.cc.ca.us/rdroual/Course%20Materials/Physiology%20101/Chapter%20Notes/Fall%202007/chapter_10%20Fall%202007.htm［5 Apr 2011］. に基づく.

痙縮

概要

痙縮は，安静時の筋緊張の異常な増加による受動的な動きに対する抵抗の増加である．3つの異なる機能がある[4,193]．

1. 抵抗は速度に依存する（すなわち筋肉の緊張は受動的な動きの速度とともに増加する）．
2. 屈筋と伸筋で異なる（すなわち腕の屈筋や下肢の伸筋では緊張が増大する）．
3. 筋力低下がある．

関連する神経解剖と局所解剖

上位運動ニューロン
- 運動野
  ↓
- 放線冠，皮質下白質
  ↓
- 内包後脚
  ↓
- 皮質脊髄路，脳幹
  ↓
- ⊘錐体交叉（延髄）
  ↓
- 外側皮質脊髄路（延髄）
  ↓

単シナプス伸張反射
→抑制性介在ニューロン
→感覚求心性ニューロン
→α運動ニューロン

関連する病態

一般的なもの
- 正常変異
- 脳梗塞，中大脳動脈（MCA）領域
- 脳出血
- ラクナ梗塞，内包後脚

あまり一般的でないもの
- 多発性硬化症
- 脊髄損傷
- 脳幹病変（延髄内側症候群）
- 中枢神経の腫瘤性病変：脳腫瘍，脳膿瘍，脳動静脈奇形（AVM）
- セロトニン症候群
- ストリキニーネ中毒
- *Clostridium tetani* 感染症（破傷風）

メカニズム

痙縮の原因は以下のとおりである．
- 上位運動ニューロン
- 中毒や感染症（まれ）

上位運動ニューロン障害

上位運動ニューロン障害は抑制性介在ニューロンの低下，γ運動ニューロン活動の増加，α運動ニューロンの興奮性亢進をもたらす[58]．α運動ニューロンの過剰興奮は静止筋緊張と受動的な運動に対する抵抗の増加をもたらす．上位運動ニューロン障害後の超急性期では痙縮は時にみられないことがある．急性上位運動ニューロン障害後に痙縮が発現するには数日〜数週間かかる[39]．

中毒や感染症

破傷風菌は脊髄の抑制性介在ニューロンからのGABA放出を抑制する毒素を産生し，α運動ニューロンを長期に興奮させることで，痙性麻痺を引き起こす[194]．ストリキニーネはシナプス後脊髄運動ニューロンにおけるグリシンの取り込みを遮断し，α運動ニューロンの長期興奮と痙性麻痺を引き起こす[195]．

所見の有用性

痙縮は上位運動ニューロン障害の徴候であるが，いくつかの毒物による障害にも関連している

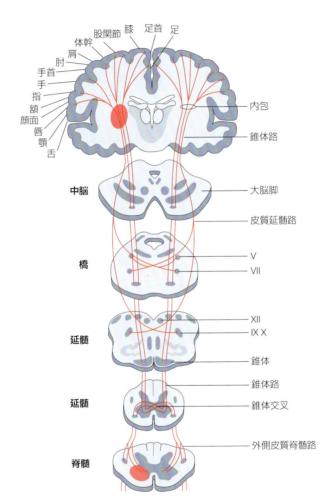

図 5.95　上位運動ニューロンの解剖学

Clark RG, Manter and Gatz's Essential Neuroanatomy and Neurophysiology, 5th edn. Philadelphia: FA Davis Co, 1975. に基づく．

胸鎖乳突筋および僧帽筋の筋力低下（副神経麻痺）

sternocleidomastoid and trapezius muscle weakness
（accessory nerve（CN Ⅺ）palsy）

関連する神経解剖と局所解剖

上位運動ニューロン
- 運動野
  ↓
- 放線冠，皮質下白質
  ↓
- 内包後脚
  ↓
- 錐体路，脳幹
  ↓

∅ 交叉 1
  ↓

∅ 交叉 2
  ↓

下位運動ニューロン
- 付帯核，延髄
  ↓
- 副神経
⇒ 大後頭孔
⇒ 後頚三角
  ↓
× 胸鎖乳突筋

概要

副神経（第Ⅺ脳神経）麻痺は胸鎖乳突筋および／または僧帽筋の筋力低下を引き起こす．

胸鎖乳突筋の筋力低下は頭部回旋に対する抵抗試験によって示される．
- 左回旋の筋力低下 → 右胸鎖乳突筋の筋力低下
- 右回旋の筋力低下 → 左胸鎖乳突筋の筋力低下

僧帽筋の筋力低下は肩をすくめることに対する抵抗検査で示される．肩甲挙筋もこの運動に関与している[6,196]．

関連する疾患

一般的なもの
- 医原性：頚部郭清術
- 後頚三角の穿通性外傷

あまり一般的でないもの
- 腫瘍性病変：脳腫瘍，脳膿瘍，脳動静脈奇形（AVM）

メカニズム

副神経麻痺は一般的には，外傷か腫瘍病変により 2 次性に生じる末梢神経病変が原因となって生じる．副神経麻痺は分枝するのが主神経から近いため，胸鎖乳突筋が温存されることもある[197]．

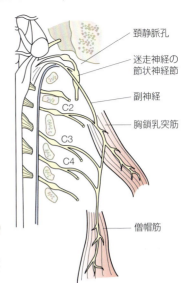

図 5.96 副神経(第Ⅺ脳神経)による胸鎖乳突筋と僧帽筋の神経支配

Daroff RB, Bradley WG et al., Neurology in Clinical Practice, *5th edn, Philadelphia: Butterworth-Heinemann, 2008: Fig 74-13.* より許可を得て転載.

舌偏倚（舌下神経麻痺）

関連する神経解剖と局所解剖

上位運動ニューロン
- 運動野
  ↓
- 放射冠，皮質下白質
  ↓
- 内包後脚
  ↓
- 錐体路，延髄
  ↓
∅ 交叉
  ↓
下位運動ニューロン
- 舌下神経核，延髄
  ↓
- 舌下神経
  ⇒舌下神経管
  ⇒内頚動脈
  ↓
×オトガイ舌筋

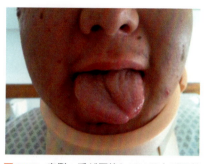

図 5.97 病側へ舌が偏倚している左舌下神経麻痺の患者

Rué V. et al., Delayed hypoglossal nerve palsy following unnoticed occipital condyle fracture. Neurochirurgie 2013; 59(6): 221–223. Copyright © 2013 Elsevier Masson SAS.

概要

舌が病側に向かって偏倚する．

関連する疾患

一般的なもの
- 医原性：内頚動脈剥離術
- 頚部穿通性外傷

あまり一般的でないもの
- 内頚動脈瘤（carotid artery aneurysm）
- 腫瘍性病変：脳腫瘍，脳膿瘍
- 頚動脈解離

メカニズム

オトガイ舌筋は同側の舌下神経により支配されており，舌を内側か前方に動かす．通常，各オトガイ舌筋の力の横力は釣り合っており，舌は正中に突き出ている．オトガイ舌筋の筋力低下がある場合，障害側の内側の力が失われるため，舌は病側に偏る[4,6,198]．

舌下神経麻痺

舌下神経麻痺はしばしば他の脳神経所見を伴う[199]．原因としては舌下神経管狭窄，内頚動脈動脈瘤，内頚動脈解離，頚動脈内膜剥離術後の医原性損傷，貫通性頚部損傷などが挙げられる[200-202]．

所見の有用性

舌下神経麻痺は舌偏倚の最も多い原因である．舌は病側に向かって偏倚する．

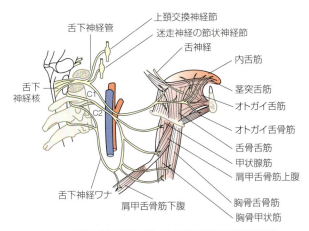

図 5.98 舌下神経（第XII脳神経）の神経解剖学と局所解剖学

Daroff RB, Bradley WG et al., Neurology in Clinical Practice, 5th edn, Philadelphia: Butterworth-Heinemann, 2008: Fig 74-16. より許可を得て転載．

滑車神経麻痺

trochlear nerve (CN Ⅳ) palsy

関連する神経解剖と局所解剖

- 滑車神経核, 中脳背側
  ↓
- ∅ 交叉
  ↓
- 滑車神経
  ⇒ くも膜下腔
  ⇒ 上眼窩裂
  ⇒ 海綿静脈洞
  ⇒ 眼窩尖
  ↓
- × 上斜筋

概要

滑車神経(第Ⅳ脳神経)麻痺は下記の所見が特徴的(初期の眼位所見)である[1].

- 上斜視(上方偏倚)
- 外旋(外転)
- 頭が罹患した側と反対方向に偏倚する

眼球の非共同性は見下ろしたり, 麻痺側を注視しようとする(螺旋状の階段を下っているときなど)と増悪する.

関連する疾患 [1,203-205]

一般的なもの

- 鈍的外傷
- 糖尿病性単神経障害／微小血管梗塞

あまり一般的でないもの

- 中脳病変：脳腫瘍, 多発性硬化症, 脳動静脈奇形(AVM)
- 水頭症
- 松果体腫瘍
- 海綿静脈洞症候群(複数の脳神経異常)

メカニズム

滑車神経は対側の上斜筋を神経支配し, 中脳背側を出た直後に交叉する. 滑車神経の病変は対側に所見が出現する. 滑車神経麻痺の機序を表 5.31 に示す.

孤立性滑車神経麻痺の一般的な原因は外傷性障害と虚血性微小血管疾患である[1]. 滑車神経は脳幹外側を長く通過するため, 外傷性の圧迫に対して特に脆弱である[1,205]. 滑車神経麻痺の原因を下記に示す.

- 脳幹病変
- 外傷性末梢神経障害

表 5.31 滑車神経麻痺のメカニズム

滑車神経麻痺の臨床像	メカニズム
上斜視	→ 下斜筋と上直筋への拮抗障害
外転	→ 下斜筋への拮抗障害
頭部の傾き	→ 患者は外旋に順応する
下方視の障害	→ 上斜筋の筋力低下
内転の障害	→ 下斜筋の筋力低下

滑車神経麻痺 trochlear nerve (CN IV) palsy 511

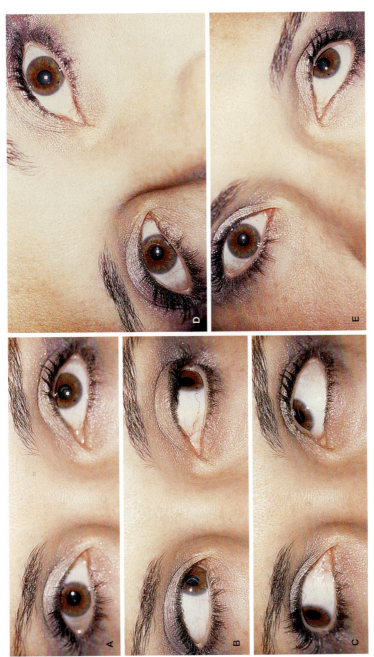

図 5.99 滑車神経（IV）麻痺の患者
A：基本眼位、左斜視と外転。B：左上斜筋を使わないような比較的正常な左注視 C：右注視 D：対側に頭部を傾けている間は下直筋と下斜筋による眼球外旋反射により、左眼の垂直方向の偏倚がない。E：同側に頭部を傾けたときの顕著な左上斜視：上直筋と眼球内旋反射による上斜筋下した上斜筋の起こる（上斜筋の筋力低下により上直筋収縮を補えないため）。
Yanoff M, Duker JS, Ophthalmology, 3rd edn. St Louis: Mosby; 2008: Fig 11-10-4. より許可を得て転載.

512 滑車神経麻痺 trochlear nerve (CN IV) palsy

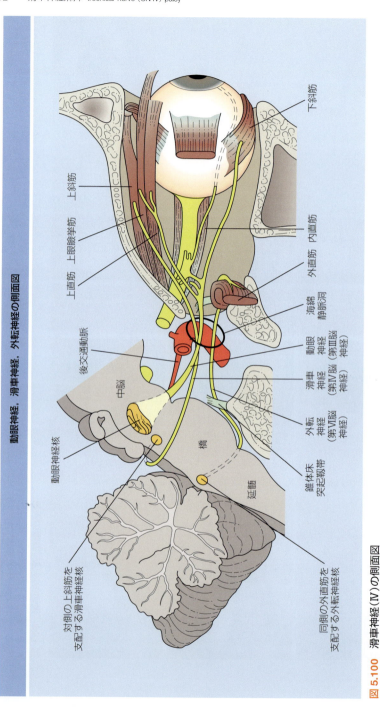

図 5.100 滑車神経（IV）の側面図
Yanoff M, Duker JS. Ophthalmology. 3rd edn, St Louis: Mosby; 2008. Fig 9-15-1. より許可を得て転載.

- くも膜下腔の異常
- 海綿静脈洞症候群（複数の脳神経異常）
- 眼窩先端部症候群（複数の脳神経異常）

脳幹病変

　滑車神経核の病変は背側中脳を出るときに交叉するため，対側性上斜筋麻痺を引き起こす．脳幹内の孤立性滑車神経病変はまれである．典型的には脳幹病変では複数の脳神経の局在所見が存在する可能性がある[203,204]．

外傷性滑車神経麻痺

　典型的には，重度頭部外傷により生じる2次的な他の外傷性脳神経障害と異なり，外傷性の滑車神経障害は比較的軽微な外傷でも生じうる[205]．滑車神経は脳幹を出た後の走行が長いため，鈍的外傷によって起こる圧迫に対して脆弱である．

くも膜下腔の異常

　くも膜下腔の腫瘤性病変は，滑車神経が脳幹を出てくも膜下腔を横切るときに，それを圧迫することがある．原因として感染症ないし腫瘍による髄膜刺激や滑車神経神経種が含まれる[204]．

海綿静脈洞

　本章の「海綿静脈洞症候群」を参照．

眼窩先端部症候群

　本章の「眼窩先端部症候群」を参照．

所見の有用性

　滑車神経麻痺の患者の研究では45％の人が頭を健側に傾けていたことが報告されている[206-208]．患者が患側に頭を傾けると，96％の患者が複視と上斜視の悪化を経験した[206,208]．

体幹失調

関連する神経解剖と局所解剖

小脳
- 虫部と片葉小節葉
    - → 前皮質脊髄路
    - → 毛様体脊髄路
    - → 前庭脊髄路
    - → 視蓋脊髄路

概要

坐位および／または頭頚部を動かしたとき（つまり揺動）に体幹部の近位筋の調節障害による姿勢調節障害が生じる[69]．患者は直立姿勢を維持するために補助が必要となる可能性がある．

関連する疾患 [6,69]

一般的なもの
- アルコール中毒
- 薬物中毒：リチウム，フェニトイン，ベンゾジアゼピン

あまり一般的でないもの
- 小脳梗塞
- 脳底動脈領域梗塞（basilar artery territory infarction）
- 多発性硬化症
- 腫瘍：脳腫瘍，脳膿瘍，脳動静脈奇形（AVM）
- 単純ヘルペス脳炎
- 遺伝性小脳変性症（Friedreich 運動失調症）
- 腫瘍随伴性小脳変性症

メカニズム

小脳正中部の構造（虫部や片葉小節葉）は，下行する運動経路を介して頭部や体幹部の筋肉を調整する[6,69]．これらの部位の病変は体幹失調や揺動を引き起こす．小脳に関連する運動経路については，表 5.32 を参照．

所見の有用性

体幹失調は小脳正中部の徴候である．

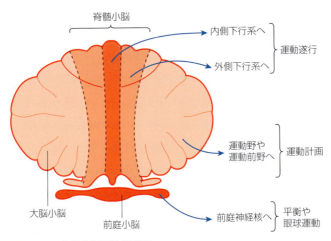

図 5.101　小脳の規模的解剖学

Barrett KE, Barman SM, Boitano S et al., Ganong's Review of Medical Physiology, 23rd edn. Kandel ER, Schwartz JH, Jessell TM (eds), Principles of Neural Science, 4th edn, McGraw Hill, 2000.

表 5.32　小脳の機能的解剖学と関連する運動経路

解剖	機能	関連する運動経路
小脳虫部と片葉小結節	・体幹や近位肢の協調 ・前庭－眼球反射	・前皮質脊髄路 ・網様体脊髄路 ・前庭脊髄路 ・被蓋脊髄路
小脳半球中間部	・遠位肢の協調	・外側皮質脊髄路 ・赤核脊髄路
小脳半球外側	・遠位肢の運動計画	・外側皮質脊髄路

Blumenfeld H, Neuroanatomy Through Clinical Cases, Sunderland: Sinauer, 2002. より改変.

口蓋垂偏倚

uvular deviation

概要

患者が「あー」と言うと，口蓋収縮筋の収縮により口蓋垂の片側への偏倚がある．

関連する疾患[1]

一般的なもの
- 糖尿病性単神経障害／微小血管梗塞
- 医原性：扁桃摘出術の合併症

あまり一般的でないもの
- 延髄外側症候群（Wallenberg 症候群）
- 小脳橋腫瘍（cerebellopontine tumour）
- 内頚動脈解離
- 腫瘍：グロムス腫瘍，脳動静脈奇形（AVM）
- 外傷：頚静脈孔骨折（多脳神経異常）

メカニズム

口蓋垂の偏倚の原因は以下のとおりである．
- 疑核病変
- 舌咽神経核病院
- 舌咽神経および迷走神経麻痺

疑核病変

疑核の病変は同側の口蓋収縮筋の筋力低下を起こし，健側の方に口蓋垂の偏倚を生じる．原因として，延髄外側症候群（Wallenberg 症候群），感染症，多発性硬化症がある[1]．

迷走神経麻痺

迷走神経麻痺では軟口蓋や口蓋挙上の筋力低下により，口蓋垂の健側への偏倚を起こす．関連する徴候には，片側性の咽頭や喉頭の感覚障害，片側性の外耳の感覚障害，嚥下障害や嗄声が含まれる[1]．原因には外傷，小脳橋角部腫瘍，扁桃摘出後の医原性が含まれる．

所見の有用性

動的な口蓋垂の偏倚は舌咽神経，迷走神経，疑核の病変の徴候である．

関連する神経解剖と局所解剖[1]

上位運動ニューロン
- 運動野

↓

- 放線冠，皮質下白質

↓

- 内包後脚

↓

- 運動性長伝導路

↓

∅ 交叉

↓

舌咽神経および迷走神経
- 疑核と背側運動核
⇒ 頚静脈孔

↓

- 節状神経節

↓

× 口蓋収縮筋および内喉頭筋

口蓋垂偏倚 uvular deviation 517

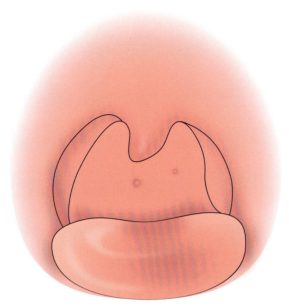

図 5.102 急性脳卒中で生じた左舌咽神経（第Ⅸ脳神経）の障害による口蓋の右への偏倚

Scollard DM, Skinsnes OK, Oropharyngeal leprosy in art, history, and medicine. Oral Surg, Oral Med, Oral Pathol, Oral Radiol, Endod 1999; 87(4): 463–470 に基づく．

垂直性注視麻痺

vertical gaze palsy

関連する神経解剖と局所解剖[138]

より上位中枢の入力
- 大脳半球
- 上丘
- 前庭神経核
- 小脳

脳幹の注視中枢
- 中脳網様体
⇒ 松果体
⇒ 第三脳室
↓
- Cajal（カハール）間質核
 （interstitual nucleus of Cajal）
↓
⊘ 後交連
↓
- 動眼神経
- 滑車神経

概要

垂直性注視麻痺は上向き注視麻痺と下向き注視麻痺と上下の両方の注視麻痺を含む，まれな注視障害の所見である．

関連する疾患[13,134,138,142]

一般的なもの
- 松果体腫瘍
- 水頭症
- 進行性核上性麻痺（PSP）

あまり一般的でないもの
- 多発性硬化症
- Wernicke脳症
- Tay-Sachs（テイ・サックス）病
 （Tay-Sachs disease）
- HIV/AIDS脳症
 （HIV/AIDS encephalopathy）

メカニズム

中脳網様体（MRF：midbrain reticular formation）は垂直注視や眼球の輻輳運動の仲介をしている[138]．

上方注視麻痺の原因は下記のとおりである．
- 後交連病変

上方注視麻痺と下方注視麻痺の組み合わせの原因は下記のとおりである．
- 両側内側縦束吻側間質（riMLF：rostral interstitial medial longitudinal fasciculus）病変

後交連病変

後交連の病変は，Cajal間質核から眼球運動核への入力損失による垂直注視麻痺と上直筋と下斜筋の筋力低下をもたらす．

両側内側縦束吻側間質（riMLF）病変

両側のriMLF病変は動眼核と滑車核への神経入力の喪失をもたらし，それぞれ下直筋および上斜筋の筋力低下をもたらす[1]．上方注視麻痺と下方注視麻痺を組み合わせた場合，上直筋，下直筋，下斜筋，上斜筋の筋力低下がみられる．

所見の有用性

垂直方向の注視麻痺は中脳病変の徴候である．

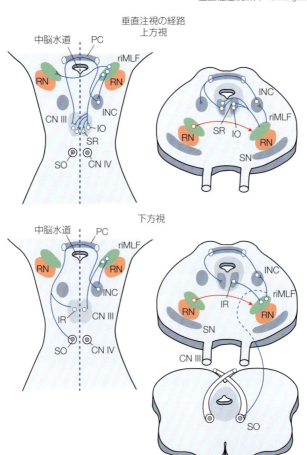

図 5.103　垂直注視に関連した神経経路

上方視の神経経路は，吻側間質核の内側縦束（MLF）から後交連を通過し，背側に行き，動眼神経や滑車神経を支配する神経路に由来する．上視麻痺は後交連の障害の結果生じる中脳背側症候群の特徴である．下方視の神経経路も吻側間質核の内側縦束に由来するが，おそらくさらに腹側寄りの場所を走行している．下方視を障害するには両側性の赤核内側背部の障害が必要である．INC：Cajal間質核．IO：下斜副核．IR：下直副核．PC：後交連．riMLF：両側内側縦束吻側間質．RN：赤核．SN：黒質．SO：上斜副核．SR：上直副核．

Yanoff M, Duker JS, *Ophthalmology, 3rd edn*, St Louis: Mosby, 2008: Fig 9-13-4. より許可を得て転載．

視力

概要

視力は眼の**バイタルサイン**である．Snellen（スネレン）指標（Snellen chart）により評価される．視力低下は 6/9 のラインが読めない（日本の視力で 0.7 未満相当）あるいは基本状態から有意な変化がある場合とする．乱視の患者は検査中に屈折異常を補正するため，メガネ，コンタクト，ピンポール屈折器を使用する必要がある[209]．

（注：本項では，視力異常に関連する神経学的状態に焦点を当てている．より詳しい情報については眼科の書籍を参照する必要がある）

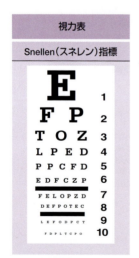

図 5.104 Snellen 指標
Yanoff M, Duker JS, Ophthalmology, 3rd edn, St Louis: Mosby, 2008: Fig 2-6-7. より許可を得て転載．

関連する神経解剖と局所解剖

神経系

視交叉前の構造
- 網膜上皮
  ↓
- 視神経
  ⇒眼窩尖
  ⇒視神経管，蝶形骨
  ↓

視交叉部の構造
- 視神経管
  ⇒下垂体
  ⇒海綿静脈洞
  ↓

視交叉後の構造
- 視索
  ↓
- 外側膝状核，視床
  ↓
- 上視放線，頭頂葉（Baum 係蹄）
  ↓
- 下視放線，側頭葉（Meyer 係蹄）
  ↓
- 視覚野，後頭葉

眼
- 角膜
- 前房
- 水晶体
- 後房
- 硝子体
- 網膜上皮

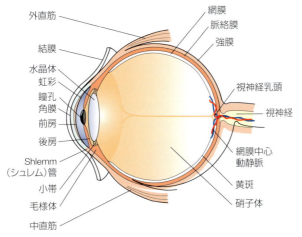

図 5.105　眼球の解剖学
Goldman L, Ausiello D, Cecil Medicine, 23rd edn, Philadelphia: Saunders, 2007: Fig 449-2. より許可を得て転載.

関連する疾患 [6,210]

一般的なもの
- 両側後頭葉梗塞(bilateral occipital lobe infarction)
- 両側後頭葉出血(bilateral occipital lobe haemorrhage)
- 視神経炎
- 原因にかかわらず頭蓋内圧亢進

あまり一般的でないもの
- 眼性片頭痛(ocular migraine)
- 特発性頭蓋内圧亢進症(IIH)
- 前部虚血性視神経症(AION)
- 眼窩先端部症候群
- 腫瘤性病変:脳腫瘍,脳膿瘍,脳動静脈奇形(AVM)
- 脳静脈洞血栓症

メカニズム

視力低下に関連する神経学的な疾患には以下のものがある.

- 片側ないし両側の視交叉前病変
- 両側の視交叉後病変

視交叉病変や片側性視交叉後病変は通常視力低下と関連していない.むしろ,典型的には視野欠損をもたらす.本章の「視野欠損」を参照.

片側ないし両側の視交叉前病変

片側視交叉前病変(例:視神経膠腫,視神経炎)は同側の単眼視力喪失をもたらす.関連する徴候には乳頭浮腫,視神経萎縮症,相対的瞳孔求心路障害(RAPD)が含まれる.視神経の頭蓋内セグメントには前大脳動脈(ACA),中大脳動脈(MCA),前交通動脈によって供給される.これらの広範な血液供給のために梗塞はまれである[211].

両側の視交叉後病変

両側の後頭葉病変(例:梗塞や出血)は皮質による失明を引き起こす.患者はその異常に気付かない可能性がある(病態失認).

所見の有用性

317人の新規患者において視力 6/12（すなわち 20/40, 日本では 0.5 相当）かそれ以下の視力の人は感度 75％, 特異度 74％, 陽性尤度比 2.8, で重大な眼疾患を検出した[212]. 6/9（すなわち 20/30, 日本では 0.7 弱相当）かそれ以下の視力は感度 74％, 特異度 73％, 陽性尤度比 2.7 であった[212].

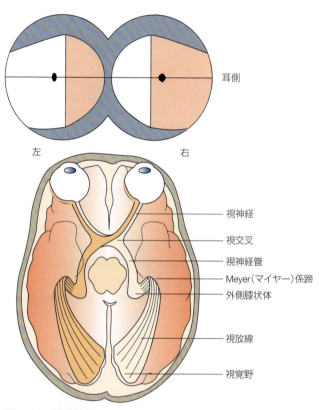

図 5.106　視覚経路

Daroff RB, Bradley WG et al., Neurology in Clinical Practice, *5th edn, Philadelphia: Butterworth-Heinemann, 2008: Fig 39-1.* より許可を得て転載.

視野欠損 visual field defect

概要

視野欠損は通常の視野における部分的な欠損である．通常の視野は側方に約90°，上方に50°，鼻方向に50°，下方に60°である[140]．

視野欠損はベッドサイドにおいて対坐法で検出される．四分円の2領域における同時自覚は，頭頂葉病変による視覚性無視の

関連する神経解剖と局所解剖

眼球
- 角膜
- 前房
- 水晶体
- 後房
- 硝子体
- 網膜上皮

神経学的構造

視交叉前構造
- 網膜上皮

↓

- 視神経
⇒眼窩尖
⇒海綿静脈洞
⇒視神経管，蝶形骨

↓

視交叉構造
- 視交叉
⇒下垂体

↓

視交叉後構造
- 視神経管

↓

- 外側膝状核，視床

↓

- 上視放線，頭頂葉（Baum 係蹄）

↓

- 下視放線，側頭葉（Meyer 係蹄）

↓

- 視覚野，後頭葉

検出に有用である．視覚性無視があると左側視野単独では動いているものを知覚できるが，両側の視野に情報が入ると物体を知覚できない可能性がある[4,213]．

関連する疾患

一般的なもの
- 後大脳動脈（PCA）領域の梗塞
- 中大脳動脈（MCA）領域の梗塞
- 後頭葉出血
- 加齢黄斑変性症

あまり一般的でないもの
- 網膜色素変性症（retinitis pigmentosa）
- 下垂体巨大腺腫
- 頭蓋咽頭腫（craniopharyngioma）
- 網膜中心動脈閉塞症（CRAO：central retinal artery occlusion）
- 多発性硬化症

メカニズム

視野欠損の原因（**表 5.33** 参照）は以下のカテゴリに分類される．
- 視交叉前構造の障害
- 視交叉部の障害
- 視交叉後構造の障害

一般に，垂直軸（各半視野を分割する垂直線）を横切る視野欠損は視交叉前病変や主な眼疾患によるものである[4]．同名半盲など垂直軸を横切らない視野欠損は，視交叉部や視交叉後の病変によって引き起こされる[4]．

視交叉前病変

片側性の視交叉前疾患は，垂直軸（すなわち視野を二等分する垂直線）を横切る可能性がある同側の単眼の視野欠損を引き起こす[4]．

水平暗点：網膜動脈分枝閉塞症

上方や下方の網膜分枝動脈閉塞症閉塞は，上または下半分の網膜の梗塞を引き起こす可能性があり，その結果，それぞれ下部または上部の暗点をもたらす．

視野狭窄：毛様網膜動脈が温存された網膜中心動脈閉塞症

毛様網膜動脈が温存された網膜中心動脈閉塞症（CRAO）は中心部を除いた網膜神経上皮の梗塞を起こすため，結果として視野が狭窄する[213]．

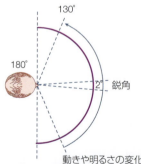

図 5.107 正常な視野の範囲
スコットランド感覚センターの機能評価に基づく．
http://www.ssc.education.ed.ac.uk/courses/vi&multi/vmay06c.html [*5 Apr 2011*]．で入手可能．

視野欠損 visual field defect

表 5.33 視野欠損のメカニズム [4,8,212,214]

視野欠損	メカニズム
水平暗点(altitudinal scotoma) 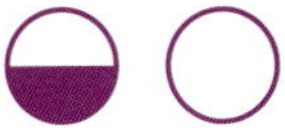 図 5.108	• 網膜動脈分枝閉塞症 • 網膜剥離 • 部分的な視神経病変
中心暗点(central scotoma) 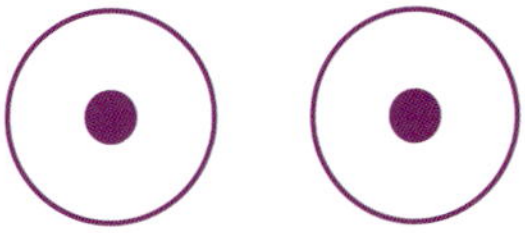 図 5.109	• 加齢黄斑変性症 • 視神経病変
視野狭窄(tunnel vision) 図 5.110	• 緑内障 • 網膜色素変性症 • 毛様体網膜動脈が温存されている網膜中心動脈閉塞症 • 慢性乳頭浮腫
両耳側半盲(bitemporal hemianopia) 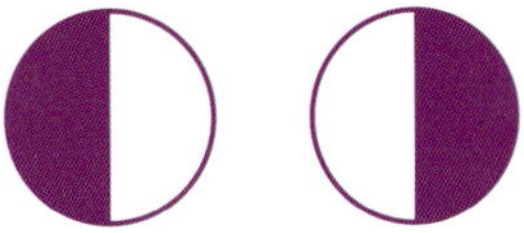 図 5.111	• 視交叉病変
同名半盲(homonymous hemianopia) 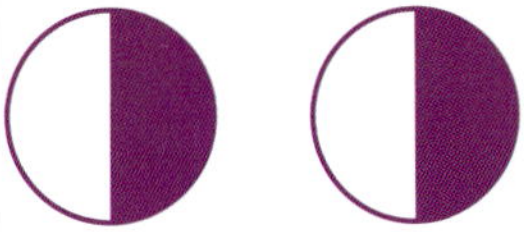 図 5.112	• 視覚野 • 上部や下部の視放線病変 • 外側膝状体，視床 • 視交叉病変(非常に一般的でないもの)
黄斑回避を伴う同名半盲(homonymous hemianopia with macular sparing) 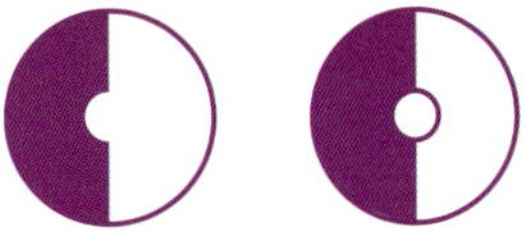 図 5.113	• 後頭葉病変
四分盲(homonymous quadrantanopia) 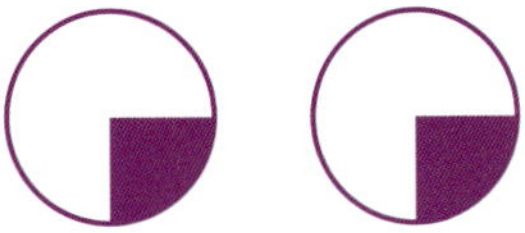 図 5.114	• 視放線病変

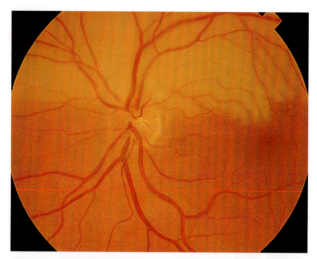

図 5.115 網膜動脈分枝閉塞による網膜上部梗塞（淡色領域）の結果，下半分の暗点が生じている

Yanoff M, Duker JS, Ophthalmology, 3rd edn, St Louis: Mosby, 2008: Fig 6-16-6. より許可を得て転載.

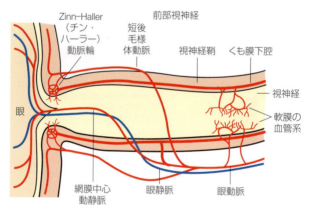

図 5.116 前部視神経の血管供給の解剖学

Yanoff M, Duker JS, Ophthalmology, 3rd edn, St Louis: Mosby, 2008: Fig 9-2-3. より許可を得て転載.

視野狭窄：網膜色素変性症

網膜色素変性症は網膜の視細胞の桿体の進行性の喪失により，暗い場所での視力障害や末梢領域の視野欠損（すなわち視野狭窄）を招く[214]．

中心暗点：視神経の障害

視神経が網膜に入る領域は，この領域に網膜光受容体が存在しないことに起因する生理的な盲点の位置に対応する．視神経障害は生理的盲点および／または中心暗点の拡大を引き起こしうる[3]．

中心暗点：網膜色素変性症

黄斑の障害は，中心窩および傍中心窩における網膜の損傷に起因し，中心暗点をもたらす[213]．中心窩は，固定部位(すなわち，視野の最も中央の部分)において最大の桿状体密度および最大の視力を有する領域のことである．

視交叉後病変

視交叉後病変は，網膜内側につながる神経線維の機能障害を引き起こすため両耳側半盲をもたらす．視交叉病変は典型的には隣接する腫瘍による圧迫から生じる．最も多い原因は下垂体巨大腺腫である．他の原因には頭蓋咽頭腫や下垂体卒中が含まれる[212]．関連する徴候に視床下部 - 下垂体軸の崩壊，頭痛，水頭症がある[211]．

視交叉後障害

視交叉後障害は同側の視野欠損の原因となる．視覚野，視放線，視床の外側膝状核へつながる神経線維は同側の耳側半網膜と対側の内側半網膜までの供給を含む[4,6]．対側の片側網膜に向かう神経線維は視交叉で交差する．

黄斑回避を伴う同名半盲

黄斑と中心窩を含む後外側線条皮質が温存される後頭葉病変は，黄斑回避を伴う同名半盲をきたす[213]．中心窩と黄斑はともに網膜全体に占める面積はわずかだが，比較的多くの神経線維がつながっている．比較的大きい病変でも，不完全な後頭葉病変においてこれらの線維が温存されれば視力は保たれうる[211,212]．

所見の有用性

視交叉前病変による視野欠損に対して対面診察は，感度11 〜 58％，特異度93 〜 99％，陽性尤度比6.1を示す[215-219]．

視交叉病変または視交叉後病変の視野欠損に対して対面診察は，感度43 〜 86％，特異度85 〜 95％，陽性尤度比6.8を示す[215-219]．

片側性大脳病変における半盲の臨床的有用性については**表 5.34** を参照．

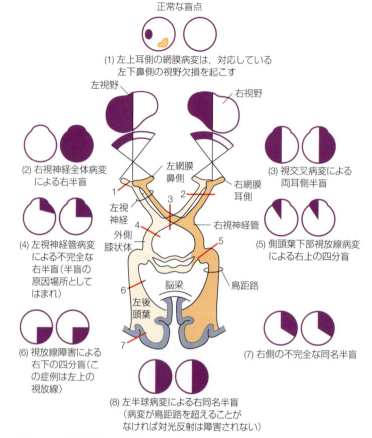

図 5.117 視野欠損の地形的なメカニズム

Daroff RB, Bradley WG et al., Neurology in Clinical Practice, 5th edn, Philadelphia: Butterworth-Heinemann, 2008: Fig 14-3. より許可を得て転載.

表 5.34 片側性大脳病変における半盲の臨床的有用性[40]

	感度	特異度	陽性尤度比	陰性尤度比
半盲[40]	30%	98%	NS	0.7

NS：統計的有意差がないこと．
McGee S, Evidence Based Physical Diagnosis, 2nd edn, St Louis: Saunders, 2007. より改変．

waddling gait (bilateral Trendelenburg gait)
動揺性歩行（両側の Trendelenburg（トレンデレンブルグ）歩行）

関連する神経解剖と局所解剖

× 近位筋群

概要

両側の下肢近位や腰帯の筋力低下を代償するために，顕著な骨盤の動揺性や下肢の揺れをきたす[28,43]．骨盤の不安定性はわずかな股関節の屈曲と顕著な腰椎前弯をもたらす[28]．股関節進展の筋力低下のために，しゃがんだ姿勢から立ち上がることができなくなる[28]．自分の手を使ってしゃがんだ姿勢から押し上げるようにして立ち上がる（すなわち Gowers（ガワーズ）徴候（Gowers' sign））[28]．

関連する疾患[220]

一般的なもの
- 筋ジストロフィー（muscular dystrophy）：肢帯型筋ジストロフィー（limb girdle muscular dystrophy），Duchenne 型筋ジストロフィー
- 代謝性ミオパチー（metabolic myopathy）：甲状腺ミオパチー（thyroid myopathy）

あまり一般的でないもの
- 多発性筋炎（polymyositis）
- 皮膚筋炎（dermatomyositis）
- ミトコンドリアミオパチー（mitochondrial myopathy）
- グルココルチコイド誘発性ミオパチー（glucocorticoid-induced myopathy）

メカニズム

動揺性歩行は両側の股関節近位筋力低下によって引き起こされる．近位筋力低下は一般的には原発性筋疾患（ミオパチー）と関連している[54]．近位筋力低下と骨盤腰帯の不安定性は，歩行中の平衡維持のために，股関節屈曲と顕著な腰椎前弯の特徴的な姿勢をもたらす．

所見の有用性

動揺性歩行は近位筋筋力低下の所見である．

動揺性歩行 waddling gait

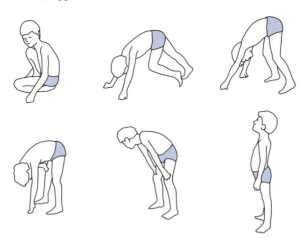

図 5.118 Gowers 徴候は近位筋の筋力低下を示す

Canale ST, Beaty JH, Campbell's Operative Orthopaedics, 11th edn, St Louis: Mosby, 2007: Fig 32-5. より許可を得て転載.

Wallenberg's syndrome (lateral medullary syndrome)
Wallenberg（ワレンベルグ）症候群（延髄外側症候群）

概要
延髄外側症候群は脳幹血管障害であり，以下の特徴がある．
- 健側への口蓋垂偏倚
- 健側のみの口蓋挙上障害
- 構音障害，嚥下障害，嗄声
- 同側の顔面感覚障害
- 同側の Horner 症候群
- 同側の小脳失調
- 対側の下位感覚障害（痛覚と温度覚）

関連する神経解剖と局所解剖

脳幹
- 疑核（第Ⅸ／第Ⅹ脳神経）
- 三叉神経核（第Ⅴ脳神経）
- 下行交感神経幹
- 脊髄小脳路
- 脊髄視床路

関連する疾患 [121]
- 後下小脳動脈（PICA）領域梗塞
- 椎骨動脈循環不全
 （vertebral artery insufficiency）

メカニズム
PICA 領域の梗塞は，延髄外側にある複数の脳幹の障害を引き起こす可能性がある．延髄外側症候群における臨床所見の機序に関しては**表 5.35** を参照．

所見の有用性
Wallenberg 症候群は一般的には PICA の領域における虚血性脳卒中によるものである．

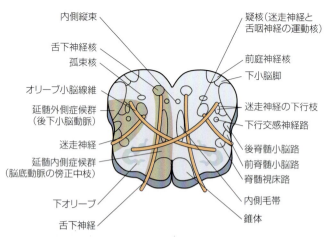

図 5.119 延髄外側症候群により障害を受ける脳幹核と長索路

Flint PW et al., Cummings Otolaryngology: Head and Neck Surgery, 5th edn, Philadelphia: Mosby, 2010: Fig 166-4. より許可を得て転載.

表 5.35 延髄外側症候群の特徴のメカニズム

臨床徴候	障害神経
・健側への口蓋垂偏倚 ・健側のみの口蓋挙上 ・構音障害 ・嚥下障害 ・嗄声	→ 疑核（第Ⅸ／第Ⅹ脳神経）
・同側の顔面感覚異常	→ 三叉神経（第Ⅴ脳神経）下行路
・同側の Horner 徴候	→ 交感神経線維下行路
・同側の小脳失調	→ 脊髄小脳路
・健側の感覚障害（痛覚と温度覚）	→ 脊髄視床路

筋力低下

概要

　筋力低下はその低下の程度，解剖学的分布，関連する所見によって特徴付けられる（例：下位運動ニューロン徴候，上位運動ニューロン徴候，皮質局在化徴候）．

　筋力低下は第二次世界大戦中に英国医学研究評議会によって開発されたシステムによって段階付けられる（表5.36）[221]．

関連する疾患

一般的なもの

- 中大脳動脈（MCA）領域梗塞
- 脳出血
- ラクナ梗塞，内包後脚
- 脊髄症
- 圧迫性単神経障害：手根管症候群
- 神経根症
- 低カリウム血症（hypokalaemia）

あまり一般的でないもの

- 多発性硬化症
- 末梢神経障害
- Guillain–Barré症候群
- 重症筋無力症
- ミオパチー
- Todd（トッド）麻痺（Todd's paralysis）
- 低血糖
- ポリオ（急性灰白髄炎）

メカニズム

　筋力低下はその低下の程度，解剖学的分布，関連する所見によって分類される（例：下位運動ニューロン徴候，上位運動ニューロン徴候，皮質局在化徴候）．表5.37ならびに表5.38を参照．

　筋力低下の機序は以下のとおりである．

- 運動野病変
- 内包後脚病変
- 脳幹内側病変
- 脊髄病変
- 神経根症
- Guillain–Barré症候群
- 末梢神経障害
- 神経筋接合部の異常
- ミオパチー
- 代謝性，中毒，感染性疾患
- 大動脈解離

運動野病変

　対側の運動分野における体部位局在性（すなわちホムンクルス）の片麻痺を生じる．関連する上位運動ニューロン障害の徴候は特徴的である．急性虚血性脳硬直

表5.36　英国医学研究評議会による筋力の等級付け[221]

Grade	臨床像
0/5	収縮なし
1/5	筋収縮はある
2/5	動くことはできるが，重力に逆らえない
3/5	重力には逆って動かせるが，抵抗があると動かせない
4−/5	重量には逆らって動かせるが，抵抗があるとかろうじて動かせる程度
4/5	重力や抵抗があっても動かせる
4+/5	重力や抵抗があってもほぼ通常どおり動かせる
5/5	通常の筋力

McGee S, Evidence Based Physical Diagnosis, 2nd edn, St Louis: Saunders, 2007. より改変．

関連する神経解剖と局所解剖

上位運動ニューロン
- 運動野

  ↓

- 放線冠，皮質下白質

  ↓

- 内包後脚

  ↓

- 錐体路，中脳

  ↓

  ⊘錐体交叉，延髄

  ↓

- 外側皮質脊髄路，脊髄
  ⇒中心管，脊髄

  ↓

下位運動ニューロン
- 灰白質前角，脊髄

  ↓

- 神経根
  ⇒椎間板
  ⇒椎間孔

  ↓

- 神経叢（例：腕神経叢）

  ↓

- 末梢神経
  ⇒神経絞扼の可能性のある場所（例：手根管）

  ↓

神経筋接合部
- 神経筋接合部

  ↓

筋肉
×筋肉

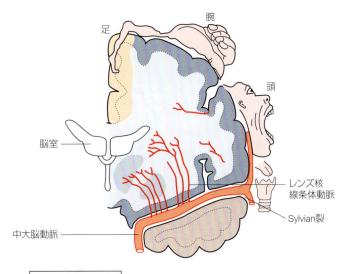

図 5.120　前方循環と体部位局在性と運動野

Lewandowski CA, Rao CPV, Silver B, Transient ischemic attack: definitions and clinical presentations. Ann Emerg Med 2008; 52(2): S7–S16, Fig 7. より許可を得て転載.

による運動野の緊張低下の直後に弛緩性麻痺と反射減弱または反射消失が生じることがある．痙縮や反射亢進は数日〜数週間後に発症する[56]．

内包後包病変

対側の顔面，腕，脚の純粋な運動性の片麻痺を引き起こす．関連する上位運動ニューロン傷害の徴候は特徴的である．内包後脚では運動線維が非常に近接しているため，小さな病変でも顔面，腕，脚に純粋な運動性片麻痺を引き起こす可能性がある．最も一般的な原因はラクナ梗塞である．

脳幹内側病変

脳幹内側病変は脳神経運動核および／または長下行性運動性伝導路に影響を及ぼす可能性がある[222]．脳幹病変は交代性の運動ないし感覚障害（例：同側脳神経所見および対側の長索路）が特徴的である．原因として脳幹内側血管病変，出血性梗塞，多発性硬化症，腫瘍などがある．

脊髄病変

外側皮質脊髄路に障害を与える外側性脊髄病変は同側の筋力低下を引き起こす．上位運動ニューロン線維は延髄の錐体で交叉する．関連する上位運動ニューロン徴候は特徴的である．

536　筋力低下 weakness

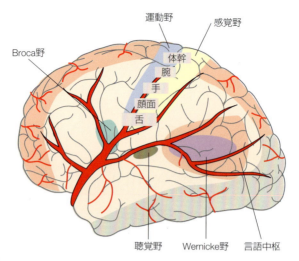

A

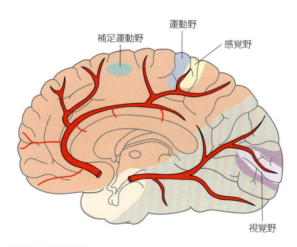

B

図 5.121　脳動脈の血管領域

A：大脳皮質側面．　**B**：大脳皮質内側．

Goldman L, Ausiello D, Cecil Medicine, 23rd edn, Philadelphia: Saunders, 2007: Fig 430-3. より許可を得て転載．

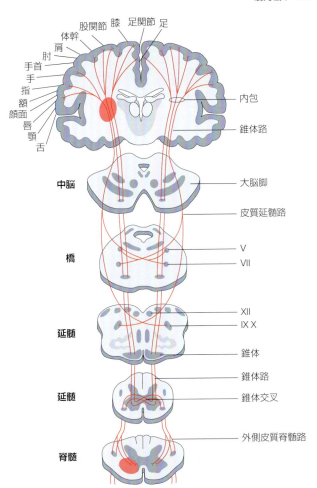

図 5.122 上位運動ニューロンの解剖学

Clark RG, Manter and Gatz's Essential Neuroanatomy and Neurophysiology, 5th edn, Philadelphia: FA Davis Co, 1975. より許可を得て転載.

表 5.37 上位運動ニューロン，下位運動ニューロン徴候

上位運動ニューロン徴候[58]	下位運動ニューロン徴候[58]
・痙縮 ・クローヌス ・筋力低下 ・反射亢進 ・Babinski 徴候	・線維束性攣縮 ・筋萎縮 ・低緊張 ・筋力低下 ・反射減弱／反射消失

表 5.38 臨床所見のパターンに基づく筋力低下のメカニズム

筋力低下のパターン	メカニズム
腕や脚 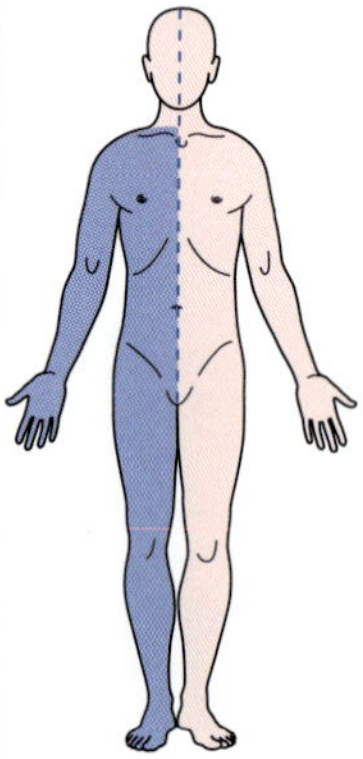 図 5.123	• 対側に運動野病変 • 対側の内包後脚病変 • 同側頚髄損傷 • Todd 麻痺
上行性麻痺 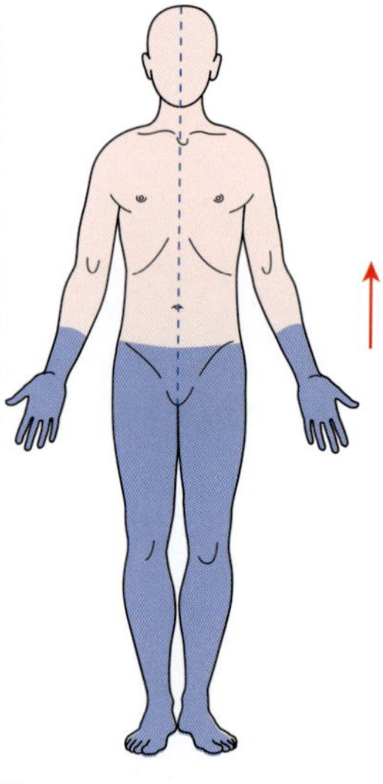 図 5.124	• Guillain-Barré 症候群 • ダニ麻痺

表 5.38 臨床所見のパターンに基づく筋力低下のメカニズム—つづき

筋力低下のパターン	メカニズム
下行性麻痺 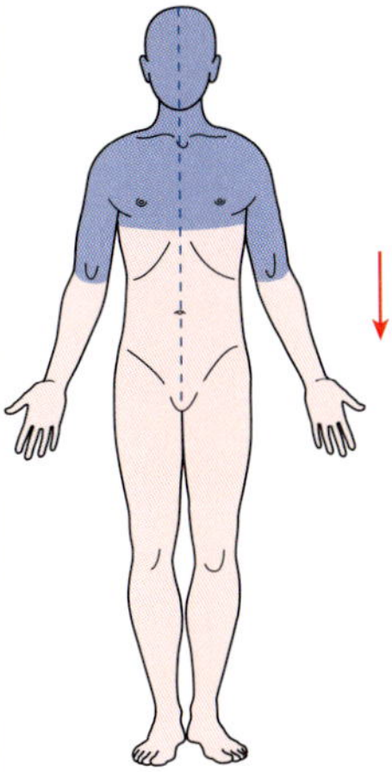 図 5.125	・ボツリヌス中毒 ・Guillain-Barré の変異型 Miller Fisher（ミラー・フィッシャー）症候群（Miller Fisher syndrome） ・ジフテリア多発ニューロパチー
両側の腕および脚 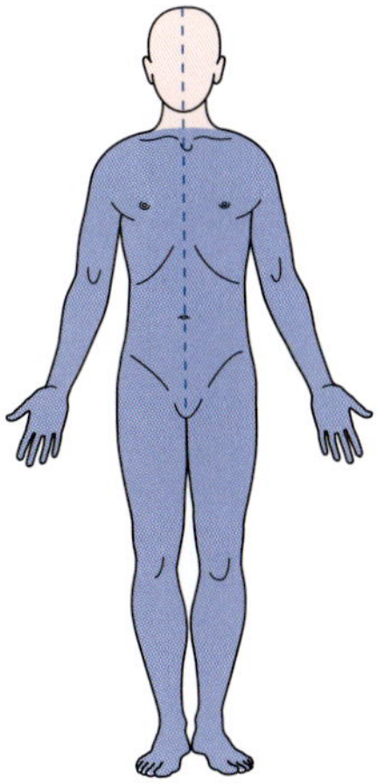 図 5.126	・頚髄全体の病変 ・前脊髄症候群

表 5.38 臨床所見のパターンに基づく筋力低下のメカニズム—つづき

筋力低下のパターン	メカニズム
両側の上肢 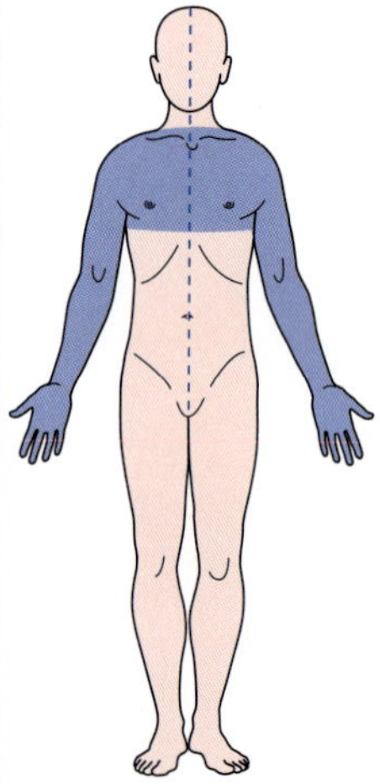 図 5.127	• 頚部脊髄空洞症 • 頚部神経根症
遠位上肢 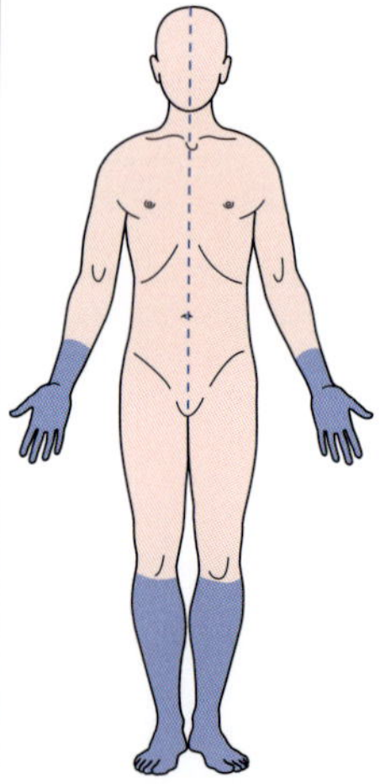 図 5.128	• 末梢神経障害 • 筋強直性ジストロフィー

表 5.38　臨床所見のパターンに基づく筋力低下のメカニズム―つづき

筋力低下のパターン	メカニズム
顔面や腕 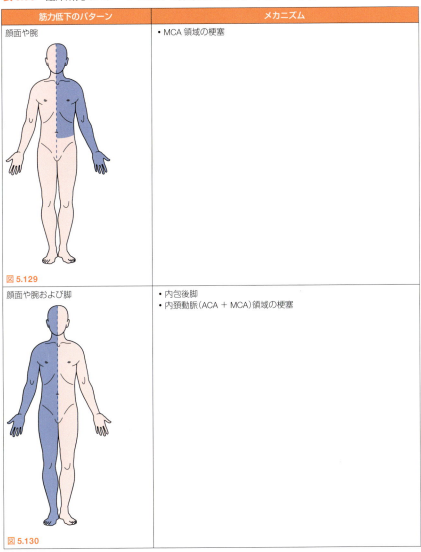 図 5.129	• MCA 領域の梗塞
顔面や腕および脚 図 5.130	• 内包後脚 • 内頚動脈（ACA ＋ MCA）領域の梗塞

表 5.38 臨床所見のパターンに基づく筋力低下のメカニズム—つづき

筋力低下のパターン	メカニズム
顔面と対側の腕および脚 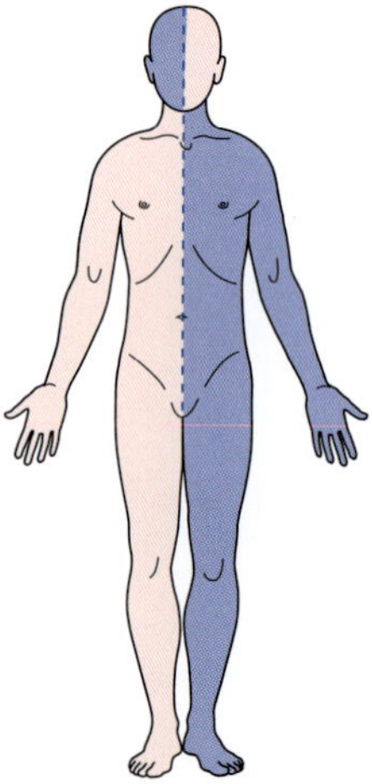 図 5.131	• 脳幹
脚 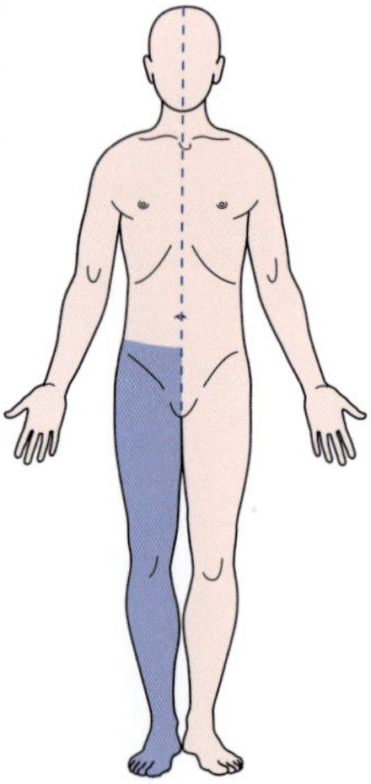 図 5.132	• ACA 領域の梗塞

表 5.38 臨床所見のパターンに基づく筋力低下のメカニズム—つづき

筋力低下のパターン	メカニズム
末梢神経の分布	・圧迫性単神経障害
神経根分布 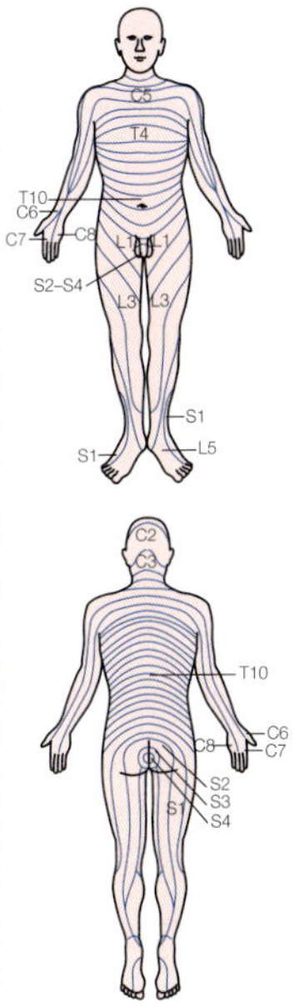 図 5.133	・神経根症
近位筋 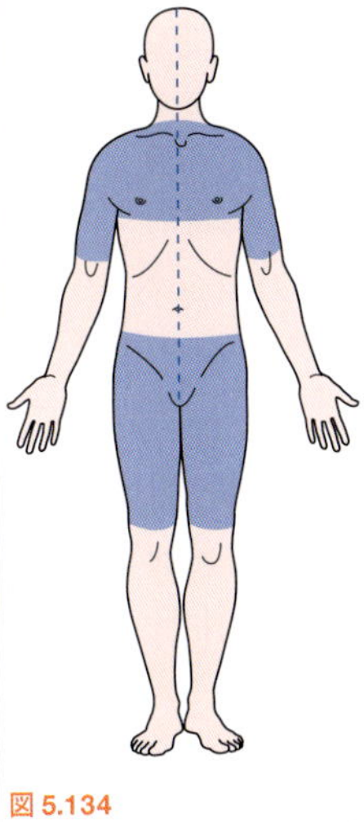 図 5.134	・筋強直性ジストロフィー
遠位筋	・神経長関連末梢神経障害

神経根症

運動所見は神経根の分布領域に生じる．神経根病変は典型的には1つ以上の神経根分布に陽性症状（例：疼痛）と陰性（例：感覚低下）の感覚症状を引き起こす．下位運動ニューロンの徴候が特徴的である．神経根への機械的な損傷は損傷部位の遠位の軸索やミエリンの変性（Waller変性）を引き起こし，障害部位の神経根分布に感覚や運動障害を引き起こす．よくある原因として，脊椎症，椎間板疾患，腫瘍がある．表5.38を参照．

Guillain-Barré症候群

Guillain-Barré症候群または急性炎症性脱髄性多発ニューロパチーはリンパ球浸潤と軸索変性を伴う脱髄が特徴であり，いくつかの先行感染（例：カンピロバクター・ジェジュニ，ヘルペスウイルス，マイコプラズマ肺炎）と関連している[223]．Guillain-Barré症候群は典型的には上行性の弛緩性麻痺を引き起こす．下位運動ニューロン徴候が特徴的である．

末梢神経障害

原因には圧迫性単神経障害や神経長関連神経障害が含まれる．

圧迫性単神経障害

機械的損傷は損傷部位の遠位側の軸索やミエリン編成（すなわちWaller変性）を引き起こし，末梢神経の分布領域に運動障害や感覚障害が生じる[221]．原因には手根管症候群，総腓骨神経麻痺，橈骨神経麻痺（土曜日の夜症候群）などがある．

神経長関連神経障害

神経長関連神経障害は核周部の機能不全により酵素やタンパク質が合成できないことや軸索輸送の機能障害やエネルギーの代謝障害の結果生じる．末梢神経内のさまざまな代謝異常が遠位神経線維の変性をもたらし，近位に進行する．原因には糖尿病，アルコール，遺伝性疾患などがある[221]．

神経筋接合部異常

重症筋無力症はシナプス後神経筋膜上のアセチルコリン受容体に対する抗体によって引き起こされる．重症筋無力症は典型的には顔面や眼球の筋力低下をきたし，活動により増悪する（疲労性）．Lambert-Eaton（ランバート・イートン）症候群（Lambert-Eaton syndrome）は小細胞がんに関連する腫瘍随伴症候群で，シナプス前カルシウムチャネルに対する抗体によって引き起こされる[224]．特徴は近位筋力低下と活動により筋力低下が改善することが含まれる[224]．

ミオパチー

ミオパチーは典型的には近位部の筋力低下をきたす．例外は筋強直性ジストロフィーであり，頭蓋や遠位筋優位に障害する．ミオパチーの原因は筋ジストロフィー，代謝性ミオパチー，炎症性ミオパチーなどである．

代謝，毒物，感染症

代謝性や中毒による障害は神経や筋肉への直鉄的な毒性作用や神経線維および／または筋線維の興奮性（すなわち静止膜電位）の変化により典型的にはびまん性の筋力低下をきたす．原因としては低カリウム血症，低カルシウム血症，低血糖，ストリキニーネ中毒，破傷風，ボツリヌス中毒がある．

ボツリヌス菌

ボツリヌス中毒はボツリヌス菌の産生する毒素が運動終末においてアセチルコリンの放出を妨げることによって引きこされる[133].

ダニ麻痺

ダニ麻痺は吸血中のダニが産生する毒素が神経筋接合部に影響を与えることなく膜を越えて，軸索のナトリウム流動を増強することによって引きこされる[225,226]. ダニ除去後，運動神経終末の機能は急速に改善する[225]. 特徴として，上行性の弛緩性麻痺と急性の運動失調があり，眼球病変や呼吸停止に進行する可能性がある[226].

大動脈解離

大動脈解離は急性虚血性脳卒中に一致した分布や非典型的な単一神経病変のような分布の筋力低下をきたすことがある. 患者は背中に放散する共通, 腹痛, 失神, 息切れ, 高血圧, 非対称性の脈拍, 局所の筋力低下や感覚低下などさまざまな症状をきたす.

所見の有用性

筋力低下の程度や分布，関連する症状（例：下位運動ニューロン徴候，上位運動ニューロン徴候，皮質の局在徴候）などは原因を考慮するときに重要である. 非典型的な単一の神経領域での筋力低下をきたしている患者では，大動脈解離を検討するべきである.

Wernicke(ウェルニッケ)失語(感覚性失語)

Wernicke's aphasia (receptive aphasia)

関連する神経解剖と局所解剖

- Wernicke(ウェルニッケ)野(Wernicke's area):優位半球の上側頭回後部
⇒中大脳動脈(MCA)の下行枝

概要

感覚性失語は言語理解の障害である.流暢さ(言葉の生成)は通常は障害されない.患者の発語は奇異で意味をなさなかったり,錯語(意味や音に基づかない不適切な単語の置換)になる [6,46].

関連する疾患 [6,67]

一般的なもの
- MCA領域の梗塞
- 脳出血
- 脳血管性認知症
- 片頭痛(一過性)

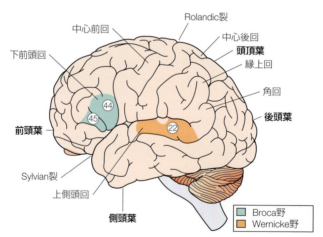

図 5.135 Wernicke野,上側頭回後部,優位半球
22:Brodmann22野. 44:Brodmann44野. 45:Brodmann45野.
Daroff RB, Bradley WG et al., Neurology in Clinical Practice, 5th edn, Philadelphia: Butterworth-Heinemann, 2008: Fig 12A-1. より許可を得て転載.

あまり一般的でないもの
- Alzheimer病
- 腫瘍性病変：脳腫瘍，脳膿瘍，脳動静脈奇形（AVM）
- 原発性進行性失語

メカニズム

Wernicke失語は優位半球の上側頭回後部の病変によって引き起こされる[227]．この領域はMCAの下行枝によって栄養されている[47]．Wernicke失語で最も多い原因はMCA下行枝部の虚血性梗塞である．患者の手の優位性（左利きまたは右利き）は優位半球と相関するため潜在的に価値がある（本章の「利き手」も参照）．より大きな病巣は運動野や感覚野や視覚経路に障害を及ぼし，対側の運動や感覚障害や，対側の同名半盲をもたらす可能性がある[46]．対側の同名半盲はWernicke失語（感覚性質後）でよくみられ，運動障害や感覚障害はBroca失語（運動性質後）でよくみられる[46]．Wernicke失語の臨床像については表5.39を参照．

所見の有用性

Wernicke失語または感覚性失語は優位半球の皮質局在化徴候である．そうでないと証明されるまで急性発症の失語症は脳卒中の徴候と考えられるべきである．

表5.39　Wernicke失語の臨床像

臨床像	Wernicke失語の異常
発話	・流暢で錯語を伴う ・構音障害は通常伴わない
名前	・障害（しばしば奇妙な字性錯語を伴う）
理解	・障害
繰り返し	・障害
読み	・理解に障害があり大きな声で読み上げる
書き	・形や段落は保たれている
関連徴候	・対側の半盲 ・まれに対側の運動や感覚所見

Kirshner HS, Language and speech disorders: aphasia and aphasiac syndromes. In: Bradley WG, Daroff RB, Fenichel G et al., Neurology in Clinical Practice, 5th edn, Philadelphia: Butterworth-Heinemann, 2008. より改変．

548　Wernicke（ウェルニッケ）失語（感覚性失語）　Wernicke's aphasia (receptive aphasia)

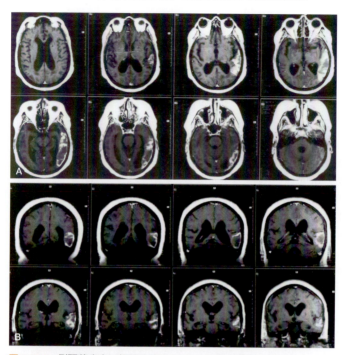

図 5.136　側頭葉病変に起因する Wernicke 失語の患者の MRI
A：軸位面.　**B**：冠状面.
Daroff RB, Bradley WG et al., Neurology in Clinical Practice, *5th edn, Philadelphia: Butterworth-Heinemann, 2008: Fig 12A-4.* より許可を得て転載.

参考文献

1. Rucker JC. Cranial neuropathies. In: Bradley WG, Daroff RB, Fenichel G, et al., editors. *Neurology in Clinical Practice*. 5th ed. Philadelphia: Butterworth-Heinemann; 2008.
2. Hanson RA, Ghosh S, Gonzalez-Gomez I, et al. Abducens length and vulnerability? *Neurology* 2004;**62**:33–6.
3. Harati Y, Bosch EP. Disorders of the peripheral nerves. In: Bradley WG, Daroff RB, Fenichel G, et al., editors. *Neurology in Clinical Practice*. 5th ed. Philadelphia: Butterworth-Heinemann; 2008.
4. McGee S. *Evidence Based Physical Diagnosis*. 2nd ed. St Louis: Saunders; 2007.
5. Lam BL, Thompson HS, Corbett JJ. The prevalence of simple anisocoria. *Am J Ophthalmol* 1987;**104**:69–73.
6. Blumenfeld H. *Neuroanatomy Through Clinical Cases*. Sunderland: Sinauer; 2002.
7. Rucker JC. Pupillary and eyelid abnormalities. In: Bradley WG, Daroff RB, Fenichel G, et al., editors. *Neurology in Clinical Practice*. 5th ed. Philadelphia: Butterworth-Heinemann; 2008.
8. Thompson HS, Pilley SFJ. Unequal pupils: a flow chart for sorting out the anisocorias. *Surv Ophthalmol* 1976;**21**:45–8.
9. Kardon RH. The pupils. In: Yanoff M, Duker JS, editors. *Ophthalmology*. 3rd ed. St Louis: Mosby; 2008.
10. Cremer SA, Thompson HS, Digre KB, et al. Hydroxyamphetamine mydriasis in Horner's syndrome. *Am J Ophthlamol* 1990;**110**:71–6.
11. Maloney WF, Younge BR, Moyer NJ. Evaluation of the causes and pharmacologic localization in Horner's syndrome. *Am J Ophthalmol* 1980;**90**:394–402.
12. Van der Wiel HL, Van Gijn J. Localization of Horner's syndrome: use and limitations of hydroxyamphetamine test. *J Neurol Sci* 1983;**59**:229–35.
13. Wall M. Brainstem syndromes. In: Bradley WG, Daroff RB, Fenichel G, et al., editors. *Neurology in Clinical Practice*. 5th ed. Philadelphia: Butterworth-Heinemann; 2008.
14. Thompson HS. Segmental palsy of the iris sphincter in Adie's syndrome. *Arch Ophthalmol* 1978;**96**:1615–20.
15. Loewenstein O, Loewenfeld IR. Pupillotonic pseudotabes (syndrome of Markus–Weill and Reys–Holmes–Adie): a critical review of the literature. *Surv Ophthalmol* 1967;**10**:129–85.
16. Loewenfled IR, Thompson HS. The tonic pupil: a re-evaluation. *Am J Ophthalmol* 1967;**63**:46–87.
17. Finelli PF, Mair RG. Disturbances of smell and taste. In: Bradley WG, Daroff RB, Fenichel G, et al., editors. *Neurology in Clinical Practice*. 5th ed. Philadelphia: Butterworth-Heinemann; 2008.
18. Talley NJ, O'Connor S. The nervous system. In: Talley NJ, O'Connor S, editors. *Clinical Examination, A Systematic Guide to Physical Diagnosis*. 5th ed. Sydney: Churchill Livingstone; 2006. pp. 283–368.
19. Deems DA, Doty RL, Settle RG, et al. Smell and test disorders, a study of 750 patients from the University of Pennsylvania smell and taste center. *Arch Otolaryngol Head Neck Surg* 1991;**117**:519–28.
20. Bromley SM. Smell and taste disorders: a primary care approach. *Am Fam Physician* 2000. Available: http://www.aafp.org/afp/20000115/427.html [5 May 2010].
21. Hellings PW, Rombaux P. Medical therapy and smell dysfunction. *B-ENT* 2009;**5**(Suppl. 13):71–5.
22. Li C, Yousem DM, Doty RL, et al. Neuroimaging in patients with olfactory dysfunction. *AJR Am J Roetgenol* 1994;**162**(2):411–18.
23. Wu AP, Davidson T. Post-traumatic anosmia secondary to central nervous system injury. *Am J Rhinol* 2008;**22**(6):606–7.
24. Murphy C, Cerf-Ducastel B, Calhoun-Haney R, et al. ERP, fMRI and functional connectivity studies of brain response to odor in normal aging and Alzheimer's disease. *Chem Senses* 2005;**30**(1):i170–1.

25. Temmel AFP, Quint C, Schickinger-Fischer B, et al. Characteristics of olfactory disorders in relation to major causes of olfactory loss. *Arch Otolaryngol Head Neck Surg* 2002;**128**(6):635–41.
26. Poole CJM. Argyll Robertson pupils due to neurosarcoidosis: evidence for site of a lesion. *Br Med J* 1984;**289**:356.
27. Loewenfeld IE. The Argyll Robertson pupil, 1869–1969: a critical survey of the literature. *Surv Ophthalmol* 1969;**14**:199–299.
28. Thompson PD. Gait disorders. In: Bradley WG, Daroff RB, Fenichel G, et al., editors. *Neurology in Clinical Practice*. 5th ed. Philadelphia: Butterworth-Heinemann; 2008.
29. Gilman S, Bloedel JR, Lechtenberg R. *Disorders of the Cerebellum*. Philadelphia: FA Davis; 1981.
30. Amici R, Avanzini G, Pacini L. *Cerebellar Tumours: Clinical Analysis and Physiopathologic Correlations*. Basel: S. Karger; 1976.
31. Anthony DC, Frosch MP, De Dirolami U. Peripheral nerve and skeletal muscle. In: Kumar V, Abbas AK, Fausto N, editors. *Pathologic Basis of Disease*. 7th ed. Philadelphia: Saunders; 2005. pp. 1347–419.
32. Gomes MD, et al. Atrogin-1, a muscle-specific F-box protein highly expressed during muscle atrophy. *Proc Natl Acad Sci U S A* 2001;**98**(25):14440–5.
33. Gerr F, Letz R. The sensitivity and specificity of tests for carpal tunnel syndrome vary with the comparison subjects. *J Hand Surg [Br]* 1998;**23B**:151–5.
34. Golding DH, Rose DM, Selvarajah K. Clinical tests for carpal tunnel syndrome: an evaluation. *Br J Rheumatol* 1986;**25**:388–90.
35. Katz JN, Larson MG, Sabra A, et al. Carpal tunnel syndrome: diagnostic utility of history and physical examination findings. *Ann Intern Med* 1990;**112**:321–7.
36. Kerr RSC, Cadoux-Hudson TA, Adams CBT. The value of accurate clinical assessment in the surgical management of the lumbar disc protrusion. *J Neurol Neurosurg Psychiatry* 1988; **51**:169–73.
37. van Gijn J. The Babinksi reflex. *Postgrad Med J* 1995;**71**:645–8.
38. Byrne TN, Waxman SG. Paraplegia and spinal cord syndromes. In: Bradley WG, Daroff RB, Fenichel G, et al., editors. *Neurology in Clinical Practice*. 5th ed. Philadelphia: Butterworth-Heinemann; 2008.
39. Misulis KE. Hemiplegia and monoplegia. In: Bradley WG, Daroff RB, Fenichel G, et al., editors. *Neurology in Clinical Practice*. 5th ed. Philadelphia: Butterworth-Heinemann; 2008.
40. Sawyer RN, Hanna JP, Ruff RL, et al. Asymmetry of forearm rolling as a sign of unilateral cerebral dysfunction. *Neurology* 1993;**43**:1596–8.
41. Jankovic J, Shannon KM. Movement disorders. In: Bradley WG, Daroff RB, Fenichel G, et al., editors. *Neurology in Clinical Practice*. 5th ed. Philadelphia: Butterworth-Heinemann; 2008.
42. Heilman KM, Valenstein E, Gonzale Rothi LJ, et al. Upper limb action-intentional and cognitive apraxic motor disorders. In: Bradley WG, Daroff RB, Fenichel G, et al., editors. *Neurology in Clinical Practice*. 5th ed. Philadelphia: Butterworth-Heinemann; 2008.
43. Talley NJ, O'Connor S. *Examination Medicine: A Guide to Physician Training*. 5th ed. Sydney: Churchill Livingstone; 2006.
44. Rodriguez-Oroz MC, Jahanshahi M, Krack P, et al. Initial clinical manifestations of Parkinson's disease: features and pathophysiological mechanisms. *Lancet Neurol* 2009;**8**:1128–39.
45. Wenning GK, Ben-Shlomo Y, Hughes A, et al. What clinical features are most useful to distinguish multiple system atrophy from Parkinson's disease? *J Neurol Neurosurg Psychiatry* 2000;**68**:434–40.
46. Kirshner HS. Language and speech disorders: aphasia and aphasiac syndromes. In: Bradley WG, Daroff RB, Fenichel G, et al., editors. *Neurology in Clinical Practice*. 5th ed. Philadelphia: Butterworth-Heinemann; 2008.
47. Kang SY, Kim JS. Anterior cerebral artery infarction: stroke mechanism and clinical imaging in 100 patients. *Neurology* 2008;**70**:2386–93.

48. Goldstein JN, Greer DM. Rapid focused neurological assessment in the emergency department and ICU. *Emerg Med Clin North Am* 2009;**27**:1–16.
49. Gala VC, Voyadizis J-M, Kim D-H, et al. Trauma of the nervous system: spinal cord trauma. In: Bradley WG, Daroff RB, Fenichel G, et al., editors. *Neurology in Clinical Practice*. 5th ed. Philadelphia: Butterworth-Heinemann; 2008.
50. O'Connell JEA. The clinical signs of meningeal irritation. *Brain* 1946;**69**:9–21.
51. Thomas KE, Hasburn R, et al. The diagnostic accuracy of Kernig's sign, Brudzinski's sign, and nuchal rigidity in adults with suspected meningitis. *Clin Infect Dis* 2002;**35**(1):46–62.
52. Quiros PA. Urgent neuro-ophthalmologic pathologies. In: Yanoff M, Duker JS, editors. *Ophthalmology*. 3rd ed. St Louis: Mosby; 2008.
53. Nath A. Brain abscess and parameningeal infections. In: Goldman L, Ausiello D, editors. *Cecil Medicine*. 23rd ed. Philadelphia: Saunders; 2008.
54. Robinson JA, Preston DC, Shapiro BE. Proximal, distal, and generalized weakness. In: Bradley WG, Daroff RB, Fenichel G, et al., editors. *Neurology in Clinical Practice*. 5th ed. Philadelphia: Butterworth-Heinemann; 2008.
55. Young RR. Treatment of spastic patients. *N Engl J Med* 1989;**320**:1553–5.
56. Twitchell TE. The restoration of motor function following hemiplegia in man. *Brain* 1951;**74**:443–80.
57. Burke D, Gillies JD, Lance JW. The quadriceps stretch reflex in human spasticity. *J Neurol Neurosurg Psychiatry* 1970;**33**:216–23.
58. Murray B, Mitsumoto H. Disorders of upper and lower motor neurons. In: Bradley WG, Daroff RB, Fenichel G, et al., editors. *Neurology in Clinical Practice*. 5th ed. Philadelphia: Butterworth-Heinemann; 2008.
59. Brent J, Palmer R. Monoamine oxidase inhibitors and serotonin syndrome. In: Shannon MW, Borron SW, Burns MJ, editors. *Haddad and Winchester's Clinical Management of Poisoning and Drug Overdose*. Philadelphia: Saunders; 2007.
60. Boyer EW, Shannon M. The serotonin syndrome. *N Engl J Med* 2005;**352**(11):1112–20.
61. Jankovic J, Lang AE. Movement disorders: diagnosis and assessment. In: Bradley WG, Daroff RB, Fenichel G, et al., editors. *Neurology in Clinical Practice*. 5th ed. Philadelphia: Butterworth-Heinemann; 2008.
62. Rai GS, Elias-Jones A. The corneal reflex in elderly patients. *J Am Geriatr Soc* 1979;**27**:317–18.
63. Harner SG, Laws ER. Clinical findings in patients with acoustic neuroma. *Mayo Clin Proc* 1983;**58**:721–58.
64. Teasdall RD, van den Ende H. The crossed adductor reflex in humans. An EMG study. *Can J Neurol Sci* 1981;**8**:81–5.
65. Kortte JH, Palmer JB. Speech and language disorders. In: Frontera WR, Silver JK, Rizzo TD, editors. *Essentials of Physical Medicine and Rehabilitation*. 2nd ed. Philadelphia: Saunders; 2008.
66. Duffy JR. *Motor Speech Disorders: Substrates, Differential Diagnosis and Management*. St Louis: Mosby; 1995.
67. Talley NJ, O'Connor S. *Clinical Examination: A Systematic Guide to Physical Diagnosis*. 5th ed. Chatswood: Churchill Livingstone; 2006.
68. Diener HC, Dichagans J. Pathophysiology of cerebellar ataxia. *Mov Disord* 1992;**7**(2):95–109.
69. Subramony SH. Ataxic disorders. In: Bradley WG, Daroff RB, Fenichel G, et al., editors. *Neurology in Clinical Practice*. 5th ed. Philadelphia: Butterworth-Heinemann; 2008.
70. Cohen SM, Elackattu A, Noordzij P, et al. Palliative treatment of dysphonia and dysarthria. *Otolaryngol Clin North Am* 2009;**42**:107–21.
71. Lee A. Hoarseness and laryngitis. In: Bope ET, Rakel RE, Kellerman R, editors. *Conn's Current Therapy 2010*. 1st ed. Philadelphia: Saunders; 2010.
72. Gilden DH. Bell's palsy. *N Eng J Med* 2004;**351**:1323–31.

73. Ward BK, Schaitkin BM. Acute peripheral facial paralysis (Bell's palsy). In: Bope ET, Rakel RE, Kellerman RD, editors. *Conn's Current Therapy 2010*. Philadelphia: Saunders; 2010.
74. Morecraft RJ, Louie JL, Herrick JL, et al. Cortical innervation of the facial nucleus in the non-human primate: a new interpretation of the effects of stroke and related subtotal brain trauma on the muscles of facial expression. *Brain* 2001;**124**:176−208.
75. Park HW, Watkins AL. Facial paralysis: analysis of 500 cases. *Arch Phys Med* 1949;**30**:749−62.
76. May M, Klein SR. Differential diagnosis of facial nerve palsy. *Otolaryngol Clin North Am* 1991;**24**:613−45.
77. Layzer RB. The origin of muscle fasciculations and cramps. *Muscle Nerve* 1994;**17**(11):1243−9.
78. Nicholson GM, Walsh R, Little MJ, et al. Characterization of the effects of robustoxin, the lethal neurotoxin from the Sydney funnel-web spider *Atrax robustus*, on sodium channel activation and inactivation. *Pflugers Arch* 1998;**436**:117−26.
79. Blexrud MD, Windebank AJ, Daube JR. Long-term follow-up on 121 patients with benign fasciculations. *Ann Neurol* 1993;**34**:622−5.
80. Reed DM, Kurland LT. Muscle fasciculations in a healthy population. *Arch Neurol* 1963;**9**:363−7.
81. Li TM, Alberman E, Swash M. Clinical features and associations of 560 cases of motor neuron disease. *J Neurol Neurosurg Psychiatry* 1990;**53**:1043−5.
82. Saliba DL. Reliable block of the gag reflex in one minute or less. *J Clin Anesth* 2009;**21**(6):463.
83. Meeker HG, Magalee R. The conservative management of the gag reflex in full denture patients. *N Y State Dent J* 1986;**52**:11−14.
84. Murphy WM. A clinical survey of gagging patients. *J Prosthet Dent* 1979;**42**:145−8.
85. Wilks CG, Marks IM. Reducing hypersensitive gagging. *Br Dent J* 1983;**155**:263−5.
86. Davies AE. Pharyngeal sensation and gag reflex in healthy subjects. *Lancet* 1995;**345**(8945):487−8.
87. Mayer E, Martory MD, Pegna AJ, et al. A pure case of Gerstmann syndrome with a subangular lesion. *Brain* 1999;**122**:1107−20.
88. Rusconi E. A disconnection account of Gerstmann syndrome: functional neuroanatomy evidence. *Ann Neurol* 2009;**66**(5):654−62.
89. Wingard EM, Barrett AM, Crucian GP, et al. The Gerstmann syndrome in Alzheimer's disease. *J Neurol Neurosurg Psychiatry* 2002;**72**:403−5.
90. Heimburger RF, Demyer W, Reitan RM. Implications of Gerstmann's syndrome. *J Neurol Neurosurg Psychiatry* 1964;**27**:52−7.
91. Futagi Y, Suzui Y. Neural mechanism and clinical significance of the plantar grasp reflex in infants. *Pediatr Neurol* 2010;**43**:81−6.
92. Vreeling FW, Houx PJ, Jolles J, et al. Primitive reflexes in Alzheimer's disease and vascular dementia. *J Geriatr Psychiatry Neurol* 1995;**8**:111−17.
93. Hogan DB, Ebly EM. Primitive reflexes and dementia: results from the Canadian study of health and aging. *Age Ageing* 1995;**24**:375−81.
94. Tremont-Lukats IW, Teixeira GM, Hernandez DE. Primitive reflexes in a case control study of patients with advanced human immunodeficiency virus type 1. *J Neurol* 1999;**246**:540−3.
95. Brown DL, Smith TL, Knepper LE. Evaluation of five primitive reflexes in 240 young adults. *Neurology* 1998;**51**:322.
96. von Keyserlingk AG, Naujokat C, Niemann K, et al. Global aphasia − with and without hemiparesis. A linguistic and CT scan study. *Eur Neurol* 1997;**38**(4):259−67.
97. Vreeling FW, Jolles J, Verchey FRJ, et al. Primitive reflexes in healthy, adult volunteers and neurological patients: methodological issues. *J Neurol* 1993;**240**:495−504.
98. De Renzi E, Barbieri C. The incidence of the grasp reflex following hemispheric lesion and its relation to frontal damage. *Brain* 1992;**115**:293−313.
99. Knecht S, Drager B, Bobe L, et al. Handedness and hemispheric language dominance in healthy humans. *Brain* 2000;**123**:2512−18.
100. Macphee GJA, Crowther JA, McApline CH. A simple screening test for hearing impairment in elderly patients. *Age Ageing* 1988;**17**:347−51.

101. Kerber KA, Baloh RW. Dizziness, vertigo, and hearing loss. In: Bradley WG, Daroff RB, Fenichel G, et al., editors. *Neurology in Clinical Practice*. 5th ed. Philadelphia: Butterworth-Heinemann; 2008.
102. Nadol JB. Hearing loss. *N Engl J Med* 1993;**329**:1092−102.
103. Cueva RA. Auditory brainstem response versus magnetic resonance imaging for the evaluation of asymmetric sensorineural hearing loss. *Laryngoscope* 2004;**114**:1686−92.
104. Milner D, McIntosh RD. The neurological basis of visual neglect. *Curr Opin Neurol* 2005;**18**:1−6.
105. Heilman KM, Watson RT, Valenstein E, et al. Localization of lesions in neglect. In: Kertesz A, editor. *Localization in Neuropsychology*. New York: Academic Press; 1983.
106. Vallar G, Perani D. The anatomy of unilateral neglect after right-hemisphere stroke lesions. A clinical/CT-scan correlation study in man. *Neuropsychologia* 1986;**24**:609−22.
107. Dobkin BH. Principles and practices of neurological rehabilitation. In: Bradley WG, Daroff RB, Fenichel G, et al., editors. *Neurology in Clinical Practice*. 5th ed. Philadelphia: Butterworth-Heinemann; 2008.
108. Goodale MA, Milner AD. *Sight Unseen: An Exploration of Conscious and Unconscious Vision*. Oxford: Oxford University Press; 2004.
109. Karnath H-O, Fruhman Berger M, Kuker W, et al. The anatomy of spatial neglect based on voxelwise statistical analysis: a study of 140 patients. *Cereb Cortex* 2004;**14**:1164−72.
110. Annema JT, Brahim JJ, Rabe KF. A rare cause of Ortner's syndrome (cardiovocal hoarseness). *Thorax* 2004;**59**:636.
111. Ortner NI. Recurrenslahmung bei Mitralstenose. *Wien Klin Wochenschr* 1897;**10**:753−5.
112. Chen JJ, Barton F, Branstetter IV, et al. Cricoarytenoid rheumatoid arthritis: an important consideration in aggressive lesions in the larynx. *AJNR Am J Neuroradiol* 2005;**26**:970−2.
113. Kamanli A, Gok U, Sahin S, et al. Bilateral cricoarytenoid joint involvement in rheumatoid arthritis: a case report. *Rheumatology* 2001;**40**:593−4.
114. Czarnecki JSC, Pilley SFL, Thompson HS. The analysis of anisocoria: the use of photography in the clinical evaluation of unequal pupils. *Can J Ophthalmol* 1979;**14**:297−302.
115. Keane JR. Oculosympathetic paresis: analysis of 100 hospitalized patients. *Arch Neurol* 1979;**36**:13−16.
116. Giles CL, Henderson JW. Horner's syndrome: an analysis of 216 cases. *Am J Ophthalmol* 1958;**46**:289−96.
117. Biros MH, Heegaard WG. Head injury. In: Marx JA, Hockberger RS, Walls RM, et al., editors. *Rosen's Emergency Medicine*. 7th ed. Philadelphia: Mosby; 2010.
118. Zaal MJ, Volker-Dieben HJ, D'Amaro J. Prognostic value of Hutchinson's sign in acute herpes zoster ophthalmicus. *Graefes Arch Clin Exp Ophthalmol* 2003;**241**:187−91.
119. Teitelbaum JS, Eliasziw M, Garner M. Tests of motor function in patients suspected of having mild unilateral cerebral lesions. *Can J Neurol Sci* 2002;**29**:337−44.
120. Hallett M. NINDS myotactic reflex scale. *Neurology* 1993;**43**:2723.
121. Misulis KE. Sensory abnormalities of the limbs, trunk, and face. In: Bradley WG, Daroff RB, Fenichel G, et al., editors. *Neurology in Clinical Practice*. 5th ed. Philadelphia: Butterworth-Heinemann; 2008.
122. Impallomeni M, Fluynn MD, Kenny RA, et al. The elderly and their ankle jerks. *Lancet* 1984;**1**:670−2.
123. Bowditch MG, Sanderson P, Livesey JP. The significance of an absent ankle jerk reflex. *J Bone Joint Surg Br* 1996;**78B**:276−9.
124. Wartenberg R. Studies in reflexes: history, physiology, synthesis and nomenclature. I. *Arch Neurol Psychiatry* 1944;**51**:113−33.
125. Wartenberg R. Studies in reflexes: history, physiology, synthesis and nomenclature. II. *Arch Neurol Psychiatry* 1944;**51**:341−58.
126. Wartenberg R. Studies in reflexes: history, physiology, synthesis and nomenclature. III. *Arch Neurol Psychiatry* 1944;**51**:359−82.

127. Yoss RE, Corbin KB, MacCarty CS, et al. Significance of symptoms and signs in localization of involved root in cervical disk protrusion. *Neurology* 1957;**7**:673−83.
128. Lauder TD, Dillingham TR, Andary M, et al. Predicting electrodiagnostic outcome in patients with upper limb symptoms: are the history and physical examination helpful? *Arch Phys Med Rehabil* 2000;**81**:436−41.
129. Kortelainen P, Puranen J, Koivisto E, et al. Symptoms and signs of sciatica and their relation to the localization of the lumbar disc herniation. *Spine* 1985;**10**:88−92.
130. Lauder TD, Dillingham TR, Andary M, et al. Effect of history and exam in predicting electrodiagnostic outcome among patients with lumbosacral radiculopathy. *Am J Phys Med Rehabil* 2000;**79**:60−8.
131. Portnoy HD, Ahmad M. Value of the neurological examination, electromyography and myelography in herniated lumbar disc. *Mich Med* 1972;**71**:429−34.
132. Jensen OH. The level-diagnosis of a lower lumbar disc herniation: the value of sensibility and motor testing. *Clin Rheumatol* 1987;**6**:564−9.
133. Verma A. Infections of the nervous system. In: Bradley WG, Daroff RB, Fenichel G, et al., editors. *Neurology in Clinical Practice*. 5th ed. Philadelphia: Butterworth-Heinemann; 2008.
134. Lavin PJM, Morrison D. Neuro-ophthalmology: ocular motor system. In: Bradley WG, Daroff RB, Fenichel G, et al., editors. *Neurology in Clinical Practice*. 5th ed. Philadelphia: Butterworth-Heinemann; 2008.
135. Eggenberger E, Golnik K, Lee A, et al. Prognosis of ischemic internuclear ophthalmoplegia. *Ophthalmology* 2002;**109**:1676−8.
136. Keane J. Internuclear ophthalmoplegia; unusual causes in 114 of 410 patients. *Arch Neurol* 2005;**62**:714−17.
137. Kataoka S, Hori A, Shirakawa T, et al. Paramedian pontine infarction. Neurological/topographical correlation. *Stroke* 1997;**28**:809−15.
138. Lavin PJM, Donahue SP. Disorders of supranuclear control of ocular motility. In: Yanoff M, Duker JS, editors. *Ophthalmology*. 3rd ed. St Louis: Mosby; 2008.
139. Smith JL, Cogan DG. Internuclear ophthalmoplegia: a review of 58 cases. *Arch Ophthalmol* 1959;**61**:687−94.
140. Walker HK, Hall WD, Hurst JW. *Clinical Methods: The History, Physical, and Laboratory Examinations*. 3rd ed. Boston: Butterworth; 1990.
141. Nakao JH, Jafri FN, Shah K, Newman DH. Jolt accentuation of headache and other clinical signs: poor predictor of meningitis in adults. *Am J Emerg Med* 2014;**32**(1):24−8.
142. Leigh RJ, Zee DS. *The Neurology of Eye Movements*. 3rd ed. Philadelphia: FA Davis; 1999.
143. Kerchner GA, Lenz RA. Ptzcek RA. Channelopathies: episodic and electrical disorders of the nervous system. In: Bradley WG, Daroff RB, Fenichel G, et al., editors. *Neurology in Clinical Practice*. 5th ed. Philadelphia: Butterworth-Heinemann; 2008.
144. Amato AA, Brooke MH. Disorders of skeletal muscle. In: Bradley WG, Daroff RB, Fenichel G, et al., editors. *Neurology in Clinical Practice*. 5th ed. Philadelphia: Butterworth-Heinemann; 2008.
145. Mankodi A, Takahashi MP, Jiang H, et al. Expanded CUG repeats trigger aberrant splicing of CIC-1 chloride channel pre-mRNA and hyperexcitability of skeletal muscle in myotonic dystrophy. *Mol Cell* 2002;**10**:35−44.
146. Jacobson DM. Relative pupil-sparing third nerve palsy: etiology and clinical variables predictive of a mass. *Neurology* 2001;**56**:797−8.
147. Blake PY, Mark AS, Kattah J, et al. MR of oculomotor nerve palsy. *AJNR Am J Neuroradiol* 1995;**16**:1665−75.
148. Nistri M, Di Lorenzo PPN, Cellerini M, et al. Third-nerve palsy heralding aneurysm of posterior cerebral artery: digital subtraction angiography and magnetic resonance appearance. *J Neurol Neurosurg Psychiatry* 2007;**78**(2):197−8.
149. Olitsky SE, Hug D, Smith LP. Disorders of eye movement and alignment. In: Kliegman RM, Behrman RE, Jenson HB, Stanton BF, editors. *Nelson Textbook of Pediatrics*. 18th ed. Philadelphia: Saunders; 2007.

150. Rucker CW. Paralysis of the third, fourth, and sixth cranial nerves. *Am J Ophthalmol* 1958;**46**:787–94.
151. Rucker CW. The causes of paralysis of the third, fourth, and sixth cranial nerves. *Am J Ophthalmol* 1996;**61**:1293–8.
152. Green WR, Hackett ER, Schlezinger NS. Neuro-ophthalmologic evaluation of oculomotor paralysis. *Arch Ophthalmol* 1964;**72**:154–67.
153. Zorrilla E, Kozak GP. Ophthalmoplegia in diabetes mellitus. *Ann Intern Med* 1967;**67**:968–76.
154. Capo H, Warren F, Kupersmith MJ. Evolution of oculomotor nerve palsies. *J Clin Neuroophthalmol* 1992;**12**(1):12–15.
155. Hopf HC, Gutmann L. Diabetic 3rd nerve palsy: evidence for a mesencephalic lesion. *Neurology* 1990;**40**:1041–5.
156. Cogan DG, Mount HTJ. Intracranial aneurysms cause ophthalmoplegia. *Arch Ophthalmol* 1963;**70**:757–71.
157. Sanders S, Kawasaki A, Purvin VA. Patterns of extraocular muscle weakness in vasculopathic pupil-sparing, incomplete third nerve palsy. *J Neuroophthalmol* 2001;**21**:256–9.
158. Talley NJ, O'Connor S. Common short cases. In: Talley NJ, O'Connor S, editors. *Examination Medicine, A Guide to Physician Training*. 5th ed. Sydney: Churchill Livingstone; 2006. p. 226–322.
159. Isaacson RS. Optic atrophy. In: Ferri FF, editor. *Clinical Advisor* 2011. Philadelphia: Mosby; 2010.
160. Balcer LJ, Prasad S. Abnormalities of the optic nerve and retina. In: Bradley WG, Daroff RB, Fenichel G, et al., editors. *Neurology in Clinical Practice*. 5th ed. Philadelphia: Butterworth-Heinemann; 2008.
161. Owen G, Mulley GP. The palmomental reflex: a useful clinical sign? *J Neurol Neurosurg Psychiatry* 2002;**73**:113–15.
162. Gotkine M, Haggiag S, Abramsky O, et al. Lack of hemispheric localizing value of the palmomental reflex. *Neurology* 2005;**64**:1656.
163. De Noordhout AM, Delwaide PJ. The palmomental reflex in Parkinson's disease: comparison with normal subjects and clinical relevance. *Arch Neurol* 1988;**45**:425–7.
164. Kobayashi S, Yamaguchi S, Okada K, et al. Primitive reflexes and MRI findings, cerebral blood flow in normal elderly. *Gerontology* 1990;**36**:199–205.
165. Isakov E, Sazgon L, Costeff H, et al. The diagnostic value of three common primitive reflexes. *Eur Neurol* 1984;**23**:17–21.
166. Jacobs L, Gossman MD. Three primitive reflexes in normal adults. *Neurology* 1980;**30**:184–8.
167. Rodriguez MC, Guridi OJ, Alvarez L, et al. The subthalamic nucleus and tremor in Parkinson's disease. *Mov Disord* 1998;**13**(Suppl. 3):111–18.
168. Deuschl G, Raethjen J, Baron R, et al. The pathophysiology of parkinsonian tremor: a review. *J Neurol* 2000;**247**(5):V/33–48.
169. Stringham JM, Fuld K, Wenzel AJ. Spatial properties of photophobia. *Invest Ophthalmol Vis Sci* 2004;**45**:3838–48.
170. Brandt JD. Congenital glaucoma. In: Yanoff M, Duker JS, editors. *Ophthalmology*. 3rd ed. St Louis: Mosby; 2008.
171. Olesen J. Migraine: a neural pathway for photophobia in migraine. *Nat Rev Neurol* 2010;**6**:241–2.
172. Bradley WG, Daroff RB, Fenichel G, et al. *Neurology in Clinical Practice*. 5th ed. Philadelphia: Butterworth-Heinemann; 2008.
173. Flaherty AW. Movement disorders. In: Stern TA, Rosenbaum JF, Fava M, et al., editors. *Stern: Massachusetts general hospital comprehensive clinical psychiatry*. 1st ed. Philadelphia: Mosby; 2008.
174. Tremor Fact Sheet. National Institute of Neurological Disorders and Stroke. 2006. Available: http://www.ninds.nih.gov/disorders/tremor/detail_tremor.htm [9 Oct 2010].
175. Yip L, McGarbane B, Borron SW. Opioids. In: Shannon MW, Borron SW, Burns MJ, editors. *Haddad and Winchester's Clinical Management of Poisoning and Drug Overdose*. 4th ed. Philadelphia: Saunders; 2007.

176. Ghoneum MM, Dhanaraj J, Choi WW. Comparison of four opioid analgesics as supplements to nitrous anesthesia. *Clin Pharmacol Ther* 1984;**63**(4):405−12.
177. Crocco TJ, Tadros A, Kothari RU. Stroke. In: Marx JA, Hockberger RS, Walls RM, et al., editors. *Rosen's Emergency Medicine*. 7th ed. Philadelphia: Mosby; 2010.
178. Meehan TJ, Bryant SM, Aks SE. Drugs of abuse: the highs and lows of altered mental states in the emergency department. *Emerg Med Clin North Am* 2010;**28**:663−82.
179. Reid J. Alpha-adrenergic receptors and blood pressure control. *Am J Cardiol* 1986;**57**:6E−12E.
180. Van Zweiten PA. Overview of alpha-2-adrenoreceptor agonists with central action. *Am J Cardiol* 1986;**57**:3E−5E.
181. Hoffman BB, Lefkowitz RJ. Alpha-adrenergic receptor subtypes. *N Engl J Med* 1980;**302**:1390−6.
182. Greenberg M. *Handbook of Neurosurgery*. 5th ed. New York: Thieme; 2001.
183. Crouch ER Jr, Crouch ER, Grant T. Ophthalmology. In: Rakel RE, editor. *Textbook of Family Medicine*. 7th ed. Philadelphia: Saunders; 2007.
184. Whittaker RG, Schaefer AM, Taylor RW, Turnbull DM. Differential diagnosis in ptosis and opthalmoplegia: mitochondrial disease or myasthenia? *J Neurol* 2007;**254**:1138−9.
185. Iwamoto MA. Ptosis evaluation and management in the 21st century. *Curr Opin Ophthalmol* 1996;**7**:60−8.
186. Reddy AR, Backhouse OC. 'Ice-on-eyes', a simple test for myasthenia gravis presenting with ocular symptoms. *Pract Neurol* 2007;**7**:109−11.
187. Duong DK, Leo MM, Mitchell EL. Neuro-ophthalmology. *Emerg Med Clin North Am* 2008;**26**:137−80.
188. Newsome DA, Milton RC. Afferent pupillary defect in macular degeneration. *Am J Ophthalmol* 1981;**92**:396−402.
189. Girkin CA. Evaluation of the pupillary light response as an objective measure of visual function. *Ophthalmol Clin North Am* 2003;**16**:143−53.
190. Cox TA, Thompson HS, Hayreh SS, Snyder JE. Visual evoked potential and pupillary signs: a comparison in optic nerve disease. *Arch Ophthalmol* 1982;**100**:1603−6.
191. Cox TA, Thompson HS, Corbett JJ. Relative afferent pupillary defects in optic neuritis. *Am J Ophthalmol* 1981;**92**:685−90.
192. Notermans NC, van Dijk GW, van der Graff Y, et al. Measuring ataxia: quantification based on the standard neurological examination. *J Neurol Neurosurg Psychiatry* 1994;**57**:22−6.
193. Young RR. Spasticity: a review. *Neurology* 1994;**44**(Suppl. 9):S12−20.
194. Hewlett EL, Hughes MA. Toxins. In: Mandell GL, Bennett JE, Dolin R, editors. *Principles and Practice of Infectious Diseases*. 7th ed. Philadelphia: Churchill Livingstone; 2010.
195. Perry HE. Rodenticides. In: Shannon MW, Borron SW, Burns MJ, editors. *Haddad and Winchester's Clinical Management of Drug Overdose*. 4th ed. Philadelphia: Saunders; 2007.
196. Manon-Espaillat R, Ruff RL. Dissociated weakness of the sternocleidomastoid and trapezius muscle with lesions in the CNS. *Neurology* 1988;**38**:138−40.
197. Berry H, MacDonald EA, Mrazek AC. Accessory nerve palsy: a review of 23 cases. *Can J Neurol Sci* 1991;**18**:337−41.
198. Rigby WFC, Fan C-M, Mark EJ. Case 39-2002: a 35-year-old man with headache, deviation of the tongue, and unusual radiographic abnormalities. *N Eng J Med* 2002;**347**:2057−67.
199. Keane JR. Twelfth-nerve palsy. *Arch Neurol* 1996;**53**:561−6.
200. Scotti G, Melancon D, Olivier A. Hypoglossal paralysis due to compression by a tortuous internal carotid artery in the neck. *Neuroradiology* 1978;**14**:263−5.
201. Lemmering M, Crevits L, Defreyne L, Achten E, Kunnen M. Traumatic dissection of the internal carotid artery as unusual cause of hypoglossal nerve dysfunction. *Clin Neurol Neurosurg* 1996;**98**:52−4.
202. Massey EW, Heyman A, Utley C, Haynes C, Fuchs J. Cranial nerve paralysis following carotid endarterectomy. *Stroke* 1984;**15**:157−9.
203. Donahue SP. Nuclear and fascicular disorders of eye movement. In: Yanoff M, Duker JS, editors. *Ophthalmology*. 3rd ed. St Louis: Mosby; 2008.

204. Thomke F, Hopf HC. Isolated superior oblique palsies with electrophysiologically documented brainstem lesions. *Muscle Nerve* 2000;**23**:267−70.
205. Dhaliwal A, West AL, Trobe JD, et al. Third, fourth, and sixth cranial nerve palsies following closed head injury. *J Neuroophthalmol* 2006;**26**:4−10.
206. Khawam E, Scott AB, Jampolsky A. Acquired superior oblique palsy. *Arch Ophthalmol* 1967;**77**:761−8.
207. Urist MJ. Head tilt in vertical muscle paresis. *Am J Ophthalmol* 1970;**69**:440−2.
208. Younge BR, Sutula F. Analysis of trochlear nerve palsies: diagnosis, etiology, and treatment. *Mayo Clin Proc* 1977;**52**:11−18.
209. Miller D, Schor P, Magnante P. Optics of the normal eye. In: Yanoff M, Duker JS, editors. *Ophthalmology*. 3rd ed. St Louis: Mosby; 2008.
210. Katz G, Moseley M. *Top Clinical Problems*. Irving: Emergency Medicine Resident Association, 2008.
211. Rubin RM, Sadun AA, Piva A. Optic chiasm, parasellar region, and pituitary fossa. In: Yanoff M, Duker JS, editors. *Ophthalmology*. 3rd ed. St Louis: Mosby; 2008.
212. Ariyasu RG, Lee PP, LaBree LD, et al. Sensitivity, specificity, and predictive values of screening tests for eye conditions in the clinic-based population. *Ophthalmology* 1997;**104**(9):1369−70.
213. Rhee DJ, Pyfer MF. *The Wills Eye Manual*. 3rd ed. Philadelphia: Lippincott Williams & Wilkins; 1999.
214. Sieving PA, Caruso RC. Retinitis pigmentosa and related disorders. In: Yanoff M, Duker JS, editors. *Ophthalmology*. 3rd ed. St Louis: Mosby; 2008.
215. Johnson LN, Baloh FG. The accuracy of confrontation visual field test in comparison with automated perimetry. *J Natl Med Assoc* 1991;**83**:895−8.
216. Shainfar S, Johnson LN, Madsen RW. Confrontation visual field loss as a function of decibel sensitivity loss on automated static perimetry: implications on the accuracy of confrontation visual field testing. *Ophthalmology* 1995;**102**:872−7.
217. Trobe JD, Acosta PC, Krischer JP, et al. Confrontation visual field techniques in the detection of anterior visual field pathways lesions. *Ann Neurol* 1981;**10**:28−34.
218. Lee MS, Balcer LJ, Volpe NJ, et al. Laser pointer visual field screening. *J Neuroophthalmol* 2003;**23**:260−3.
219. Pandit RJ, Gales K, Griffiths PG. Effectiveness of testing visual fields by confrontation. *Lancet* 2001;**358**:1339−40.
220. Biller J, Love BB, Schneck MJ. Vascular diseases of the nervous system. In: Bradley WG, Daroff RB, Fenichel G, et al., editors. *Neurology in Clinical Practice*. 5th ed. Philadelphia: Butterworth-Heinemann; 2008.
221. Medical Research Council. *Aids to Examination of the Peripheral Nervous System*. London: Bailliere Tindall; 1986.
222. Gates P. The rule of 4 of the brainstem: a simplified method for understanding brainstem anatomy and brainstem vascular syndromes for the non-neurologist. *Intern Med J* 2005; **35**(4):263−6.
223. Griffin JW, Sheikh K. The Guillain–Barré syndromes. In: Dyck PJ, Thomas PK, editors. *Peripheral Neuropathy*. 4th ed. Philadelphia: Saunders; 2005.
224. Sanders DB, Howard JF Jr. Disorders of neuromuscular transmission. In: Bradley WG, Daroff RB, Fenichel G, et al., editors. *Neurology in Clinical Practice*. 5th ed. Philadelphia: Butterworth-Heinemann; 2008.
225. Gothe R, Kunze K, Hoogstraal H. The mechanisms of pathogenicity in the tick paralyses. *J Med Entomol* 1979;**16**:357.
226. Pascuzzi RM. Pearls and pitfalls in the diagnosis and management of neuromuscular junction disorders. *Semin Neurol* 2001;**21**:425.
227. Knepper LE, Biller J, Tranel D, et al. Etiology of stroke in patients with Wernicke's aphasia. *Stroke* 1989;**20**:1730−2.

第6章

消化器系の所見

Gastroenterological Signs

腹水 ascites

概要

腹腔内における体液の病的な集積.

関連する病態

浮腫と同様に,膠質浸透圧や静水圧および血管壁の変化が腹水産生の主な原因である(第3章の「末梢浮腫」参照).腹水産生の全ての病理が,これらの因子の1つ以上に影響を及ぼす.

腹水の原因は,機序によって大きく4つのカテゴリーに分類することができる(表 6.1).

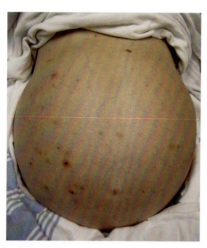

図 6.1　肝硬変による門脈圧亢進症で生じた大量腹水の患者

厳密には腹水そのものが1つの徴候というわけではないが,腹水の存在を示すさまざまな臨床的徴候がある.腹水のさまざまな原因を理解すると,身体診察で認められる,さらなる徴候の解釈が容易になる.

メカニズム

末梢血管拡張理論

この仮説は,図 6.2 に示されているように,「underfill(血管内容量不足)説」と「overflow(血管内容量過剰)説」という2つの説を組み合わせている.両者の引き金を引く主な要因は門脈圧亢進症と一酸化窒素により誘発される内臓血管の拡張である.

- underfill(血管内容量不足)説:静水圧

表 6.1　腹水の原因

水分不均衡 (血管拡張理論)	滲出性
肝硬変:一般的	浸出液分泌腫瘍(腹膜がん腫症)
うっ血性心不全:一般的	感染症(例:結核など)
粘液水腫	炎症性疾患(例:全身性エリテマトーデス(SLE)など)
Budd–Chiari(バッド・キアリ)症候群	
乳糜性	腎性
閉塞(例:悪性リンパ腫)	血液透析
医原性(例:リンパ系の切断)	ネフローゼ症候群
後腹膜リンパ節切除	

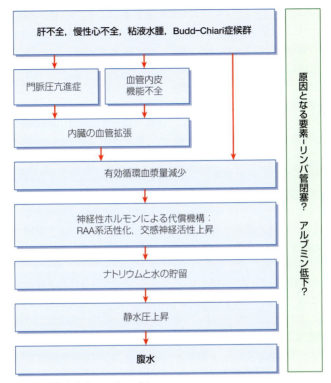

図 6.2　腹水産生のメカニズム

と膠質浸透圧の不均衡により，血管内の水分が腹腔内に漏出する[1]．その結果として生じる血管内容量の低下により，レニン・アンジオテンシン・アルドステロン（RAA：renin-angiotensin-aldosterone）系や交感神経系が活性化し，血管内容量を維持するために，腎臓でのナトリウムや体液貯留が開始される[1]．より多くの体液が保持されると，類洞（洞様毛細血管）の静水圧により水分が間質腔に押し出される．もし，その患者のリンパ系が余剰水分を排出できるほど十分に安定していなければ，水分が腹腔内にあふれ出て，腹水を形成する．

- overflow（血管内容量過剰）説：肝硬変（liver cirrhosis）患者における，主に腎臓でのナトリウム貯留は血管内の循環血漿量過多を引き起こす．この血管内の水の増加により，静水圧上昇が生じ，水が腹腔内にあふれ出る[2]．

これらの2つの説に続くさらなる研究により，門脈圧亢進が一酸化窒素の放出や内臓床の血管拡張を引き起こすことで，腎臓への有効循環血漿量が減少するということがわかった．RAA系が血漿量を増やすように働き，さらに体液過剰や腹水を生じる結果になる[3-5]．

一般的に信じられているのとは逆に，低アルブミン血症や低膠質浸透圧が腹水産生に実質的な役割を果たしているということは示されなかった[6]．

肝疾患

　肝硬変では，正常構造の破壊，線維化，その他の構造変化により類洞圧上昇や門脈圧亢進症を引き起こす．肝硬変の増悪は肝臓での一酸化窒素合成(血管拡張の原因となる)不全やエンドセリン[6]，アンジオテンシンⅡ，カテコラミン，ロイコトリエンといった血管収縮物質の存在を引き起こす．その全てが類洞収縮や門脈圧亢進に作用し[6]，その結果として静水力が働き，水分が腹腔内に押し出される．

　上述のように，内臓血管の拡張は，腹水産生にきわめて重要である．内臓床の血管拡張は，内臓循環に対するストレス，あるいは肝臓から脳への神経ホルモン伝達の結果として生じる血管拡張物質の放出によって起こると考えられている[6-8]．一酸化窒素は，肝臓内で減少しているものの，存在はしており，全身の血管内皮からの放出量は増量する[6]．カルシトニン遺伝子関連ペプチド(CGRP：calcitonin gene-related peptide)やアドレノメデュリンなどの他の血管拡張物質も関与している[6]．

　この内臓血管の拡張の結果として，全身の血管抵抗性が低下し，有効循環血漿量が減少し，結果的に交感神経系やRAA系の活性化および塩分や水分の貯留を引き起こす．

　最終的には，肝硬変患者において腎機能障害も認められ，GFRの低下や塩分と水分の排泄減少により，さらなる水貯留と腹水産生を起こす[6]．

うっ血性心不全(congestive heart failure)，Budd-Chiari(バッド・キアリ)症候群(Budd-Chiari syndrome)

　これらの状態の人々は，有効循環血漿量減少により，RAA系の活性化や塩分と水の貯留を導き(underfill説)，腹水を生じると考えられている[3-5,9,10]．図6.3に，心不全における水貯留や腹水産生について想定されるメカニズムを示す．

ネフローゼ症候群(nephrotic syndrome)

　低アルブミン血症(hypoalbuminaemia)はネフローゼ症候群患者の全員に認められる．しかしながら，これらの患者における腹水は低アルブミン血症単独では生じない．完全には判明していないが，この状況での腹水はより複雑で，低アルブミン血症は主要な機序ではないと考えられている．

　不適切な塩分排出を起こす腎臓内の病態が，重要な役割を果たしている可能性がある．塩分の尿細管での再吸収上昇がネフローゼ症候群の動物モデルで示されており[3]，人体内の病態でも同様の役割を果たしているかもしれない．

　有効循環血漿量減少と代償機構の活性化の原因となるタンパク尿や低アルブミン血症の患者の一部では，「underfill」も重要な役割を果たしている可能性がある．その結果，塩分と水分の貯留が引き起こされる[3]．

　これらの機序を図6.4に示した．

　ネフローゼ症候群と腹水を認める患者に関する1つの研究では，併存する肝疾患や，ある程度の心不全が腹水産生の要因であったと結論付けている[11]．おそらくは有効循環血漿量の減少やRAA系および交感神経系の活性化により，塩分と水分の貯留が生じたためと考えられる．

粘液水腫(myxoedema)のメカニズム

　甲状腺機能低下や粘液水腫における腹水の機序は明確になっていない．以前は2つ

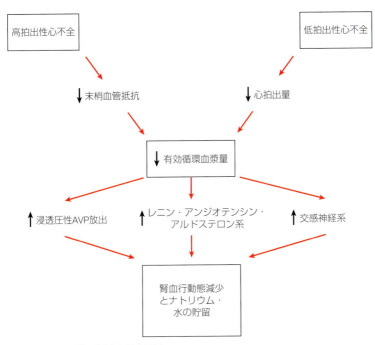

図 6.3 高拍出性と低拍出性心不全
発端となる「underfill(血管内容量不足)」イベントは高拍出性と低拍出性心不全とで異なるが,その後,腎におけるナトリウムと水の貯留を起こす経路は同じである.AVP:アルギニン・バソプレシン.
Schrier R. Pathogenesis of sodium and water retention in high output and low output cardiac failure, nephrotic syndrome, cirrhosis and pregnancy. First of 2 parts. NEJM 1988; 319(16): Fig 1.

の説が存在しており,その1つ目は,低値な甲状腺ホルモンにより血漿タンパク質の漏出が増加するというものである[12,13].毛細血管透過性の亢進と,代償的にリンパ液やタンパク質が血漿へ戻る割合の低下とが組み合わされて起こる.

2つ目は,ヒアルロン酸が皮膚に溜まり,その水分吸着能により浮腫を産生するというものである(すなわち,水分子を引き込んで保持する能力のこと).ただし,この直接的な効果に対してのエビデンスは最小限しかない[12,14].ヒアルロン酸はアルブミンと複合体を形成し,リンパ系を介して拾い上げられ,血液循環に戻るのを防ぐとも考えられている[12].

重度な甲状腺機能低下症(hypothyroidism)では,心筋収縮力低下や,過剰な水排出(自由水クリアランス)不能により水分貯留の原因になりうる腎不全など,心血管系や腎系にさまざまな変化が起こる.これらの変化や腹水に関する直接的な研究はない.

滲出性腹水(exudative ascites)

滲出性腹水の原因としては以下のものが考えられている.

- 腹腔内膠質浸透圧の上昇(例:腹膜がん腫症は,腹膜に敷き詰められた腫瘍細胞による浸出液産生を引き起こす).

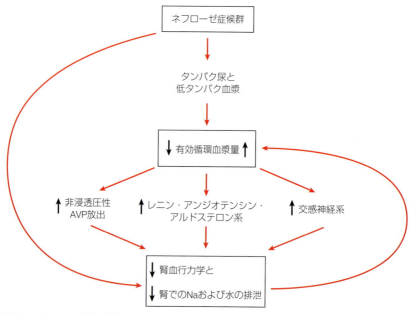

図 6.4　ネフローゼ症候群

アルブミン尿や血漿膠質浸透圧低下は，ネフローゼ症候群において「underfill(血管内容量不足)」を引き起こす．腎機能障害や腎臓内要因が介在することがあり，ある状況下では有効循環血漿量を回復させたり，増加させたりする可能性がある．AVP：アルギニン・バソプレシン．

Schrier R. Pathogenesis of sodium and water retention in high output and low output cardiac failure, nephrotic syndrome, cirrhosis and pregnancy. First of 2 parts. NEJM 1988; 319(16) : Fig 3.

- 血管壁構造の崩壊により水分が漏出する(例：全身性エリテマトーデス(SLE：systemic lupus erythematosus))の患者は漿膜炎を起こすことがあり，その結果，浸出液が産生される)[10, 15]．

乳糜性腹水(chylous ascites)

リンパ流の閉塞が主要な機序である．このリンパ流の閉塞は，リンパ圧を上昇させる病的な閉塞によって起こりうる．その結果，水分が押し出されたり，血管壁構造の崩壊による漏出を起こしたりする．これら2つの状況の例として，悪性リンパ腫とリンパ節あるいはリンパ管の外科的損傷が挙げられる[16, 17]．

腎性腹水 − 血液透析

血液透析患者の腹水の原因の大部分は不明である．可能性のある1つの説は，尿毒症(uraemia)が炎症反応を惹起し，免疫複合体の合成とその結果としてのリンパ管の閉塞を起こすというものである[18, 19]．

腹水の臨床的徴候

いくつかの臨床的徴候が腹水の存在を示唆するが，そのどれも腹水の基礎となる原因を示すことはできない．臨床的徴候を**表6.2**にまとめた．

所見の有用性

肝疾患患者での腹水の存在は，陽性尤度比 7.2（95％信頼区間 2.9 〜 12）[20] で肝硬変の存在を示唆し，疾患の程度や慢性化の理解に役立つ．

特に肝硬変によって引き起こされる腹水において，その背景にある機序を十分に理解することは，治療介入にどのような効果があるかの理解を助けてくれるものである．さらに疾患の状態や続発症を理解する助けともなり，非常に有用なものである．図 6.5 に，腹水の発症機序やどのタイミングでどのような治療が適しているかを併せて提示する．

腹水の存在を検出するために使われている徴候の感度と特異度は，実にさまざまである．現存する研究をまとめたレ

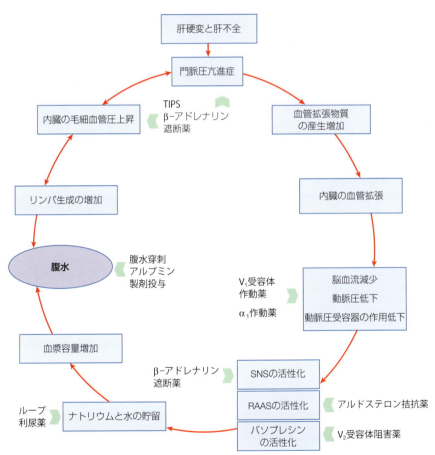

図 6.5 肝硬変における腹水産生の病態生理と治療のターゲットの候補

SNS：交感神経系．RAAS：レニン・アンジオテンシン・アルドステロン系．TIPS：経頚静脈的肝内門脈大循環短絡術

Moller S, Henriksen J, Bendtsen F. Ascites: pathogenesis and therapeutic principles. Scandinavian Journal of Gastroenterology 2009; 44: 902–911, Fig 1, Informa PLC.

表 6.2 腹水の臨床的徴候

徴候	概要	PLR (95% CI)	NLR (95% CI)	感度 (95% CI)	特異度 (95% CI)
両側腹部の膨隆	側腹部の膨隆の自覚	2.0 (1.5～2.6)	0.3 (0.2～0.6)	0.81 (0.69～0.93)	0.59 (0.50～0.68)
側腹部の濁音	打診で側腹部に濁音を認め, 同時に腹部中心は鼓音を認める	2.0 (1.5～2.9)	0.3 (0.1～0.7)	0.84 (0.68～1.00)	0.59 (0.47～0.71)
波動／液体振動	片側の腹部を打診すると反対側に液体の波動が伝わる	6.0 (3.3～11.1)	0.4 (0.3～0.6)	0.62 (0.47～0.77)	0.90 (0.84～0.96)
パドル徴候	患者が肘と膝をついた状態で, 臍部を打診すると, 水が重力に従って中心に蓄積することを示す濁音を呈する	1.6 (0.8～3.4)	0.8 (0.5～1.2)	0.45 (0.20～0.70)	0.73 (0.61～0.85)
濁音変換現象	患者が仰臥位の状態で, 検査者が腹部を臍部から側腹部に打診する. 濁音が生じると, その位置を認識する. そのうえで患者は検査者の方を向き, 側臥位の姿勢をとるように指示される. その後, 確認された場所を再度叩かれると, 水が側腹部に移動するため鼓音になる	2.7 (1.9～3.9)	0.3 (0.2～0.6)	0.77 (0.64～0.90)	0.63 (0.63～0.81)

PLR：陽性尤度比, NLR：陰性尤度比, CI：信頼区間
Williams J, Simel D. Does this patient have ascites? JAMA 1991; 267(19): 2638-2644.

表 6.3 病歴の正確性 *

病歴上の項目や症状	陽性尤度比	陰性尤度比	感度	特異度
腹囲の増加	4.16	0.17	0.87	0.77
最近の体重増加	3.20	0.42	0.67	0.79
肝炎	3.20	0.80	0.27	0.92
足首の腫脹	2.80	0.10	0.93	0.66
心不全	2.04	0.73	0.47	0.73
アルコール依存症	1.44	0.69	0.60	0.58
悪性腫瘍の既往	0.91	1.01	0.13	0.85

*Williams J, Simel D. Does this patient have ascites? JAMA 1991; 267(19): 2638-2644.
Adapted from Simel DL, Halvorsen RA, Feussner JR. Quantitating bedside diagnosis: clinical evaluation of ascites. J Gen Intern Med. 1988; 3: 423-428. より改変.

表 6.4 血清／腹水アルブミン濃度勾配と病因

高アルブミン勾配 (SAAG > 11.1 g/L)	低アルブミン勾配 (SAAG < 11.1 g/L)
肝硬変	腹膜がん腫症
アルコール性肝障害	膵炎
心不全	ネフローゼ症候群
Budd–Chiari 症候群	細菌性腹膜炎
門脈圧亢進症	

ビュー[21]を，**表6.3**と**表6.4**に示す．**表6.2**に示されているように，身体診察において，全ての徴候に有用である．腹部膨満の患者において最も良い陽性尤度比(腹水がある可能性が非常に高い)を呈したのは波動である[22]．腹水を除外する最も良い徴候は浮腫の欠如(陰性尤度比0.2)と側腹部濁音の欠如である[22]．

血清／腹水アルブミン濃度勾配(SAAG：serum albumin/ascitic gradient)：徴候の病態生理と診断の指標

SAAGは門脈圧亢進症の有無を調べるために使用される．

SAAG＝血清アルブミン値－腹水中アルブミン値

これは血清と腹水との間のスターリング力や，膠質浸透圧，静水圧と血管内皮透過性との関係に基づいている．

静水圧が上昇する状況下(例：門脈圧亢進症)では，水分が腹腔内に押し出され，血清アルブミン値は腹水中のアルブミン値より上昇し(濃縮された状態となり)，その差や勾配が広がる．

血清アルブミン値の低下(例：ネフローゼ症候群)または腹腔内へのタンパク質漏出(例：炎症や悪性腫瘍)のいずれかがある状況では，腹腔内により高濃度のタンパク質やアルブミンが漏出し，SAAGは低くなる．**表6.4**に，アルブミン勾配が高くなる原因と低くなる原因の例を示している．

asterixis（also hepatic flap）

アステリキシス（固定姿勢保持困難）：肝性の羽ばたき振戦も含む

第2章の「羽ばたき振戦」も参照．

概要

患者が手を背屈させて腕を伸展させた状態を続けるよう求められると，短く，非律動的で，低頻度（3～5Hz）の羽ばたくような手の動きが現れる．アステリキシスは両側性と片側性，いずれの可能性もある．

関連する病態

- 肝疾患（liver disease）：最も一般的
- 慢性閉塞性肺疾患（chronic obstructive pulmonary disease）
- 脳卒中（stroke）：まれ

肝疾患でのメカニズム

肝性脳症によって誘発される羽ばたき振戦の機序はほとんどわかっていない．数少ない研究では以下のように示されている．

- 一次運動野のゆっくりとした振動が小さな羽ばたき振戦を引き起こす．それは運動野自体の問題によって起こる場合もあれば，そうでない場合もある[23]．
- 大脳基底核－視床皮質ループの機能障害が関係している可能性がある[24]．

病態の最終結果は，位置や姿勢を維持するために必要とされる主動筋と拮抗筋の筋緊張を調整する間脳の運動中枢の障害である[25]．

所見の有用性

原因疾患が何であれ，アステリキシスはおそらく，診断ツールよりは重症疾患のマーカーとして有用である[26]．アステリキシスをアルコール性肝障害（alcohol-related liver disease）で入院した患者の死亡率予測に使用した1つの研究では，アステリキシスのある患者の死亡率は56%で，ない患者では26%であった[27]．

bowel sound
蠕動音

概要

蠕動音は食物や水分が腸管を抵抗に逆らって通過するときに起こると考えられている．腸管内は空洞であるため，その音は腹部に響きわたり，しばしばパイプを通る水のような音として表現される．蠕動音は健康な人で1分間におよそ5～35回聞こえる．蠕動音を適切に聴取するために，臨床医は腹部をしばらくの間聴診する必要があることを認識しなければならない．健康な人でさえ音は最大4分間欠如しうるからである．

所見の有用性

蠕動音は程度やタイミングが変化するため解釈が難しく，その有用性に関するエビデンスは少なく，相反していたりする．

「正常な」腸蠕動音を聴取することは閉塞が存在しないことを意味するというエビデンスはごくわずかしかない[28]．急性腹症患者600人の研究[29]では，小腸閉塞患者の24％でしか腸蠕動音の減弱または欠如を認めなかった．一方，急性消化管穿孔患者の48％で蠕動音は欠如または減弱していた．

1,200人以上の患者に関するもう1つの研究[30]では，腸蠕動音亢進は，腸閉塞の検出において感度39.6％，特異度88.6％，陽性適中率12.1％，陰性適中率97.4％であった．一方，腸蠕動音減弱は感度25％，特異度90.7％，陽性適中率11.2％，陰性適中率96.9％であった．

正常な蠕動音は腸疾患の除外に有用な可能性があるが，蠕動音の欠如や亢進，または「異常」は，潜んでいる病態があることを意味する可能性がある．他の徴候や症状が同時に再検討されることが非常に重要である．

腸蠕動音：欠如

概要

その名前が示しているように，聴診で腸蠕動音が完全に欠如している状態．腸蠕動音が欠如しているという前に聴取しなければならない時間は明確にはなっておらず，1～5分のいずれかの時点であるとされている．

関連する病態

一般的なもの

- 腸閉塞（intestinal obstruction）
- さまざまな原因による麻痺性イレウスの例
  - 感染症（infection）
  - 外傷（trauma）
  - 腸管閉塞（bowel obstruction）
  - 低カリウム血症（hypokalaemia）
  - 虚血（vascular ischaemia）
  - 薬剤の副作用

あまり一般的でない

- 腸管膜虚血（mesenteric ischaemia）
- 偽性腸閉塞（pseudo-obstruction）（Ogilvie（オジルビー）症候群（Ogilvie syndrome syndrome））

メカニズム

腸蠕動音の欠損は，活発に蠕動する腸管が閉塞して食物や液体が通過不能になることや，蠕動が停止してしまった腸管が原因の可能性がある．

腸管閉塞

さまざまな原因（ヘルニア，捻転，癒着）による機械的な閉塞では，腸管は動かない障害物を押し続ける．食物や水分の正常な振動運動は起こらず（閉塞したパイプのように），そのため蠕動音はまったく生じない．もし閉塞が続けば炎症が起こり，血管からの供給が低下すれば，正常な蠕動が停止することもある．

感染症

完全に解明されてはいないが，グラム陰性菌に存在するリポ多糖体（LPS：lipopolysaccharides）が腸管平滑筋層で炎症反応を惹起し，平滑筋の収縮性が減少して，イレウスを引き起こすというエビデンスがある[31]．

術後イレウス（postoperative ileus）

小腸の操作により，小腸平滑筋の炎症促進とその後の腸管平滑筋の活動性の減少が生じ，術後イレウスを引き起こすと考えられている[32]．

細菌増殖が術後に腸管内で生じ，細菌やLPSの増加が手術操作によって起こ

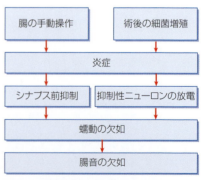

図6.6 可能性として考えられる術後イレウスのメカニズム

ることが，炎症の一因となるというエビデンスもある[33]．

炎症がイレウスを起こす機序として，正常な腸の駆動力をコントロールする腸筋神経叢のシナプス回路抑制が関係していると考えられている[34]．この抑制は腸管運動ニューロンのシナプス前抑制や抑制ニューロンの持続的な放電によって起こる．

低カリウム血症

カリウムは筋細胞の正常な分極や再分極に必要とされる．低カリウム血症は筋細胞の過分極を起こし，ニューロンの興奮を減弱させ，それによって平滑筋活性を低下させ，イレウスを起こす．

偽性腸閉塞

Ogilvie症候群としても知られる偽性腸閉塞の原因や機序は明確になっていない．

自律神経の不均衡が機能的な腸管閉塞を引き起こすと考えられている．正常な仙骨副交感神経が乱れると，遠位結腸が麻痺する．交感神経の興奮が原因で腸運動の低下や括約筋閉鎖が生じるということを示す研究もある．蠕動は欠如するか，あるいは低下している可能性がある．

bowel sound: hyperactive (borborygmus)
蠕動音：過活動（腹鳴）

概要
頻回で大きな，ゴボゴボとしたり，急速に動いたりする音．時には聴診器なしでもはっきりと聴取できるかもしれない．

関連する病態
一般的なもの
- 腸管閉塞
- Crohn（クローン）病（Crohn's disease）／潰瘍性大腸炎（ulcerative colitis）
- 食物に対する過敏性
- 胃腸炎
- 正常

あまり一般的でない
- 消化管出血

メカニズム
閉塞があるとき，腸蠕動は亢進し，障害物を乗り越えようとする．

蠕動音：金属音

概要
腹部の聴診で聞こえる，高音の金属音である．空のグラスに注がれた水のような音としてよく表現される．

関連する病態
- 腸管閉塞

メカニズム
その機序に関するエビデンスは限られている．空気や液体が貯留し，圧のかかった腸管に当たる音だと言われている[35]．それは，トタン屋根に落ちる雨に似ている[36]．

所見の有用性
腸蠕動音の金属音の徴候としてのエビデンスはほとんどない．

メデューサの頭 caput medusae

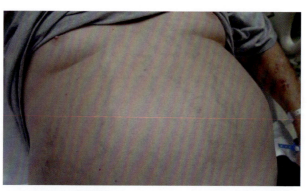

図 6.7 メデューサの頭
Saxena R, Practical Hepatic Pathology: A Diagnostic Approach, Philadelphia: Saunders, 2011: Fig 6-4. より許可を得て転載.

概要

腹壁の拡張した静脈で,ギリシャ神話の女神メデューサの髪を作り上げている蛇にちなんで名付けられた.

関連する病態

門脈圧亢進症(portal hypertension)を起こすさまざまな状態(例).
- 肝硬変
- 重症心不全(severe heart failure)
- 下大静脈閉塞(IVC(inferior vena cava) obstruction)
- Budd-Chiari 症候群

メカニズム

門脈圧亢進症は門脈から臍傍静脈に逆流を引き起こす.圧や血流の上昇により,静脈が拡張する.

所見の有用性

メデューサの頭は進行した肝疾患や門脈圧亢進症の徴候である.それは一般的にみられるものではなく,存在する場合は門脈圧亢進症の他の徴候がともに認められる.

メデューサの頭を伴う下大静脈閉塞と門脈圧亢進症を鑑別するには,下大静脈の閉塞が必須である.

メデューサの頭 caput medusae 575

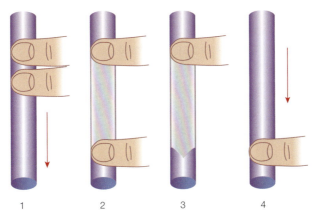

図 6.8 静脈の流れの計測

著明な腹壁静脈の流れる経路を把握することは，臨床医が静脈系の閉塞部位を決定するのに必要不可欠なスキルである．臍下部の静脈の流れを測定し，下記の基準を使用する．
- 重度の門脈圧亢進症では，流れは臍部から足に向かう．
- 下大静脈（IVC）閉塞では，流れは頭側へ動く．腹部静脈は血液を心臓に戻させるために拡張し，閉塞した IVC をバイパスする．

Talley NJ, O'Connor S. Clinical Examination: A Systematic Guide to Physical Diagnosis, 5th edn, Marrickville, NSW: Churchill Livingstone Elsevier, 2006: Fig 5.20 に基づく．

肉芽腫性口唇炎

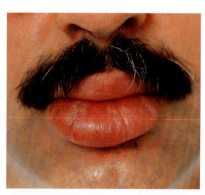

図 6.9　肉芽腫性口唇炎：下口唇のびまん性の腫脹

Bolognia JL, Jorizzo JL, Rapini RP, Dermatology, 2nd edn, St Louis: Mosby, 2008: Fig 71-12. より許可を得て転載.

概要

片側または両側の口唇のまれな無痛性腫大．組織学的には浮腫と血管周囲のリンパ球浸潤を伴う非乾酪性肉芽腫として認められる．

関連する病態

- 特発性
- Crohn 病：まれ
- サルコイドーシス (sarcoidosis)
- Melkersson-Rosenthal（メルカーソン・ローゼンタール）症候群 (Melkersson-Rosenthal syndrome)：まれ

メカニズム

その原因と機序は不明である．かつては Crohn 病やサルコイドーシスの局所病変と考えられていたが，これらの疾患と関連していても，無関係でも，認められうる．

ほんのわずかな研究で提唱されている原因に関する説は，先天性／遺伝性，アレルギー，歯科製品に対する反応，感染，免疫要因を基礎に[37]，最終的には遅延型過敏性反応の一因となり，炎症細胞の流入が生じるというものである．

そうは言っても，可能性のある原因として，先天性／遺伝性，感染，歯科インプラントに対する反応を支持するエビデンスは不十分であるように思われる[37]．その疾患を持つ患者のうち，最大 60% がアトピーに罹患していたとする研究があり[38]，より最近の 100 例以上のレビューでは，食物関連を疑うものが 30% であった[39]．

Crohn 病と同様の Th1 免疫反応が認められたが，その反応の原因となる単一抗原は認められなかった[37]．

所見の有用性

Crohn 病患者のわずか 0.5% のみにみられ，多くが Crohn 病の診断後に認められる．しかしながら，未だ肉芽腫性口唇炎が Crohn 病の早期症状，あるいは Crohn 病の前駆症状かもしれないとする研究もある[40]．

コーヒー残渣様嘔吐／血性嘔吐／吐血

coffee ground vomiting/bloody vomitus/haematemesis

概要

鮮血やコーヒー残渣様物質の嘔吐．吐血は，明らかな血液を咳で吐き出したり，嘔吐したりすることを言う．

関連する病態

- 上部消化管出血（upper gastrointestinal bleeding）[41]

一般的なもの

- 消化性潰瘍疾患（peptic ulcer disease）
- 胃炎（gastritis）
- 食道炎（oesophagitis）
- 食道静脈瘤（oesophageal varices）

あまり一般的でないもの

- Mallory-Weiss（マロリー・ワイス）症候群（Mallory-Weiss tear）
- 血管性
- 腫瘍（tumour）
- 血管炎（vasculitis）

メカニズム

原因にかかわらず，消化管内の血管が裂けたり破れたりすると，吐血やコーヒー残渣様嘔吐が起こりうる．

コーヒー残渣様嘔吐の独特な外観は，血液が胃酸で酸化されたためであり，下血と同様である．それゆえ，血液や出血がしばらくの間あったことを意味し，出血源の可能性として上部消化管が挙げられる（すなわち，十二指腸や胃である）．

消化性潰瘍疾患

正常粘膜表面の炎症やびらんが，直下の動脈に及ぶことにより出血が起こる．血液が腸管を刺激し，逆流して吐き出される．

Mallory-Weiss 症候群

食道・胃接合部や噴門部における縦方向の粘膜裂傷による出血．

Mallory-Weiss 症候群の機序は完全にはわかっていないが，その説を図 **6.10** にまとめた．嘔吐による腹部および胃内圧の突然の上昇が食道・胃接合部の圧上昇を起こす．食道・胃接合部は比較的柔軟性に欠け，圧力に対して十分に拡張しない．圧がかなり高くなったり，そのような状態が繰り返されたり（何度も嘔吐することで）すると，粘膜が裂け，出血が起こる．

食道静脈瘤

どのような原因による門脈圧亢進症であっても，門脈静脈圧の上昇は血液が低圧系（食道静脈，腹部静脈，直腸静脈を含む側副血行路）に向かうことを意味する．これらの静脈は拡張し，薄くなり，脆くなる．食道の薄い壁の側副静脈や静脈瘤が破裂すると血液が貯留し，吐血を引き起こす．胃静脈瘤も門脈圧亢進症患者で出血を起こす可能性がある．

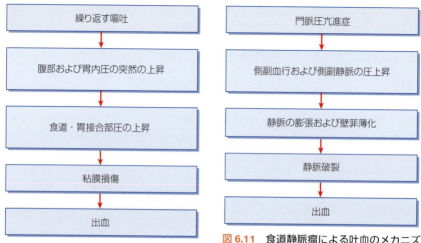

図 6.10　Mallory-Weiss 症候群のメカニズム

図 6.11　食道静脈瘤による吐血のメカニズム

所見の有用性

上部消化管出血には多くの原因があり，さらに口から出血する他の原因(例えば，鼻，歯，副鼻腔など)も考える必要がある．しかしながら，吐血と下血の両者は有用性のある所見であり，致死的な出血の可能性を考えると，即座に精査する必要がある．

Courvoisier(クールボアジェ)徴候

Courvoisier's sign

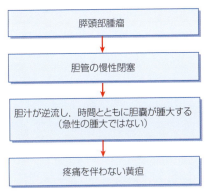

図 6.12 Courvoisier 徴候の考えられうるメカニズム

概要

1890 年以来，その原則は，「黄疸患者での無痛性で拡張した胆嚢および閉塞性黄疸の組み合わせは，非結石性の総胆管閉塞を示唆する」と言われている[42]。

Courvoisier のもともとの知見に対する多くの解釈にもかかわらず，受け入れられている説明は，「黄疸患者における触知可能で無痛性の胆嚢」というものである．Courvoisier 自身は特に悪性腫瘍と関連付けなかったが，一般的には悪性腫瘍による胆管系の閉塞の徴候であると言われている．

関連する病態

- 胆管肉腫(cholangiosarcoma)
- 膵頭部がん
  (cancer of the head of the pancreas)
- 胆石症(cholelithiasis)：一般的ではない

メカニズム

胆嚢の拡張は最終経路である．しかしながら，無痛性の触知可能な胆嚢となる正確な機序は不明である．

1 つの説は，胆道系や胆嚢の慢性的な閉塞が胆管を長い時間をかけて高圧にし，通常，炎症や疼痛の原因となる急性拡張を生じない，というものである．閉塞の原因が悪性腫瘍である場合は，より慢性拡張を生じやすい[43]．

例えば，膵頭部がんは，持続的で中断することのない胆汁流の閉塞を起こし，胆嚢が拡張する．一方，胆石は，まだある程度の胆汁が胆石周囲を通過できる状態であり，断続的な閉塞を起こす傾向にある．

対立仮説(Courvoisier によってもともと主張された)は，慢性胆嚢炎が胆嚢に線維化と萎縮を起こすというものである(すなわち，胆嚢は拡張せず，それゆえ痛みを生じない)．この説はいささか不正確であるとされてきた[28]．

所見の有用性

Courvoisier 徴候の多くの解釈を考えた場合，エビデンスは矛盾している．しかしながら，黄疸のある患者における無痛性胆嚢が検出される徴候だと仮定すれば，その有用性に関して良いエビデンスが示されている．

- 閉塞した胆管の検出において，感度 31%，特異度 99%，陽性尤度比 26 であった．
- 閉塞性黄疸患者の悪性腫瘍による閉塞の検出において，感度 26 〜 55%，特異度 83 〜 90% であった[28]．

つい最近，1つの放射線学的研究[44]がCourvoisier徴候の正当性を立証した．胆嚢容積をみるためにMRCP（MR胆管膵管撮影）が使用され，統計学的に重要な違いを示した．悪性新生物や狭窄が閉塞の原因である場合の容積と比較して，閉塞性胆石が原因の場合では胆嚢の拡張の程度は小さかった．

Cullen（カレン）徴候 Cullen's sign

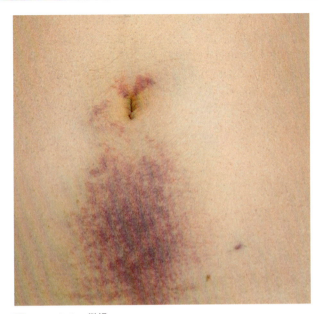

図 6.13 Cullen 徴候
Harris S, Naina HVK, Am J Med 2008; 121(8): 683. より許可を得て転載.

概要
臍周囲の斑状出血である.

関連する病態
一般的なもの
- 後腹膜出血（retroperitoneal bleeding）
- 術後
- 医原性：抗凝固薬, 手術による
- 腹直筋鞘血腫（rectus sheath haematoma）

あまり一般的でないもの
- 子宮外妊娠（ectopic pregnancy）
- 肝内出血（intrahepatic haemorrhage）
- 腸管虚血（ischaemic bowel）
- 腹部大動脈瘤破裂（ruptured abdominal aortic aneurysm）
- アメーバ性肝嚢胞（amoebic liver cyst）
- 十二指腸潰瘍穿孔（perforated duodenal ulcer）
- 脾破裂（ruptured spleen）
- 肝細胞がん（hepatocellular carcinoma）

メカニズム
原因にかかわらず, 後腹膜出血はその最終的な共通経路である.

後腹膜は肝胃間膜に接合し, その後肝鎌状間膜に接合する. 最終的には肝円索（閉塞した臍静脈）に接合する. 肝円索は臍周囲の腹壁へと向かっている. 原因は

何であっても，出血が起こると，血液はこれらの靱帯に沿って腹壁へと移動することができ，斑状出血を生じる[45]．

所見の有用性

未だに膵炎の徴候としてよく教えられるが，Cullen 徴候は非常に非特異的である．実際，膵炎の 770 例の研究[46]では，Cullen 徴候を示したのはわずか 9 例であった．同様に，子宮外妊娠によるものは現在非常にまれである．急性膵炎の患者で，Cullen 徴候を認めると死亡率は 37% であると言われている[46]．

Cullen 徴候は，後腹膜出血の比較的特異的な徴候であり，常に精査を要する．しかしながら，Cullen 徴候がないからといって，多くの原因疾患を除外できない．

結節性紅斑

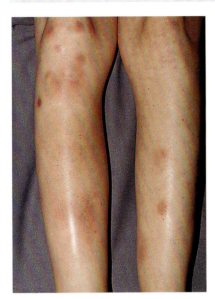

図 6.14　結節性紅斑
Kliegman RM et al., Nelson Textbook of Pediatrics, 18th edn, Philadelphia: Saunders, 2007: Fig 659-2. より許可を得て転載.

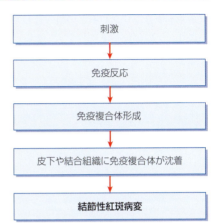

図 6.15　結節性紅斑のメカニズム

- 薬剤反応：通常，サルファ剤と経口避妊薬
- 悪性腫瘍（malignancies）
- 妊娠

概要

赤い発疹や圧痛のある結節および斑状病変を伴う急性発症の皮膚疾患で，下肢優位に，特に伸筋側に認められる．脂肪織炎の一種である．

関連する病態

一般的なもの[47]

- 炎症性腸疾患（inflammatory bowel disease）
- 感染症：連鎖球菌，結核（tuberculosis），上気道感染症（URTI：upper respiratory tract infection），エルシニア症（yersiniosis）[48]
- サルコイドーシス
- 膠原病

メカニズム

結節性紅斑の最大 55% が特発性と考えられている[48]が，主な原因はさまざまな刺激に対する過敏性反応であると考えられている．

理論的には，免疫複合体は抗原に曝露された後に形成され，皮下脂肪や結合組織周囲の小静脈に沈着し[47]，その後の炎症が病変を引き起こす．多くの免疫学的要因が関係している可能性がある．

- 反応性に酸化された物質が病変部位から発見された[49]．
- 遅発性過敏性反応の病理組織が成熟した病変部位から発見された[50]．
- 補体活性化も関係している可能性がある[51]．

なぜその病変がそれほど頻回に下腿前面に発生するのかについては，解明されていない．比較的少ない動脈供給と重力の影響下にあり，機械的ポンプのない静脈系や不十分なリンパ系との組み合わせにより，その部位へ沈着しやすくなると示唆されている[52]．

所見の有用性

結節性紅斑は感度も特異度も高くない所見である．しかしながら，みつかった場合には，一般的な原因の検索がしばしば行われる．最近の研究では，炎症性腸疾患患者の約4%に現れるということが判明している[53]．

Grey Turner(グレイ・ターナー)徴候

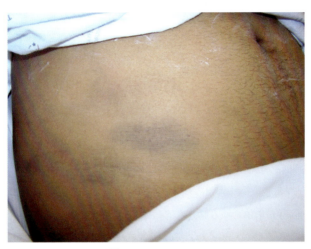

図 6.16 Grey Turner 徴候

Feldman M, Friedman LS, Brandt LJ, Sleisenger and Fordtran's Gastrointestinal and Liver Disease, 9th edn, Philadelphia: Saunders, 2010: Fig 58-3. より許可を得て転載.

概要

側腹部の斑状出血または紫色への変色である.

関連する病態

- 後腹膜出血のさまざまな原因
- 膵炎(pancreatitis)

メカニズム

腹部筋膜の穴である.横筋筋膜における欠損により,血液が後腎傍腔から腹壁の筋組織や皮下組織に移動することで生じる[54].

所見の有用性

膵炎患者770例のうち14例にみられ[43], Cullen徴候のように膵炎の重症度の上昇と関連するが,膵炎に特異的ではない. Grey Turner徴候は非特異的ではあるが, 認められれば,後腹膜出血の潜在的な原因を調べるべきである.

guarding
筋性防御

概要

随意的なものと不随意的なものがある．

随意的な防御は，腹部筋組織の意識的な収縮である．通常は痛みへの恐怖や不安に対する反応である．

不随意的な防御は，本章の「硬直と不随意的な防御（外科的徴候）」に記されている．

関連する病態

腹膜炎（peritonism）のあらゆる原因：
- あらゆる実質臓器での炎症
- 腹部感染症（abdominal infection）
- 出血（bleeding）

メカニズム

痛みを予期した際に，患者が防御反応として腹筋を収縮させる．

所見の有用性

いくつかの研究があるが，腹膜炎の診断における筋性防御の感度と特異度は非常にばらつきがあり，感度13〜90%，特異度40〜97%，陽性尤度比2.2，陰性尤度比0.6である[22]．特異的な疾患の診断において，画像検査がしばしば身体所見を上回る一方で，筋性防御の検出は，臨床医が適切な検査を考慮するのに役立つ可能性がある．

女性化乳房

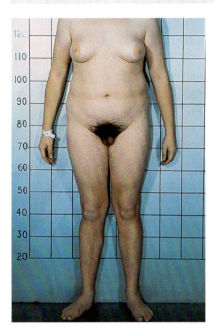

図 6.17 先天性に性腺機能低下症のある青年の女性化乳房

Wales JKH, Wit JM, Rogol AD, Pediatric Endocrinology and Growth, 2nd edn, Philadelphia: Elsevier/Saunders, 2003: 165. より許可を得て転載．

概要

男性の胸における腺組織の良性増殖であり，臨床的には乳頭の下にある堅い円盤状の組織として現れるもので，それは少なくとも直径 2 cm はある．女性化乳房は通常両側性に生じる．初期段階では片側性になることがあり，数カ月後に両側性になる．片側性は約 10% のみである[55,56]．

女性化乳房は脂肪腫／乳房肥大（偽性女性化乳房 (pseudogynaecomastia)）と区別しなければならない．偽性女性化乳房は腺組織増殖のない脂肪の沈着のことを言う（すなわち，真の胸組織というよりはむしろ脂肪組織である）．

関連する病態

一般的なもの

- 生理的なもの
- 薬剤性（一般的なもの）
  - ▸ シメチジン
  - ▸ ジギタリス
  - ▸ スピロノラクトン
  - ▸ メチルドパ
  - ▸ カプトプリル
  - ▸ カルシウム拮抗薬
  - ▸ 化学療法
- 放射線療法
- 肝硬変
- あらゆる原因の性腺機能低下症 (hypogonadism)

あまり一般的でないもの

- 甲状腺機能亢進症 (hyperthyroidism)
- リフィーディング症候群 (Re-feeding syndrome)
- 腎不全 (renal failure) および透析
- 精巣腫瘍 (testicular tumours)
- 先天異常（例：Kallmann（カルマン）症候群 (Kallmann's syndrome)，Klinefelter（クラインフェルター）症候群 (Klinefelter's syndrome)）

メカニズム

基本的に，女性化乳房は以下により引き起こされる．

1. 血中エストロゲン高値

2. エストロゲン／テストステロン比上昇
3. アンドロゲン不感受性

　これら全ての状況が，乳腺組織におけるエストロゲン活性を上昇させ，増殖が起こる．

生理的な女性化乳房

　ほとんどが思春期や中年期で起こる．
　男性における重要なエストロゲン産生源は，黄体形成ホルモン（LH：luteinising hormone）やヒト絨毛性ゴナドトロピン（hCG：human chorionic gonadotropin）分泌に刺激される精巣，ならびに末梢組織と脂肪組織（アンドロゲンのエストロゲンへの芳香族化が起こる）である．

- 思春期に現れた場合，女性化乳房は正常より早く始まる急激なエストロゲン産生開始によって起こると考えられている[57-59]．
- 高齢男性は精巣機能が減少し，体重が増え，脂肪の貯蔵量がさらに増加する．これにより，精巣からのテストステロン産生は減少し，末梢でのアンドロゲンからエストロゲンへの芳香族化が増加する[57]．

薬剤

　多くの一般的な薬剤によって誘発される機序が認識されてきている．これらの要約を**表 6.5**に示す．

肝硬変

　肝硬変では，肝臓の正常な代謝機能が損なわれ，アンドロゲンの分解が減少する．血中アンドロゲンの増加は末梢でのエストロゲンへの芳香族化を上昇させる[57,60]．

甲状腺機能亢進症

　女性化乳房と甲状腺機能亢進症の関係を示した説はほとんどない．副腎アンドロゲン産生増加や末梢アンドロゲンの芳

表 6.5　薬剤誘発性女性化乳房のメカニズム

薬剤	メカニズム
スピロノラクトン	多数の機序がある[61] 1. アンドロゲンのエストロゲンへの芳香族化の増加 2. 精巣からのテストステロン産生減少 3. ステロイド結合グロブリンからのテストステロンの解離．クリアランスを上昇させる 4. アンドロゲン受容体へ結合し，テストステロンとの結合を防ぐ
ジゴキシン	植物由来のエストロゲンと同様の構造をしている：エストロゲン受容体を直接刺激することができる
ヒスタミン H_2 受容体遮断薬（例：シメチジン）	いくつかの説が提唱されている 1. アンドロゲン受容体をブロックし，エストロゲン／アンドロゲン比を上昇させる 2. プロラクチン値の変化：ゴナドトロピンホルモンへのネガティブフィードバック—LH 産生の減少
プロトンポンプ阻害薬	エストラジオール代謝の阻害：エストロゲン／アンドロゲン比の上昇
抗アンドロゲン（前立腺がん治療や性転換前に使用される）	アンドロゲンの減少：エストロゲン／アンドロゲン比の上昇
テストステロン補充療法	テストステロンの上昇は末梢組織でのテストステロンからエストロゲンへの芳香族化を増加させる．LH 補充も精巣の Leydig（ライディッヒ）細胞（Leydig cell）からのエストロゲン分泌に作用する
カルシウム拮抗薬	プロラクチン値上昇と関係している可能性がある

芳香族化率の上昇が起こる可能性が示されている[58,59]．

性腺機能低下症

老化した精巣と同様に，原発性精巣機能不全はエストロゲンに比べてテストステロン産生を大きく減少させる．この不均衡が女性化乳房へと導く可能性がある．

リフィーディング症候群

性腺機能は飢餓の間，抑制されると考えられている．リフィーディングが起こると，脳下垂体・副腎系は再活性化し，精巣機能が上昇する．その結果，思春期のときと同じ機序により女性化乳房が起こる．

腎不全と透析

飢餓の後のリフィーディングと同様に，腎不全の間，精巣機能は抑制されているが，患者が透析を受けると再活性化する．女性化乳房は透析開始後1～7カ月でみられ，通常1年以内に消失する[62,63]．

精巣腫瘍

精巣のLeydig（ライディッヒ）細胞（Leydig cells）は，テストステロンとエストロゲンの両方を産生する．良性のLeydig（ライディッヒ）腫瘍（Leydig tumour）はテストステロンに比べ，異常に多くのエストロゲンを産生する．このような機序が女性化乳房を引き起こす可能性が示唆されている[64]．

hCGを産生する腫瘍も女性化乳房を引き起こす．上昇したhCG値はLeydig細胞を刺激し，より多くのテストステロンやエストロゲンを産生する．テストステロンは末梢で生理的に，そして腫瘍自体によって病的にエストロゲンに変換される[65]．

所見の有用性

非特異的な所見であるが，女性化乳房を呈する思春期の少年の最大65%，70歳以上の者の60%以上において，やはり有用性のある所見である[66,67]．他の臨床的徴候を示す患者に認められた場合は特にそうである．その機序が，性腺あるいは末梢脂肪組織のどちらかを経由するものであるならば，女性化乳房をみつけると，その基礎にある病態を絞りやすくなる．

血尿

概要

尿中における赤血球の存在．それは顕微鏡的血尿(すなわち，尿検査か顕微鏡検査でしか検出されない)かもしれないし，肉眼的血尿(すなわち，肉眼でみることができる)かもしれない．

関連する病態

一般的なもの
- 腎結石(kidney stones)
- 悪性腫瘍
- 尿管外傷(trauma to the urinary tract)
  (例：感染症や器具など)

あまり一般的でないもの
- 糸球体腎炎(glomerulonephritis)：腎炎症候群(nephritis syndrome)
- IgA 腎症(IgA nephropathy)
- Goodpasture(グッドパスチャー)症候群(Goodpasture's syndrome)
- 血管炎
- 間質性腎炎(interstitial nephritis)
- 多嚢胞性腎(polycystic kidneys)
- 腎乳頭梗塞(papillary infarction)

メカニズム

尿細管からの出血はどこからでも，結果として血尿となる．図 6.18 にこれの概説を示す．

血尿のそれぞれの原因に関する詳細な病態生理は，本書の範疇外である．端的に言えば，閉塞(結石)，腎構造変化(多嚢胞性腎)，免疫学的沈着のいずれかによる尿細管の崩壊などが腎構造の破壊を起こし，尿路に血液が運ばれるというものである．

所見の有用性

一過性の血尿(特に顕微鏡的血尿)は珍しいものではなく，良性の可能性もあるが，持続的な血尿や腎機能の変化およびその他の関連する特徴を伴う血尿は即座の精査を要する．高齢者での無痛性の顕微鏡的血尿は，それ以外とわかるまでは悪性腫瘍と考えられるべきである．

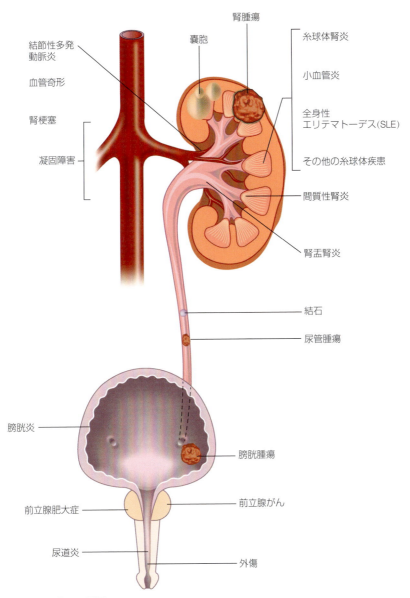

図 6.18　血尿の原因

Walker B, Davidson's Principles and Practice of Medicine, 22nd edn, London: Elsevier 2014: Fig 7.7.

hepatic encephalopathy

肝性脳症

概要

　肝性脳症は急性あるいは慢性肝不全の結果起こる，多くの症状のことである．健忘，認知機能低下，錯乱，睡眠・覚醒サイクルの変化，いらつき，アステリキシス，意識レベル低下，そして昏睡さえもが，全て報告されてきた．

関連する病態

- 慢性肝不全(chronic liver failure)
- 急性肝不全(acute liver failure)

メカニズム

　多くの研究があるが，肝性脳症の正確な原因に関しては，未だ合意が得られていない．

　肝性脳症は多因子性である可能性が最も高く，神経毒性，酸化ストレス，ベンゾジアゼピン様リガンド，星状細胞腫脹，γ-アミノ酪酸(GABA: gamma-aminobutyric acid)，異常なヒスタミンやセロトニン輸送，そして炎症／浮腫など，全てが何らかの役割を果たしている[68]．

　いくつかの説が以下に記載されている．これらのうち，アンモニア仮説が現時点で最も十分に研究されている仮説である．

アンモニア仮説(ammonia hypothesis)

　これは肝性脳症に対して最も研究されているもので，現在最も受け入れられている説である．この説では，アンモニアの分解が減少し，門脈体循環シャントの存在によって，上昇したアンモニアが体循環系へ入り，その後脳へと入ることで，正常な中枢神経機能を妨害する．病態を引き起こす物質として，アンモニアは以下の効果を持つことがある[69]．

- 脳内で上昇したアンモニアは，ニューロン周囲の環境をそれ以上維持できない程度に星状細胞の腫脹や機能不全を引き起こし，その結果，ニューロンの機能不全が起こる．
- 星状細胞の腫脹が増加すると，浮腫や静止膜電位の上昇，クロライドポンプの機能変化[70]，神経伝達物質の阻害を引き起こす．
- 実験的な研究では，高濃度アンモニアは神経伝達を阻害することが示されている．
- アンモニアは，中枢神経機能に必要なタンパクの遺伝子発現を変性させる可能性がある．
- 高濃度のアンモニアは，脳エネルギー代謝の生理的抑制や変化を起こし，ミトコンドリア機能不全を経て，細胞死へと導く[70,71]．

バクテリア産生物質

　バクテリアは，アミノ酸をメルカプタンやフェノールなどの神経毒性や肝性脳症の原因となる物質に分解することが示されてきた[70]．腸で生成されると，それらは短絡経路を通り肝臓を回避し，脳に入って病的な影響を及ぼす．バクテリアはGABA様化合物を生成し，炎症反応を変化させて脳症を起こしたり悪化させたりする可能性がある[70]．

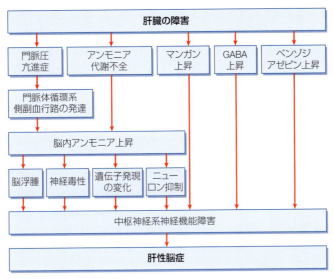

図 6.19　肝性脳症のメカニズム

GABA 性仮説

　肝性脳症患者で，抑制性神経伝達物質（GABA）の上昇が認められた．提案されている説は，GABA 値の上昇がニューロン機能阻害や肝性脳症を起こすというものである[72]．GABA 値が上昇する理由については，より透過性の高い血液脳関門を介して GABA のシナプス利用が上昇することと関係があると考えられており，その上昇は肝細胞不全で起こるとされている[71]．

　GABA 値がより高値になると，その阻害効果は，アンモニア値上昇に反応してミトコンドリアで生成される神経ステロイドによって，さらに増強される可能性がある．神経ステロイドは GABA 受容体と結合し，さらに阻害信号を増強しうる[70,71]．

ベンゾジアゼピン仮説

　肝性脳症の生存患者の脳内におけるベンゾジアゼピン様物質の増加が報告されてきた[73]．GABA 性仮説のように，これはニューロン阻害を増強させると考えられている．

マンガン仮説

　マンガンの慢性的な高値は，ニューロンや大脳基底核障害を引き起こすことが知られている．マンガンは通常，肝胆道系を介して排泄される．肝不全では，上昇したマンガンが中枢神経にダメージを与え，肝性脳症の原因になることが示唆されている．

神経炎症と TNF-α：統一概念

　ここ最近，腫瘍壊死因子-α（TNF-α）に関する包括的な仮説が提唱された[72]．本仮説が正しいとの前提で，TNF-α の上昇が神経毒性や肝性脳症の原因となる．他の説で述べられている刺激の全てが TNF-α を増加させ，神経毒性を起こ

す．TNF-αの上昇は，IL-1 や IL-6 を上昇させることが示されており，それによって血液脳関門の透過性が上昇し，アンモニア拡散が増加する．TNF-α 阻害薬であるエタネルセプトを使用した治療では，肝性脳症の重症度を減少させ，脳浮腫を防ぐことが示された．ただし，本仮説はまだ広く受け入れられているわけではない．

酸化ストレス

アンモニア，ベンゾジアゼピン，サイトカイン，低ナトリウム血症またはその他の刺激への曝露後に，星状細胞代謝は活性酸素種(ROS：reactive oxygen species)の生成を促進させるために変化すると言われている．ROS はニューロンにダメージを与え，神経伝達を阻害する可能性がある[70]．

所見の有用性

肝性脳症は肝疾患に対して特異的であるが，同じような徴候や症状を呈する他の病因を鑑別する必要がある．肝性脳症は肝硬変の 30 〜 45% で認められる[74]．

急性肝不全において，肝性脳症の存在は予後不良であるという報告がある[75,76]．ある研究では，肝性脳症を呈した急性肝不全の 31% が肝移植を要するか死亡したと報告されている[75]．重症脳症患者に関するもう 1 つの研究では，71% の患者に同じような結果がみられた[76]．

肝性口臭

概要
息から生じる甘い／カビくさい臭い．

関連する病態
- 肝不全（hepatic failure）

メカニズム
細菌によって分解されたメチオニンやメルカプタンジメチル硫化物の代謝能が低下するため，これらの物質が肺を通って吐き出され，独特のにおいを呈する．トリメチルアミンもそのにおいの原因として関与している[77]．

所見の有用性
肝性脳症では一般的だが，肝性口臭はまれにしか検出されない．他のにおいと間違えられる可能性があるため，一貫性のない徴候になりうる[78]．

肝静脈こま音

概要
聴診器のベル面で聴診したときに，肝臓の上で聴取される低音の雑音である．

関連する病態
- 門脈圧亢進症（portal hypertension）
- 巨大血管腫（large haemangioma）
- 肝細胞がん（hepatoma）

メカニズム
肝静脈こま音は門脈圧亢進症に伴って発生する．血流が高圧の門脈系から側副血行路を通って低圧体循環系に入るときに起こり，持続的で相当な雑音を生じる[79]．

hepatomegaly
肝腫大

概要

腫大した肝臓（通常，肝上縁から肝下縁までの直径が 13 cm 以上に腫大した状態）を示す．一般的に，胸部や腹部の打診に加えて肝下縁の触診を使ってみつけられる．

関連する病態

肝腫大の潜在的原因は数多く存在する．現状で提唱しうる分類を**表 6.6** に示した．

メカニズム

肝腫大に関与する機序は以下のとおりである．
1. 増加する血管のうっ血
2. 炎症
3. 肝由来以外の細胞／物質による沈着や膨張
4. 1～3 の複合

うっ血性心不全

うっ血性心不全では，充満や前方流の低下により，圧は静脈系に逆行性にかかる．その結果，肝臓はうっ血し，肝腫大を引き起こす．

感染性

肝臓の炎症や腫脹が，多くの感染性病因（例：肝炎，マラリア（malaria），Epstein-Barr（エプスタイン・バー）ウイルス（EBV：Epstein-Barr virus）など）の主要な機序である．炎症も肝腫大の非感染性要因になる可能性がある．肝炎患者では肝臓は腫大したり，時間とともに逆に瘢痕化したり萎縮したりする可能性もある．

浸潤性

サルコイドーシス（sarcoidosis）やヘモクロマトーシス（haemochromatosis）といった浸潤性疾患は，肝臓に沈着し，サイズを増大させる．同様に，原発性または続発性の悪性腫瘍も，腫瘍細胞の増殖や炎症により，肝臓を腫大させる．

血管性

Budd-Chiari（バッド・キアリ）症候群は肝臓から心臓に流れていく（例えば，肝細静脈から肝静脈を経て右心房に流れる）静脈の閉塞を引き起こす．その閉塞は原発性であったり，基礎となる凝固亢進状態（例えば，ループスアンチコアグ

表6.6　肝腫大の原因

感染性	浸潤性	新生物	代謝性	血管性
伝染性単核球症	サルコイドーシス	肝細胞がん	脂肪肝	心不全
A 型と B 型肝炎	ヘモクロマトーシス	転移性腫瘍	蓄積症	Budd-Chiari 症候群
マラリア	アミロイドーシス	血管腫		
肝嚢胞		白血病		
肝膿瘍		リンパ腫		
		血腫		

ラント,がん,骨髄増殖性疾患,薬剤など)に続発性に起こる可能性がある.閉塞部から肝臓への圧の逆流は肝腫大を引き起こす.

所見の有用性

肝臓範囲の打診は,検査者に大きく依存し,必ずしも肝臓の大きさの正確な評価を提供しない[28].いくつかの研究[80,81]において,肝臓の大きさの決定に打診を用いることに関して,平凡な感度(61〜92%)と低い特異度(30〜43%)が示された[28].それゆえ,その信頼度は低い.

もし肝臓が肋骨縁以下に触知されれば,触知されたものが肝臓である感度は100%,陽性尤度比は233.7である[82].しかしながら,正常の大きさの肝臓が肋骨縁以下で触知されることもあるため,必ずしも腫大した肝臓と同義というわけではない[83].利用できる2つのレビューでは[22,83],触知できる肝縁の存在における陽性尤度比は2.5[83]と1.9[22]と中等度であった.触知できない場合,陰性尤度比は0.45[83]と0.6[22]であった.これは,肝腫大の可能性の低い患者に触知できる肝臓がないことは有効で,触知できる肝縁をみつけることより有用性が高いことを示唆する.

肝縁の硬さも評価することができる.最近の小規模研究で,肝縁の堅さと超音波エラストグラフィ(Fibroscan)で測定した硬度には一定の関係性がある可能性が示された[84].

まとめると,肝臓の大きさを知るのに打診は正確でない可能性が高い.しかしながら,もし肝臓を肋骨縁以下の深いところに触知できれば,それは腫大している可能性が高いと考えられる.

jaundice

黄疸

概要

皮膚，強膜，粘膜の黄染である．

関連する病態

黄疸にはさまざまな原因があり，それらは表6.7のようにグループ化できる．

メカニズム

黄疸はビリルビンの過度な増大によって生じ，皮膚や粘膜に沈着する．血清ビリルビンが3 mg/Lを超えるまで，臨床的に明らかにはならない．ビリルビン経路（図6.20）の途絶によりビリルビンが上昇し，黄疸を生じる．

肝前性

この状況での黄疸は赤血球の過度な崩壊と非抱合型ビリルビンの放出による．第4章の「溶血性／肝前性黄疸」を参照．

肝性

このケースでは，肝臓のビリルビンの吸収，結合，抱合，毛細胆管への排泄能力が障害されている．これは，肝細胞への後天的な傷害，肝細胞壊死，ビリルビン経路の先天的欠損によって起こりうる．

Gilbert（ジルベール）症候群（Gilbert's syndrome）はビリルビン経路の先天的欠損の一例である．グルクロニルトランスフェラーゼ酵素の先天的異常により，肝臓のビリルビン抱合能が減少する．その結果，非抱合型ビリルビンが適切に排泄できなくなることで，黄疸を引き起こすレベルの高ビリルビン血症が生じる．

表6.7 黄疸の原因

肝前性原因	肝性原因		肝後性原因
	一般的なもの		
第4章「血液疾患および腫瘍の所見」参照	アルコール		
	悪性腫瘍		
	ウイルス性肝炎		
	肝硬変		胆石
	胆汁うっ滞		
	薬剤誘発性（例：アセトアミノフェン）		
	あまり一般的でないもの		
	原発性胆汁性肝硬変		膵臓がん
	原発性硬化性胆管炎		胆道閉塞
	Gilbert症候群		胆管肉腫
	Crigler-Najjar（クリグラー・ナジャー）症候群（Crigler-Najjar syndrome）		
	自己免疫性肝炎		

同様にDubin-Johnson(デュビン・ジョンソン)症候群(Dubin-Johnson syndrome)は、胆管側多選択性有機アニオン輸送体(cMOAT：canalicular multi-organic anion transporter)の先天的欠損により、抱合型ビリルビンが効率的に分泌されなくなることでビリルビン値が上昇し、結果的に黄疸になる.

黄疸の原因は数多く存在する。ビリルビンを正常に処理することができなくなるほどの肝臓へのダメージや破壊を引き起こす状況は全て、黄疸を生じうる。その原因について、より一般的なものからあまり一般的でないものまで、表6.7に示した.

薬剤性肝障害(drug-induced liver injury)

莫大な数の薬剤が肝障害を起こし、特に黄疸を生じうる。さまざまな機序が提唱されてきた[85].
- 反応性代謝産物の生成
- 胆汁酸輸送ポンプ(BSEP：bile salt export pump)の阻害：肝細胞での胆汁酸の増大を起こす
- 薬剤輸送体／代謝酵素調整
- ミトコンドリア毒性(mitochondrial toxicity)[86]
- 酸化ストレス
- 適応／先天性免疫反応の変調
- 胆管上皮損傷
- ヒストンのアセチル化

これらの経路で黄疸を生じうる薬剤の一部を表6.8に示す.

肝後性

肝後性黄疸は、抱合型ビリルビンの排泄を妨げる胆管閉塞によって生じる。ビリルビンが肝臓を介して血流に逆戻りする.

所見の有用性

黄疸は重要な臨床徴候であり、確認して、調査しなければならない。もし認められたなら、内科医は黄疸の原因を示す可能性のある他の症状を確認するよう試みるべきである(例：慢性肝炎の所見(手掌紅斑、くも状血管腫、腹水、触知可能な胆嚢、リンパ節腫脹など))。症例の約80%において、内科医は黄疸の原因が肝性であるのか肝前性であるのかをベッドサイドで特定することができる。その結果として、適切な検査をオーダーすることができ、鑑別診断リストをより短くすることができる[87].

表6.8　一般的な薬剤性肝障害のメカニズム

薬剤	メカニズム
オーグメンチン(アモキシシリン＋クラブラン酸)	特に、Class I と II の HLA DQB1*0602, HLA DRB1*15014 という遺伝素因のある患者で免疫反応を刺激する
バルプロ酸	ミトコンドリア障害、ヒストンデアセチラーゼ阻害
シクロスポリン	胆汁酸ポンプ阻害
フルクロキサシリン	胆汁酸ポンプ阻害、HLA B*5701 患者に関係する免疫過敏性反応
アセトアミノフェン	中毒量は正常な代謝を飽和状態にさせる。より多くの基質がCYP2E1による代謝経路に切り替えられ、過剰なNAPQIを起こす。すると、グルタチオンが枯渇し、肝細胞膜に毒性のあるNSPQIを中和できなくなる

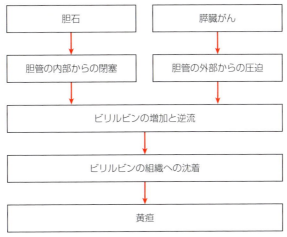

図 6.20　肝後性黄疸のメカニズムの例

胆管閉塞の暗色尿／青白色便

　肝後性や閉塞性黄疸にしばしば関連するのが，「暗色尿と青白い色の便」という徴候である．健康な人では，非抱合型ビリルビンは密にアルブミンに結合し，尿に排泄されない（腎臓の糸球体にはまり込んで通り抜けることができない）．しかしながら，閉塞性黄疸の患者では，抱合型ビリルビンがアルブミンとあまり密に結合せず，尿に排泄され，暗い紅茶のような色になる可能性がある．

　胆管閉塞によりビリルビンが腸管に排泄されなくなる．それゆえ，便は正常な暗い色にする胆汁色素を蓄積せず，患者は著しく青白い排便をする．

黄疸 jaundice

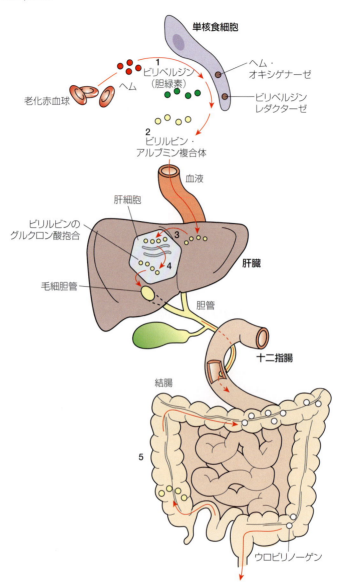

図 6.21　ビリルビン代謝と排泄

1：ヘム（0.2～0.3g/日）からの正常なビリルビン産生は，主に老化した循環赤血球の崩壊に由来する．**2**：肝外のビリルビンは血清アルブミンと結合し，肝臓に輸送される．**3**：肝細胞が吸収する．**4**：小胞体におけるグルクロン酸抱合により，水様性で容易に胆汁に排泄されるビリルビンとなる．**5**：腸内細菌がビリルビンを脱抱合化し，無色のウロビリノーゲンに分解する．ウロビリノーゲンと残った色素は便に排泄され，一部は再吸収され，尿に排泄される．

Kumar V, Abbas AK, Fausto N, Aster JC, Robbins and Cotran Pathologic Basis of Disease, Professional Edition, 8th edn, Philadelphia: Saunders, 2009: Fig 18-4. より許可を得て転載．

Kayser–Fleischer ring

Kayser–Fleischer（カイザー・フライシャー）輪

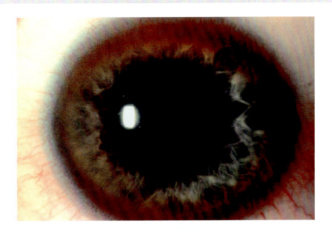

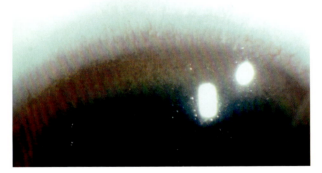

図 6.22　Kayser–Fleischer 輪
Liu M, Cohen EJ, Brewer GJ, Laibson PR, Am J Ophthalmol 2002; 133(6): 832–834.
より許可を得て転載.

概要

角膜外縁の褐色／青色の輪.

関連する病態

一般的なもの
- Wilson（ウィルソン）病（Wilson's disease）

あまり一般的でないもの
- 慢性活動性肝疾患（chronic active liver disease）
- 原発性胆汁性肝硬変（primary biliary cirrhosis）
- 多発性骨髄腫（multiple myeloma）

Wilson病のメカニズム

過剰な銅の蓄積が，この徴候の基本的な原因である．

Wilson病では銅を胆汁中に排泄できず，肝臓に毒性蓄積し，最終的に肝細胞死に至る．銅はその後体循環系に漏出し[88]，銅キレート産物や銅顆粒が角膜のデスメ膜の内部に沈着する[89]．体循環系からこの膜への銅の侵入の精密な機序には異論がある．2つの主要な説は銅が大脳辺縁系[90,91]か房水[92]を介して沈着するというものである．

原発性胆汁性肝硬変のメカニズム

原発性胆汁性肝硬変（primary biliary cirrhosis）では，胆道系の流出が減り，その結果，胆汁うっ滞を起こす．このため，通常胆汁に排泄される銅は肝臓に蓄積し，肝毒性や体循環系への漏出を引き起こす．Wilson病と同様に，その後，銅は角膜のような他の組織に沈着しうる[93]．

所見の有用性

Kayser–Fleischer輪は，Wilson病の神経学的／精神学的症状を呈する患者の

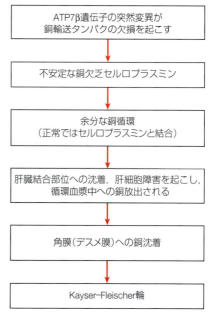

図6.23 Wilson病におけるKayser–Fleischer輪のメカニズム[94]

Suvarna JC. Kayser-Fleischer ring. J Postgrad Med *2008; 54: 238–240.* より改変．

99%に出現する．しかし，これらの症状のない患者では30～50%でしか出現しない[95]．それゆえ，神経学的／精神学的症状のない状況では，他の鑑別診断が考えられるべきである．

爪甲白斑症

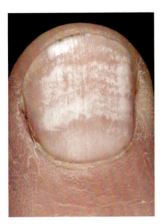

図 6.24 爪甲白斑症
Habif TP, Clinical Dermatology, 5th edn, St Louis: Mosby, 2009: p. 964. より許可を得て転載.

概要
爪甲の完全な白色化である.

関連する病態

一般的なもの
- 遺伝性
- 爪基部の損傷

あまり一般的でないもの
- 低アルブミン血症
- タンパク漏出性胃腸症(protein-losing enteropathies)
- 肝硬変
- 慢性腎不全(chronic renal failure)
- うっ血性心不全
- 糖尿病(diabetes mellitus)
- Hodgkin(ホジキン)リンパ腫(Hodgkin's lymphoma)

メカニズム
そのメカニズムは明らかになっていない.

遺伝性の爪甲白斑症では,爪甲とその下にある爪母の細胞の角質化不良が原因と考えられている[96].爪母を形成するケラチンを含む角化細胞の代わりに,ケラトヒアリンとよばれる物質を含む大型細胞が出現する.ケラトヒアリンは光を反射し,その下にあるピンクの爪床をみえなくする.

肝疾患
Terry(テリー)爪(Terry's nail)として知られる爪甲白斑症の一形態であり,爪の近位部が白く,遠位部が褐色である.肝疾患や糖尿病,うっ血性心不全と関連があるが,低アルブミン血症とは関連がない.

どのようにして肝疾患がこの徴候を呈するのかはわかっていない.しかしながら,遠位の褐色部分はメラニンの沈着によって起こると考えられている[97].

所見の有用性
徴候としての爪甲白斑症のエビデンスは限られており,その原因が多岐にわたるため,非常に非特異的である.興味深いことに,Terry爪は肝硬変の82%に出現すると言われている.しかしながら,その意義に関しては不明確である[98].

爪甲白斑症 leukonychia

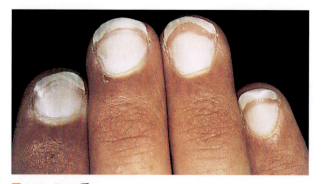

図 6.25 Terry 爪
Habif TP, Clinical Dermatology, 5th edn, Philadelphia: Mosby, 2009: Fig 25-44. より許可を得て転載.

McBurney（マクバーニー）点の圧痛（外科的徴候）

McBurney's point tenderness

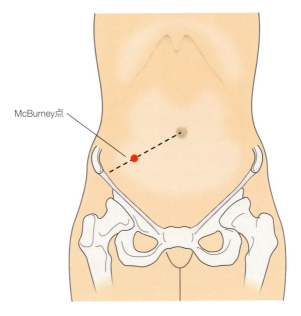

図 6.26　McBurney 点
McGee S, Evidence Based Physical Diagnosis, 3rd edn, St Louis: Elsevier, 2012.

概要

右上前腸骨棘から臍部までの間の 1/3 に位置する，触診での最大圧痛点．その位置を図 6.26 に示す．

関連する病態

- 虫垂炎（appendicitis）

メカニズム

McBurney 点は腹部表面からみた虫垂の位置の最も一般的な部位であると言われている．

虫垂が炎症を起こすと，虫垂はもはや腸管腔内部にはない状態であり，腹膜が局所的に刺激され，圧痛をきたす．

所見の有用性

虫垂炎が周囲の構造物の炎症を悪化させる状態であれば，虫垂の炎症は重度であることが予想される．したがって，McBurney 点の圧痛は虫垂炎が進行した後期の状態であることを示唆する所見であると教えられる．もしあれば，虫垂炎の陽性尤度比は 3.4 に上昇するが，特異的なものではなく，感度 50 〜 94％，特異度 86％ とさまざまである[22]．

melaena

黒色タール便（メレナ）

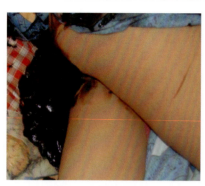

図 6.27　黒色タール便（メレナ）

Malik A et al. Dengue hemorrhagic fever outbreak in children in Port Sudan. Journal of Infection and Public Health 2010; 4(1): Fig 6.

概要

黒色で，タール状の悪臭を伴う便である．

関連する病態

- 上部消化管出血
  （gastrointestinal haemorrhage/bleed）

一般的なもの
- 消化性潰瘍疾患（peptic ulcer disease）
- 食道静脈瘤（oesophageal varices）
- 食道炎
- 胃炎

あまり一般的でないもの
- Mallory-Weiss（マロリー・ワイス）症候群（Mallory-Weiss tear）
- 悪性新生物（neoplasm）

メカニズム

上部消化管のどのような原因による出血であっても黒色タール便を生じうる．出血はTreitz（トライツ）靱帯（ligament of Treitz）より上から始まらねばならないと言われるが，常にそうであるわけではない．黒色の悪臭を伴う排便は，上部消化管を通過する際にヘモグロビン中の鉄が酸化されるためである．

所見の有用性

もし黒色タール便を認めれば，出血部位に関して必ずしも特異的ではないということに留意しつつ，完全な精査をしなければならない．

口腔内潰瘍（アフタ性潰瘍）

mouth ulcer (aphthous ulcer)

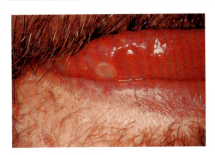

図 6.28 口腔内潰瘍

Kanski JJ, Clinical Diagnosis in Ophthalmology, 1st edn, Philadelphia: Mosby, 2006: Fig 10-45. より許可を得て転載.

概要

口腔内のどこにでも生じる有痛性の露出病変である.

関連する病態

非常に多くの関連がある

一般的なもの
- 外傷
- ストレス
- 歯磨き粉

あまり一般的でないもの
- 鉄欠乏性貧血（iron deficiency）
- 葉酸欠乏症（folate deficiency）
- ビタミン B_{12} 欠乏（vitamin B_{12} deficiency）
- 食物に対する過敏性
- 液性抗体関連／免疫性
- 炎症性腸疾患
- Behçet（ベーチェット）病（Behçet's disease）
- 全身性エリテマトーデス（SLE）
- ヒト免疫不全ウイルス（HIV：human immunodeficiency virus）／後天性免疫不全症候群（AIDS：acquired immunodeficiency syndrome）
- ニコランジル

メカニズム

メカニズムは明らかになっていない.

原因に関係なく，アフタ性潰瘍は口腔粘膜の破壊と好中球の浸潤で出現する[99]. 局所的，全身的な免疫学的および微生物学的プロセス全てが役割を担う可能性がある[99,101].

最近, Toll 様受容体（TLR：Toll-like receptor）が原因に関与すると言われるようになっている. 最近の研究が，表面の口腔上皮はバリアの役割を果たし，TLRがなく，病原体関連分子パターン（PAMP：pathogen-associated molecular pattern）に反応しないということを示している. 微量栄養素欠乏や外傷により表面上皮の透過性が亢進することにより，より深部の TLR が口腔内細菌の PAMP に反応し，炎症や炎症反応を惹起し，その結果，潰瘍を形成する可能性が考えられている[102].

所見の有用性

少なくとも人口の 10 〜 25% はこれらの潰瘍で苦しんでいるが，単一の徴候としての評価は非常に限定されている[103]. 他の病歴や症状と合わせて考慮する必要がある.

Muehrcke(ミュルケ)線

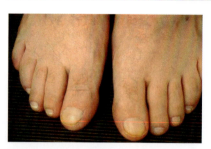

図 6.29 Muehrcke 線
James WD, Berger TG, Elston DM (eds), Andrews' Diseases of the Skin: Clinical Dermatology, 11th edn, Philadelphia: Saunders, 2011: Fig 7. より許可を得て転載.

概要

爪の横幅を横切る形で爪半月に平行に走る 2 本の白い線である.滑らかで隆起しない.正常なピンクの外観の爪床が 2 本の白色線の間にみられる.

関連する病態

- 低アルブミン血症
- 深刻な代謝ストレスを起こす疾患
- 化学療法
- 感染症
- 外傷

メカニズム

各原因に対する特異的な機序は明確ではない.

身体にかかる異常な量のストレスがタンパク質形成を妨げることによると考えられている.この低タンパク血症により生じる爪床内の浮腫がその下にある血管を圧迫し,爪床の正常な紅斑を白くし,特徴的な線が生じる[104-107].

所見の有用性

Muehrcke 線の有用性に関するエビデンスは限られている.2.2 mg/dL 未満の血清アルブミン値と関係し[98],アルブミン欠乏の補正で消失する.

Murphy's sign
Murphy(マーフィー)徴候(外科的徴候)

▶ Video 6.1[*]

概要

検査者が右季肋部を触診するとき，患者は深吸気をするように言われるが，その際，突然の疼痛を自覚する．これがMurphy徴候である．

関連する病態

- 胆嚢炎(cholecystitis)

メカニズム

深吸気で肺が拡張し，肝臓が下方に押し出され，炎症を起こしている胆嚢が検査者の圧迫している手に押し付けられる．その結果，予期せぬ鋭い痛みが生じる．

所見の有用性

各研究[108-110]が，Murphy徴候における感度 48〜97%，特異度 48〜79%，陽性尤度比 1.9，陰性尤度比 0.6 を示した．一方，システマティックレビュー[111]は陽性尤度比 2.8 を示したが，偶発性を除外できなかった(95%信頼区間：0.8〜8.6)．

---

[*]Student Consult の同ページまたは「Videos」から動画にアクセス

obturator sign

obturator(オブチュレーター)徴候（閉鎖筋徴候）（外科的徴候）

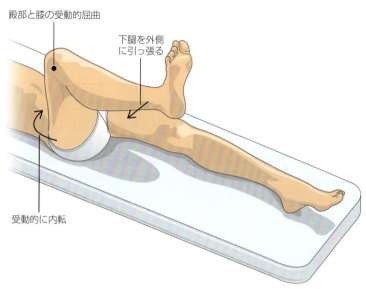

図 6.30 obturator 徴候の誘発

概要
大腿部の内転による疼痛である．

関連する病態
- 虫垂炎

メカニズム
炎症を起こした虫垂は内閉鎖筋と接触する．下肢が回転すると，閉鎖筋が移動し，虫垂が引き伸ばされ，刺激される．

所見の有用性
もし認められれば，obturator 徴候は高い有用性があり特異度 94% であるが，感度は 8% しかない[112]．

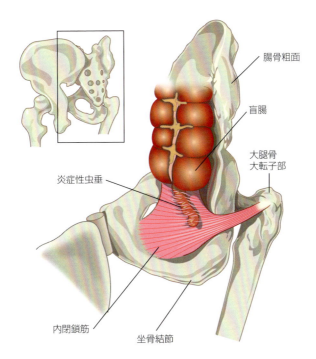

図 6.31 虫垂炎における obturator 徴候の解剖図

虫垂炎と臨床的徴候に関するメモ

　虫垂炎は伝統的に，臨床医を手助けするさまざまな徴候を使って臨床診断するものと教えられてきた．2～3例を挙げると，obturator 徴候，psoas（ソウアス）徴候（腸腰筋徴候），Rovsing（ロブシング）徴候（Rovsing's sign），McBurney 点の圧痛である．エコーと CT の両方がより有効で，かなりの診断能を示す一方で，さまざまな徴候や症状を取り込んだ身体診察によるスコアリングやアルゴリズムは感度 99%，特異度 76% を有することが示されてきた[113]．患者が虫垂炎を強く示唆する一連の徴候や症状を示す場合は，追加の画像検査が不必要になるかもしれないと示唆されている[114]．もし，診断に疑問があれば，画像検査は手助けすることができる．

oliguria/anuria
乏尿／無尿

概要

簡単に観察できる徴候ではないが，尿排出は尋ねることができ，日常的な水分バランスのチェックは多くの状態の見直しに含まれる．乏尿は，排尿量が成人では 400 mL/日未満，小児では 0.5 mL/kg/時未満と定義される．無尿は，成人の排尿量が 100 mL/日未満のことを言う．

関連する病態

急性腎不全の分類と同様に，乏尿に関係する状態も腎前性，腎性，腎後性に分類される．

メカニズム

尿排出低下を起こしうる全ての状態の病因に関する議論は，本書の範疇外である．しかしながら，各状態群に関する簡潔な機序を下記に示す．

腎前性

腎前性要因によって生じる無尿は，主に腎血流量の低下によるものである．腎臓の適切な血流は，水分（血液），適切な血管（静脈や動脈），適切なポンプ能（心臓）に依存する．これらの3つの要素のうち1つ以上に問題があると（例えば脱水（水分の不足），敗血症（sepsis）（血管外漏出），心不全（ポンプ能）など），腎血流不足が生じる．腎臓は循環血漿量や血流の減少に対してこのうえなく敏感で，活性化するための多くの代償機構を有する（例えば，レニン・アンジオテンシンⅡ系）．最終的には塩分や水分の貯留を生じ，排尿量が減少する．

腎性

乏尿を起こす内因性の腎機能障害は腎臓に対する構造的な損傷から生じる．もし，腎構造に十分な損傷があれば，腎臓はろ過できなくなり，尿を産生する機能を果たせなくなる．

腎後性

尿管，膀胱，尿道の閉塞により，尿の通過が妨げられる．もしこれが腎臓に内因性のダメージが生じうるほど十分長期に及んだ場合，さらに尿産生に影響を与える．

所見の有用性

乏尿は注意すべき重要な徴候であり，治療方針決定に役立ち，臨床医に病状の進行を警告することもできる．

表 6.9 乏尿の分類

腎前性	腎性	腎後性
脱水	急性尿細管壊死	膀胱出口閉塞（例：結石／腫瘍）
血液喪失	薬剤	両側尿管閉塞
敗血症	中毒	
心不全	糸球体腎炎	
熱傷	血管性疾患（例：腎動脈血栓症）	
薬剤	間質性腎炎	
アナフィラキシー		

palmar erythema

手掌紅斑

概要

手掌の母指球や小指球における左右対称性でわずかに温かい発赤部位である.

- まだらな外観を呈し,圧迫で白色になる可能性がある.
- 疼痛や掻痒感,落屑を伴わない.
- 手指や爪郭近位部の手掌側にもみられる可能性がある[115,116].

関連する病態

大多数の疾患で認められる:最も一般的なものには以下を含む.

- 一次性の原因(病状が進行する疾患が認められない)
  - 遺伝:まれ
  - 妊娠:一般的なもの
  - 老人性
- 二次性の原因
  - 慢性肝炎(chronic liver disease)
  - 自己免疫疾患(例:関節リウマチ(rheumatoid arthritis))
  - 内分泌性:甲状腺機能亢進(hyperthyroid)
  - 腫瘍性

メカニズム

最初の原因にかかわらず,手掌紅斑は手掌への血流が増加した結果である.手掌紅斑を起こす多くの機序のうち中心となるのは,エストロゲン値上昇,エストロゲン/テストステロン比の上昇,血中フリーエストロゲンの上昇である.

エストロゲンには既知の子宮内膜毛細血管密度の増殖効果があり,これと同様の効果が手掌に出ている可能性が考えられる[117].

その他にも役割を担っている可能性のある要素を以下に示す.

- ブラジキニンや他の血管作動性物質の肝代謝障害[117]
- 異常な皮膚の血管収縮/血管拡張反射

妊娠

最も考えられる機序は,既述したように,血中エストロゲンの増加によって,皮膚や微小血管系の構造と機能に変化が起こりやすくなることである[118].

慢性肝疾患

肝硬変患者では,アンドロステンジオンの代謝やクリアランスが減少し,より多くの末梢組織でのエストロゲンへの変換が起こる[20].エストロゲン,テストステロンに対するエストラジオールの割合,遊離エストロゲンの血中濃度上昇により,手掌の血管分布が増加する.

もう1つの説は,障害を受けた局所の自律神経や血管収縮反射が紅斑を引き起こすというものである.引き金となる障害は肝硬変患者でみられる動静脈吻合の機能不全によって起こる[119].

関節リウマチ

手掌紅斑は関節リウマチ患者における一般的な所見で,患者の60%以上がその徴候を呈する[120].原因の大部分が未だ不明である[121].

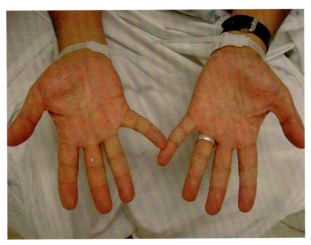

図 6.32 肝硬変患者の手掌紅斑

Goldman L, Ausiello D, Cecil Medicine, 23rd edn, Philadelphia: Saunders, 2007: Fig 149-5. より許可を得て転載.

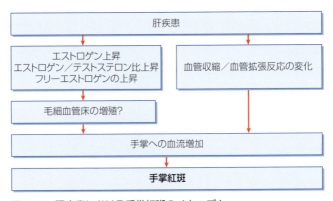

図 6.33 肝疾患における手掌紅斑のメカニズム

腫瘍性

固形がんから生じる血管新生因子やエストロゲンの上昇によって起こる可能性がある[117]. さらに, もし肝臓が関与していれば, エストロゲン値の上昇が関与している可能性がある.

甲状腺機能亢進

甲状腺患者の中には, エストラジオール 17-β の上昇がみられることがあり, 手掌紅斑への進展の要因になりやすい[122].

所見の有用性

手掌紅斑は非特異的だが, ある程度徴候として有用である.
- 基礎疾患の重症度により変化しうる[117].
- 関節リウマチ患者では, 生命予後の良

さ，手指変形の少なさ，ヘモグロビン高値と関係がある[117].
- 肝硬変患者では頻繁にみられる徴候であり，エコーで証明された肝硬変患者の23%が同時に手掌紅斑を認める[118].

肝疾患中の肝硬変の診断に対して，感度46%，特異度91%，陽性尤度比5.0，陰性尤度比0.6の診断能を有する[20].
- 手掌紅斑は原発性または転移性脳腫瘍の患者の15%に出現する．

掻痒性の擦過痕／掻痒症

概要

擦過痕は，原因となる掻痒症（すなわちかゆみの感覚）に関係する徴候として現れる．手の届きにくい場所（例：肩甲骨と肩甲骨の間）に擦過痕がなく，他の部位にある場合，掻痒の重症度の指標になる可能性がある．

関連する病態

掻痒症は非常に多くの皮膚の状態や全身性疾患と関係している．掻痒症を起こす全身性疾患を表6.10に示すが，それだけに限るものではない．

メカニズム

皮膚には多くの無髄C線維があり，掻痒特異的2次ニューロンとシナプス結合する．ケミカルメディエーターや「起掻痒物質」による無髄C線維の刺激がかゆみの感覚の原因である[123]．

主な起掻痒物質はヒスタミンである．しかしながら，その他にも多くのものがあり，毎年，より多くが発見されている．掻痒症のメディエーターの候補を表6.11に示した．

これらの因子は，以下により掻痒症を惹起する．

- 表皮の神経末端に直接作用する（例：ヒスタミン）
- 肥満細胞からのヒスタミンの遊離（例：神経ペプチド）
- ヒスタミンの増強（例：プロスタグランジン E_2，内因性オピオイド）

慢性腎不全

多くの要素が慢性腎不全での掻痒症の原因となる．腎臓の排泄能低下による起掻痒物質の蓄積が主要な原因と考えられている．掻痒症の原因となる慢性腎不全の病態的な特徴として，以下のものがある[123,124]．

- 乾燥症（乾燥した皮膚）
- 異常な皮膚肥満細胞増殖
- 続発性副甲状腺機能亢進症
- 起痒性サイトカインの増加
- ビタミンA値の上昇
- 内因性オピオイドの増加
- 発汗機能不全
- 末梢神経炎
- ヒスタミンの放出を刺激するマグネシウム値の上昇
- リン値の上昇（掻痒レセプターを刺激する皮膚の石灰化）

肝胆道系

慢性腎不全の掻痒症のように，肝胆道系異常における機序は多因子性であると考えられる．

今日まで受け入れられている理論は，増加した胆汁酸塩が血液や組織に蓄積し，掻痒症を誘発するというものである．しかしながら，現在の研究では，胆汁酸塩が直接的または間接的に掻痒症に関わっている可能性はあるが，それらが胆汁うっ滞での掻痒症誘発に中心的な役割を担っているというエビデンスには乏しい[125]とされている．ステロイド，ステロイド代謝産物，ヒスタミン，セロトニン，GABAそしてカンナビノイドは，

表6.10 掻痒症と掻痒性擦過痕の原因

腎性	肝胆道系	造血器性	代謝性／内分泌性	神経学的
一般的なもの				
慢性腎不全	感染性肝炎	真性赤血球増加症	甲状腺機能亢進症／低下症	
	胆道閉塞	白血病／リンパ腫	糖尿病	
あまり一般的でないもの				
	原発性胆汁性肝硬変	鉄欠乏性貧血	多発性内分泌腫瘍症(MEN)II型	多発性硬化症
	原発性硬化性胆管炎		カルチノイド症候群	脳腫瘍
	薬剤誘発性胆汁うっ滞			脳卒中

表6.11 掻痒症の潜在的ケミカルメディエーター

起掻痒物質の種類	例
アミン	ヒスタミン，セロトニン，ドーパミン，アドレナリン，ノルアドレナリン，メラトニン
神経ペプチド	サブスタンスP，ニューロテンシン，血管作動性腸管ペプチド(VIP)，ソマトスタチン，αおよびβメラニン細胞刺激ホルモン(MSH)，カルシトニン遺伝子関連ペプチド(CGRP)，ブラジキニン，エンドセリン，ニューロキニンAおよびB，コレシストキニン(CCK)，ボンベシン
エイコサノイド	PGE_1, PGE_2, PGH_2, LTB_4
サイトカイン	IL-2，TNF-α，TNF-β，好酸球産物
オピオイド	メチオニン-エンケファリン，ロイシン-エンケファリン，β-エンドルフィン，モルヒネ
タンパク分解酵素	トリプターゼ，チマーゼ，カリクレイン，パパイン，カルボキシペプチダーゼ

Based on Krajnik M, Zylicz Z, Netherlands J Med 2001; 58: 27–40; with permission. に基づく．

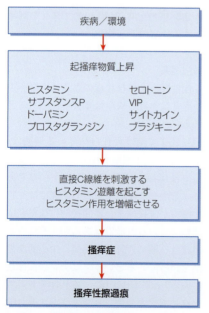

図6.34 掻痒症の一般的なメカニズム

胆汁うっ滞での掻痒発生に関係していると考えられる起掻痒物質のほんの一握りにすぎない．

ある研究[126]が，リゾホスファチジン酸が細胞内カルシウムの上昇を引き起こし，胆汁うっ滞患者の掻痒誘発性神経線維を活性化させる可能性を示唆した．

造血性

そのメカニズムは，完全には確立されていない．

- ヒスタミンとセロトニンが真性赤血球増加症による掻痒症と関係している[127]．

Hodgkinリンパ腫では，ヒスタミンを中心となるメディエーターと特定している研究もある[124]．一方，ブラジキニンやロイコペプチドの遊離を促すリンパ腫

細胞への自己免疫反応を提唱している研究もある[128].

代謝性と内分泌性

そのメカニズムは，明らかにはなっていない．

甲状腺機能亢進症での掻痒症は，組織活性や代謝の増加によって，体温上昇，血管拡張，キニン系の活性化が起こることにより，掻痒閾値が低下することと関連していると考えられる[124].

甲状腺機能低下症では乾燥症（乾燥した皮膚）が掻痒の主な原因である．

神経学的障害

そのメカニズムは，明らかになっていない．

多発性硬化症において，掻痒発作は中枢神経の部分的に脱髄した箇所の軸索間での疑似シナプスの活性化によるものとみなされている[123].

所見の有用性

症状や徴候としての掻痒症の有用性に対して行われた研究はほとんどない．原因が多岐にわたることを考慮すれば，特異度は低い．

ある状況での有病率：
- 慢性腎不全による尿毒症患者の 25 〜 86%[123,129]
- 黄疸を認める患者の 20 〜 25%：原発性胆汁性肝硬変の 100% で認められ，50% でそれが主症状である[130]
- 真性赤血球増加症の 25 〜 75%[127]
- 甲状腺中毒症患者の 4 〜 11%[131]

Hodgkin リンパ腫では，掻痒症は発症の 5 年前に起こる可能性がある[132].

psoas sign

psoas（ソウアス）徴候（腸腰筋徴候）（外科的徴候）

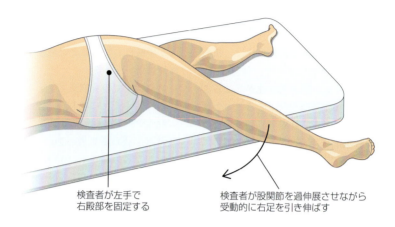

検査者が左手で右殿部を固定する

検査者が股関節を過伸展させながら受動的に右足を引き伸ばす

図 6.35　psoas 徴候

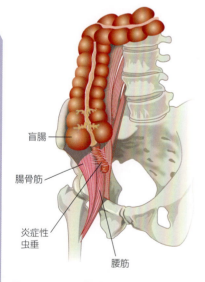

図 6.36　psoas 徴候の解剖図

概要

患者が大腿部を受動的に伸展されることで感じる疼痛である．

関連する病態

- 虫垂炎
- 腸腰筋膿瘍（psoas abscess）

メカニズム

もし，虫垂が盲腸の後方に位置していれば，腸腰筋と接触している可能性がある．それゆえ，この筋を動かすと炎症を起こした虫垂を刺激し，疼痛を引き起こす．同様のプロセスが腸腰筋膿瘍でも起こる．

所見の有用性

感度 13 ～ 42％，特異度 79 ～ 97％，陽性尤度比 2.0[22,133]．本章「obturator 徴候（閉鎖筋徴候）」の「虫垂炎と臨床的徴候に関するメモ」を参照．

壊疽性膿皮症

pyoderma gangrenosum

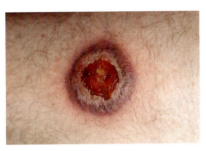

図 6.37 壊疽性膿皮症
Weston WL, Lane AT, Morelli JG, Color Textbook of Pediatric Dermatology, 4th edn, London: Mosby, 2007: Fig 14-46. より許可を得て転載.

概要

本徴候はまれで，慢性的な，しばしば破壊的な炎症性の皮膚の状態．有痛性の結節や膿疱が自壊して，隆起し，圧痛があり，下掘れの境界を有する，進行性に拡大する潰瘍を形成する[134]．

関連する病態

- 特発性：25 〜 50%
- 炎症性腸疾患：最大 50%
- リウマチ性疾患 (rheumatological disease)
- 異常タンパク血症 (paraproteinaemia)
- 血液悪性腫瘍 (haematological malignancy)

メカニズム

特発性と続発性壊疽性膿皮症の両方の機序が不明である．先天的な免疫調整能の喪失や好中球遊走能の変化が関係している[135]と考えられるが，これが起こる方法や理由に関しては，まだ解明されていない．

所見の有用性

徴候としての壊疽性膿皮症の有用性に関しては，ほとんどエビデンスがない．しかしながら，最大 50% のケースで何らかの全身疾患が関係しているとされており[135]，他の健康な人で認められた場合は，疑われ，精査されるべきである．

- 炎症性腸疾患との関連は誇張されて言われている可能性がある．ある壊疽性膿皮症のケースシリーズ研究では，潰瘍性大腸炎患者の 0.48% に，Crohn 病患者の 0.33% に認められた[136]．同様に，炎症性腸疾患のフランス人患者 2,402 人での前向きコホート研究では，壊疽性膿皮症が 0.75% で認められ，IBD の重症度と壊疽性膿皮症の存在との間には関連はなかった[53]．
- 壊疽性膿皮症の 7% に血液悪性腫瘍が関係していた．
- 関節炎が 37% で関係していた[136]．

反跳痛（外科的徴候）

rebound tenderness

概要

臨床医が腹部を強く圧迫し，その後すばやくその手を離す（すなわち，圧を逃がす）．患者は圧迫したときよりも圧の開放で突然の疼痛を感じる．

関連する病態

- 腹膜炎のあらゆる原因である．

メカニズム

腹部が押し下げられてすばやく離されると，腹膜は跳ね返る．もし腹膜に炎症があれば，反跳運動が疼痛感覚線維を活性化する．

所見の有用性

もともとは腹膜炎の主要な徴候の1つと言われていた．しかしながら，最近のエビデンスで徴候としての有用性がほとんどないことがわかっている．複数の研究において，感度40～95%，特異度20～89%，陽性尤度比2.0と幅広いばらつきを示した[28]．

筋強直と不随意的な防御（外科的徴候）

rigidity and involuntary guarding

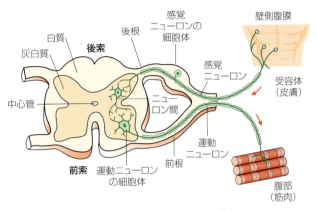

図 6.38　筋強直／不随意防御における反射弓の例

概要

腹部が触診に対して文字どおり「筋強直」状態である部位の腹部筋肉組織の持続する無意識の収縮である．その部位には圧痛も存在する．

関連する病態

- 腹膜炎の原因

メカニズム

腹膜の炎症が反射弓を刺激し，腹部筋肉の収縮を生じる．

壁側腹膜には（臓側腹膜とは異なり）鋭い局所的な疼痛を生じる体壁の神経線維が分布している．病的過程（例：虫垂炎）が生じ，壁側腹膜に影響を与えると，体性感覚ニューロンが刺激される．これらのニューロンは，脊髄神経や脊髄後角のシナプスを介して伝わる．それらは脊髄前角の運動ニューロンと相互に連結し，腹部筋肉の限定された部位を刺激して収縮させるといった反射弓を形成する（図 6.38）．最初の反射が脳を通らないため，患者はほとんど収縮をコントロールできない（すなわち，無意識である）．

所見の有用性

もし認められれば，強直は感度 6 〜 40％，特異度 86 〜 100％，陽性尤度比 3.6 と有用性のある徴候である[28]．

Rovsing's sign
Rovsing(ロブシング)徴候(外科的徴候)

概要

腹部の左下 1/4 を触診すると，右下 1/4 に疼痛を感じる．

関連する病態

伝統的に虫垂炎．ただし，理論上は右下 1/4 の腹部のどの臓器における炎症でも Rovsing 徴候が出現する可能性がある．

メカニズム

左腹部が圧迫されると，腹膜が炎症性虫垂の上で強く引き伸ばされる．それによって虫垂や腹膜への刺激が起こり，局所的に疼痛を感じる．

所見の有用性

感度 7 〜 68%，特異度 58 〜 96%，陽性尤度比 2.3，陰性尤度比 0.7[22]．

強膜黄疸 scleral icterus

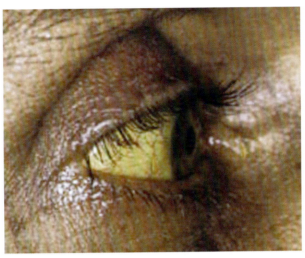

図 6.39　強膜黄疸
Stern TA, Rosenbaum JF, Fava M, Biederman J, Rauch SL, Massachusetts General Hospital Comprehensive Clinical Psychiatry, 1st edn, Philadelphia: Mosby, 2008: Fig 21-17. より許可を得て転載.

概要
強膜の黄色変化である.

関連する病態
本章の「黄疸」を参照.

メカニズム
高ビリルビン血症がビリルビンの強膜への沈着を引き起こす. 詳細に関しては, 本章の「黄疸」を参照.

所見の有用性
徴候としての強膜黄疸の難しさは, それを特定する検査者の能力にある. ある研究[137]では, 検査者の58%が総血清ビリルビン 2.5 mg/dL の患者で強膜黄疸を検出したが, 一方で総血清ビリルビン 3.1 mg/dL の患者で強膜の黄染を検出できたのは68%であった.

sialadenosis
唾液腺症

概要

耳下腺（ときどき顎下腺などの唾液腺も）の持続する腫大．その原因は炎症性でも腫瘍性でもない．臨床的には唾液腺症は，やわらかく，両側性，左右対称性，圧痛のない耳下腺の腫脹である．

関連する病態
- 糖尿病：まれ
- 低栄養状態
- アルコール依存症（alcoholism）

アルコール依存症のメカニズム

慢性アルコール依存症での唾液腺症の正確な原因に関しては異義がある．細胞肥大や脂質代謝障害が，提唱されている2つの主な原因である．前者は自律神経調節異常や産生増加か細胞からの分泌低下による細胞内のチモーゲン（アミラーゼの前駆体）顆粒の蓄積が関係している．チモーゲン過剰は細胞肥大を起こす．脂肪代謝の変化による腺組織の脂肪浸潤も特に後期で関与している [138-140]．

所見の有用性

唾液腺症はアルコール関連肝硬変患者の30～80％に起こるため，慢性肝疾患の可能性に関する有用な指標である [141]．

Sister Mary Joseph（シスター・メアリー・ジョセフ）の小結節（外科的徴候）

Sister Mary Joseph nodule

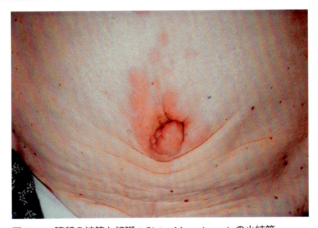

図 6.40　臍部の結節と紅斑：Sister Mary Joseph の小結節

Brenner S, Tamir E, Maharshak N, Shapira J, Clinics Dermatol 2001; 19（3）: 290–297. より許可を得て転載.

概要

臍部に位置する，硬い転移性腫瘍による結節である．

関連する病態

- 以下の腹部臓器の腺がんである．
  - 胃
  - 大腸
  - 膵臓
  - 卵巣
  - 結腸直腸

メカニズム

血管系やリンパ系は臍部に導管を有する可能性がある．腹膜からの直接伝播が転移や結節の最も一般的なルートであると考えられている．

種々のがんはそれぞれで転移しやすいルートが異なる．卵巣がんは腹膜を介して伝播し，腹壁から直接広がることができる．一方で，膵臓がんはしばしばリンパ行性に播種する[142]．

所見の有用性

Sister Mary Joseph の小結節の感度や特異度に対する研究はほとんどなく，レビューはしばしばケーススタディやケースシリーズに限定される．

もし認められれば，その結節は即座の精査を要する．予後不良因子であり，ほとんどの患者が診断後数カ月以内に死亡し[143,144]，15% 未満の患者が 2 年後に生存するにすぎない[145]．発展途上国では，その結節はより一般的であり，おそらくがん同定の遅れを表していると考えられる[146]．

Sister Mary Joseph の小結節を認めるケースの最大 10 ～ 15% で原発巣が判明しない[147]．

spider naevus
くも状血管腫

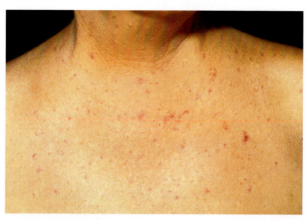

図 6.41　くも状血管腫

Talley NJ, O'Connor S, *Clinical Examination*, *6th edn*, Sydney: Churchill Livingstone, 2009: *Fig 6-10*. より許可を得て転載．

概要

外向きに放射する糸のような血管（くもの足に似ていると言われる）と中心の細動脈からなる皮膚病変．くも状血管腫は手で圧迫されると白くなり，放すと中心細動脈から外向きに血管の再充満が起こる．血管腫のサイズは帽針頭大から直径 5 mm までさまざまである[148]．

関連する病態
一般的なもの
- 健康成人や幼児の 10 ～ 15% にみられる
- アルコール関連肝疾患
- B 型肝炎（hepatitis B）および C 型肝炎（hepatitis C）
- 妊娠
- 経口避妊薬や他のエストロゲン製剤

あまり一般的でないもの
- 甲状腺中毒症（thyrotoxicosis）

メカニズム

病態生理に関するエビデンスは不足している．少数の研究で，血清エストロゲンとサブスタンス P の上昇が血管拡張や新血管新生の原因であると特定された[149]．さらには，血清エストロゲン／遊離テストステロン比は，一般集団と比較して男性肝硬変患者で上昇する[150]．

所見の有用性

くも状血管腫は肝硬変の程度を予測する重要な所見である．

Romagnuolo らの研究では，肝硬変の線維化に対する尤度比を計算するための変数として，くも状血管腫の存在，血小

板数，脾腫，アルブミン値を使用した[151]．その結果が以下のとおりである．

- くも状血管腫の存在は，中等度から重度の炎症，重度の肝線維化や肝硬変と大いに関係していた．
- くも状血管腫の存在とフェリチン値上昇は炎症の良い予測因子であった．
- 脾腫か血小板減少を伴うくも状血管腫は，線維化の良い予測因子であった．

ここ最近，86の研究のメタアナリシスにより[20]，くも状血管腫が存在すれば，肝硬変の診断に対する陽性尤度比4.3（信頼区間 2.4～6.2），感度46％，特異度89％と判明し，最も信頼のおける徴候の1つであることがわかった．

splenomegaly

脾腫

概要

脾腫の「ゴールドスタンダード」とされる定義は，50〜250gの脾臓重量（脾摘後）であり，年齢とともに減少する[152]．実臨床においては，脾腫は身体所見の際の腹部触診や画像検査によって検出される．

関連する病態

脾腫を起こす臓器系や病的過程には多くの種類がある．表6.12に可能性のある病因を要約して示した[153]．

メカニズム

脾腫のほとんどの原因に関する機序は，次のグループに分けられる．

- 上昇した過剰な免疫学的反応により起こる肥大
- 赤血球崩壊の増加に反応した肥大
- 血液貯留の増加に反応したうっ血性の怒張
- 原発性の骨髄増殖性疾患
- 脾臓内に非脾臓性物質が沈着する浸潤性疾患
- 腫瘍性疾患

免疫反応による肥大

伝染性単核球症（infectious mononucleosis），細菌性心内膜炎（bacterial endocarditis），サイトメガロウイルス（CMV：cytomegalovirus），HIV，その他の感染症が関係する．感染症で起こるよ

表6.12 脾腫をきたす疾患

カテゴリー	グループ	例
感染性	急性	伝染性単核球症，ウイルス性肝炎，敗血症，腸チフス，サイトメガロウイルス（CMV），トキソプラズマ症
	亜急性／慢性	結核，亜急性細菌性心内膜炎，ブルセラ症，梅毒，HIV
	熱帯性／寄生虫性	マラリア，リーシュマニア，住血吸虫症
血液学性	骨髄増殖性	骨髄線維症，慢性骨髄性白血病（CML），真性赤血球増加症，本態性血小板血症
	リンパ腫	非Hodgkinリンパ腫（NHL），Hodgkinリンパ腫
	白血病	急性白血病，慢性リンパ球性白血病（CLL），ヘアリー細胞白血病，前リンパ球性白血病
	先天性	遺伝性球状赤血球症，サラセミア，鎌状細胞ヘモグロビンC(HbSC)病
	その他	自己免疫性溶血性貧血，巨赤芽球性貧血
うっ血性		肝硬変，脾臓／門脈／肝静脈血栓症または閉塞，うっ血性心不全
炎症性	膠原病	SLE，関節リウマチ（Felty（フェルティ）症候群（Felty's syndrome））
	肉芽腫性	サルコイドーシス
腫瘍性		血管腫，転移（肺，乳がん，メラノーマ）
浸潤性		Gaucher（ゴーシェ）病（Gaucher's diseas），アミロイドーシス
混合性		嚢胞

Based on Pozo AL, Godfrey EM, Bowles KM, Blood Rev 2009; 23(3): 105-111; with permission. に基づく．

うな免疫反応の上昇があると，さらなる白血球増殖／成熟を受け入れることができるように脾臓サイズが増大し，機能が亢進する．

赤血球破壊の増加

遺伝性球状赤血球症（hereditary spherocytosis），グルコース-6-リン酸脱水素酵素欠損症（glucose-6-phosphate dehydrogenase deficiency）（G6PD 欠損症またはソラマメ中毒）とβ-サラセミア（beta-thalassaemia）で起こりうる．

赤血球破壊が増加した場合，赤血球を攻撃する成熟リンパ球活性も増加し，肥大を起こす．さらに，赤血球破壊増加に対処するために，脾臓の類洞細胞の過形成も起こる[154]．

うっ血性怒張

原因にかかわらず門脈圧亢進症が存在すると，脾静脈や脾臓そのものを含む下流血管への血液の逆流が増加する．脾臓へ戻る血液の貯留が増加すると，うっ血や脾機能亢進症を起こす．

静脈還流の減少により，脾臓内での赤血球破壊増加や脾臓での貪食細胞活性上昇が起こり，脾機能亢進の原因となるというエビデンスもある[155]．

骨髄増殖性疾患

数多くの要因が，骨髄増殖性疾患での脾腫の原因となる[155-158]．
1. 脾臓での赤血球貯留の増加
2. より多くの脾臓血管分布
3. 脾臓の細胞密度の増加（例：脾臓を通過し捕らえられる細胞の増加）
4. 細網細胞の増大
5. 脾臓のリンパ球構成要素の増大

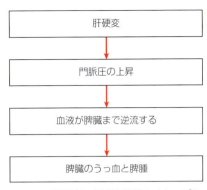

図 6.42　肝硬変における脾腫のメカニズム

これらの要素はある程度，どの系統の細胞が増殖するかに依存している．原発性増殖性多血症（真性赤血球増加症）の患者に関する1つの研究[158]では，脾臓の増大は主に脾臓血管の増生によるとみなされた（骨髄線維症や有毛細胞白血病では，脾臓血管増加と細胞密度上昇両方によるものとみなされた）．一方で，慢性顆粒球性白血病や慢性リンパ性白血病では血管増生よりも細胞密度の上昇によるものとみなされた．

所見の有用性

触診できる脾臓や脾腫はそうでないとわかるまで病的であり，ただちに精査する必要がある．

時には触診することが難しいこともあるが，もし脾臓が明確に感じられたら，その感度 18 ～ 78%，特異度 89 ～ 99%，陽性尤度比 8.5[28] で脾腫と強く関係している．脾腫を評価するために使用するさまざまな手技の有用性に関するまとめを表 6.13 に示した[159,160]．

表6.13 脾腫を導き出すサインの相対的な有用性

徴候	感度	特異度	陽性尤度比	陰性尤度比
仰臥位での触診	78.6	92.1	91.7	79.5
ミドルトン手技	85.7	86.8	87.7	84.6
トラウベ腔打診	62〜76.2	63.2〜72	69.6	70.6
キャッスル手技	82〜85.7	31.6〜83	58.1	66.7
ニクソン手技	59〜66.7	81.6〜94	80	68.9

脾腫の原因は何なのか？

　これは頻繁に尋ねられる質問で，実際，脾腫には多くの原因がある．しかしながら，たとえ正式な診断のためにさらなる精査が必要だったとしても，脾腫があれば，いくつかの他の臨床的徴候が鑑別診断に優先順位をつける手助けとなりうる．

- 脾腫とリンパ節腫脹 → 感染症（例：HIV）や悪性腫瘍
- 脾腫とくも状血管腫，肝腫大，黄疸 → 肝疾患
- 脾腫と発熱 → 感染性原因を考慮
- 脾腫と結膜蒼白，点状出血，斑状出血 → 血球細胞の系統と血液学的問題
- 脾腫，末梢浮腫，上昇した頸静脈圧 → 血管のうっ血
- 巨大脾腫 → 骨髄線維症，血液悪性腫瘍，ある種の感染症

脂肪便

概要

悪臭のある，石鹸のようにスベスベし，かさの大きい，脂っぽい外観をした便．量的には1日当たり7g以上の便中脂肪として定義される．患者によっては，トイレで流すことができなかったり，強い悪臭を放つというように便を表現する場合がある．

関連する病態

- 典型的には吸収不良症候群を含むが，それに限らない．

一般的なもの

- 甲状腺中毒症（thyrotoxicosis）
- セリアック病（coeliac disease）
- 炎症性腸疾患
- 薬剤性（例：リパーゼ阻害薬）
- 術後の上部消化管の解剖の変化
- 肝硬変
- ランブル鞭虫感染症（*giardia lamblia* infection）

あまり一般的でない

- 閉鎖した胆管
- リンパ管閉塞
- Whipple（ウィップル）病（Whipple's disease）
- 胆道系疾患（例：原発性硬化性胆管炎（primary sclerosing cholangitis），原発性胆汁性肝硬変（primary biliary cirrhosis））

メカニズム

脂肪を分解（管腔），吸収（粘膜），輸送（吸収後／リンパ管）できなくなることで，脂肪便が生じる．便中脂肪が増加すると，浸透圧効果により下痢になる．

膵臓機能不全（管腔）

膵機能の90％以上が失われると，腸管内で脂肪を分解する酵素（例：膵リパーゼ）が十分に産生されなくなる．これにより脂肪が分解されなくなり，吸収できなくなる．

肝硬変や胆管閉塞（管腔）

肝硬変では，肝機能が低下しているため，脂肪を分解するのに十分な量の胆汁酸が産生されない．同様に，胆管閉塞でも胆汁は腸管内に分泌されることができない．そのため，脂肪が代謝されず，便に排泄される．

セリアック病（粘膜）

腸粘膜へのダメージにより，脂肪成分の正常な吸収が妨げられ，腸管内に多くとどまり，最終的に排泄される．

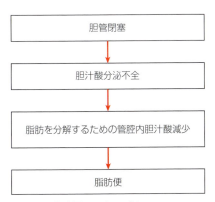

図 6.43　脂肪便のメカニズム

リンパ管閉塞(吸収後)

まれな先天性障害(例：先天性腸リンパ管拡張症)や外傷後に，リンパ系がブロックされたり機能不全になる可能性がある．吸収後に再度集まった脂肪は，腸から輸送されることができず，便中に排泄される[161].

皮膚線条

striae

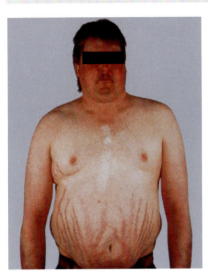

図 6.44　腹部の皮膚線条
満月様顔貌や中心性肥満にも気付かねばならない．本症例は Cushing 症候群であった．
Kumar V, Abbas AK, Fausto N, Aster JC, Robbins and Cotran Pathologic Basis of Disease, Professional Edition, 8th edn, Philadelphia: Saunders, 2009: Fig 24-43. より許可を得て転載．

概要

不規則に青みがかった／紫色の帯状または線状の皮膚．皮膚線条の色は時とともに変化したり，色褪せたりする可能性がある．

関連する病態

- 肥満や体重増加
- Cushing（クッシング）症候群（Cushing's syndrome）
- 妊娠
- 思春期
- ステロイド治療

メカニズム

皮膚線条の機序はまだ明らかになっていない．いくつかの説が，その病因として提唱されている．

- 感染によって，組織にダメージを与えるストリアトキシンが放出される[161]．
- 引き伸ばされるという機械的な影響により，結合組織構造の破壊が起こる（例：妊娠，肥満，ウェイトリフティング）[162]．
- 青年期や思春期にみられるような正常な成長により，体のある部位が大きくなる[163]．

Cushing 症候群

Cushing 症候群では，線維芽細胞への異化効果（皮膚をピンと張った状態に保つために必要とされるコラーゲンやエラスチンを形成するのに必要不可欠）を持つと考えられているホルモンの上昇がある[164]．それにより，真皮や表皮が引き裂かれる．

所見の有用性

比較的，非特異的な徴候．皮膚線条は Cushing 症候群の確定診断のある患者の 14 〜 56％ で認められた[165]．この低い有病率にもかかわらず，研究者の中には，肥満患者において赤色皮膚線条が存在した場合には，Cushing 症候群のスクリーニングの可能性を考慮すると述べる者もいる[165]．

ブドウ膜炎／虹彩炎

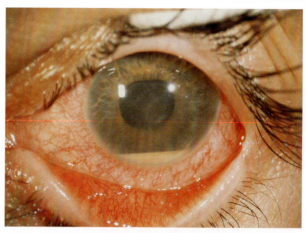

図 6.45 HLA-B27 と関連する重症前部ブドウ膜炎
Yanoff M, Duker JS, Ophthalmology, 3rd edn, St Louis: Mosby, 2008: Fig 7-32. より許可を得て転載．

概要

ブドウ膜は虹彩，毛様体，脈絡膜から構成される．この部分が炎症を起こし，発赤すると，ブドウ膜炎と表現される．もし虹彩だけが炎症を起こしていた場合には，それは単に虹彩炎とよばれる．

関連する病態

一般的なもの
- 眼外傷（eye trauma）
- 感染症（infection）

あまり一般的でないもの
- 炎症性腸疾患
- 血管炎

メカニズム

ブドウ膜炎の原因は，はっきりとはわかっていない．

外傷
- 最初は，外傷における機序は，ブドウ膜の中に隔離された外来抗原によるものと考えられていた．
- 最近では，微生物汚染（外傷に付随して起こる）や外来抗原，壊死性物質が炎症過程を促進することが示唆されてきている．その後炎症は，眼の発赤を起こす[166]．

感染症

免疫反応の分子相同性や抗原非特異的刺激が感染によるブドウ膜炎の2つの機序である[166]．

分子相同性では，自己抗原と病原体とが交差反応する．その後，免疫系が自己抗原に対する反応を高め，それを外来抗原とみなすことで，結果として炎症が生じる．

自然免疫系はエンドトキシンやリガンド，RNA などの微生物産物を認識できるとも考えられている．もしこれらが眼にあった場合には，それらが炎症を惹起することが考えられる．

非感染性要因

非感染性ブドウ膜炎は自己免疫反応であると考えられており，その原因となる機序はレチナールタンパク質やチロシンの産物に対する免疫寛容の喪失である[167]．

ある状況下（例：Behçet 病）では，眼発作やブドウ膜炎の後に，内在性制御性 T 細胞や nTreg（自己反応性 T 細胞を抑制する）が枯渇していることが示された[167]．

ある状況下では，自然免疫系が抗原や非抗原刺激に反応して活性化され，炎症の原因になるというエビデンスもみられる．

炎症性腸疾患

明確なメカニズムはない．

炎症性腸疾患でのブドウ膜炎は，遺伝的素因と罹患組織にダメージを与える異常な免疫反応を必要とする傾向にある[168]．複数の研究[169]により，ブドウ膜炎と HLA-B27，HLA-B58 と HLA-DRB1*0103 の関係が明らかになった．実際の炎症の引き金に関してはまだ研究中である．

参考文献

1. Sherlock S, Shaldon S. The aetiology and management of ascites in patients with hepatic cirrhosis: a review. *Gut* 1963;**4**:95–105.
2. Lieberman FL, Denison EK, Reynolds TB. The relationship of plasma volume, portal hypertension, ascites, and renal sodium retention in cirrhosis: the overflow theory of ascites formation. *Ann NY Acad Sci* 1970;**70**:202–12.
3. Schrier RW. Pathogenesis of sodium and water retention in high-output and low-output cardiac failure, nephrotic syndrome, cirrhosis, and pregnancy: first of two parts. *N Engl J Med* 1988;**319**:1065–72.
4. Schrier RW. Pathogenesis of sodium and water retention in high-output and low-output cardiac failure, nephrotic syndrome, cirrhosis, and pregnancy: second of two parts. *N Engl J Med* 1988;**319**:1127–32.
5. Chiprut RO, Knudsen KB, Liebermann TR, et al. Myxedema ascites. *Am J Digest Dis* 1976;**21**:807–8.
6. Moller S, Henriksen J, Bendtsen F. Ascites: pathogenesis and therapeutic principles. *Scand J Gastroenterol* 2009;**44**:902–11.
7. Moller S, Henriksen JH. The systemic circulation in cirrhosis. In: Gines P, Arroyo V, Rodes J, Schrier RW, editors. *Ascites and renal dysfunction in liver disease*. Malden: Blackwell; 2005. p. 139–55.
8. Wiest R. Splanchnic and systemic vasodilatation: the experimental models. *J Clinc Gastroenterol* 2007;**41**:S272–87.
9. De Castro F, Bonacini M, Walden JM, et al. Myxedema ascites: report of two cases and review of the literature. *J Clin Gastroenterol* 1991;**13**:411–14.
10. Yu AS, Hu KQ. Management of ascites. *Clin Liver Dis* 2001;**5**(2):541–68.
11. Ackerman Z. Ascites in nephrotic syndrome: incidence, patients' characteristics and complications. *J Clin Gastroenterol* 1996;**22**(1):31–4.
12. Jeong-Seon J, et al. Myxedema ascites: case report and literature review. *J Korean Med Sci* 2006;**21**:761–4.
13. Parving H-H, et al. Mechanisms of edema formation in myxedema increased protein extravasation and relatively slow lymphatic drainage. *NEJM* 1979;**301**:460–5.
14. Bonvalet JP. Myxedema with inappropriate antidiuresis and hyperaldosteronism. *Ann Med Interne* 1970;**121**:949–55.
15. Pockros PJ, Esrason KT, Nguyen C, et al. Mobilization of malignant ascites with diuretics is dependent on ascitic fluid characteristics. *Gastroenterology* 1992;**103**:1302–6.
16. Brown MW, Burk RF. Development of intractable ascites following upper abdominal surgery in patients with cirrhosis. *Am J Med* 1986;**80**:879–83.
17. Miedema EB, Bissada NK, Finkbeiner AE, et al. Chylous ascites complicating retroperitoneal lymphadenectomy for testis tumors: management with peritoneovenous shunting. *J Urol* 1978;**120**:377–82.
18. Bichler T, Dudley DA. Nephrogenous ascites. *Am J Gastroenterol* 1983;**77**:73–4.
19. Han SHB, Reynolds TB, Fong TL. Nephrogenic ascites: analysis of 16 cases and review of the literature. *Medicine* 1998;**77**:233–45.
20. Udell JA, et al. Does this patient with liver disease have cirrhosis? *JAMA* 2012;**307**(8):832–42.
21. Williams J, Simel D. Does this patient have ascites? *JAMA* 1992;**267**(19):2638–44.
22. McGee S. *Evidence Based Physical Diagnosis*. 3rd ed. St Louis: Elsevier; 2012.
23. Timmermann L, Gross J, Kircheis G, Häussinger D, Schnitzler A. Cortical origin of mini-asterixis in hepatic encephalopathy. *Neurology* 2002;**58**(2):295–8.
24. Timmermann L, Gross J, Butz M, Kircheis G, Häussinger D, Schnitzler A. Mini-asterixis in hepatic encephalopathy induced by pathologic thalamo-motor-cortical coupling. *Neurology* 2003;**61**(5):689–92.

25. Mendizabal M, Silva MO. Asterixis. *N Engl J Med* 2010;**363**:e14. doi: 10.1056/NEJMicm0911157.
26. Gokula RM, Khasnis A. Asterixis. *J Postgrad Med* 2003;**49**(3):272−5.
27. Hardison WG, Lee FI. Prognosis in acute liver disease of the alcoholic patient. *N Engl J Med* 1966;**275**:61−6.
28. McGee S. *Evidence Based Physical Diagnosis*. 2nd ed. St Louis: Elsevier; 2007.
29. Staniland JR, Ditchburn J, De Dombal FT. Clinical presentation of acute abdomen: study of 600 patients. *BMJ* 1972;**3**:393−8.
30. Bohner H, et al. Simple data from history and physical examination help to exclude bowel obstruction and to avoid radiographic studies in patients with acute abdominal pain. *Eur J Surg* 1998;**164**:777−84.
31. Eskandari MK, Kalff JC, Billiar TR, et al. Lipopolysaccharide activates the muscularis macrophage network and suppresses circular smooth muscle activity. *Am J Physiol* 1997;**273**:G727−34.
32. Kalff JC, Schraut WH, Simmons RL, Bauer AJ. Surgical manipulation of the gut elicits an intestinal muscularis inflammatory response resulting in paralytic ileus. *Ann Surg* 1998;**228**:625−53.
33. Schwarz NT, Simmons RL, Bauer AJ. Minor intraabdominal injury followed by low dose LPS administration act synergistically to induce ileus. *Neurogastroenterol Motil* 2000;**11**(2):288.
34. Wood J. Chapter 26: Neurogastroenterology and gastrointestinal motility. In: Rhoades RA, Tanner GA, editors. *Medical Physiology*. 2nd ed. Philadelphia: Lippincott Williams & Wilkins; 2003.
35. Kirton CA. Assessing bowel sounds. *Nursing* 1997;**27**(3):64.
36. Epstein O. The abdomen. In: Epstein O, Perkin GD, Cookson J, et al., editors. *Clinical Examination*. 4th ed. Edinburgh: Mosby Elsevier; 2008.
37. Grave B, et al. Orofacial granulomatosis − a 20 year review. *Oral Dis* 2009;**15**:46−51.
38. James J, et al. Orofacial-granulomatosis and clinical atopy. *J Oral Med* 1986;**41**(1):29−30.
39. McCartan BE, et al. Characteristics of patients with orofacial granulomatosis. *Oral Dis* 2011;**17**:696−704.
40. van der Waal RI, Schulten EA, van de Scheur MR, Wauters IM, Starink TM, van der Waal I. Cheilitis granulomatosa. *J Eur Acad Dermatol Venereol* 2001;**15**(6):519−23.
41. Palmer K. Management of haematemesis and melaena. *Postgrad Med J* 2004;**80**:399−404.
42. Courvoisier LJ. *Casuistisch-statistische Beitrage zur Pathologic and Chirurgie der Gallenweger*. Leipzig: Vogel; 1890.
43. Chung RS. Pathogenesis of the 'Courvoisier Gallbladder'. *Dig Dis Sci* 1983;**28**(1):33−8.
44. Murphy K, et al. Does Courvoisier's sign stand the test of time? *Clin Radiol* 2012;**67**:e27−30.
45. Harris S, Harris HV. Cullen's sign revisited. *Am J Med* 2008;**121**(8):682−3.
46. Dickson AP, Imrie CW. The incidence and prognosis of body wall ecchymosis in acute pancreatitis. *Surg Gynecol Obstet* 1984;**159**:343−7.
47. Requena L, Sanchez E. Erythema nodosum. *Dermatol Clin* 2008;**26**:524−38.
48. Blake T, Manahan M, Rodins K. Erythema nodosum − a review of an uncommon panniculitis. *Dermatol Online J* 2014;**20**(4). Available: https://escholarship.org/uc/item/2dt0z3mz.
49. Kunz M, Beutel S, Brocker E. Leucocyte activation in erythema nodosum. *Clin Exp Dermatol* 1999;**24**:396−401.
50. Winkelmann RK, Fostrom L. New observations in the histopathology of erythema nodosum. *J Invest Dermatol* 1975;**65**:441−6.
51. Jones JV, Cumming RH, Asplin CM. Evidence for circulating immune complexes in erythema nodosum and early sarcoidosis. *Ann NY Acad Sci* 1976;**278**:212−19.
52. Ryan TJ. Cutaneous vasculitis. In: Champion RH, Burton JL, Burns DA, et al., editors. *Textbook of Dermatology*. 6th ed. Oxford: Blackwell Scientific Publications; 1998. pp. 2155−225.

53. Farhi D, Cosnes J, Zizi N, et al. Significance of erythema nodosum and pyoderma gangrenosum in inflammatory bowel diseases. *Medicine* 2008;**87**(5):281−93.
54. Bem J, Bradley EL 3rd. Subcutaneous manifestations of severe acute pancreatitis. *Pancreas* 1998;**16**:551−5.
55. Lucas LM, Kumar KL, Smith DL. Gynecomastia. A worrisome problem for the patient. *Postgrad Med* 1987;**82**:73−81.
56. Nuttall FQ. Gynecomastia as a physical finding in normal men. *J Clin Endocrinol Metab* 1979;**48**:338−40.
57. Niewoehner CB, Nuttall FQ. Gynecomastia in a hospitalized male population. *Am J Med* 1984;**77**:633−8.
58. Olivo J, Gordon GG, Rafi F, Southren AL. Estrogen metabolism in hyperthyroidism and in cirrhosis of the liver. *Steroids* 1975;**26**:41.
59. Southren A, Olivo J, Gordon GG, et al. The conversion of androgens to estrogens in hyperthyroidism. *J Clin Endocrinol Metab* 1974;**38**(2):207−14.
60. Gordon GG, Olivo J, Rafi F, Southren AL. Conversion of androgens to estrogens in cirrhosis of the liver. *J Clin Endocrinol Metab* 1975;**40**:1018.
61. Eckman A, Dobs A. Drug induced gynecomastia. *Expert Opin Drug Saf* 2008;**7**(6):691−702.
62. Schmitt GW, Shehadeh I, Sawin CT. Transient gynecomastia in chronic renal failure during chronic intermittent hemodialysis. *Ann Int Med* 1968;**69**:73−9.
63. Morley JE, Melmed S. Gonadal dysfunction in systemic disorders. *Metabolism* 1979;**28**:1051−73.
64. Gabrilove JL, Nicolis GL, Mitty HA, Sohval AR. Feminising interstitial cell tumour of the testis: personal observations and a review of the literature. *Cancer* 1975;**35**:1184−202.
65. Tseng A, Horning SJ, Freiha FS, Resser KJ, Hannigen JF, Torti FM. Gynecomastia in testicular cancer patients. *Cancer* 1985;**56**:2534−8.
66. Nydick M, Bustos J, Dale JH, Rawson RW. Gynecomastia in adolescent boys. *JAMA* 1961;**178**:109−14.
67. Bannayan GA, Hajdu SI. Gynecomastia: clinicopathological study of 351 cases. *Am J Clin Pathol* 1972;**57**:431.
68. Eroglu Y, Byrne WJ. Hepatic encephalopathy. *Emerg Med Clin North Am* 2009;401−14.
69. Jalan R, Shawcross D, Davies N. The molecular pathogenesis of hepatic encephalopathy. *Int J Biochem Cell Biol* 2003;**35**:1175−81.
70. Cichoz-Lach H, Michalak A. Current pathogenetic aspects of hepatic encephalopathy and noncirrhotic hyperammonemic encephalopathy. *World J Gastroenterol* 2013;**19**(1):26−34.
71. Jones A, Mullen K. Theories of the pathogenesis of hepatic encephalopathy. *Clin Liver Dis* 2012;**16**:7−26.
72. Odeh M. Pathogenesis of hepatic encephalopathy: the tumour necrosis factor-α theory. *Eur J Clin Invest* 2007;**37**:291−304.
73. Mullen K, Dasarathy S. Hepatic encephalopathy. In: Schiff ER, Sorrell MF, Maddrey WC, editors. *Schiff's Diseases of the Liver*. 8th ed. Philadelphia: Lippincott-Raven; 1999. pp. 545−81.
74. Poordad FF. Review article: the burden of hepatic encephalopathy. *Aliment Pharmacol Ther* 2006;**25**(1):3−9.
75. Vaquero J, Polson J, Chung C, et al. Infection and the progression of hepatic encephalopathy in acute liver failure. *Gastroenterology* 2003;**125**:755−64.
76. Bernal W, Hall C, Karvellas CJ, et al. Arterial ammonia and clinical risk factors for encephalopathy and intracranial hypertension in acute liver failure. *Hepatology* 2007;**46**(6):1844−52.
77. Mitchell S, Ayesh R, Barrett T, Smith R. Trimethylamine and foetor hepaticus. *Scand J Gastroenterol* 1999;**34**(5):524−8.
78. Sandhir S, Weber FL Jr. Portal-systemic encephalopathy. *Curr Practice Med* 1999;**2**:103−8.

79. Talley NJ, O'Connor S. *Clinical Examination: A Systematic Guide to Physical Diagnosis*. 5th ed. Sydney: Churchill Livingstone Elsevier; 2006.
80. Sapira JD, Williamson DL. How big is the normal liver? *Arch Intern Med* 1979;**139**:971−3.
81. Rajnish J, Amandeep S, Namita J, et al. Accuracy and reliability of palpation and percussion in detecting hepatomegaly: a rural based study. *Indian J Gastroenterol* 2004;**23**:171−4.
82. Ariel IM, Briceno M. The disparity of the size of the liver as determined by physical examination and by hepatic gamma scanning in 504 patients. *Med Ped Oncology* 1976;**2**:69−73.
83. Naylor DC. Physical examination of the liver. *JAMA* 1994;**271**(23):1859−65.
84. Lenci B. Physical examination of the liver: does it make sense in the third millennium. *Liver Int* 2013;**33**:806−7.
85. Yuan L. Mechanisms of drug induced liver injury. *Clin Liver Dis* 2013;**17**(4):507−18.
86. Aleo MD, et al. Human drug-induced liver injury severity is highly associated with dual inhibition of liver mitochondrial function and bile salt export pump. *Hepatology* 2014;**60**(3):1015−22.
87. O'Connor KW, Snodgrass PJ, Swonder JE, et al. A blinded prospective study comparing four current noninvasive approaches in the differential diagnosis of medical versus surgical jaundice. *Gastroenterology* 1983;**84**(6):1498−504.
88. Aoki T. Genetic disorders of copper transport − diagnosis and new treatment for the patients of Wilson's disease. *No to Hattatsu* 2005;**37**(2):99−109.
89. Innes JR, Strachan IM, Triger DR. Unilateral Kayser–Fleischer rings. *Br J Ophthalmol* 1986;**70**:469−70.
90. Cairns JE, Walshe JM. The Kayser–Fleischer ring. *Trans Ophthalmol Soc UK* 1970;**40**:187−90.
91. Tso MOM, Fine BS, Thorpe HE. Kayser–Fleischer ring and associated cataract and Wilson's disease. *Am J Ophthalmol* 1975;**79**:479−88.
92. Ellis PP. Ocular deposition of copper in hypercupremia. *Am J Ophthalmol* 1969;**68**:423−7.
93. Tauber JJ. Pseudo-Kayser–Fleischer ring of the cornea associated with non-Wilsonian liver disease. A case report and literature review. *Cornea* 1993;**12**(1):74.
94. Suvarna JC. Kayser-Fleischer ring. *J Postgrad Med* 2008;**54**:238−40.
95. Kasper D, Braunwald E, Fauci A, Hauser S, Longo D, Jameson J. *Harrison's Principles of Internal Medicine*, vol. 2. 16th ed. New York: McGraw-Hill; 2005 [Ch 339].
96. Kates SL, Harris GD, Nagle DJ. Leukonychia totalis. *J Hand Surg* 1986;**11B**(3):465−6.
97. Grossman M, Scher RK. Leukonychia. Review and classification. *Int J Dermatol* 1990;**29**(8):535−41.
98. Tosti A, Iorizzo M, Piraccini BM, Starace M. The nail in systemic diseases. *Dermatol Clin* 2006;**24**(3):341−7.
99. Lingyong J, Bing F, Lina H, Chao W. Calcium regulating the polarity: a new pathogenesis of aphthous ulcer. *Med Hypotheses* 2009;**73**:933−4.
100. Rhee SH, Kim YB, Lee ES. Comparison of Behçet's disease and recurrent aphthous ulcer according to characteristics of gastrointestinal symptoms. *J Korean Med Sci* 2005;**20**:971−6.
101. Messady D, Younai F. Apthous ulcers. *Dermatol Ther* 2010;**23**:281−90.
102. Hietanen J, et al. Recurrent aphthous ulcers − a toll like receptor-mediated disease? *J Oral Pathol Med* 2012;**41**:158−64.
103. Jurge S, Kuffer R, Scully C, Porter SR. Mucosal disease series number VI. Recurrent aphthous stomatitis. *Oral Dis* 2006;**12**:1−21.
104. Baran R, Tosti A. Nails. In: Freedberg IM, Eisen AZ, Wolff K, et al., editors. *Dermatology in General Medicine*. 5th ed. New York: McGraw-Hill; 1999. pp. 752−68.
105. Unamuno P, Fernandez-Lopez E, Santos C. Leukonychia due to cytostatic agents. *Clin Exp Dermatol* 1992;**17**:273−4.
106. Bianchi L, Iraci S, Tomassoli M, Carrozzo AM, Ninni G. Coexistence of apparent transverse

leukonychia (Muehrcke's lines type) and longitudinal melanonychia after 5-fluorouracil/adriamycin/cyclophosphamide chemotherapy. *Dermatology* 1992;**185**:216–17.
107. Schwartz RA, Vickerman CE. Muehrcke's lines of the fingernails (abstract). *Arch Intern Med* 1979;**139**:242.
108. Adedji OA, McAdam WAF. Murphy's sign, acute cholecystitis and elderly people. *J R Coll Surg Engl* 1996;**28**:88–9.
109. Singer AJ, McCracken G, Henry MC, et al. Correlation of clinical laboratory and hepatobiliary scanning findings in patients with suspected cholecystitis. *Ann Emerg Med* 1996;**28**:267–72.
110. Mills LD, Mills T, Foster B. Association of clinical and laboratory variables with ultrasound findings in right upper quadrant abdominal pain. *South Med J* 2005;**98**:155–61.
111. Trowbridge RL, Rutkowski NK, Shojania KG. Does this patient have acute cholecystitis? *JAMA* 2001;**289**(1):80.
112. Berry J, Malt RA. Appendicitis near its centenary. *Ann Surg* 1984;**200**:567–75.
113. Park JS, Jeong JH, Lee JI, et al. Accuracies of diagnostic methods for acute appendicitis. *Am Surg* 2013;**79**:101.
114. Nelson DW, et al. Examining the relevance of the physician's clinical assessment and the reliance on computed tomography in diagnosing acute appendicitis. *Am J Surg* 2013;**205**:452–6.
115. Perera GA. A note on palmar erythema (so-called liver palms). *JAMA* 1942;**119**(17):1417–18.
116. Bean W. Acquired palmar erythema and cutaneous vascular 'spiders'. *Am Heart J* 1943;**25**: 463–77.
117. Serrao R, Zirwas M, English JC. Palmar erythema. *Am J Clin Dermatol* 2007;**8**(6):347–56.
118. Nadeem M, Yousof MA, Zakaria M, et al. The value of clinical signs in diagnosis of cirrhosis. *Pak J Med Sci* 2005;**21**(2):121–4.
119. Leonardo G, Arpaia MR, Del Guercio R, Coltorti M. Local deterioration of the cutaneous venoarterial reflex of the hand in cirrhosis. *Scand J Gastroenterol* 1992;**27**:326–32.
120. Bland JH, O'Brien R, Bouchard RE. Palmar erythema and spider angiomata in rheumatoid arthritis. *Ann Intern Med* 1958;**48**(5):1026–31.
121. Saario R, Kalliomaki JL. Palmar erythema in rheumatoid arthritis. *Clin Rheumatol* 1985; **4**(4):449–51.
122. Chopra IJ, Abraham GE, Chopra U, et al. Alterations in circulating estradiol-17 in male patients with Grave's disease. *N Engl J Med* 1972;**286**(3):124–9.
123. Etter L, Myers S. Pruritus in systemic disease: mechanisms and management. *Dermatol Clin* 2002;**20**:459–72.
124. Kranjik M, Zylicz Z. Understanding pruritus in systemic disease. *J Pain Symptom Manage* 2001;**21**(2):151–68.
125. Kremer AE, Beuers U, Oude Elferink RPJ, Pusl T. Pathogenesis and treatment of pruritus in cholestasis. *Drugs* 2008;**68**(15):2163–87.
126. Kremer AE, et al. Lysophosphatidic acid is a potential mediator of cholestatic pruritus. *Gastroenterology* 2010;**139**:1008.
127. Fjellner B, Hägermark Ö. Pruritus in polycythaemia vera: treatment with aspirin and possibility of platelet involvement. *Acta Dermatovenerol* 1979;**59**:505–12.
128. Albert HS, Warner RR, Wasserman LR. A study of histamine in myeloproliferative disease. *Blood* 1966;**28**:796–806.
129. Murphy M, Carmichael A. Renal itch. *Clin Exp Dermatol* 2000;**25**:103–6.
130. Botero F. Pruritus as a manifestation of systemic disorders. *Cutis* 1978;**21**:873–80.
131. Caravati C, Richardson D, Wood B, et al. Cutaneous manifestations of hyperthyroidism. *South Med J* 1969;**62**:1127–30.
132. Lober CW. Should the patient with generalized pruritus be evaluated for malignancy? *J Am Acad Dermatol* 1988;**19**:350–2.

133. Wagner JM, McKinney WP, Carpenter JL. Does this patient have appendicitis? *JAMA* 1996;**276**:1589−94.
134. Ruocco E, Sangiuliano S, Gravina AG, Miranda A, Nicoletti G. Pyoderma gangrenosum: an updated review. *JEADV* 2009;**23**:1008−17.
135. Ahronowitz I, Harp J, Shinkai K. Etiology and management of pyoderma gangrenosum a comprehensive review. *Am J Clin Dermatol* 2012;**13**(3):191−211.
136. Powell FC, Schroeter AL, Su WP, et al. Pyoderma gangrenosum: a review of 86 patients. *Q J Med* 1985;**55**(217):173−86.
137. Ruiz MA, Saab S, Rickman LS. The clinical detection of scleral icterus: observations of multiple examiners. *Mil Med* 1997;**162**(8):560−3.
138. Bohl L, Merlo C, Carda C, Gómez de Ferraris ME, Carranza M. Morphometric analysis of the parotid gland affected by alcoholic sialosis. *J Oral Pathol Med* 2008;**37**(8):499−503. [Epub 2008 Feb 19].
139. Mandel L, Hamele-Bena D. Alcoholic parotid sialadenosis. *J Am Dent Assoc* 1997;**128**(10):1411−15.
140. Mandel L, Vakkas J, Saqi A. Alcoholic (beer) sialosis. *J Oral Maxillofac Surg* 2005;**63**(3):402−5.
141. Proctor GB, Shori DK. The effects of ethanol on salivary glands. In: Preedy VR, Watson PR, editors. *Alcohol and the Gastrointestinal Tract*. Boca Raton: CRC Press; 1996. pp. 111−22.
142. Ullery BW, Wachtel H, Raper SE. Sister Mary Joseph's nodule presenting as large bowel obstruction: a case report and brief review of the literature. *J Gastrointest Surg* 2013;**17**:1832−5.
143. Chen P, Middlebrook MR, Goldman SM, Sandler CM. Sister Mary Joseph nodule from metastatic renal cell carcinoma. *J Comput Assist Tomogr* 1998;**22**:756.
144. Dubreuil A, Compmartin A, Barjot P, Louvet S, Leroy D. Umbilical metastasis or Sister Mary Joseph's nodule. *Int J Dermatol* 1998;**37**:7.
145. Powell FC, Cooper AJ, Massa MC, et al. Sister Mary Joseph's nodule: a clinical and histologic study. *J Am Acad Dermatol* 1984;**10**:610−15.
146. Chalya PL, et al. Sister Mary Joseph's nodule at a university teaching hospital in northwestern Tanzania: a retrospective review of 34 cases. *World J Surg Oncol* 2013;**11**:151.
147. Falchi M, Cecchini G, Derchi LE. Umbilical metastasis as first sign of cecal carcinoma in a cirrhotic patient (Sister Mary Joseph nodule). Report of a case. *Radiol Med* 1999;**98**:84−96.
148. Khasnis A, Gokula RM. Spider nevus. *J Postgrad Med* 2002;**48**(4):307−9.
149. Li CP, Lee FY, Hwang SJ, et al. Role of substance P in the pathogenesis of spider angiomas in patients with nonalcoholic liver cirrhosis. *Am J Gastroenterol* 1999;**94**:502−7.
150. Pirovino M, Linder R, Boss C, Kochli HP, Mahler F. Cutaneous spider nevi in liver cirrhosis: capillary microscopical and hormonal investigations. *Klin Wochenschr* 1988;**66**:298−302.
151. Romagnuolo J, Jhangri GS, Jewall LD, Bain VG. Predicting the liver histology in chronic hepatitis C: how good is the clinician? *Am J Gastroenterol* 2001;**96**:3165−74.
152. Neiman RS, Orazi A. *Disorders of the Spleen*. 2nd ed. Philadelphia: Saunders; 1999.
153. Pozo AL, Godfrey EM, Bowles KM. Splenomegaly: investigation, diagnosis and management. *Blood Rev* 2009;**23**(3):105−11.
154. Stutte HJ, Heusermann U. Splenomegaly and red blood cell destruction: a morphometric study on the human spleen. *Virchows Arch Abt B Zellpath* 1972;**12**:1−21.
155. Pettit JE, Williams ED, Glass HI, Lewis SM, Szur L, Wicks CJ. Studies of splenic function in the myeloproliferative disorders and generalised malignant lymphomas. *Br J Haematol* 1971;**20**:575−86.
156. Lewis SM, Catovsky D, Hows JM, Ardalan B. Splenic red cell pooling in hairy cell leukaemia. *Br J Haematol* 1977;**35**:351−7.
157. Witte CL, Witte MH. Circulatory dynamics of spleen. *Lymphology* 1983;**16**:60−71.
158. Zhang B, Lewis SM. The splenomegaly of myeloproliferative and lymphoproliferative disorders: splenic cellularity and vascularity. *Eur J Haematol* 1989;**43**:63−6.

159. Grover S. Does this patient have splenomegaly? *JAMA* 1993;**270**:2218−21.
160. Chongtham DS. Accuracy of palpation and percussion maneuvers in the diagnosis of splenomegaly. *Indian J Med Sci* 1997;**51**:409−16.
161. Kogoj F. Seitrag zur atiologie und pathogenese der stria cutis distensae. *Arch Dermatol Syphilol* 1925;**149**:667.
162. Agache P, Ovide MT, Kienzler JL, et al. Mechanical factors in striae distensae. In: Moretti G, Rebora A, editors. *Striae Distensae*. Milan: Brocades; 1976. pp. 87−96.
163. Osman H, Rubeiz N, Tamim H, et al. Risk factors for the development of striae gravidarum. *Am J Obstet Gynecol* 2007;**196**:62.e1–5.
164. Stevanovic DV. Corticosteroid induced atrophy of the skin with telangiectasia: a clinical and experimental study. *Br J Dermatol* 1972;**87**:548−56.
165. Schneider HJ, et al. Discriminatory value of signs and symptoms in Cushing's syndrome revisited: what has changed in 30 years? *Clin Endocrinol (Oxf)* 2013;**78**:152−4.
166. Gery I, Chan CC. Chapter 7.2: Mechanism/s of uveitis. In: Yanoff M, Duker JS, editors. *Ophthalmology*. 3rd ed. St Louis: Mosby; 2008.
167. Lee RWJ, Dick AD. Current concepts and future directions in the pathogenesis and treatment of non-infectious intraocular inflammation. *Eye* 2012;**26**:17−28.
168. Singleton EM, Hutson SE. Anterior uveitis, inflammatory bowel disease, and ankylosing spondylitis in a HLA-B27-positive woman. *South Med J* 2006;**99**(5):531−3.
169. Orchard TR, Chua CN, Ahmad T, Cheng H, Welsh KI, Jewell DP. Uveitis and erythema nodosum in inflammatory bowel disease: clinical features and the role of HLA genes. *Gastroenterology* 2002;**123**(3):714−18.

第7章

内分泌系の所見

Endocrinological Signs

acanthosis nigricans (AN)
黒色表皮腫

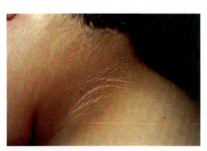

図 7.1　黒色表皮腫
Weston WL, Lane AT, Morelli JG, Color Textbook of Pediatric Dermatology, 4th edn, London: Mosby, 2007: Fig 17-62. より許可を得て転載.

概要

屈側域の黒褐色，乳頭状の表皮肥厚をきたし，通常は対称性でビロード状である．黒色表皮腫は後頚部，腋窩部，鼠径部，腹部によく認められる．

関連する病態

一般的なもの
- 2型糖尿病(type 2 diabetes mellitus)
- 肥満(obesity)

あまり一般的でないもの
- Cushing(クッシング)症候群(Cushing's syndrome)
- 末端肥大症(acromegaly)
- 悪性腫瘍(malignancy)
- 多嚢胞性卵巣症候群
  (PCOS：polycystic ovary syndrome)
- その他の高インスリン血症をきたす疾患

メカニズム

機序は複雑であるが，**インスリン抵抗性**によるものが最も多い．インスリン抵抗性は**高インスリン血症**をきたし，高インスリン血症により**角化細胞**（メラニンを含む）と**線維芽細胞の増殖**が刺激される．

詳細なメカニズム

角化細胞は通常，表皮の厚いケラチン層(線維状の構造タンパク質)を形成し，細胞の核にメラニンが吸収蓄積される．高インスリン血症による角化細胞の過剰な増殖は，ケラチン層の肥厚とメラニンによる色素沈着を引き起こす．

同様に線維芽細胞はコラーゲンを産生する．線維芽細胞の過剰な増殖は余分なコラーゲンの蓄積を引き起こし，過剰なケラチン層と組み合わさることで，黒色表皮腫に特有のビロードのような感触を生じさせる．

高インスリン血症が角化細胞や線維芽細胞を増殖させるメカニズム．

- 線維芽細胞や角化細胞のインスリン様成長因子Ⅰ(IGF-Ⅰ：insulin-like growth factorⅠ)受容体を刺激することで増殖を促す．
- IGF-Ⅰ結合タンパクを減少させることで循環遊離IGF-Ⅰを上昇させ，線維芽細胞や角化細胞のIGF-Ⅰ受容体を刺激して増殖を促す[1]．

その他に考えられる因子：
- 上皮成長因子受容体(EGFR：epidermal growth factor receptor)

- 線維芽細胞増殖因子受容体（FGFR：fibroblast growth factor receptor）
- 男性ホルモン

インスリン抵抗性は下記の3つのタイプに分類される[2]．

1. type A：インスリン受容体の機能不全
2. type B：インスリン受容体に対する抗体に起因するもの
3. type C：ポストインスリン受容体欠損症

これらの経路はいずれも高インスリン血症をきたし，黒色表皮腫を生じさせる．

肥満はインスリン受容体の機能不全に関与しており，代償的にインスリン濃度を上昇させることがわかっている．インスリン濃度の上昇は角化細胞上のIGF-I受容体を活性化し，過剰な増殖を促す．

末端肥大症では2つの経路が存在する．1つ目は過剰な成長ホルモンがIGF-I産

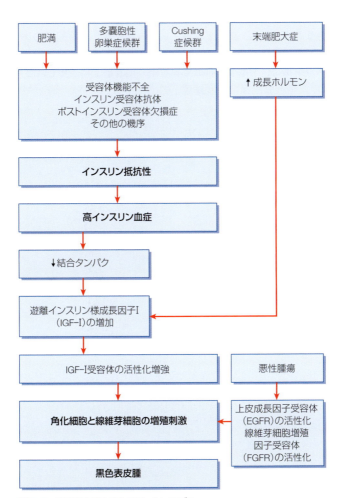

図7.2 黒色表皮腫が生じるメカニズム

生を増加させ，角化細胞上のIGF-Ⅰ受容体を刺激する経路である．2つ目はインスリン抵抗性によって生じた高インスリン血症が角化細胞と線維芽細胞を刺激する経路である[3]．

悪性腫瘍もインスリン分泌刺激によるインスリン受容体抗体産生や上皮成長因子を産生することで，黒色表皮腫を生じさせることがある[4]．

所見の有用性

黒色表皮腫の正確な頻度は不明で，人種によってさまざまである．黒色表皮腫は成人および小児における高インスリン血症とインスリン抵抗性の重要な指標である[5-7]．さらに黒色表皮腫は2型糖尿病の複数のリスク因子[8-10]とメタボリック症候群（metabolic syndrome）への進展[5]に強く関与しており，肥満の程度と強く相関している．黒色表皮腫は糖尿病発症の独立した危険因子であることも示唆されている[11]．小児における糖尿病発症の予測因子としての有用性については研究が続けられている．最近の研究から8～12歳の黒色表皮腫患児の25%以上が耐糖能異常を有していたことが示された[5]．米国の中学生を対象とした研究では28%が黒色表皮腫を有しており，その他の糖尿病リスク因子の影響を除いても，黒色表皮腫は耐糖能異常リスクを1.5～2.0倍上昇させていた[12]．

angioid streak

網膜色素線条症

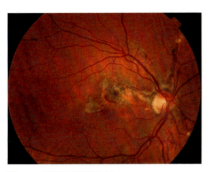

図 7.3　網膜色素線条症
Kanski JJ, Clinical Diagnosis in Ophthalmology, 1st edn, Philadelphia: Mosby, 2006: Fig 13-78. より許可を得て転載.

概要

網膜色素線条症は，網膜乳頭周囲より黄斑や眼底周囲に放射状に生じる不整な鋸歯状の線条である[13].

関連する病態

一般的なもの
- 弾性線維性仮性黄色腫（pseudoxanthoma elasticum）
- 骨 Paget（パジェット）病（Paget's disease of bone）
- 異常ヘモグロビン症（haemoglobinopathy）

あまり一般的でないもの
- Ehlers–Danlos（エーラス・ダンロス）症候群（Ehlers–Danlos syndrome）
- 末端肥大症
- 神経線維腫症（neurofibromatosis）

メカニズム

網膜色素線条症は，**網膜を構成する Bruch（ブルッフ）膜（Bruch's membrane）の脆弱部位，または石灰化部位の小さな断裂**によって生じると考えられている．Bruch 膜の異常が生じる詳細な機序はまだ明らかになっておらず，石灰化が明らかでない場合もある．以下のような要因が関与していると考えられている．
- 膜の弾性変性
- 2 次性石灰化を伴う溶血に起因する弾性線維への鉄沈着[14]
- 鎌状赤血球，血流のうっ滞，小血管の閉塞などによる栄養障害

内眼筋や外眼筋から加わる力により，膜の脆弱部位に断裂を生じると考えられている．

所見の有用性

網膜色素線条症患者の 50% 程度が合併症を有しており，合併症の有無の検索が必要である．研究結果から次のような疾患との関連が示されている．
- 弾性線維性仮性黄色腫患者の 80 〜 87% が網膜色素線条症を有していた[14].
- Paget 病患者の 2 〜 15% が網膜色素線条症を有していた[14].
- 異常ヘモグロビン症患者の 0 〜 6% が網膜色素線条症を将来的に発症する[15].
- 末端肥大症においては有意な所見ではない．

萎縮性精巣

概要

成人男性の平均精巣容積は 18.6 ± 4.8 mL とされる[2]．これよりも小さな容積の精巣は萎縮していると考えられる．精巣を精巣容積測定器を用いて測定すると成人のほとんどは 15 mL 以上の精巣容積を有している[2]．

関連する病態

一般的なもの
- 外傷（trauma）
- 肝硬変症（cirrhosis of the liver）
- 精索静脈瘤（varicocoele）

あまり一般的でないもの
- Klinefelter（クラインフェルター）症候群（Klinefelter's syndrome）
- Prader-Willi（プラダー・ウィリー）症候群（Prader-Willi syndrome）
- 下垂体機能低下症（hypopituitarism）
- 感染症（infection）
- タンパク同化ステロイド使用

メカニズム

精巣容積の 70～80% は精細管によって構成されており，精細管へのダメージや機能不全は精巣の萎縮をもたらす．

精巣の正常な発達には十分な血流，適正量の黄体形成ホルモン，濾胞刺激ホルモンが必要である．精巣萎縮は**虚血，外傷，ホルモン刺激の欠如（1次性または2次性の性腺機能低下症）**，または1次性の**遺伝子**異常によって生じうる．

Klinefelter 症候群（47XXY）

Klinefelter 症候群は余分な X 染色体によって生じる遺伝子異常疾患である．性腺刺激ホルモン（黄体形成ホルモン（LH：luteinizing hormone）および卵胞刺激ホルモン（FSH：follicle stimulating hormone））が思春期に上昇することで精細管の線維化と縮小をきたし，精細管の消失を生じることもある．その結果，精巣容積が縮小する．これらが起こる機序はまだ不明である．

Prader-Willi 症候群

第 15 染色体上の遺伝子異常による GnRH 産生の減少が低 FSH/LH 値を誘発し，精巣へのテストステロンと精子産生刺激が減少する．低機能による結果，精巣が萎縮する．

タンパク同化ステロイドの使用

外因性のステロイドは視床下部系，特に LH 産生の抑制をきたし，テストステロン産生も抑制するため，精巣の萎縮を引き起こす．

精索静脈瘤

精索静脈瘤は精巣の機能不全を起こし，陰嚢温度の上昇や側副血流，酸化ストレスの増大，テストステロン産生の減少などを通じて精巣の萎縮をきたす．

肝硬変症

アンドロゲンは肝機能障害時には分解されず，余剰アンドロゲンは末梢においてエストロゲンに変換される．正常に産

生されているエストロゲンも肝機能障害時には分解されない．高エストロゲン状態はテストステロンと精子産生を減少させ，精細管も縮小し，精巣の萎縮をきたす．

アルコール

アルコールは直接的または間接的機序で精巣の萎縮をきたす．

- 直接機序：アルコールまたはその分解産物は Leydig（ライディッヒ）細胞（Leydig cell）に有害であり，精子形成を減少させる．
- 間接機序：アルコールは視床下部および下垂体機能を抑制する可能性があり，アルコールにより LH 値の減少を認めた研究がある[16,17]．

所見の有用性

疾患特異的な徴候ではないが，精巣萎縮を認めた場合は他のホルモン異常の検索や疾患の精査が必要である．

腎腫大（触診可能腎）

ballotable kidney

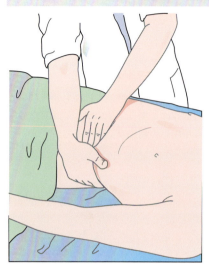

図 7.4 腎の両手触診法

概要

患者を仰臥位にして一方の手を脇腹に，もう一方の手を肋骨横隔膜角の前方に置く．下方の手を押すことで腎臓が上方に押し上げられる．この操作で前方の手で腎臓を触診可能であれば腎腫大があると言える．

関連する病態

一般的なもの
- 多囊胞性腎症（polycystic kidney disease）

あまり一般的でないもの
- 腎細胞がん（renal cell carcinoma）
- Wilm's（ウィルムス）腫瘍（Wilm's tumour）
- アミロイドーシス（amyloidosis）
- リンパ腫（lymphoma）
- 尿管閉塞（ureteric obstruction）：水腎症（hydronephrosis）

メカニズム

さまざまな理由（例：腫瘍，アミロイド浸潤，囊胞の異常な拡大）で腫大した腎臓は前方の腹壁に近づき，上方に押し上げられた際に触れやすくなる．

片側性に起こる原因
- 多囊胞性腎症：片側性または片腎摘出術後のいずれでも
- 腎細胞がん
- 水腎症
- 片腎の肥大
- 腎静脈塞栓
- 肝臓の誤触診

両側性に起こる原因
- 多囊胞性腎症
- 両側性腎細胞がん（bilateral renal cell carcinoma）
- 両側性水腎症（bilateral hydronephrosis）
- 浸潤性疾患（infiltrative disease）（例：血液悪性腫瘍（haematological malignancy））
- 末端肥大症
- 肝臓と脾臓の誤触診

所見の有用性

腎臓が触れる際の診断的価値はほとんどエビデンスがない．一般的に腎臓は，通常は触診できないため，触診できた場合は精査を行う必要がある．しかし，腎臓が触れないことは腎疾患を除外する理由にはならない．

あざ bruising

概要

本項では，通常はあざを生じない程度のわずかな外傷で生じたあざについて解説する．

関連する病態

- Cushing（クッシング）症候群（Cushing's syndrome）
- 尿毒症を伴う腎不全（renal failure）

第4章の「出血斑，紫斑，点状出血」も参照．

メカニズム

Cushing 症候群

糖質コルチコイドの異化作用により皮下結合組織が消失し，皮下の静脈が断裂しやすくなる．皮膚線条が生じる機序とよく似ている．

尿毒症を伴う腎不全

機序は複雑で明らかになっていない．

尿毒症は血小板数の減少よりも，**血小板の活性，凝集，血管内皮への接着などの血小板機能**を阻害すると考えられている[18]．

凝固能異常に関与する主な要素を図 7.5 に示す．

- **血小板機能**：前凝血因子の分泌欠如，血小板アゴニストと阻害因子の不均衡，過剰な副甲状腺ホルモン（血小板凝集を抑制する），トロンボキサン A_2 の減少は血小板機能の活性化と凝集を抑制する．

- **血管壁への接着**：通常，血小板は凝血塊形成と止血のために他の血小板と血管内皮へ接着するタンパクを有している．尿毒素は血小板が血管壁に接着するために必要なグリコプロテイン[19,20] GP1b（glycoprotein 1b）の減少や，その他の受容体（インテグリン $\alpha_{IIb}\beta_3$）の機能不全を起こす．同様にフォン・ヴィレブランド因子（vWF）やフィブリノーゲンの正常な相互作用を阻害し，血小板凝集能を阻害する．尿毒症患者では一酸化窒素やプロスタサイクリン（PGI_2）といったその他の阻害因子も上昇し，血小板凝集を阻害することで，あざができやすくなる[18]．

- **貧血（anaemia）**：赤血球は正常な血小板機能と凝固反応において不可欠である．通常の赤血球数下では赤血球は血小板を血管内皮に運び，アデノシン二リン酸による血小板機能活性化を増強させる．尿毒症患者ではしばしば貧血をきたし，これらの正常な凝固反応が低下または欠失するため出血時間の延長をきたす．いくつかの研究では尿毒症患者における出血時間延長の主原因は貧血であることが示唆されている[21]．

- **その他の要因**：セファロスポリンやアスピリンといった薬剤は血小板機能に影響することが示されている．

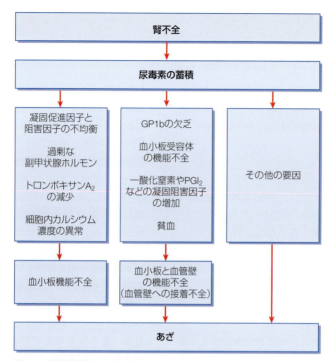

図 7.5 腎不全時にあざが生じるメカニズム

Chvostek(クボステック)徴候

Chvostek's sign

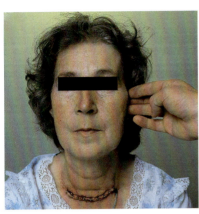

図 7.6 低カルシウム血症の臨床徴候
Chvostek 徴候は顔面神経の叩打によって誘発され、上口唇筋の収縮を認める。

Besser CM, Thorner MO, Comprehensive Clinical Endocrinology, 3rd edn, St Louis: Mosby, 2002. より

Trousseau(トルソー)徴候(Trousseau's sign)については本章の「Trousseau 徴候」で解説する。

概要

患者の頬を頬骨直下、耳の前で打診することで顔面神経を刺激すると、同側の顔の筋肉がピクピクと動く。これは潜在性の痙攣と神経筋接合部の易興奮性を示唆している。

関連する病態

一般的なもの

何らかの原因による低カルシウム血症(hypocalcaemia)

- 副甲状腺機能低下症(hypoparathyroidism)
- 低ビタミン D
- 偽性副甲状腺機能低下症(pseudohypoparathyroidism)
- 膵炎(pancreatitis)
- 過換気(hyperventilation)または呼吸性アルカローシス(respiratory alkalosis)

あまり一般的でないもの

- 低マグネシウム血症(hypomagnesaemia)

メカニズム

Chvostek 徴候はニューロンの興奮性が高まることによって起こる。すなわち顔面神経が刺激(打診)された際に筋収縮がより起こりやすくなっている。

低カルシウム血症

カルシウムは、自身が神経細胞膜に直接的に、あるいは神経細胞膜上の**ナトリウム(Na^+)チャネル**を阻害することで、正常な神経細胞の膜透過性を保っている[22]。細胞外のカルシウム濃度が低値あるいは利用できない状態では**ナトリウムチャネルの透過性が上昇する**。細胞内のナトリウム濃度が上昇すると細胞は脱分極しやすくなり、易興奮性となる。

呼吸性アルカローシスまたは過換気

呼吸性アルカローシスまたは過換気は総カルシウムとは逆に**イオン化カルシウム(Ca^{2+})の活動性を低下させる**。イオン化カルシウムの低下は細胞の興奮性を増加させる。

呼吸性アルカローシスは過換気によって最も引き起こされる。患者が過換気状態の際には二酸化炭素(CO_2)を排出す

る．体内 CO_2 濃度の変化は Henderson-Hasselbach（ヘンダーソン・ハッセルバルヒ）の式（Henderson-Hasselbach equation）により，減少した CO_2 を補うために CO_2 産生を増加させる．

その結果，循環血流中の水素イオンが減少する（すなわちアルカローシスとなる）．遊離およびイオン化（あるいはタンパクに結合していない）カルシウム濃度は血清 pH に強く依存する．pH が上昇した場合（アルカローシス），カルシウムはタンパクに結合しやすくなり，ナトリウムチャネルの阻害や細胞膜の安定性の維持など，正常な過程に必要な細胞外液中の有効カルシウム濃度が減少する．

低マグネシウム血症

低マグネシウム血症が痙攣を引き起こす理由はまだ不明である．マグネシウムが，**脱分極する組織のイオンチャネルや輸送体の機能維持**に必要不可欠であることは判明している．

マグネシウムは下記のような細胞内のさまざまなプロセスに影響を及ぼしている．

- Na^+/ATPase 活性：低マグネシウムは Na^+/ATPase の活性を低下させる．
- 細胞のカリウムチャネルを阻害する：低マグネシウムは細胞から大量のカリウム喪失を引き起こす．
- 低マグネシウムは副甲状腺ホルモンを阻害し，低カルシウム血症を引き起こす：痙攣の原因となりうる．
- カルシウムイオンチャネル活性．

所見の有用性

Chvostek 徴候陽性の意義に関するエビデンスはほとんどない．しかし，低カルシウム血症と神経の易興奮性の簡易的

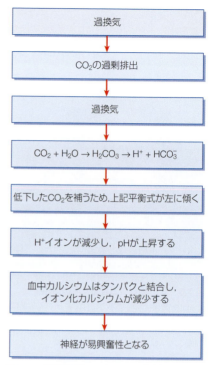

図 7.7 過換気時に Chvostek 徴候が生じるメカニズム

な指標として認識されている．正常なカルシウム濃度の患者の最大で 25% 程度が陽性を示すことから，Chvostek 徴候の特異度は低いと考えられる[23]．さらに低カルシウム血症の患者の 29% は陽性を示さなかった[24]．最近の報告では 11 人の医学生と研修医の中で 6 人が陽性を示している[25]．その意義は限られており，病理学的検査の可能性を与える程度と考えられる．

Cushing(クッシング)様症状

Cushingoid habitus

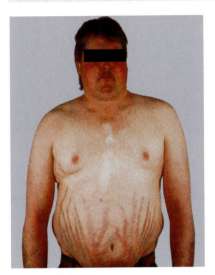

図 7.8 中心性肥満
満月様顔貌と皮膚線条を認める
Kumar V, Abbas AK, Fausto N, Aster JC, Robbins and Cotran Pathologic Basis of Disease, Professional Edition, 8th edn, Philadelphia: Saunders, 2009: Fig 24-43. より許可を得て転載.

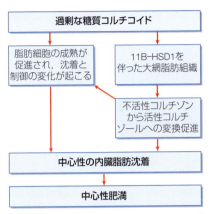

図 7.9 Cushing 症候群において中心性肥満が生じるメカニズム

概要

中心性肥満(central adiposity)

一般的に顔,首,胸腹部を含む体幹中心性の進行性肥満を示す.内臓も同様に影響を受ける.

満月様顔貌(moon face)

両側頭領域の脂肪沈着の結果,紅斑を伴う円形の顔貌を呈する.

水牛様脂肪沈着(buffalo bump)

肩甲骨と後頚部の間に脂肪が沈着する.**鎖骨上の脂肪沈着**は中心性肥満も示唆する.

関連する病態

- Cushing 症候群

中心性肥満のメカニズム

中心性肥満は腹腔内の内臓脂肪の沈着によるものであり,皮下脂肪によるものではない.

糖質コルチコイドは脂肪組織の分化,機能,分布を制御しており,成熟脂肪細胞となる脂肪間質細胞の潜在的活性化因子である.

大網を含むいくつかの脂肪(皮下脂肪は除く)は不活性コルチゾンを 11β-HSD1 酵素を通じてコルチゾールに変換することができる[22].インスリンとコルチゾールは 11β-HSD1 をさらに上昇させ,活性化したコルチゾールの産生を増加させる.

慢性的な糖質コルチゾールによる曝露は大網のコルチゾール産生を増加させ,

脂肪細胞の成熟化を促進して中心性肥満を生じる[26].

　糖質コルチコイドによる代謝酵素，アデノシンモノリン酸活性化プロテインキナーゼ（AMPK：adenosine monophosphate-activated protein kinase）の調節はCushing症候群における中心性肥満に影響していると考えられている[27]．糖質コルチコイドは内臓脂肪組織におけるAMPK濃度を低下させ，脂質生成や脂肪分解，脂肪蓄積を促進することが示されている．また，視床下部においてAMPK濃度を上昇させて食欲を促進すると考えられている[27]．双方の結果，中心性肥満が生じる．

　脂肪沈着が顔（満月様顔貌）と後頚部（水牛様脂肪沈着）に優位に起こる原因については不明である．

所見の有用性

- 中心性肥満は最もよく認める初期徴候であり，いくつかの文献によると90%以上[6]，その他にも44%〜93%という報告があり[28]，尤度比は3.0である．
- 満月様顔貌はCushing症候群の患者において67〜100%でみられ[2]，感度98%，特異度41%である[29].
- 水牛様脂肪沈着は後天性免疫不全症候群（AIDS：acquired immunodeficiency syndrome）や一般的な肥満を含む種々の疾患でも認められ，Cushing症候群に特異的な所見ではない．

糖尿病性筋萎縮症（腰神経叢障害）
diabetic amyotrophy（lumbar plexopathy）

概要

下肢筋力低下と腱反射低下を伴う，特に大腿，下腿，殿部の有痛性の筋萎縮をきたす糖尿病性神経障害である．著明な体重減少がよくみられる．典型的には12カ月以上かけて進行する．

関連する病態

- 糖尿病（diabetes mellitus）

メカニズム

詳細な機序は明らかになっていないが，腰仙骨部位の神経叢障害によるものと考えられている．虚血性障害，代謝障害，炎症などが原因として考えられている[30]．

生検組織を用いた研究で炎症浸潤，微小血管への免疫グロブリンと補体の沈着を認めており[31-34]，**免疫介在性の血管炎**が関与していることが示唆される．

糖尿病性網膜症

概要

糖尿病性網膜症は糖尿病におけるさまざまな眼科的疾患の総称である．いくつかの疾患と原因は高血圧性網膜症と重複しており，共通の病態を有している．第3章の「高血圧性網膜症」も参照．糖尿病性網膜症は大まかに**表7.1**に示すカテゴリーに分けられる．

関連する病態

- 糖尿病
- 高血圧性網膜症も類似した変化を示す

メカニズム

糖尿病性網膜症の背景機序についてはまだ明確になっていない．

慢性的な高血糖状態が最終的に次の2つの病理学的変化を引き起こすことで，糖尿病性網膜症の主要な原因になると考えられている[35]．

1. **血管透過性の変化**：血管の断裂または血管からの漏出
2. **血管新生**に伴う**網膜の虚血**

上記の変化は黄斑浮腫(macular oedema)と糖尿病性増殖性網膜症(proliferative diabetic retinopathy)による失明に至る過程で認められる．

他にも上記の変化に関与する種々の経路があり，**表7.2**にいくつかの機序を示す．

所見の有用性

糖尿病性網膜症は重要な徴候であり，定期的に評価する必要がある．診断時の網膜症の病期は今後の病期進行と相関するため，糖尿病性網膜症患者において厳格な血糖コントロールが重要である[39]．増殖性網膜症(proliferative retinopathy)と黄斑浮腫の多くはコントロール可能で失明を防げるため，スクリーニングと早期の診断が重要である．

糖尿病性網膜症は以下のような患者に

表7.1 糖尿病性網膜症

非増殖網膜症	
綿花状白斑（軟性白斑）	虚血により膨化した視神経線維が白色の円形または斑状に観察される
点状出血および斑状出血	境界明瞭あるいは不明瞭な大型の出血部位
硬性白斑	血管から漏出した脂質が網膜に沈着し，白色または黄色の蝋様外観の斑点を生じる
毛細血管瘤	境界明瞭な赤い円形斑点
増殖網膜症	
視神経乳頭または血管からの血管新生が生じている	
黄斑浮腫	
黄斑に浮腫を生じた状態（糖尿病性網膜症の増殖網膜症，非増殖網膜症のいずれの段階でも生じうる）	

みられる．
- 20年以上の病歴のある1型糖尿病患者のほとんど
- 20年以上の病歴のある2型糖尿病患者の80%程度

10年の病歴を持つ1型糖尿病患者の50%[40]，2型糖尿病患者の10%程度に増殖性網膜症がみられる[39]．

一般臨床家による失明の危険性がある網膜症の診断についての研究から，下記の点が示されている．
- 黄斑浮腫はごくまれに非眼科医により診断される．
- 瞳孔散大下で非眼科医が眼底鏡を用いた場合，感度53〜69%，特異度91〜96%で陽性尤度比は10.2であった．

表7.2 糖尿病性網膜症のメカニズム

考えうるメカニズム	詳細
内皮障害	網膜内皮は血管へのバリア以上の役割を持っており，止血，血管新生と炎症に関わる血管の緊張因子と弛緩因子を調整している．内皮障害は高血糖，インスリン抵抗性，高インスリン血症により促進されると考えられている[36]．内皮障害は糖尿病性網膜症のいずれの段階でも認められ，糖尿病性網膜症の進展に重要であることが示されている[1]
骨形成因子(BMP)	BMPは糖尿病性網膜症患者において上方制御されている[36]．BMPはVEGFや炎症の促進に関与している
慢性的な高血糖	高血糖は網膜血流の自動制御を傷害し血流を増加させ[37]，網膜血管にせん断ストレスを与える．これにより血管作動性物質が分泌され，血管からの漏出と黄斑浮腫を生じさせる．またソルビトールの産生にも関与する
ソルビトール	ソルビトールはグルコースの代謝物であり，過剰なソルビトールは細胞や他のタンパクに浸透圧性の傷害を与え，血管透過性を変化させる
最終糖化産物	過剰な糖分はアミノ酸とタンパクに結合し，酵素を不活性化することで細胞タンパクを変性させ[35]，活性酸素種を産生させて炎症を促進する．これにより血管のダメージと虚血が生じる．グルコースはコラーゲンと結合し，細小血管障害をきたす
血管内皮増殖因子 (VEGF)	VEGFは網膜の低酸素症により生じ[35]，血管網膜バリアを破綻させて黄斑浮腫をきたす．VEGFは増殖網膜症で認められる血管新生にも関与する
炎症	毛細血管壁への白血球粘着の増加は血流の低下と低酸素症を引き起こす．これにより血管網膜バリアが破綻し，黄斑浮腫を生じる[35]．慢性的な炎症状態はサイトカインの放出を促し，インスリン抵抗性が増大し，血糖コントロールと内皮障害の増悪をきたす[38]
微小血栓	網膜毛細血管の塞栓と虚血，毛細血管からの漏出をきたす．血管からの漏出はVEGFを含む成長因子を刺激する
その他の因子	色素：内皮由来因子
	成長因子とIGF-I
	活性酸素種

Frank RN, New England Journal of Medicine 2004; 350: 48-58. より許可を得て引用・改変

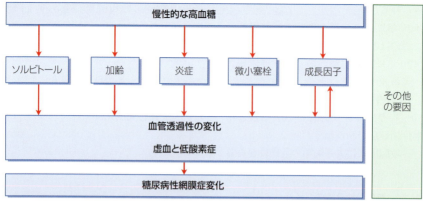

図 7.10 糖尿病性網膜症が生じるメカニズム

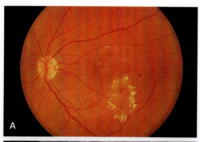

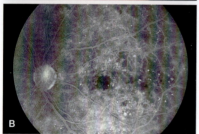

図 7.11 毛細血管瘤を伴う非増殖糖尿病性網膜症

A：小点状出血，毛細血管瘤，硬性白斑，輪状網膜症，網膜内細小血管異常と黄斑浮腫を認める．**B**：Aと同一症例のフルオレセイン蛍光眼底造影所見．毛細血管瘤は複数の点状濃染となるが，点状出血は染色されない．中心窩の無血管領域はわずかに拡大している．

Yanoff M, Duker JS, Ophthalmology, 3rd edn, London: Mosby, 2008: Fig 6-19-1. より許可を得て転載．

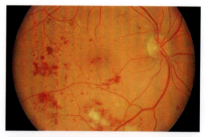

図 7.12 斑状出血，線状出血，軟性白斑を伴った非増殖網膜症

Yanoff M, Duker JS, Ophthalmology, 3rd edn, London: Mosby, 2008: Fig 6-19-2. より許可を得て転載．

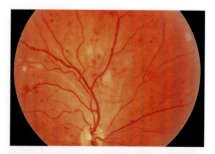

図 7.13 軟性白斑，網膜内細小血管異常，静脈出血を伴う重症の増殖糖尿病性網膜症

Goldman L, Ausiello D, Cecil Medicine, 23rd edn, Philadelphia: Saunders, 2007: Fig 449-16. より許可を得て転載．

前頭部隆起

概要
前頭部の病的な隆起である．

関連する病態

一般的なもの
- 末端肥大症：合併頻度は高いが，末端肥大症自体がまれな内分泌疾患である．
- 脆弱X症候群(fragile X syndrome)：男性における知的障害の主な原因疾患であり，前頭部隆起を含む巨大な頭蓋骨を伴う．
- 髄外造血(extramedullary haematopoiesis)：第4章の「シマリス様顔貌」を参照．

あまり一般的でないもの
- 基底細胞母斑症候群(basal cell naevus syndrome)
- 先天性梅毒(congenital syphilis)
- 鎖骨頭蓋形成不全症(cleidocranial dysostosis)
- Crouzon(クルーゾン)症候群(Crouzon syndrome)
- Hurler(ハーラー)症候群(Hurler syndrome)(ムコ多糖症Ⅰ型)
- Pfeiffer(ファイファー)症候群(Pfeiffer syndrome)
- Rubinstein-Taybi(ルビンシュタイン・テイビ)症候群(Rubinstein-Taybi syndrome)
- Russell-Silver(ラッセル・シルバー)症候群(Russell-Silver syndrome)

メカニズム
末端肥大症では血中の過剰な成長ホルモンが頭蓋骨，特に前頭骨の過成長を引き起こす．

乳汁漏出症
galactorrhoea

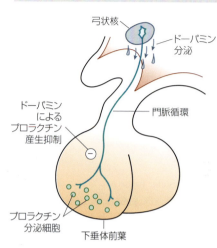

図 7.14　ドーパミン-プロラクチン制御

概要

授乳中の女性以外に生じる乳汁分泌を指し，男性に生じる場合は例外なく病的である．

関連する病態

- 高プロラクチン血症（hyperprolactinaemia）（表 7.3）
- 特発性
  ▶ 肝疾患（liver disease）：まれ
  ▶ 性腺機能低下症（hypogonadism）

メカニズム

プロラクチンは乳房と乳腺の発達を刺激し，オキシトシンと一緒に出産後の乳汁分泌を刺激する．エストロゲンとプロゲステロンも乳房の発達に必要である．

一般的にプロラクチン分泌は他の下垂体ホルモンと異なりドーパミンによって

表 7.3　高プロラクチン血症の原因

生理的	薬理学的	病理学的
一般的なもの		
運動	ドーパミン遮断薬 • 定型・非定型向精神薬 • メトクロプラミド	プロラクチン産生腺腫
妊娠	H₂ ブロッカー（例：シメチジン）	下垂体茎圧迫
産褥	メチルドパ	胸壁刺激
睡眠	エストロゲン	甲状腺機能低下症
乳頭刺激	フェノチアジン	
あまり一般的でないもの		
てんかん発作	麻酔	末端肥大症
新生児	選択的セロトニン再取り込み阻害薬（SSRI）	低血糖
	ベラパミル	腎不全
	三環系抗うつ薬	多発性硬化症
	モノアミン酸化酵素阻害薬	脊髄病変
	経口避妊薬	

持続的に**抑制**されている．ドーパミンは弓状核から持続的に分泌され，下垂体茎（隆起漏斗部）を下行し，下垂体前葉（プロラクチン分泌細胞）においてプロラクチン産生を抑制する（図 7.14 参照）．

したがって，高プロラクチン血症と乳汁漏出症（galactorrhoea）は下記の原因で起こる．
- プロラクチンの過剰分泌
- ドーパミンによる正常な抑制機序の破綻
- プロラクチン分泌不全

（注：高プロラクチン血症は必ずしも乳汁漏出症を引き起こすわけではない．）

代表的な薬剤性乳汁漏出症のメカニズム

乳汁漏出症は向精神薬（例：オランザピン，リスペリドン）や制吐薬（メトクロプラミド）によるドーパミン阻害により起こりやすい．ドーパミンがプロラクチン抑制作用を減少させることにより，高プロラクチン血症が生じる．

メチルドパはドーパミン貯蔵を枯渇させ，L-ドーパからドーパミンへの変換を競合的に阻害することで，ドーパミンの減少とプロラクチン抑制作用を減弱させる．

ベラパミルはプロラクチン分泌細胞を直接的に刺激し[41]，プロラクチン産生を促進させる．

選択的セロトニン再取り込み阻害薬（SSRI：selective serotonin reuptake inhibitor）は，プロラクチン分泌刺激作用のあるセロトニンを上昇させる．

プロラクチン分泌腫瘍

プロラクチン分泌腫瘍は下垂体腺腫の一種で，下垂体のプロラクチン分泌細胞組織の腫瘍性増殖である．プロラクチン分泌腫瘍は大量のプロラクチンを分泌し，通常レベルのドーパミンでは抑制できない．

下垂体茎圧迫（狭窄）

頭蓋咽頭腫，外傷，下垂体腺腫などの原因により，プロラクチン分泌抑制作用のあるドーパミンが弓状核から視床下部，下垂体門脈循環を通じて下垂体前葉のプロラクチン分泌細胞へ向かう際に通過する隆起漏斗部が，阻害または破壊されている状態を指す．高プロラクチン血症を伴う．

甲状腺機能低下症

甲状腺機能低下症では低チロキシンに対して代償的に甲状腺刺激ホルモン放出ホルモン（TRH：thyrotrophin-releasing hormone）が上昇する．TRH は潜在的なプロラクチン放出因子である．

胸壁に対する刺激

胸部手術，機械的外傷，帯状疱疹など何らかの胸壁刺激によりドーパミンが抑制され，プロラクチン産生を刺激する神経原性反射が惹起される[2]．

機序として胸壁刺激が肋間神経を介して脊髄後角，脳幹を通じて視床下部に達し，ドーパミンの分泌を抑制すると考えられている[41]．

末端肥大症

高プロラクチン血症と乳汁漏出症は下記の結果，生じると考えられる．
- 下垂体腺腫による周囲への圧迫による下垂体茎の圧排
- プロラクチン刺激効果を有する成長ホルモンの過剰分泌
- ごくまれに下垂体腺腫自体が成長ホル

モンとともにプロラクチンを分泌する．

腎不全
プロラクチンのクリアランス低下が原因と考えられる．

新生児乳汁漏出症
（newborn galactorrhoea）
母体の高エストロゲンは胎盤を通じて胎児の血中エストロゲン値を上昇させ，胎児の乳腺組織を発達させる．

所見の有用性
全ての男性と非授乳期の女性に生じた乳汁漏出症は注意が必要である．疾患非特異的な徴候であるが，疾患特異的な他の徴候を探すために病歴の聴取と精査が必要である．

- 乳汁漏出症はプロラクチン分泌腫瘍を有する大半の女性に生じるが，男性患者では頻度が低下する[2]．
- 末端肥大症患者の13%が乳汁漏出を呈し，原発性甲状腺機能低下症患者の10%が高プロラクチン血症を呈する[42]．
- 乳汁漏出症の10%未満は全身性疾患で引き起こされる[43]．薬剤性，特発性，生理的，腫瘍性（例：プロラクチン分泌腫瘍）は頻度が高い．

甲状腺腫

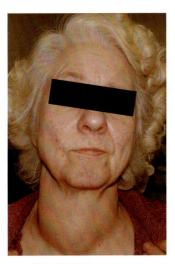

図 7.15　巨大甲状腺腫
Little JW, Falace DA, Miller CS, Rhodus NL, Dental Management of the Medically Compromised Patient, 7th edn, St Louis: Mosby, 2008: Fig 1-12. より許可を得て転載.

概要

前頚部の膨隆を惹起する甲状腺腫大を指し[44]，触診で触れるだけでなく，視診でも指摘可能なこともある．

関連する病態

- Basedow（バセドウ）病（Basedow's disease）（Graves（グレーブス）病（Graves' disease））
- 橋本病（Hashimoto's disease）
- 先天性
- 腺腫（adenomatous）（甲状腺腫（thyroid adenoma））
- ヨウ素欠乏症（iodine deficiency）
- 中毒性多結節性甲状腺腫（toxic multinodular goitre）
- 甲状腺がん（thyroid carcinoma）

メカニズム

甲状腺腫の機序は原因疾患によって異なる．しかし，ほとんどの甲状腺腫の最終的な共通機序は下記の1つまたは複数が関わっている．

- 甲状腺細胞に対する1次性の甲状腺刺激ホルモン（TSH）（または Basedow 病の抗体による甲状腺刺激ホルモン受容体（TSHR））が，細胞の過形成を惹起する．
- 甲状腺ホルモン産生または分泌不全が原因の低甲状腺ホルモン血症で生じるTSHによる甲状腺細胞の刺激が，細胞の過形成を惹起する．
- 自律性機能亢進症（autonomous hyperfunction）

表7.4 に，甲状腺腫をきたすさまざまな原因と関連するメカニズムをまとめる．

所見の有用性

あらゆるタイプの甲状腺腫は甲状腺機能亢進症患者の70〜93％に認められる[45-47]．つまり感度はかなり高い．しかし，甲状腺疾患を有しない高齢者の30％近くに甲状腺腫を認めており，内分泌異常の特異的徴候としては有用性が低い[10]．レビューによると身体診察による甲状腺腫の発見は感度70％，特異度82％で陽性尤度比は3.8であった．甲状腺腫が触知できない場合，陰性尤度比は0.37であった[48]．

甲状腺内に局所的な結節のある甲状腺腫は，特に甲状腺機能正常患者においては，甲状腺がんを除外するために精査が必要である．

表7.4 甲状腺腫が生じるメカニズム

甲状腺機能亢進を伴う甲状腺腫	メカニズム
Basedow病	甲状腺の**TSH受容体が甲状腺受容体抗体により刺激され**,細胞過形成と甲状腺肥大を起こす
	免疫細胞の浸潤も甲状腺腫大に寄与する
中毒性多結節性甲状腺腫	**自律性の機能亢進症**.甲状腺腫はTSH依存性の過形成から自律性機能亢進症へ変化する.活性酸素種や他の因子が遺伝性変化を引き起こし,甲状腺腫や他のタンパクが慢性的に活性化され,甲状腺細胞の慢性的な増殖が生じる[2,49]
孤発性中毒性腺腫	上述のような**自律性機能亢進症**
ヨウ素欠乏症	ヨウ素欠乏における甲状腺腫の原因はTSHの過剰刺激と細胞過形成であるが,**ホルモン合成障害による二次性のものである**
	1日0.01mg(10μg)未満のヨウ素摂取では甲状腺ホルモンの合成が妨げられる.甲状腺ホルモンが低値となり,フィードバック制御によりTSHの産生と分泌が促進され,細胞過形成が生じる
ヨウ素過剰	ヨウ素過剰は甲状腺ホルモンの分泌を抑制し,甲状腺ホルモンが低下することで代償的にTSHが上昇し,**TSH依存性の細胞過形成が生じる**[50]
先天性障害	ホルモン合成障害は代償性のTSH上昇をきたし,結果としてTSH刺激による細胞過形成を生じる
腺腫	TSH経路の変異(多くがTSH受容体と甲状腺腫における)が過剰な環状アデノシン一リン酸(cAMP)を生じ,少量の"過剰成長性細胞"を産生する.この細胞はTSHに刺激されると周囲の正常組織よりも指数関数的に早く成長し,腺腫を産生する[51]
甲状腺腫誘発物質(例:キャベツ,カブ,リチウム,スルホニルウレア)	甲状腺ホルモン分泌の抑制[50]
甲状腺機能低下または正常甲状腺機能を伴う甲状腺腫	
橋本病	**2次性のTSH上昇とリンパ球浸潤**が橋本病における甲状腺腫の原因である
	橋本病ではリンパ球が甲状腺に反応して正常組織構造を破壊する.これにより甲状腺ホルモンT_3とT_4が低下し代償的にTSHが上昇し,細胞の過形成による甲状腺ホルモンが引き起こされる.多量のリンパ球浸潤も甲状腺腫を引き起こす

環状肉芽腫

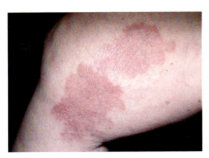

図7.16 環状肉芽腫
Rakel RE, Textbook of Family Medicine, 7th edn, Philadelphia: Saunders, 2007: Fig 44-27. より許可を得て転載．

概要

小さな環状で硬く，肌色または赤色の丘疹で，手足の背側に好発する[52]．経過とともにドーナツ状の境界をなす．

病変は限局性または全身性に生じ，皮下または皮下組織よりも深部にまで及ぶ．

関連する病態

一般的なもの
- 感染症と予防接種（例：帯状疱疹（herpes zoster），B型肝炎（hepatitis B），C型肝炎（hepatitis C））
- 外傷
- 糖尿病（古典的には1型糖尿病（type 1 diabetes mellitus））

あまり一般的でないもの
- 薬剤性（例：金製剤，アロプリノール，アムロジピン）
- 悪性腫瘍（例：Hodgkin（ホジキン）リンパ腫（Hodgkin's lymphoma），non-Hodgkin（非ホジキン）リンパ腫（non-Hodgkin's lymphoma），白血病（leukaemia））
- 関節リウマチ（rheumatoid arthritis）

メカニズム

炎症細胞浸潤に囲まれた結合組織が生じる機序については明らかになっていない．

推定されている機序は以下のとおりである[53]．
- 肉芽腫性炎症に起因する結合組織の1次性変性
- リンパ球介在性の免疫応答による大赤血球とサイトカイン賦活化と結合組織の破壊
- 血管炎またはその他の微小血管障害による組織損傷

所見の有用性

徴候の意義についてのエビデンスはあまりない．

古典的には環状肉芽腫は1型糖尿病に関連している．1型糖尿病との相関の程度については何度もレビューされているが，明確な関連はまだ不明である．いくつかのエビデンスは下記のとおりである．
- 2型糖尿病でも症例報告がある[54]．
- 環状肉芽腫が耐糖能異常の状態で生じることはまれである[54]．
- 一般的な疾患を有する環状肉芽腫患者100人を対象とした研究では，21%が糖尿病を有していた[55]．
- 他の研究では，局所的な肉芽腫患者に糖尿病合併者が多かったことが報告されている[56]．

甲状腺眼症（眼科疾患）

Graves' ophthalmopathy（orbitopathy）

概要

甲状腺眼症とは Basedow 病（Graves 病）による種々の眼症状の総称である．甲状腺眼症の重症度分類については**表 7.5** を参照．

関連する病態

- Basedow 病

メカニズム

Basedow 病の詳細な機序については多くのことが明らかになってきているが，遺伝的素因についてはまだ明らかになっていない[57]．甲状腺眼症の多くの徴候が**自己抗体を含む，甲状腺刺激ホルモン受容体に対する免疫反応と自己免疫反応による眼窩の正常な線維芽細胞の機能障害**によって引き起こされる[58]．種々の経路を経て，自己免疫反応が眼筋の肥大と線維化を引き起こす．

Basedow 病では抗甲状腺受容体抗体が病理学的な過程の一部に関与している．これらの抗体は甲状腺と眼窩組織と眼窩の線維芽細胞の受容体に作用する[59]．線維芽細胞は甲状腺自己抗体やサイトカインの刺激を受けて増殖し，ムコ多糖類の一種で**水分を引き込んで**貯留する**親水性**ヒアルロン酸を大量に産生する[57,58]．同時に**線維芽細胞の一部が成熟脂肪細胞に分化する**．これら 2 つの現象とリンパ球浸潤により甲状腺眼症に認めるような眼筋と眼窩の脂肪組織の肥大を引き起こす．

また，眼窩の線維芽細胞上の**インスリン様成長因子受容体**の刺激により，活性化 T 細胞と免疫細胞が集簇する．これらの細胞がさらに線維芽細胞のプロスタグランジン E_2 とヒアルロン酸の産生を促し[1]，筋線維間に蓄積することで筋線維を肥大化させる．

活性化された免疫細胞は脂肪細胞の成熟を促進する**脂肪生成促進因子**を産生し，組織の肥大をさらに促進する．

脂肪細胞とヒアルロン酸，炎症細胞浸潤による眼窩の軟部組織と筋肉の肥大により眼窩内圧が上昇し，眼機能に影響を与える．

メカニズムのまとめ

甲状腺眼症に関連する眼徴候は多く，いくつかは近似，またはほぼ同様の症状を呈する．また 1 つの機序が複数の徴候を引き起こす．**表 7.6** に身体診察の際にみられる徴候をまとめた．

表 7.5　Basedow 病における眼症の分類

Class	定義
0	徴候や症状なし
1	徴候のみ（例：上眼瞼遅滞（lid lag），上眼瞼後退，眼球突出）
2	軟部組織症状：眼窩周囲浮腫，結膜充血／発赤，結膜浮腫
3	眼球突出症
4	外眼筋症状：上方視障害，側方視障害
5	角膜症状：角膜炎
6	視力障害：視神経障害

Werner SC, Journal of Clinical Endocrinology and Metabolism 1969; 29: 782 and 1977; 44: 203. より許可を得て引用・改変

所見の有用性

甲状腺眼症または眼科疾患はよくある徴候で，Basedow病患者の25〜50%が1つまたは複数の眼関連徴候を呈し[58,60,61]，3〜5%は重篤な眼疾患を呈する[62]．また70%のBasedow病患者が画像検査で不顕性の眼疾患を有している．徴候の多くはBasedow病に特異的なことが多い．それぞれの徴候の意義を明確にすることは難しいが，次のようなエビデンスが報告されている．

- 上眼瞼後退（Dalrymple（ダルリンプル）徴候）はBasedow病に対する感度34%，特異度99%で尤度比31.5である[45]．
- 上眼瞼遅滞（lid lag）（Von Graefe（フォン・グレーフェ）徴候）はBasedow病に対する感度19%，特異度99%で尤度比17.6である[45]．

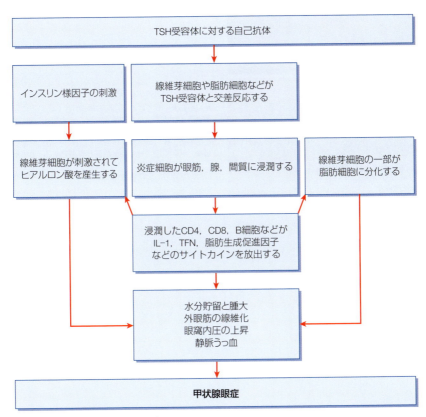

図7.17　甲状腺眼症のメカニズム

674　甲状腺眼症（眼科疾患）Graves' ophthalmopathy（orbitopathy）

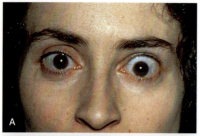

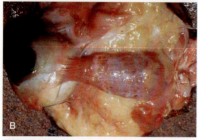

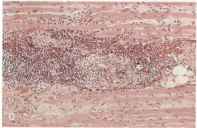

図 7.18　Basedow 病

A：Basedow 病では著しい眼瞼後退が生じることにより，眼球突出が実際よりも強調されることが多い．図の患者では左眼の眼球突出はわずかであるが，著明な眼瞼後退を認める．**B**：Basedow 病患者の剖検から得られた眼窩組織．著明に肥大化した外眼筋が特徴である．**C**：水分と炎症細胞が筋線維束間に浸潤している．炎症細胞は主にリンパ球で，形質細胞も認める．

Yanoff M, Duker JS, Opthalmology, 3rd edn, London: Mosby, 2008: Fig 12-12-15. より許可を得て転載．

甲状腺眼症（眼科疾患） Graves' ophthalmopathy (orbitopathy)

表 7.6　甲状腺中毒症における眼症のまとめとメカニズム

名称	症状	メカニズム
上眼瞼後退	上眼瞼が著しく後退し，上方の強膜の大半がみえる状態．Dalrymple徴候を引き起こす	下記のような要因が関与する[58] ・過剰な甲状腺ホルモンが上眼瞼筋の交感神経性刺激を増強する（別名：Müller（ミュラー）筋（Müller's muscle）− 交感神経支配の平滑筋で眼瞼の挙上を補助する） ・下直筋に比較して眼瞼挙筋への過剰刺激 ・眼瞼挙上筋と周囲組織の瘢痕化が正常な閉眼を妨げる
Von Graefe（フォン・グレーフェ）徴候（Von Graefe's sign）	動的徴候で，下方視した際に眼瞼が遅れて動くことで上方の角膜輪部がみえること[63]	詳細な機序は明確になっていない．上眼瞼後退の要因と共通していると考えられている
兎眼（lagophthalmos）	閉眼不能	詳細な機序は明確になっていない．上眼瞼後退の要因と共通していると考えられている
Abadie（アバディ）徴候（Abadie's sign）	上眼瞼を開けた際に眼瞼挙上筋が**痙攣**する	詳細な機序は明確になっていない．上眼瞼後退の要因と共通していると考えられている
Dalrymple徴候（Dalrymple's sign）	**瞼裂の開大** 外方視の際に**眼瞼**後退し，瞼裂が不自然に大きくなる	下記の組み合わせで起こる 1) 眼球突出により眼瞼で眼全体を覆うことができなくなる 2) 眼瞼挙上筋とMüller筋の過緊張や過反応により上眼瞼が後退し，瞼裂が開大する
Griffith（グリフィス）徴候（Griffith's sign）	上方視の際の下眼瞼の遅滞	閉眼の際に必要な筋肉の機械的制限の有無にかかわらず，下眼瞼の支配神経の過剰反応または交感神経刺激によるものと考えられる
Stellwag（ステルワーグ）徴候（Stellwag's sign）	瞬目の減少と不完全な瞬目で，しばしばDalrymple徴候と一緒に起こる	正常な瞬目は主に眼輪筋（閉眼時）と眼瞼挙上筋（開眼時）にMüller筋が補助することで制御されている．甲状腺ホルモン高値によるMüller筋と眼瞼挙上筋の過剰刺激と過緊張は瞬目の開眼動作を強調する
複視（diplopia）	物が二重にみえること	外眼筋の炎症，腫脹と引き続く線維化により，両眼網膜上に対象物を映すための正常な共同眼球運動が妨げられる
Ballet（バレー）徴候（Ballet's sign）	1つまたは複数の外眼筋の障害	リンパ球浸潤，炎症と浮腫により眼筋の線維化と瘢痕化が引き起こされ，眼球運動範囲が制限される
結膜浮腫（chemosis）	結膜の腫脹と浮腫	静脈の圧迫による還流障害が原因となりやすい．炎症細胞浸潤も関与すると考えられる 結膜浮腫はアレルギーや異物でも生じる
視野障害	正常な視野範囲が減少する	炎症，腫脹と引き続く線維化により外眼筋の収縮と眼球運動範囲の制限が生じる．眼球が十分に動かず視野が制限される
失明	視力低下	周囲組織の進行性腫脹により眼窩骨腔圧が上昇し，視神経が圧迫および／または損傷されることで視力の障害または失明をきたす
眼窩周囲の腫脹	眼窩周囲の腫脹	眼窩内の静脈の圧迫による静脈還流障害が発端となり，静脈と毛細血管の腫脹と浮腫が生じる[58]
眼球突出（proptosis）	眼球の前方偏位	眼窩骨内の眼筋，脂肪，周囲組織の腫脹が眼球を前方に押し出す
Riesman（リースマン）徴候（Riesman's sign）	聴診器で閉眼した眼球を通じて雑音が聴取できる	高心拍出量状態になることにより，眼窩の血流が増大する

多毛症

概要
顔と躯体における過剰な発毛を言い、特に女性における男性型の発毛を指す。

関連する病態

一般的なもの
- 多嚢胞性卵巣症候群（PCOS：polycystic ovary syndrome）：最も一般的な原因
- Cushing 症候群
- 特発性

あまり一般的でないもの
- 先天性副腎過形成（congenital adrenal hyperplasia）
- 卵巣腫瘍（ovarian tumours）
- 副腎腫瘍（adrenal tumours）
- 卵胞膜細胞増殖症（hyperthecosis）：きわめてまれ

メカニズム
多くの原因が考えられるが、一般的にアンドロゲン過剰が多毛症の原因となる。アンドロゲンは毛包サイズと毛髪線維径の増大と増殖期の延長をきたす。最も一般的なアンドロゲンはテストステロン、デヒドロエピアンドロステロンサルフェート（DHEA-S：dehydroepiandrosterone sulfate）とアンドロステンジオンである。

多嚢胞性卵巣症候群（PCOS）
PCOS はアンドロゲンの過剰産生を引き起こす。PCOS の発症機序と同様に PCOS によってアンドロゲン過剰産生が引き起こされる機序についてはまだ明らかになっていない。健常な卵巣では黄体形成ホルモン（LH）が卵胞膜細胞を刺激し、種々の酵素によってアンドロゲン前駆体とアンドロゲンが産生される。PCOS 患者では単純に卵胞膜細胞のアンドロゲン産生が亢進している[64,65]。過剰なアンドロゲンは毛包サイズと毛髪線維径を増大し、増殖期の延長をきたす。

PCOS におけるアンドロゲン産生過剰に寄与する因子は下記のとおりである。

- 性腺刺激ホルモン放出ホルモン（GnRH：gonadotropin releasing hormone）の放出頻度の増加により LH の放出が増加する。
- PCOS により増加したインスリンが LH と相乗的に作用してアンドロゲン産生が亢進する。
- インスリンはテストステロンに結合する性ホルモン結合グロブリンを阻害し、遊離または活性化テストステロンを増加させる。

Cushing 症候群
明確な機序は不明である。過剰な副腎皮質刺激ホルモン（ACTH：adrenocorticotropic hormone）が副腎の束状帯と球状帯を過剰刺激することで、コルチゾールとアンドロゲンの産生が亢進し、多毛症をきたすと考えられている[2]。

先天性副腎過形成
最も一般的な先天性副腎過形成は 21 水酸化酵素の欠損である。この酵素はコレステロールからアルドステロンと鉱質コルチコイドを合成する過程に不可欠である。21 水酸化酵素の不足は合成経路

を鉱質コルチコイド産生からアンドロゲン産生へ変化させる．アンドロゲンは前述のように毛包に作用する．

副腎腫瘍

アンドロゲン過剰産生のまれな原因である．

テストステロンを分泌する腫瘍もあるが，多くの腫瘍はデヒドロエピアンドロステロン（DHEA：dehydroepiandrosterone）とDHEA-S，コルチゾールを分泌する．このような患者は男性化を示し，胸部や背部などに著明な多毛症を呈する．

所見の有用性

Cushing症候群の60～70%，白人のPCOS患者の42～90%にみられる[2,66]．多毛症は何らかの病因に特異的なものではなく，多くは特発性で良性疾患である．新規または急速に明らかな多毛症をきたした場合には，アンドロゲン産生腫瘍を疑うべきである．

高カロチン血症／柑皮症

hypercarotinaemia/carotenoderma

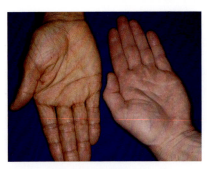

図 7.19 柑皮症(左)と正常な手(右)

Haught JM, Patel S, English JC, Journal of American Academy of Dermatology *2007; 57(6): 1051–1058.* より許可を得て転載.

概要

皮膚が黄色または橙色に変色している状態で，黄疸とは異なり，通常は眼球の強膜への着色は認めない．時に鼻唇溝や手掌，足底にもみられる．

関連する病態

一般的なもの
- 野菜の過剰摂取

あまり一般的でないもの
- ネフローゼ症候群
- 糖尿病
- 甲状腺機能低下症(hypothyroidism)
- 脂質異常症(hyperlipidaemia)
- ポルフィリン症(porphyria)
- 拒食症(anorexia nervosa)
- 肝疾患

メカニズム

角質層へのカロチンの沈着によって生じる[67]．これは主に3つの機序によって起こる．

- βカロチンを多く含む食品の過剰摂取
- 脂質異常症
- 肝臓におけるカロチンからビタミンAへの変換障害

カロチンは多くの果物や野菜に含まれている．カロチンは体内に吸収されて最終的にビタミンAへ変換される．カロチンの吸収は脂質(特にβリポタンパク)と胆汁酸，膵性リパーゼによって亢進される[67]．したがって吸収を亢進させる，あるいはビタミンAへの変換を低下させる要因は，高カロチン血症と柑皮症を引き起こす(**表 7.7**).

所見の有用性

柑皮症に病的意義はないと考えられ，基礎疾患による合併症を避けるために基礎疾患を診断する際に意義を持つ．例えば，柑皮症は摂食障害を示唆する最初の徴候となることがある．

高カロチン血症／柑皮症 hypercarotinaemia/carotenoderma

表 7.7 高カロチン血症／柑皮症のメカニズムのまとめ

病態	メカニズム
ネフローゼ症候群	ネフローゼ症候群におけるコレステロール・中性脂肪上昇はβカロチンの吸収を促進する
糖尿病	高脂血症とβカロチンからビタミンAへの変換障害がβカロチン濃度を上昇させる
甲状腺機能低下症	高脂血症とβカロチンからビタミンAへの変換障害がβカロチン濃度を上昇させる
拒食症	複数の機序が考えられる • ニンジンなどのβカロチンの多い食事 • ビタミンA代謝の後天的な障害 [67] • βリポタンパク異化の低下 [68]
肝疾患	βカロチンからビタミンAへの変換障害

hyperpigmentation and bronzing
色素沈着過多と青銅色肌

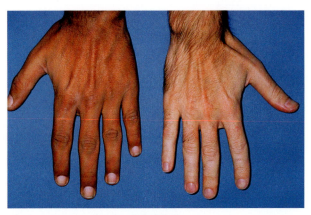

図 7.20 Addison 病における色素沈着
James WD, Berger TG, Elston DM（eds）, Andrews' Diseases of the Skin: Clinical Dermatology, 11th edn, Philadelphia: Saunders, 2011: Fig 24-3. より許可を得て転載.

概要

前項と近似する徴候を表す別の用語であるが，関連する病理は異なる．

ヘモクロマトーシス徴候

青銅色，青色，濃灰色などと表現される皮膚への色素沈着を呈する．一般的にびまん性であるが，顔，首や伸側部に多く認める．

Addison（アジソン）病徴候（Addison's disease sign）

びまん性の日焼け：特に日光に曝される部位，骨隆起部，皮膚のひだ，傷痕や伸側部にみられる．

関連する病態

- Addison 病（副腎皮質刺激ホルモン（ACTH）依存性に生じる）：最も一般的
- Cushing 病（ACTH 依存性に生じる）：あまり一般的でない
- ヘモクロマトーシス（haemochromatosis）

メカニズム

Addison 病

ACTH はメラニンを分泌する色素細胞上にある色素細胞刺激ホルモン（MSH：melanocyte-stimulating hormone）受容体を活性化し，皮膚の着色を生じさせる．

プロオピオメラノコルチン（POMC：pro-opiomelanocortin）は MSH と ACTH の前駆体である．皮膚の色素沈着を引き起こす MSH と α-MSH は，ACTH と最初の 13 個のアミノ酸が共通である．このような相似性から ACTH も色素細胞を刺激してメラニン産生を促し，特徴的な色素沈着を皮膚細胞に生じさせると考えられている．

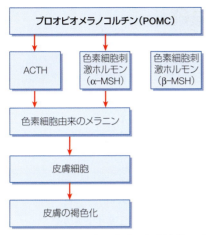

図 7.21 Addison 病における色素沈着のメカニズム

Cushing 病

下垂体腫瘍から ACTH が分泌される Cushing 病では Addison 病と同じく，色素細胞への刺激が色素沈着を引き起こすと考えられる．

ヘモクロマトーシス

ヘモクロマトーシスにおける色素沈着は下記の2つの異なる機序から起こると考えられている．
1. ヘモジデリンの皮膚への沈着
2. メラニン産生の亢進

ヘモクロマトーシスは過剰な鉄吸収状態である．過剰な鉄は皮膚を含むさまざまな臓器に沈着する．皮膚に沈着するとヘモジデリンは色素に変換され，青い色調を呈する．

色素の変化は過剰な鉄の皮膚組織への刺激と炎症の誘発によってメラニン産生が亢進するためと考えられる．

所見の有用性

色素沈着は重要な徴候である．慢性の原発性副腎不全患者の 92% にみられ，同疾患の最初の徴候の1つである[2]．また原発性と2次性副腎不全の鑑別にも有用である．2次性副腎不全(脳下垂体への障害によって生じる)では ACTH は分泌されず，色素沈着も生じない．

Cushing 病では一般的に患者の 4～16% 程度にしか認めず，陰性適中率は低い[69]．色素沈着は視床下部系における病変の診断に有用である．Addison 病では色素沈着は ACTH 依存性に起こるため，Cushing 症候群の原因は ACTH 産生を引き起こす病態に絞り込まれる(次のボックス「色素沈着からの内分泌障害病変の鑑別」参照)．

色素沈着からの内分泌障害病変の鑑別

　前述のように色素沈着は臨床医にとって Addison 病と Cushing 症候群の原因を鑑別するために有用な徴候である．色素沈着は ACTH 過剰の有無を特定するために有用である．

Addison 病に伴う色素沈着を疑う場合
[原因：副腎への傷害（原発性副腎不全）]
- 自己免疫性：先進国で最も一般的にみられる
- 悪性腫瘍の転移
- 副腎出血
- 感染症：結核（発展途上国では最も一般的にみられる），サイトメガロウイルス，ヒト免疫不全ウイルス（HIV：human immunodeficiency virus）
- 副腎白質ジストロフィー
- 先天性副腎過形成
- 薬剤性（例：ケトコナゾール）

Cushing 症候群に伴う色素沈着を疑う場合
[原因：ACTH 依存性の過剰コルチゾール]
- 下垂体腺腫
- 異所性 ACTH（非下垂体腫瘍）
- 異所性 CRH 分泌：まれ

hyperreflexia
腱反射亢進

▶ Video 7.1*

概要
正常な反射より亢進した状態を指す．

関連する病態
- 甲状腺機能亢進症（hyperthyroidism）
- 上位運動ニューロン障害（第 5 章「神経系の所見」参照）

甲状腺機能亢進症における反射亢進のメカニズム
機序は明確になっていないが，甲状腺ホルモン高値の患者では**神経の伝導速度と振幅が上昇している**ことが機序として考えられている．甲状腺ホルモンがどのように作用しているかはまだ不明である．甲状腺ホルモンはさまざまな効果を持つと考えられており，反射亢進をきたす理由として次のような仮説がある．

- アドレナリンとノルアドレナリンの受容体を増加させることで，循環中のアドレナリンやノルアドレナリンへの反応性を亢進させる．以前は甲状腺ホルモンが循環カテコラミンを増加させると考えられていたが，甲状腺機能亢進または低下症の患者において正常レベルのカテコラミンが認められることから，この仮説は疑問視されている[70]．
- G タンパク質受容体の抑制を低下させて，G タンパク質受容体への刺激を増加させる[71]．
- 骨格筋中の β 受容体の上方制御に関与する[72]．
- 受容体よりも先の部位のカテコラミン活性を増幅し，カテコラミンの感度を上昇させる[2]．
- T_3 介在性に Ca^{2+} ATPase と Na^+/K^+ ATPase 輸送体を増加させ，刺激による骨格筋収縮の速度と大きさに影響を与える[73]．

＊Student Consult の同ページまたは「Videos」から動画にアクセス

hyperthyroid tremor
甲状腺機能亢進症に伴う振戦

▶ Video 7.2

概要
手や頭部にみられる，速く小さな震えで，動作によって増悪する．細かな振戦で超生理学的なものである．

関連する病態
- 甲状腺機能亢進症

メカニズム
振戦は過剰な甲状腺ホルモンによるβアドレナリンの感度と活性亢進により交感神経の活動性亢進による結果と考えられている[74]．

所見の有用性
振戦は甲状腺機能亢進症患者の69〜76%にみられ[45,75]，感度94%[45]，陽性尤度比11.4である．甲状腺機能亢進症が疑われる患者に振戦を認めた場合，診断に有用な徴候である．

hyporeflexia/delayed ankle jerk (Woltman's sign)

腱反射低下／アキレス腱反射遅延 (Woltman(ウォルトマン)徴候)

▶ Video 7.3

概要

腱反射の特に弛緩相において，通常よりも遅延または遅い状態．

関連する病態

- 甲状腺機能低下症
- 複数の神経学的疾患（第5章「神経系の所見」参照）
- 拒食症
- 加齢
- 薬物（特にβ遮断薬）
- 低体温

メカニズム

甲状腺機能低下症における腱反射低下は，筋肉のミオシンATPase濃度の減少により筋収縮の遅延[76]と，正常な筋収縮と弛緩に必要な筋小胞体におけるカルシウム再蓄積の低下[77]をもたらすことに起因すると考えられている．

甲状腺ホルモンはミエリン産生や軸索輸送，アドレナリン受容体の発現や感度，ATPaseチャネルの発現とともに（本章の「腱反射亢進」参照），腱反射に大きな影響を与えるさまざまな経路に対して密に関与している[78]．甲状腺ホルモンは神経電位の伝導や筋肉刺激にも影響する．

所見の有用性

腱反射低下，特にアキレス腱反射低下の意義については甲状腺機能低下症と甲状腺機能亢進症の双方の診断徴候として報告が混在している．

健常人の半弛緩時間は約240〜320ミリ秒である[79]．

- ある研究では甲状腺機能低下症患者の75%が弛緩相の遅延を呈しており，陽性適中率は72%であった．
- 別の研究では甲状腺機能亢進症患者の91%，甲状腺機能低下症患者の100%に正常範囲外の半弛緩時間を認め，非常に高い感度と考えられた[80]．
- また別の研究[81]では甲状腺機能亢進症患者の35%，甲状腺機能低下症患者の12%は正常範囲内の半弛緩時間を示している．

これらの研究は全て日常的に使用することが難しい特殊な記録機器を使用している．甲状腺機能が容易に測定できる今日では，他の徴候や症候と比べて腱反射低下の意義は低下している．

> ## 甲状腺と皮膚疾患
>
> 　甲状腺ホルモンは正常な皮膚の機能や構造，そして外観の形成と維持に不可欠である．直接的には線維芽細胞と角化細胞に作用し，酸素消費やタンパク合成，細胞の有糸分裂にも影響を与える[82]．
>
> 　甲状腺機能異常に伴って皮膚外観が変化することはよくみられる．
>
> ### 甲状腺機能低下症
> 　甲状腺機能低下症の患者の皮膚は冷たく乾燥し，青白く[82]，毛髪は乾燥して表面が粗く弾力性を失っている[83]．これらの機序を表7.8に示す．
>
> 　甲状腺機能亢進症患者の皮膚は温かく，湿潤でやわらかいが，単純には表現できない．表7.9に詳細を示す．

表7.8　甲状腺機能低下症における皮膚変化の基礎的なメカニズム

冷感	深部体温の低下と熱産生および深部体温の低下を補うための表層の血管収縮[82]
乾燥	腺からの分泌低下 腺の萎縮
乾皮症	角質層の保水不足[82] オドランド小体の生成への影響
皮膚色不良	真皮のムコ多糖類と水分量の増加により，光反射が変化する[82,83]
乾燥した脆弱な髪	T_3は表層の角化細胞と真皮乳頭細胞の増殖を引き起こし[84]，T_3の欠乏は髪の構造と外観に影響する 甲状腺機能低下症患者では細胞増殖の低下を認める[3] 皮脂分泌の低下も外観の乾燥に寄与する[82]

表7.9　甲状腺機能亢進症における皮膚変化の基礎的メカニズム

温感	皮膚血流の増加
湿潤	代謝亢進状態による2次性のもので[82]，血管拡張と腺活動性亢進による

低血圧症

概要

通常は収縮期血圧が 100 mmHg 未満の異常な血圧低下状態を指す．

関連する病態

- Addison 病
- 甲状腺機能低下症

メカニズム

多くの原因が考えられる（第 3 章「心血管系の所見」参照）．

Addison 病

脱水と循環血漿量の減少が，Addison 病における低血圧症の第一の原因である．

鉱質コルチコイドは尿，汗，唾液と消化管において，ナトリウムの維持とカリウムの排泄を制御している．鉱質コルチコイドと，比較的影響は少ないが副腎皮質ステロイドの欠乏は，**塩分喪失**と**尿濃縮力低下**をきたし，**循環血漿量の低下**と**脱水**から**低血圧症**を引き起こす．

糖質コルチコイド（アドレナリン）の欠乏は血管の張力を低下させ，収縮期血圧を低下させる．

甲状腺機能低下症

甲状腺ホルモンは循環器系に多くの影響を与える（次のボックス「甲状腺ホルモンと心血管系」ならびに図 **7.22** 参照）．

所見の有用性

急性の原発性副腎機能低下症では一般的であり，患者の 88% が低血圧症を呈する[2]．しかし，低血圧症のさまざまな原因を考慮すると，低血圧単独の意義は限られる．逆に**高血圧症**（hypertension）を認めた場合は Addison 病ではないことを強く示唆する[85,86]．

甲状腺ホルモンと心血管系

　甲状腺ホルモンはさまざまな末梢組織に多くの影響を与える．心血管系も例外ではなく，甲状腺ホルモン（特にT_3）の作用を理解することは臨床家にとって，甲状腺ホルモンの過剰または欠乏状態に関連する徴候の指摘と解釈に役立つと考えられる．

　T_3は筋細胞に取り込まれて核内受容体に結合し，ターゲット領域の甲状腺ホルモン応答配列に接着する．その結果，DNAに結合して遺伝子発現を制御し，下記のようなさまざまな影響を与える[87]．
- ミオシンH鎖の発現を変化させる．
- 筋線維タンパクを発現させ，筋線維を太くする．
- 心筋細胞の収縮と弛緩に必要なCa^{2+} ATPaseを増加させる．
- βアドレナリン受容体発現を増加させる．
- イオン輸送体の発現を変化させる．

　T_3は末梢血管抵抗にも直接的に影響し，過剰状態では末梢血管抵抗を低下させ，欠乏状態では末梢血管抵抗を上昇させる[87]．組織の熱産生を増大させることでも末梢血管抵抗を低下させる．

　さらに，T_3はエリスロポエチン（EPO：erythropoietin），循環血漿量と前負荷を増加させる．

まとめ
- 甲状腺機能亢進症では脈拍，心収縮力と血圧を上昇させる．
- 甲状腺機能低下症では一般的に逆の現象が起きる．

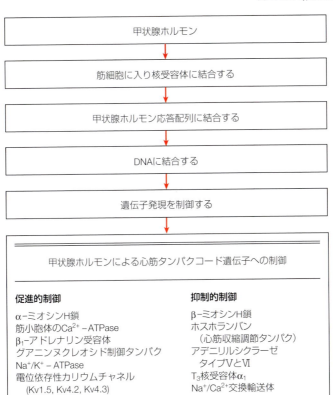

図 7.22 甲状腺ホルモンの循環器動態への影響のメカニズム

Klein I, Ojamaa K. Thyroid hormone and the cardiovascular system. New England Journal of Medicine 2001; 344(7): 501-509, Tables 1 and 2. より改変.

巨舌症

macroglossia

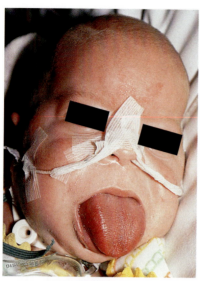

図 7.23　巨舌症の乳児

Eichenfield LF et al., Neonatal Dermatology, 2nd edn, Philadelphia: Saunders, 2008: Fig 27-11. より許可を得て転載．

概要

顎と口腔サイズに対して不均衡に巨大化した舌，または常時歯や歯茎を超えて突出した舌のことを指す．

真性巨舌症は肥大化または組織学的に過形成を認める巨舌である．偽性巨舌症は組織学的な異常も認めるが，小さな下顎骨のため相対的に巨大化したようにみえる舌を指す[88]．

関連する病態

真性または見かけ上の巨舌症をきたす疾患は多数あり，下記のような疾患が含まれる．

一般的なもの

- 小児における甲状腺機能低下症
- 小児の Beckwith-Wiedemann（ベックウィズ・ヴィーデマン）症候群（Beckwith-Wiedemann syndrome）
- Down（ダウン）症候群（Down syndrome）
- 小児におけるリンパ管腫（lymphangioma）
- 小児における血管腫（haemangioma）
- 小児における特発性過形成（idiopathic hyperplasia）
- 小児における代謝障害症候群（metabolic disorders）
- 原発性および 2 次性のアミロイドーシス：多くは成人に生じる
- 末端肥大症
- 外傷によるもの

あまり一般的でないもの

- 三倍体症症候群（triploid syndrome）
- 神経線維腫（neurofibromatosis）
- 梅毒（syphilis）
- 結核（tuberculosis）

メカニズム

多くの疾患の巨舌症を呈する特異的な機序は不明である．要約すると巨舌症は舌への**異常タンパク質または組織の沈着**や，正常舌組織の**過成長や肥大化**，舌の炎症による腫脹の結果，生じる．原因と基本的な機序を**表 7.10** に示し，次にも記述する．

Beckwith-Wiedemann 症候群

11 番染色体の異常で，舌組織を含む正常な組織構造の過成長をきたす．

表 7.10 メカニズム別の巨舌症の原因

組織の過成長
Beckwith–Wiedemann 症候群
末端肥大症
甲状腺機能低下症
異常蓄積／浸潤
リンパ管腫
甲状腺機能低下症
腫瘍
蓄積症
アミロイドーシス
梅毒
結核
炎症
遺伝性血管性浮腫
アナフィラキシー反応
直接的な外傷
相対的／偽性巨舌症
Down 症候群

甲状腺機能低下症

筋細胞の肥大と粘液水腫の沈着により液体の集積が起こることで巨舌を呈すると考えられている[89,90]．

アミロイドーシス

原発性および 2 次性アミロイドーシスでは異常タンパク（アミロイド）の過剰産生が起こる．この異常タンパクは**舌組織に沈着**し，巨舌を呈する．

末端肥大症

末端肥大症は成長ホルモンの過剰をきたす疾患で，過剰な成長ホルモンはインスリン様成長因子の過剰を引き起こす．この成長因子は舌を含むさまざまな組織の肥大化を促進し，舌の肥大または巨舌症を呈する．

リンパ管腫

リンパ管腫はリンパ系の奇形と過形成である．リンパ管腫が**舌組織**の近傍または組織内に生じた場合，巨舌症を呈する可能性がある．

所見の有用性

巨舌症の意義を検討したレビューはほとんどない．しかし巨舌症を呈している場合はほとんどの場合で病的であり，精査が必要である．

necrobiosis lipoidica diabeticorum (NLD)
糖尿病性リポイド類壊死症

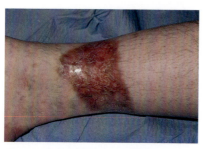

図 7.24 糖尿病性リポイド類壊死症
Swartz MH, Textbook of Physical Diagnosis, 6th edn, Philadelphia: Saunders, 2009: Fig 15-15. より許可を得て転載.

概要
1つまたは複数の明確な境界を持つ黄褐色の前脛骨領域の腫瘤を指す.

関連する病態
- 糖尿病

メカニズム
明確な機序はまだ不明である.
糖尿病性リポイド類壊死症（NLD）は結合組織の変性を伴う慢性の炎症性肉芽腫疾患であることは判明しているが，血糖値との相関や病理学的な詳細はまだ明らかになっていない[91].

仮説としては下記が挙げられる[92].
- 免疫介在性の血管炎の一類型
- 異常コラーゲンの沈着
- 微小血管障害
- 好中球の遊走能障害

所見の有用性
ある研究では自己免疫性（1型）糖尿病との強い関連が示唆され，NLDを有していた患者の2/3が糖尿病を合併しており，5〜10%が耐糖能異常を呈していた[93].

逆に最近の研究ではNLDを有している患者の11%しか糖尿病を合併しておらず[17]，糖尿病患者の0.3〜3.0%しかNLDを有していなかったという結果が示されている[93].

NLD患者の25%は糖尿病発症前にNLDを有している[94].

爪甲剥離症（Plummer（プランマー）爪）

onycholysis（Plummer's nail）

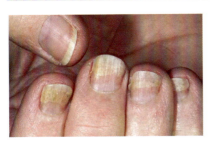

図 7.25　爪甲剥離症
遠位の爪床が剥離している
Habif TP, Clinical Dermatology, 5th edn, Philadelphia: Mosby, 2009: Fig 25-29. より許可を得て転載．

概要

爪が爪床から剥離する症状．

関連する病態

一般的なもの
- 外傷
- 感染
- 乾癬（psoriasis）
- 薬剤性

あまり一般的でないもの
- 甲状腺機能亢進症
- サルコイドーシス（sarcoidosis）
- 膠原病

メカニズム

外傷以外の機序は不明である．甲状腺機能亢進症では爪の過成長と甲状腺中毒異化によって爪の剥離が生じるという仮説がある[95]．

爪床が傷害される状態は全て爪甲剥離症をきたす可能性がある．乾癬では爪床層の粒状化が爪の剥離を促進すると考えられている[96]．

薬剤性

薬剤性の爪病変はほとんどが下記のいずれかの原因による．
- 爪床の上皮に対する直接的な毒性により，表皮剥離を呈する[97]．
- 薬剤の爪床への排泄あるいは蓄積と上皮の破壊により，出血性水疱を形成する（タキサン系，アントラサイクリン系，リツキシマブなどが代表例）[97]．

所見の有用性

甲状腺機能亢進症患者における爪甲剥離症の頻度に関してはエビデンスが少ない．甲状腺機能亢進症患者の5%程度には認められる[95]．他の徴候や症状が爪甲剥離症よりも先に生じやすい．

Pemberton's sign

Pemberton(ペンバートン)徴候

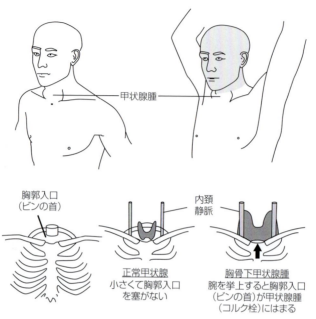

図 7.26 Pemberton 徴候

McGee S, Evidence-Based Physical Diagnosis, 2nd edn, Philadelphia: Saunders, 2007: Fig 22-6. より許可を得て転載.

概要

患者が両腕を頭部より挙上した際に顔面紅潮,頸部の腫脹,頸静脈のうっ血,喘鳴,頸静脈圧の上昇を認めるようになること.

関連する病態

- 胸骨後方または胸骨下の甲状腺腫:一般的
- 腫瘍 (tumour)

メカニズム

両腕を挙上すると胸郭入口部が上方に引き上げられ,甲状腺腫上で詰まってしまうという仮説が一般的である.甲状腺腫が胸郭入口に蓋をしてしまい,その状態が近接する内頸静脈を圧迫してしまう.血流がうっ滞し,頸部の腫脹や顔面の多血を引き起こす.喘鳴は腫瘍や甲状腺腫などにより上気道が圧迫されることによって生じる.

しかし最近[98],Pemberton 徴候陽性患者の MRI 所見から,胸郭入口に対して甲状腺腫の頭尾方向への移動がないことが示された.鎖骨の移動が頸部の血管(特に右外頸静脈と鎖骨下静脈の合流部)

を閉塞させることで特徴的な徴候を呈する．この新しい症例報告の知見は甲状腺腫が胸郭入口を塞ぐという仮説に代わる機序を示唆している．

所見の有用性

胸骨下甲状腺腫患者における Pemberton 徴候陽性率は不明である[28].

周期性麻痺

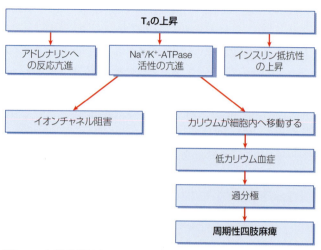

図 7.27 甲状腺機能亢進症における周期性四肢麻痺のメカニズム
Radulescu D, Parv A, Pripon S et al., Endocrinologist 2010; 20(2): 72–74. に基づく.

概要

周期性麻痺とは意識清明時に突然生じる無痛の筋力低下のエピソードを指す.遠位筋よりも近位筋に起こりやすく,神経反射は低下または消失する.周期性麻痺は**低カリウム血症**と相関する.

関連する病態

- 甲状腺機能亢進症
- 先天性:ほとんどの症例

メカニズム

詳細な機序は不明であるが,甲状腺中毒性の周期性麻痺の主要な原因は,筋のイオンチャネル障害である[99].甲状腺機能亢進症は筋細胞におけるナトリウム/カリウムチャネルを活性化し,細胞内のカリウム濃度を急速に上昇させ,筋細胞の過分極を引き起こし,脱分極障害を引き起こす.

所見の有用性

アジア人では 2 〜 20%,アメリカ人では 0.1 〜 0.2% と,まれな徴候である.甲状腺機能亢進症の重症度と麻痺の強さの間に相関は認めない[100].

多血症 plethora

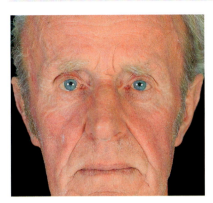

図 7.28 真性多血症
65歳男性の顔面多血症（ヘモグロビン 22g/dL、白血球数 17,000/μL、血小板数 55万/μL、総赤血球容積 65mL/kg）

Hoffbrand V, Pettit JE, Vyas P, Color Atlas of Clinical Hematology, 4th edn, Philadelphia: Elsevier, 2010: Fig 15.3.

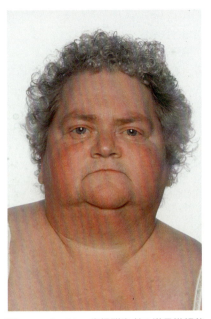

図 7.29 Cushing症候群患者の満月様顔貌と顔面多血症

Lennard TWJ, Endocrine Surgery, 5th edn, Philadelphia: Elsevier, 2014: Fig 3.14.

概要

体の一部における血液過多状態で、通常は顔に赤みがかることを指す[44]。

関連する病態

一般的なもの

- 慢性のアルコール依存症（chronic alcoholism）
- Cushing症候群
- 肺実質性疾患（parenchymal lung disease）
- 更年期
- 甲状腺機能亢進症

あまり一般的でないもの

- 赤血球増加症（polycythaemia）
- 副腎腫（hypernephroma）
- 上大静脈閉塞（SVC obstruction）
- 僧帽弁狭窄症（mitral stenosis）
- カルチノイド症候群（carcinoid syndrome）

メカニズム

多血症は顔への血流が増加することによって生じ、血管の拡張をきたす病態や血管が皮膚表面近くに存在することが原因で起こる。

Cushing症候群

Cushing症候群では過剰なコルチゾールが上皮と下層の結合組織の劣化と萎縮を引き起こす。これにより皮膚が明らかに薄くなると顔面の多血症を呈するようになる[2]。

カルチノイド症候群

　カルチノイド症候群では過剰なカルチノイドが放出され，皮膚血管の拡張をきたして多血症の外観を呈する．

僧帽弁狭窄症

　僧帽弁狭窄症は左心室圧を上昇させる．これにより細静脈と静脈圧の増加をきたし，毛細血管が充血することで多血症を引き起こす．

肺実質性疾患

　肺実質性疾患は肺動脈圧を上昇させ，右心室への還流血圧と静脈系への流入血圧も上昇させる．これにより静脈圧が上昇し，顔面血管の充血が引き起こされる．

所見の有用性

　Cushing症候群患者の70%に認められるが[2]，さまざまな病因が考えられるため，特異度は低い．

多飲症 polydipsia

概要

厳密には徴候ではなく症状だが，飲水過剰は多尿症とよく関連してみられる．多飲症は慢性の過度な口渇感による水分摂取である[44]．脱水による真の口渇感とは区別され，薬剤の副作用や局在病変によるドライマウスのみに起因し，多尿を引き起こす．

関連する病態

一般的なもの
- 糖尿病
- 糖尿病性尿崩症（DI：diabetes insipidus）
- 抗コリン薬

あまり一般的でないもの
- 高カルシウム血症（hypercalcaemia）
- 心因性多飲症（psychogenic polydipsia）
- Sjögren（シェーグレン）症候群（Sjögren's syndrome）
- 原発性高アルドステロン症（primary hyperaldosteronism）

メカニズム

多尿症に伴うことが多く，糖尿病や糖尿病性尿崩症，高カルシウム血症による脱水に対する反応のことも多い（本章の「多尿症」参照）．

Sjögren 症候群

Sjögren 症候群では自己免疫障害により唾液産生が障害される（涙腺にも影響する）．唾液産生障害によりドライマウスが引き起こされ，患者は不快感を軽減するために多飲する．

心因性多飲症

複数の要因による視床下部の口渇中枢の障害と考えられ，口渇感と抗利尿ホルモン（ADH：antidiuretic hormone）の刺激を解消するために持続的な多量の飲水を引き起こす．言い換えると，患者は口渇感を満たすために必要以上の飲水を必要とし，これにより ADH が不適切に抑制される．

統合失調症の陽性症状や強迫神経症，ストレス反応，抗コリン薬の副作用に対する反応性飲水，口渇中枢への刺激に対するドーパミン上昇反応などは全て多飲症を引き起こすと考えられている．

原発性高アルドステロン症

過剰なアルドステロンは低カリウム血症を引き起こし，低カリウム血症は腎皮質集合管のアクアポリン水チャネルを減少させる．水分再吸収が抑制され，水排泄が増加するため，多尿症を引き起こす．

polyuria
多尿症

概要

一定時間に大量の尿排出がある状態で[44],正確には徴候ではないが,さまざまな内分泌学的状態や腎の状態を推し量るために重要であり,定量化が可能である.

関連する病態

一般的なもの
- 糖尿病
- 糖尿病性尿崩症(DI)
- 輸液過剰
- マンニトール投与,造影剤,高タンパク質の経管栄養
- 薬剤(利尿剤やリチウムなど)
- カフェイン
- 尿路閉塞解除後の利尿

あまり一般的でないもの
- 低カリウム血症(hypokalaemia)
- 高カルシウム血症
- 心因性多飲症(統合失調症(schizophrenia)など)
- 輸液過剰
- Cushing 症候群
- 原発性高アルドステロン症
- 尿濃縮障害:鎌状赤血球形質/症(sickle cell trait or disease),慢性腎盂腎炎(chronic pyelonephritis),アミロイドーシス

メカニズム

多尿症は浸透圧負荷あるいは自由水の排泄の2つの基本的な機序によって生じる.

1. グルコースなどの**非吸収性溶質の排泄**により,腎における血清の浸透圧負荷が高まる状態となり,浸透圧性利尿を引き起こす.すなわち腎尿細管における多量の大きな分子は,水分の再吸収を妨げて尿細管内に保持させる.さらに近位尿細管の濃度勾配が変化することで,ナトリウムの再吸収と尿濃縮力に影響が出る.
2. バソプレシン産生あるいはバソプレシンへの反応の異常に加えて尿濃縮障害により,**自由水の不適切な排泄**が起こる[101].

糖尿病

糖尿病における多尿症は過剰な糖排泄に伴う浸透圧性利尿である.高血糖状態により腎の再吸収能力を超え,過剰な糖が尿に排泄され,水が浸透圧により腎尿細管から排出される.この状態における多尿は症候性の高血糖を示唆する.

糖尿病性尿崩症(DI)

DI は中枢性と末梢性に分類される.腎性 DI はさらに先天性と後天性に分類される.基本的な機序を表7.11に示す.

尿路閉塞解除後の利尿

両側の尿路閉塞にみられ,尿路閉塞解除後の利尿/多尿が起こる機序は複雑で図7.30 のように考えられている.

通常は尿に排泄される ANP(atrial natriuretic peptide)などのナトリウム利尿因子[102]が閉塞期に停滞することで,閉塞解除後も効果が持続することがいくつか

表7.11 糖尿病性尿崩症(DI)のメカニズム

	異常	メカニズム
中枢性DI	下垂体後葉のバソプレシン抗利尿ホルモン(ADH)分泌ニューロンが特発性または何らかの疾患によって2次性に障害を受ける	下垂体からのADH分泌低下 → V_2 受容体およびアクアポリンの活性低下 → 水分が再吸収されず尿に排泄される
先天性の腎性DI	腎の遠位尿細管における V_2 受容体の変異	ADHからの刺激に V_2 受容体が反応しない → アクアポリン水チャネルが活性化しない → 水分が適切に保持されず尿に排泄される
	アクアポリン水チャネルの変異	アクアポリン水チャネルに変異があることでADHによる V_2 受容体が刺激に応じた適切な水分再吸収ができず,水分が尿に排泄される
後天性の腎性DI	低カリウム血症	低カリウム血症がアクアポリン2水チャネルの発現を減少させる → 水分再吸収が減少し利尿が亢進する
	高カルシウム血症	高カルシウム血症がアクアポリン2水チャネルの発現を減少させる → 水分再吸収が減少し利尿が亢進する

尿糖と糖尿病薬

腎における糖再吸収と糖尿病における多尿の機序を理解することは最近の糖尿病薬を理解する一助となる.

血糖コントロールを改善するために尿中への糖排泄を促進する新規薬剤が開発された.SGLT2阻害薬は,尿細管から血中に糖を再吸収するナトリウムグルコース輸送体を阻害する.ナトリウムグルコース輸送体を阻害することで糖の再吸収を減少,尿排泄を増加させ,血糖値を低下させる.多少の尿量増加の副作用はあるが,治験から一定の効果が証明されている.

の研究結果から示されている.ANPは遠位尿細管の緻密斑におけるレニン分泌やアンジオテンシンⅡの効果を阻害したり,ナトリウム再吸収やアルドステロン分泌に影響したりするなど,利尿を促すいくつかの作用を有する[103].

また尿路閉塞は腎尿細管機能に直接的に障害を起こし,尿中の溶質や電解質の正常な調節に必要な輸送体タンパク質の発現を変化させる.これにより腎における再吸収機能障害,ナトリウム再吸収障害,そして最終的に尿濃縮能障害が生じる.これらの障害は全て塩分と水分の喪失を生じ,尿路閉塞解除後の多尿を引き起こす.

リチウム

リチウムは腎に対して多くの作用を持つ.リチウムはアデニル酸シクラーゼに対するADHの刺激作用を障害することで,多尿を惹起すると考えられている[104].アデニル酸シクラーゼは腎皮質集合管における水チャネルの産生を促す.

リチウムのその他の作用については下記のようなものがある.

- アルドステロンの上皮性ナトリウム

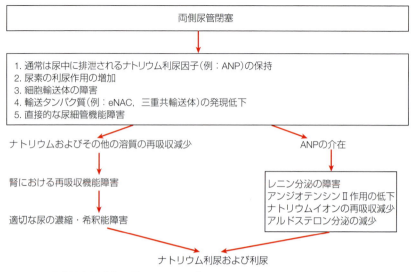

図 7.30　尿路閉塞解除後の利尿のメカニズム

チャネル発現と塩分再吸収を増加させる作用を部分的に阻害し，結果として尿への塩分の喪失と水分の流出をきたす[105]．

- 腎皮質集合管におけるナトリウム再吸収を阻害すると考えられている．ナトリウムの再吸収低下は尿への塩分喪失と水分の流出をきたす[106]．

多尿症：Cushing 症候群

過剰な糖質コルチコイドは，浸透圧性の抗利尿ホルモン（ADH）分泌刺激の阻害と直接的に自由水のクリアランスを増加させることで[44]，多尿症を生じさせることが知られている．

浸透圧性利尿を引き起こす高血糖は Cushing 症候群における多尿症の原因としては少ない．

心因性多尿症のメカニズム

心因性多飲症と同時に起こる．本章の「多飲症」項のメカニズム「心因性多飲症」を参照．

pre-tibial myxoedema（thyroid dermopathy）
前脛骨粘液水腫（甲状腺皮膚障害）

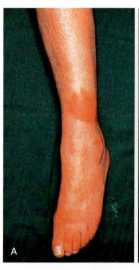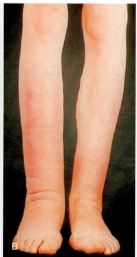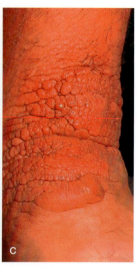

図7.31　甲状腺皮膚障害

A：下腿外側面に限局した皮膚の隆起．**B**：きめの粗い皮膚，太い毛と非圧痕性浮腫を伴った下腿のシート状皮膚変化．**C**：脛骨部と足背の硬化した皮膚．

Ferri F, Ferri's Color Atlas and Text of Clinical Medicine, Philadelphia: Elsevier, 2009: Fig 268-3.（From Besser CM, Thorner MO, Comprehensive Clinical Endocrinology, 3rd edn, St Louis: Mosby, 2002.）

概要

前脛骨部位に限局した皮膚の肥厚を指す．しかしその他の部位にも肥厚は生じるため，「甲状腺皮膚障害」の方が正しい表現である．

関連する病態

- Basedow病（Graves病）

メカニズム

前脛骨粘液水腫が起こる機序は甲状腺眼症が起こる機序と似ており，その延長でもある．免疫学的に細胞的または機械的因子によってムコ多糖類の産生と局在化，また，水分の貯留が起こり，特徴的な皮膚変化を引き起こす．

Basedow病では前脛骨周囲の皮膚組織にリンパ球が浸潤する[107]．また前脛骨部を含む特定の場所に甲状腺刺激ホルモンTSHの受容体が過剰発現すると考えられている．TSH受容体は局所的な免疫細胞が産生した抗体により刺激され，線維芽細胞のムコ多糖類の分泌と水分貯留を引き起こす．甲状腺眼症と同様に，TSH受容体抗体は免疫反応を刺激し，線維芽細胞の増殖と活性化と，これに続くムチン産生を引き起こす[57]．

機械的刺激も皮膚病変の局在化を引き起こす[108-110]．浮腫によりリンパ還流が

減少し，疾患関連サイトカインとケモカインなどが増加して[111]，局所的な免疫反応が増強される．

所見の有用性

前脛骨粘液水腫は臨床的にはまれな徴候で，多くはより一般的な甲状腺眼症が先行して起こる．甲状腺中毒症の既往歴のある患者の0.5～4.3%，また甲状腺眼症患者の13%にみられる[57,107,112]．興味深いことにBasedow病の臨床的確診例の多くの前腕部に，いわゆる前脛骨粘液水腫様の変化がみられ，超音波検査で皮膚肥厚を認める．前脛骨粘液水腫を認めた場合，甲状腺性肢端肥大症(ばち指)も20%程度に認める[57]．

顎前突症 prognathism

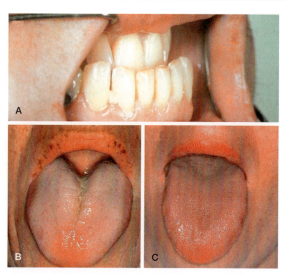

図 7.32 末端肥大症患者の下顎前突症(A)，巨舌症(B)，健常者の舌(C)

Ferri F, Ferri's Color Atlas and Text of Clinical Medicine, Philadelphia: Elsevier, 2009: Fig 264-8.〔From Besser CM, Thorner MO, Comprehensive Clinical Endocrinology, 3rd edn, St Louis: Mosby, 2002.〕

概要

顔面骨格に対する，一方または両方の顎，特に下顎骨の異常な突出を指す[44].

関連する病態

- 先天的な障害
- 末端肥大症

メカニズム

末端肥大症における顎前突症の最終的な機序は**成長ホルモン(GH：growth hormone)とインスリン様成長因子-I(IGF-I)**の過剰産生に関連しており，これらの因子が顎骨の異常な成長を誘発する．

末端肥大症患者は下垂体前葉から過剰な成長ホルモン(GH)が産生される．GHはIGF-Iを刺激することで直接的あるいは間接的に体組織に影響を与える．特にIGF-Iは骨を含む全身のあらゆる部位に成長促進の作用を持っており，下顎骨を含むさまざまな局所の過成長をきたす．

所見の有用性

顎前突症は実際には末端肥大症患者に単独の徴候として生じることはなく，診断的徴候としての意義は限られる．逆に，顎前突症以外に末端肥大症を疑わせる徴候を認めない場合，顎前突症の原因として先天性の異常が最も考えやすい．

proximal myopathy
近位筋ミオパチー

概要
大腿四頭筋や上腕二頭筋を含む体幹部近位筋力の低下を指す．患者に坐位から立ち上がってもらったり，髪をとかしたり洗濯物を干す動作をしてもらうことで容易に観察できる．

関連する病態
多くの疾患が原因となりうる．

一般的なもの
- 甲状腺機能亢進症
- 甲状腺機能低下症
- Cushing 症候群
- 末梢神経障害（peripheral neuropathy）
- リウマチ性多発筋痛症（polymyalgia rheumatica）

あまり一般的でないもの
- Addison 病
- 副甲状腺機能亢進症（hyperparathyroidism）
- サルコイドーシス
- セリアック病（coeliac disease）
- 多発性筋炎（polymyositis）
- 皮膚筋炎（dermatomyositis）
- 遺伝性筋ジストロフィー（genetic muscular dystrophy）

メカニズム

甲状腺機能亢進症
機序は不明であるが，下記のような原因が考えられている[113-116]．
- 細胞の代謝とエネルギー利用の増大
- 異化とタンパク劣化の促進
- 非効率的なエネルギー利用
- ミトコンドリアにおけるリン酸化反応の亢進による筋線維機能の障害
- タンパク劣化と脂質酸化の促進
- β−アドレナリンの感受性増大
- インスリン抵抗性

インスリン抵抗性と代謝の亢進により，筋グリコーゲンの消費とアデノシン三リン酸（ATP）とクレアチンリン酸の低下をきたすと考えられている．これらの変化と筋クレアチニンの低下が筋力低下に影響する[117]．

甲状腺機能低下症
甲状腺ホルモンの欠如は正常な代謝機能を低下させる．甲状腺機能低下症は筋の酵素活性や糖の取り込み[118,119]，ミトコンドリアの酸化能力，筋のグリコーゲン分解も低下させる．これらの要素は全て筋細胞においてエネルギー産生や消費の効率を低下させ，筋力低下を引き起こす．

副甲状腺機能亢進症
機序は不明である．
副甲状腺ホルモン（PTH：parathyroid hormone）が骨格筋に影響を与え，カルシウムやリン酸，ビタミン D の変化をもたらすことも知られている．しかし，これらが近位筋力低下の真の原因かどうかは不明である[112]．**表7.12**に仮説を示す．

Cushing 症候群
糖質コルチコイドの異化作用により**筋**

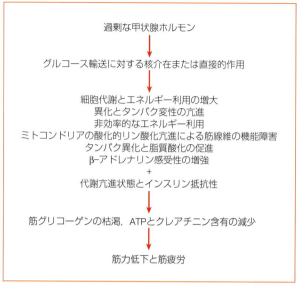

図7.33　甲状腺機能亢進症における近位筋ミオパチーのメカニズム

表7.12　副甲状腺機能亢進症における近位筋力低下の考えうるメカニズム

PTH介在性の変化	下記のような機序で骨格筋のタンパク分解がPTHにより促進される[117] • PTHがcAMPの活性化とミトコンドリアのカルシウム透過性を増強することにより細胞内のタンパク分解酵素を活性化する[120] • PTHそのもの，またはcAMP依存性のリン酸化活性化を介して，筋の効果的な作用に必要なトロポニンのカルシウム感受性と筋原線維タンパク質活性を減少させる[117]
ビタミンD	ビタミンDから活性型の1,25-ジヒドロキシビタミンD_3（1,25$(OH_2)D_3$）への代謝が障害されることで筋小胞体のカルシウム濃度を適切に調整する作用が障害され，筋原線維の作用に影響を与える[117]

線維中のタンパクが分解されることで筋力低下を引き起こす．過剰なステロイドによって惹起される低カリウム血症やタンパク合成の抑制，筋細胞膜活性の低下，ミオシンの変性も筋力低下を引き起こす要因である[117]．Cushing症候群の患者は低活動性を呈することがあり，これも筋力低下の一因となりうる．

過剰な鉱質コルチコイドによる腎からのカリウム排泄による低カリウム血症の患者では状況が悪化する．これは細胞内と細胞外の電気化学的勾配の不均衡に起因する．簡便に表すと，細胞内外のカリウムの濃度勾配は細胞が効率的に"発火"（脱分極と再分極）するのに必要である．細胞外のカリウムが減少すると，**細胞が過分極**してしまい，近位骨格筋線維細胞の興奮が**困難**となる．

2次性Cushing症候群患者では，過剰な副腎皮質刺激ホルモン（ACTH）は終板電位を低下させることで，筋電位の低下や筋力低下を引き起こすと考えられている[117]．

Addison 病

筋力に影響を与えるさまざまな機能に正常レベルのステロイドホルモンが必要である．副腎機能障害では下記のことがみられる．
- 筋における炭水化物代謝障害
- 電解質異常：高カリウム血症など
- 筋の血流やアドレナリン感受性の変化[117]

これらの現象は全て近位筋ミオパチーに影響すると考えられている．

腎におけるカリウム排泄を制御する鉱質コルチコイド活性の低下により生じる高カリウム血症は，筋細胞内のカリウム欠乏やナトリウム／カリウム ATPase 活性の低下と相まって，筋力に影響を与える[117]．

所見の有用性

甲状腺機能亢進症患者の 60 〜 80% に認められるが，多くの他の内分泌学的疾患や障害にも認められる．甲状腺機能亢進症の最初の徴候として近位筋ミオパチーが生じることはあまりない．

甲状腺機能低下症患者では 30 〜 80% に認められ，感度は中等度で，特異度は低い．

skin tag (acrochordon)
軟性線維腫(アクロコルドン)

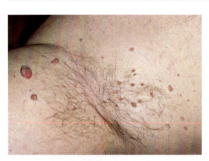

図 7.34　軟性線維腫
Habif TP, Clinical Dermatology, 5th edn, Philadelphia: Mosby, 2009: Fig 20-17. より許可を得て転載.

概要

有茎性の丘疹や結節で眼瞼や頸部，腋窩によく生じる[121]．

関連する病態

- 正常異形
- 糖尿病
- 末端肥大症

メカニズム

機序は不明である．
下記のような仮説がある．
- 頻回の機械的刺激
- 正常な加齢に伴うもの
- 内分泌異常（例：末端肥大症における成長ホルモン高値）

所見の有用性

軟性線維腫は一般人口においてもよくみられ，意義は少ない．糖尿病，肥満患者や末端肥大症により多く認められるとされる．興味深いことに近年の研究で軟性線維腫とインスリン抵抗性に相関が認められている[122,123]．さらに，ある小規模な研究で，軟性線維腫は代謝性障害患者に多くみられ，冠動脈疾患や動脈硬化症のリスクマーカーである可能性が示唆された[124]．

ステロイドざ瘡

steroid acne

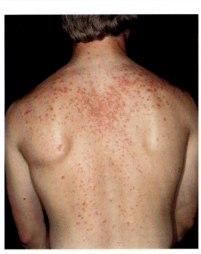

図 7.35　ステロイド誘発性ざ瘡
Habif TP, Clinical Dermatology, *5th edn, Philadelphia: Mosby, 2009: Fig 7-33.* より許可を得て転載.

概要

ステロイドざ瘡は，均一の大きさで対称性に頚部や胸部，背部に生じる通常の尋常性ざ瘡とは区別される．典型的にはピンク〜赤色で，ドーム型の丘疹または膿疱である．

関連する病態

一般的なもの
- 内因性または外因性のアンドロゲン増加
- 糖尿病
- 薬物療法

あまり一般的でないもの
- Hodgkin リンパ腫
- ヒト免疫不全ウイルス（HIV）感染症

メカニズム

Cushing 症候群におけるステロイド過剰はざ瘡を悪化させる．しかし，マラセチア毛囊炎とよばれるざ瘡様の状態の方がより多い[125]．本徴候の特徴は免疫や皮脂産生，皮膚正常細菌叢の発育など正常な皮膚状態が変化することである[126]．最終的に毛包が塞がれ，特定の真菌（*Malassezia furfur*）が増殖しやすい環境となる．

Cushing 症候群においては副腎皮質ホルモンの過剰により免疫の変化が起こり，真菌の増殖を引き起こす．

アンドロゲン高値と皮脂産生も影響を与える．

Trousseau(トルソー)徴候

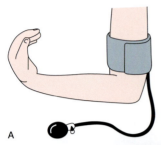

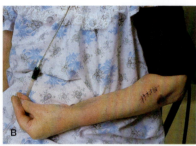

図 7.36　Trousseau 徴候
A：Trousseau 徴候は血圧計のカフを収縮期血圧以上に3分程度加圧すると誘発される。B：本症例は副甲状腺過形成があり、術後に一過性の低カルシウム血症を呈した。4つの副甲状腺は摘出され、1つが前腕部に自家移植された。移植部位は明瞭に写っている。

B From Besser CM, Thorner MO, *Comprehensive Clinical Endocrinology*, 3rd edn, St Louis: Mosby, 2002.

▶ Video 7.4

概要

被験者の収縮期血圧よりも高圧にカフを膨らませ、そのまま3分間放置すると、手首と中手指節関節の屈曲、手指の過伸展と拇指の屈曲を含む筋収縮が起こる(図 7.36 参照)。

関連する病態

一般的なもの
- 低カルシウム血症
  ▶ 副甲状腺機能低下症
  ▶ 低ビタミン D
  ▶ 偽性副甲状腺機能低下症
  ▶ 膵炎
- 過換気／呼吸性アルカローシス

あまり一般的でないもの
- 低マグネシウム血症

メカニズム

神経の易興奮性や痙攣など、本徴候でみられる状態の機序については本章の「Chvostek(クボステック)徴候」を参照。カフによって腕の虚血が引き起こされ、神経の興奮とこれによる筋の収縮が増大し、特徴的な徴候を呈するようになる。

所見の有用性

健常人の1〜4%が Trousseau 徴候陽性を呈するが、潜在性の痙攣と低カルシウム血症に対しては Chvostek 徴候よりも多く認められる。低カルシウム血症患者の94%に認め、正常な血清カルシウム値の患者では1%しか呈さないとされる[127]。

尿素結晶析出

uraemic frost

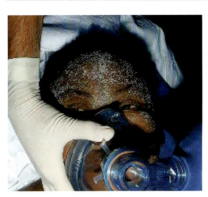

図 7.37 尿素結晶析出
Marx JA, Hockberger RS, Walls RM et al.（eds），Rosen's Emergency Medicine, 7th edn, Philadelphia: Mosby, 2009: Fig 95-4. より許可を得て転載．

概要
皮膚に生じる細かな白色，または黄色の霜様の結晶析出を指す．

関連する病態
- 腎不全

メカニズム
未治療の腎不全において，汗に含まれる尿素量が増加するほどに血中尿素値が増加する．通常の汗の蒸発に加えて尿素が高濃度になることにより，結晶化した尿素が皮膚上に堆積する．

所見の有用性
十分な医療が提供されている地域では早期に透析を開始できるため，尿素結晶析出は非常にまれである．

白斑

概要

色素の抜けた白色の斑からなる慢性で通常は進行性の皮膚障害.多くは過度の色素沈着をきたした境界に囲まれる[44].

関連する病態

下記のような自己免疫性疾患が含まれる.

- Basedow病（Graves病）
- Addison病
- 橋本病（Hashimoto's thyroiditis）
- 悪性貧血（pernicious anaemia）
- 全身性エリテマトーデス（SLE：systemic lupus erythematosus）
- 炎症性腸疾患（inflammatory bowel disease）

メカニズム

機序はまだ完全には解明されていない.**皮膚のメラニン細胞の破壊が起こる**が,どうやって,なぜ起こるかについては完全にはわかっていない.自己免疫性,細胞毒性,生化学的,酸化還元,神経性,ウイルス性の機序など多くの仮説がある.いくつかの研究からは遺伝素因が重要な役割を果たしていると指摘されている[128].

研究結果から,白斑患者の血中にメラニン細胞に対する抗体が循環しており,白斑の程度に抗体量が相関していることが示されている[129].同じように,自己反応性細胞傷害性T細胞やいくつかの炎症性サイトカインが白斑患者に増加しており,メラニン細胞の破壊に関与していると考えられている[130].

白斑患者にみられるその他の要因もメラニン細胞の破壊を引き起こすと考えられており,酸化ストレス[128,130,131],神経障害,サイトメガロウイルスやその他のウイルスの増加などが含まれる[37].

所見の有用性

原発性副腎皮質機能低下（Addison病）患者の20%にみられる[132].また悪性貧血の患者にもみられる.

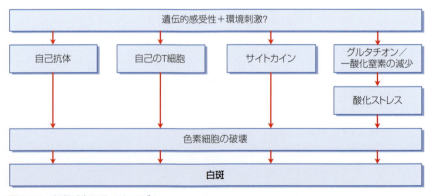

図7.38 白斑が生じるメカニズム

白斑 vitiligo

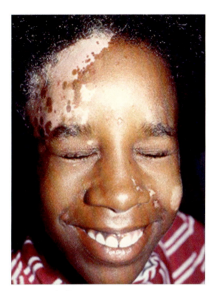

図 7.39　白斑
Anderson DM, Dorland's Dictionary, 30th edn, Philadelphia: Elsevier, 2003. より許可を得て転載.

翼状頚（頚部翼状片変形）

webbed neck (pterygium colli deformity)

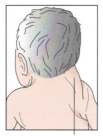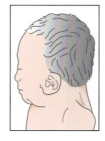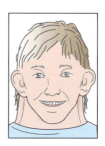

翼状頚

図 7.40　翼状頚

概要

側頚部から肩にかけて明らかな皮膚のたるみがある状態．

関連する病態

- Turner（ターナー）症候群
  （Turner syndrome）
- Noonan（ヌーナン）症候群
  （Noonan syndrome）

メカニズム

機序は不明である．Turner 症候群では性染色体の片方の一部または全体の欠失があるが，どのように翼状頚を引き起こすかは不明である．

Noonan 症候群では患者の 50% が細胞の分化と増殖に関与する 12 番染色体上の遺伝子に変異を有している[6]．

所見の有用性

まれな徴候で，翼状頚を認める場合はほとんどが病的である．

Turner 症候群では女性の 40% 近くが翼状頚を有する[6]．

参考文献

1. Nam SY, Lee EJ, Kim KR, et al. Effect of obesity on total and free insulin-like growth factor (IGF)-1, and their relationship to IGF-binding protein (BP)-1, IGFBP-2, IGFBP-3, insulin, and growth hormone. *Int J Obes Relat Metab Disord* 1997;**21**:355−9.
2. Gardner DG, Shoback D. *Greenspan's Basic and Clinical Endocrinology*. 8th ed. New York: McGraw-Hill; 2007.
3. Centurion SA, Schwartz RA. Cutaneous signs of acromegaly. *Int J Dermatol* 2002;**41**(10):631−4.
4. Ellis DL, Kafka SP, Chow JC, et al. Melanoma, growth factors, acanthosis nigricans, the sign of Leser−Trelat, and multiple acrochordons. A possible role for alpha-transforming growth factor in cutaneous paraneoplastic syndromes. *N Engl J Med* 1987;**317**:1582−7.
5. Guran T, Turan S, Akcay T, Bereket A. Significance of acanthosis nigricans in childhood obesity. *J Paediatr Child Health* 2008;**44**:338−41.
6. Sadeghian G, Ziaie H, Amini M, Ali Nilfroushzadeh M. Evaluation of insulin resistance in obese women with and without acanthosis nigricans. *J Dermatol* 2009;**36**:209−12.
7. Hud JA, Cohen JB, Wagner JM, Cruz PD Jr. Prevalence and significance of acanthosis nigricans in an adult obese population. *Arch Dermatol* 1992;**128**(7):941−4.
8. Kong AS, Williams RL, Smith M, et al. Acanthosis nigricans and diabetes risk factors: prevalence in young persons seen in southwestern US primary care practices. *Ann Fam Med* 2007;**5**(3):202−8.
9. Katz AS, Goff DC, Feldman SR. Acanthosis nigricans in obese patients: presentations and implications for prevention of atherosclerotic vascular disease. *Dermatol Online J* 2000;**6**:1.
10. Nguyen TT, Kell MF. Relation of acanthosis nigricans by hyperinsulinemia and insulin sensitivity in overweight African American and white children. *J Pediatr* 2001;**138**:453−4.
11. Stuart CA, Gilkinson CR, Smith MM, Bosma AN, Keenan BS, Nagamani M. Acanthosis nigricans as a risk factor for non-insulin dependent diabetes mellitus. *Clin Pediatr (Phila)* 1998;**37**:73−80.
12. Rafalson L, et al. The association between acanthosis nigricans and dysglycemia in an ethnically diverse group of eighth grade students. *Obesity (Sliver Spring)* 2013;**21**(3):E328−33.
13. Fletcher EC, Chong NHV, Shetlar DJ. Chapter 10: Retina. In: Riordan-Eva P, Whitcher JP, editors. *Vaughan and Asbury's General Ophthalmology*. 17th ed. 2007. Available: http://proxy14.use.hcn.com.au/content.aspx?aID=3088798 [28 Oct 2010].
14. Clarkson JG, Altman RD. Angioid streaks. *Surv Ophthalmol* 1982;**26**:235−46.
15. Vander JF. Chapter 6.35: Angioid streaks. In: Yanoff M, Duker JS, editors. *Ophthalmology*. 3rd ed. St Louis: Mosby; 2008.
16. Gordon GG, Altman K, Southern AL, Rubin E, Lieber CS. Effects of alcohol (ethanol) administration on sex hormone metabolism in normal men. *N Engl J Med* 1976;**295**(15):793−7.
17. van Thiel DH. Ethanol: its adverse effects upon the hypothalamic−pituitary−gonadal axis. *J Lab Clin Med* 1983;**101**(1):21−33.
18. Boccardo P, Remuzzi G, Galbusera M. Platelet dysfunction in renal failure. *Semin Thromb Hemost* 2004;**30**(5):579−89.
19. Mezzano D, Tagle R, Panes O, et al. Hemostatic disorder of uraemia; the platelet defect, main determinant of the prolonged bleeding time, is correlated with indices of activation of coagulation and fibrinolysis. *Thromb Haemost* 1996;**76**:312−21.
20. Sloand EM, Sloand JA, Prodouz K, et al. Reduction of platelet glycoprotein 1B in uraemia. *Br J Haematol* 1991;**77**:375−81.
21. Fernandez F, Goudable C, Sie P, et al. Low haematocrit and prolonged bleeding time in uraemic patients: effect of red cell transfusions. *Br J Haematol* 1985;**59**:139−48.
22. Alan SL. Disorders of magnesium and phosphorus. In: Goldman L, Ausiello D, editors. *Cecil Medicine*. 23rd ed. Philadelphia: Saunders; 2007.
23. Hoffman E. The Chvostek sign: a clinical study. *Am J Surg* 1958;**96**:33−7.

24. Fonseca OA, Calverley JR. Neurological manifestations of hypoparathyroidism. *Arch Intern Med* 1967;**120**:202−6.
25. Méneret A. Chvostek sign, frequently found in healthy subjects, is not a useful clinical sign. *Neurology* 2013;**80**(11):1067.
26. Bujalska IJ, Kumar S, Stewart P. Does central obesity reflect Cushing's disease of the omentum. *Lancet* 1997;**349**:1210−13.
27. Christ-Grain M. AMP-activated protein kinase mediates glucocorticoid induced metabolic changes: a novel mechanism in Cushing's Syndrome. *FASEB J* 2008;**22**(6):1672−83.
28. McGee S. *Evidence Based Physical Diagnosis*. 2nd ed. St Louis: Elsevier; 2007.
29. Streeten DHP, Stevenson CT, Dalakos TG, et al. The diagnosis of hypercortisolism. Biochemical criteria for differentiating patients from lean and obese normal subjects and from females on oral contraceptives. *J Clin Endocrinol* 1969;**29**:1191−211.
30. Chan YC, Lo YL, Chan ESY. Immunotherapy for diabetic amyotrophy. *Cochrane Database Syst Rev* 2009;(3):Art. No.: CD006521, doi:10.1002/14651858.CD006521.pub2.
31. Dyck PJ, Norell JE, Dyck PJ. Microvasculitis and ischemia in diabetic lumbosacral radiculoplexus neuropathy. *Neurology* 1999;**53**(9):2113−21.
32. Said G, Goulon-Goeau C, Lacroix C, Moulonguet A. Nerve biopsy findings in different patterns of proximal diabetic neuropathy. *Ann Neurol* 1994;**35**(5):559−69.
33. Llewelyn JG, Thomas PK, King RH. Epineural microvasculitis in proximal diabetic neuropathy. *J Neurol* 1998;**245**(3):159−65.
34. Kelkar P, Masood M, Parry GJ. Distinctive pathologic findings in proximal diabetic neuropathy (diabetic amyotrophy). *Neurology* 2000;**55**(1):83−8.
35. Frank RN. Diabetic retinopathy. *N Engl J Med* 2004;**350**:48−58.
36. Hussein KA. Bone morphogenetic protein 2: a potential new player in the pathogenesis of diabetic retinopathy. *Exp Eye Res* 2014;**125**:79−88.
37. Kohner EM, Patel V, Rassam MB. Role of blood flow and impaired autoregulation in the pathogenesis of diabetic retinopathy. *JAMA* 2002;**288**:2579.
38. Tomic M, et al. Inflammation, haemostatic disturbance, and obesity: possible link to pathogenesis of diabetic retinopathy in type 2 diabetes. *Mediators Inflamm* 2013;**818671**. doi:10.1155/2013/818671.
39. Klein R, Klein BE, Moss SE, Davis MD, DeMets DL. The Wisconsin Epidemiologic Study of Diabetic Retinopathy. III. Prevalence and risk of diabetic retinopathy when age at diagnosis is 30 or more years. *Arch Ophthalmol* 1984;**102**:527−32.
40. Klein R, Klein BBK, Moss SE, Davis MD, Demets DL. The Wisconsin Epidemiologic Study of Diabetic Retinopathy. III. Prevalence and risk of diabetic retinopathy when age at diagnosis is less than 30 years. *Arch Ophthalmol* 1984;**102**:520−6.
41. Leung AKC, Pacaud D. Diagnosis and management of galactorrhea. *Am Fam Physician* 2004;**70**(3):543−50, 553−554.
42. Tyrrell JB, Wilson CB. Pituitary syndromes. In: Friesen SE, editor. *Surgical Endocrinology: Clinical Syndromes*. Philadelphia: Lippincott; 1978.
43. Pena KS, Rosenfeld JA. Evaluation and treatment of galactorrhea. *Am Fam Physician* 2001;**63**(9):1763−70.
44. *Dorland's Medical Dictionary*. 30th ed. Philadelphia: Elsevier; 2003.
45. Nordyke RA, Gilbert FI, Harada ASM. Graves' disease: influence of age on clinical findings. *Arch Intern Med* 1988;**148**:626−31.
46. Hegedus L, Hansen JM, Karstrup S. High incidence of normal thyroid gland volume in patients with Graves' disease. *Clin Endocrinol (Oxf)* 1983;**19**:603−7.
47. Hegedus L, Hansen JM, Veiergang D, Karstrup S. Thyroid size and goitre frequency in hyperthyroidism. *Dan Med Bull* 1987;**34**:121−3.
48. Sminoski K. Does this patient have a goiter? *JAMA* 1995;**273**(10):813−17.

49. Krohn K, et al. Molecular pathogenesis of euthyroid and toxic multinodular goitre. *Endocr Rev* 2005;**26**:504−24.
50. Bauer DC, McPhee SJ. Chapter 20: Thyroid disease. In: McPhee SJ, Hammer GD, editors. *Pathophysiology of Disease*. 6th ed. 2009. Available: http://proxy14.use.hcn.com.au/content. aspx?aID=5371499 [22 Oct 2010].
51. Kumar V, Abbas A, Fausto N. In: Robbins SL, Cotran RS, editors. *Pathologic Basis of Disease*. 7th ed. Philadelphia: Elsevier; 2005.
52. Habif TP. *Clinical Dermatology*. 5th ed. Philadelphia: Mosby; 2009.
53. Prendiville JS. Chapter 43: Granuloma annulare. In: Wolff K, Goldsmith LA, Katz SI, Gilchrest B, Paller AS, Leffell DJ, editors. *Fitzpatrick's Dermatology in General Medicine*. 7th ed. 2007. Available http://proxy14.use.hcn.com.au/content.aspx?aID=2959059 [22 Oct 2010].
54. Choudry K, Charles-Holmes R. Are patients with localised nodular granuloma annulare more likely to have diabetes mellitus? *Clin Exp Dermatol* 2000;**25**:451.
55. Dabsky K, Winkelmann RK. Generalised granuloma annulare: clinical and laboratory findings in 100 patients. *J Am Acad Dermatol* 1989;**20**:39−47.
56. Veraldi S, Bencini PL, Drudi E, et al. Laboratory abnormalities in granuloma annulare: a case control study. *Br J Dermatol* 1997;**126**:652−3.
57. Bartalena L, Fatourechi V. Extrathyroidal manifestations of Graves' disease: a 2014 update. *J Endocrinol Invest* 2014;**37**:691−700.
58. Bahn RS. Graves' ophthalmopathy. *N Engl J Med* 2010;**362**:726−38.
59. Smith TJ. Pathogenesis of Graves' orbitopathy: a 2010 update. *J Endocrinol Invest* 2010;**33**:414−21.
60. von Arx GF. Editorial. *Orbit* 2009;**28**(4):209−13.
61. Tanda ML, et al. Prevalence and natural history of Graves' orbitopathy in a large series of patients with newly diagnosed Graves' hyperthyroidism seen at a single center. *J Clin Endocrinol Metab* 2013;**98**(4):1443−9.
62. Bartalena L, et al. Consensus statement of the European Group on Graves' Orbitopathy on the management of Graves' orbitopathy. *Thyroid* 2008;**18**(3):273−85.
63. Gaddipati RV, Meyer DR. Eyelid retraction, lid lag, lagophthalmos, and von Graefe's sign quantifying the eyelid features of Graves' ophthalmopathy. *Ophthalmology* 2008;**115**(6):1083−8.
64. Nelson VL, Legro RS, Strauss JF III, McAllister JM. Augmented androgen production is a stable steroidogenic phenotype of propagated theca cells from polycystic ovaries. *Mol Endocrinol* 1999;**13**:946−57.
65. Nelson VL, Qin KN, Rosenfield RL, et al. The biochemical basis for increased testosterone production in theca cells propagated from patients with polycystic ovary syndrome. *J Clin Endocrinol Metab* 2001;**86**:5925−33.
66. Kopera D. Endocrinology of hirsutism. *Int J Trichology* 2010;**2**(1):30−5.
67. Maharshak N, Shapiro J, Trau H. Carotenoderma − a review of the current literature. *Int J Dermatol* 2003;**42**:178−81.
68. Schwabe AD. Hypercarotenaemia in anorexia nervosa. *JAMA* 1968;**205**:533−4.
69. Duyff RF, van den Bosch J, Laman DM, van Loon BJP, Linssen WHJP. Neuromuscular findings of thyroid dysfunction: a prospective clinical and electrodiagnostic study. *J Neurol Neurosurg Psychiatry* 2000;**68**:750.
70. Nilsson OR, Karlberg BE. Thyroid hormones and the adrenergic nervous system. *Acta Med Scand Suppl* 1983;**672**:27−32.
71. Goodman M. *Basic Medical Endocrinology*. 4th ed. Massachusetts: Elsevier; 2008.
72. Gardner DG, Shoback D. *Greenspan's Basic and Clinical Endocrinology*. 9th ed. China: McGraw-Hill Medical; 2011.
73. Everts ME. Effects of thyroid hormones on contractility and cation transport in skeletal muscle. *Acta Physiol Scand* 1996;**156**(3):325−33.

74. Nieman LK. Clinical manifestations of Cushing's syndrome. In: Martyn KA, editor. *UpToDate*. Waltham, MA: UpToDate; 2010.
75. Henderson JM, Portmann L, Van Melle G, Haller E, Ghika JA. Propranolol as an adjunct therapy for hyperthyroid tremor. *Eur Neurol* 1997;**37**(3):182−5.
76. Adams RD, Victor M. *Principles of Neurology*. 4th ed. New York: McGraw-Hill; 1989. pp. 1133−9.
77. Ianuzzo D, Patel P, Chen V, et al. Thyroidal trophic influence on skeletal muscle myosin. *Nature* 1977;**270**:74−6.
78. Pawar S, et al. Usefulness of blink reflex in hypothyroid patients with or without polyneuropathy. A case control study. *Indian J Physiol Pharmacol* 2014;**1**(58):56−60.
79. Reinfrank RF, Kaufmann RP, Wetstone HJ, Glennon JA. Observations of the Achilles reflex test. *JAMA* 1967;**199**:1−4.
80. Cheah JS, Tan BY. The Achilles tendon reflex time as a parameter of thyroid function. *Singapore Med J* 1969;**10**(4):272−9.
81. Gupta SP, Kumar V, Ahuja MMS. Evaluation of Achilles reflex time as a test of thyroid function. *South Med J* 1973;**66**(7):754−8.
82. Kasumagic-Halilovic E, Begovic B. Thyroid autoimmunity in patients with skin disorders. In: Agrawal NK, editor. *Thyroid Hormone*. Chapter 11. 2012. doi:10.5772/45980.
83. Safer J. Thyroid hormone action on skin. *Curr Opin Endocrinol Diabetes Obes* 2012;**19**(5):388−93.
84. Schell H, et al. Cell cycle kinetics of human anagen scalp hair bulbs in thyroid disorders determined by DNA flow cytometry. *Dermatologica* 1991;**182**:23−6.
85. Dunlop D. Eighty-six cases of Addison's disease. *BMJ* 1963;**2**:887.
86. Irvine WJ, Barnes EW. Adrenocortical insufficiency. *Clin Endocrinol Metab* 1972;**1**:549.
87. Klein I, Ojamaa K. Thyroid hormone and the cardiovascular system. *NEJM* 2001;**344**(7):501−9.
88. Weiss LS, White JAJ. Macroglossia: a review. *J la State Med Soc* 1990;**142**:13−16.
89. Rizer FM, Schechter GL, Richardson MA. Macroglossia: etiological considerations and management techniques. *Int J Pediatr Otorhinolaryngol* 1985;**8**:225−36.
90. Wittmann AL. Macroglossia in acromegaly and hypothyroidism. *Virchows Archiv A, Pathol Anat Histol* 1977;**373**(4):353−60.
91. Peyrí J, Moreno A, Marcoval J. Necrobiosis lipoidica. *Semin Cutan Med Surg* 2007;**26**(2):87−9.
92. Kota SK, et al. Necrobiosis lipoidica diabeticorum: a case-based review of literature. *Indian J Endocrinol Metab* 2012;**16**(4):614−20.
93. Gordon GG, Altman K, Southern AL, Rubin E, Lieber CS. Effects of alcohol (ethanol) administration on sex hormone metabolism in normal men. *N Engl J Med* 1976;**295**(15):793−7.
94. Joachim Dissemond J. Images in clinical medicine. Necrobiosis lipoidica diabeticorum. *N Engl J Med* 2012;**366**:2502.
95. Anoop T, Jabbar P, Sujathan P. Plummer's nails. *N Z Med J* 2008;**121**(1280):66−7.
96. Jadhav VM, Mahajan PM, Mhaske CB. Nail pitting and onycholysis. *Indian J Dermatol Venereol Leprol* 2009;**75**:631−3.
97. Piraccini BM, Alessandrini A. Drug related nail disease. *Clin Dermatol* 2013;**31**:618−26.
98. De Fillipis EA, et al. Pemberton's sign: explained nearly 70 years later. *J Clin Endocrinol Metab* 2014;**99**(6):1949−54.
99. Radulescu D, Parv A, Pripon S, Radulescu ML, Gulei I, Buzoianu A. Hypokalemic periodic paralysis in hyperthyroidism-rare event: case presentation and review of literature. *Endocrinologist* 2010;**20**(2):72−4.
100. Denker BM, Brenner BM. Chapter 45: Azotemia and urinary abnormalities. In: Fauci AS, Braunwald E, Kasper DL, et al., editors. *Harrison's Principles of Internal Medicine*. 17th ed. 2008. Available: http://proxy14.use.hcn.com.au/content.aspx?aID=2868002 [25 Oct 2010].

101. Walker RJ, Weggery S, Bedford JJ, et al. Lithium-induced reduction in urinary concentrating ability and urinary aquaporin 2 (AQP2) excretion in healthy volunteers. *Kidney Int* 2005;**67**(1):291−4.
102. Harris R, Yarger W. The pathogenesis of post-obstructive diuresis. The role of circulating natriueritc and diuretic factors, including urea. *J Clin Invest* 1975;**56**:880−7.
103. Frokiaer J, Zeidel ML, et al. Chapter 37. Urinary tract obstruction. In: Taal MW, et al., editors. *Brenner and Rector's The Kidney*. 9th ed. Philadelphia: Elsevier; 2011. pp. 1383−410.
104. Garofeanu CG, Weir M, Rosas-Arellano MP, et al. Causes of reversible nephrogenic diabetes insipidus: a systematic review. *Am J Kidney Dis* 2005;**45**(4):626−37.
105. Nielsen J, Kwon TH, Christensen BM, et al. Dysregulation of renal aquaporins and epithelial sodium channel in lithium-induced nephrogenic diabetes insipidus. *Semin Nephrol* 2008;**28**(3):227−44.
106. Bartley GB, Fatourechi V, Kadrmas EF, et al. The incidence of Graves' ophthalmopathy in Olmstead County, Minnesota. *Am J Ophthalmol* 1995;**120**(4):511−17.
107. Rapoport B, Alsabeh R, Aftergood D, et al. Elephantiasic pretibial myxoedema: insight into and a hypothesis regarding the pathogenesis of the extrathyroidal manifestation of Graves' disease. *Thyroid* 2000;**10**(8):685−92.
108. Davis TF. Trauma and pressure explain the clinical presentation of Graves' disease triad. *Thyroid* 2000;**10**(8):629−30.
109. Bahn RS. Clinical review 157; pathophysiology of Grave's ophthalmopathy: the cycle of disease. *J Clin Endocrinol Metab* 2003;**88**(5):1936−46.
110. Fatourechi V. Pretibial myxoedema pathophysiology and treatment options. *Am J Clin Dermatol* 2005;**6**(5):295−306.
111. Fatourechi V, Garrity JA, Bartley GB, et al. Orbital decompression in Graves' ophthalmopathy associated with pretibial myxoedema. *J Endocrinol Invest* 1993;**16**(6):433−7.
112. Horak HA, Pourmand R. Metabolic myopathies. *Neurol Clin* 2000;**18**(1):204−14.
113. Kissel JT, Mendell JR. The endocrine myopathies. In: Rowland LP, Dimauro S, editors. *Handbook of Clinical Neurology Myopathies*. New York: McGraw-Hill; 1994. p. 527.
114. Kaminski HJ, Ruff RL. Endocrine myopathies (hyper and hypo function of adrenal, thyroid, pituitary and parathyroid glands and iastrogenic corticosteroid myopathy). In: Engel AG, Franzini-Armstrong C, editors. *Myology*. 2nd ed. New York: McGraw-Hill; 1994. p. 1726.
115. Erkintalo M, Bendahan D, Mattei JP, et al. Reduced metabolic efficiency of skeletal muscle energetics in hyperthyroid patients evidenced quantitatively by in vivo phosphorus-31 magnetic resonance spectroscopy. *Metabolism* 1998;**47**:769.
116. Anderson W, Xu L. Endocrine Myopathies. *Emedicine*. Available: http://emedicine.medscape.com/article/1170469 [26 Oct 2010].
117. Anagnos A. Endocrine neuromyopathies. *Neurology Clin* 1997;**15**(3):673−96.
118. Kissel JT, Mendell JR. The endocrine myopathies. In: Rowland LP, Di Mauro S, editors. *Myopathies*. In: Vinken PJ, Bruyn, Klawans HL, *Handbook of Clinical Neurology* (vol 62, revised series 18) Amsterdam: Elsevier; 1992. p. 527.
119. Harting M, Hicks MJ, Levy ML. Chapter 64: Dermal hypertrophies. In: Wolff K, Goldsmith LA, Katz SI, Gilchrest B, Paller AS, Leffell DJ, editors. *Fitzpatrick's Dermatology in General Medicine*. 7th ed. 2007. Available: http://proxy14.use.hcn.com.au/content.aspx?aID=2968331 [22 Oct 2010].
120. Bazcynski R, Ernst S, Herrick R, et al. Effect of parathyroid hormone on energy metabolism of skeletal muscle. *Kidney Int* 1985;**28**:722.
121. Tamega AA, Aranha AM, Guiotoku MM, Miot LD, Miot HA. Association between skin tags and insulin resistance. *An Bras Dermatol* 2010;**85**(1):25−31.
122. Agarwal JK, Nigam PK. Acrochordon: a cutaneous sign of carbohydrate intolerance. *Australas J Dermatol* 1987;**28**:132−3.

123. Sari R, Akman A, Alpsoy E, Balci MK. The metabolic profile in patients with skin tags. *Clin Exp Med* 2009;**10**(3):193–7.
124. Dermatological Society of New Zealand. *Steroid acne*. Available: http://dermnetnz.org/acne/steroid-acne.html [21 Oct 2010].
125. Bower S, Hogan DJ, Mason S. Malassezia (pityrosporum) folliculitis. *Emedicine*. Available: http://emedicine.medscape.com/article/1091037-overview [1 Mar 2010].
126. Halder RM, Taliaferro SJ. Chapter 72: Vitiligo. In: Wolff K, Goldsmith LA, Katz SI, Gilchrest B, Paller AS, Leffell DJ, editors. *Fitzpatrick's Dermatology in General Medicine*. 7th ed. 2007. Available: http://proxy14.use.hcn.com.au/content.aspx?aID=2972969 [19 Sep 2010].
127. Jesus JE, Landry A. Images in clinical medicine. Chvostek's and Trousseau's signs. *N Engl J Med* 2012;**367**:e15.
128. Bystryn J-C. Immune mechanisms in vitiligo. *Clin Dermatol* 1997;**15**:853.
129. Palermo B, et al. Specific cytotoxic T lymphocyte responses against Melan-A/MART1, tyrosinase and gp100 in vitiligo by the use of major histocompatibility complex/peptide tetramers: the role of cellular immunity in the etiopathogenesis of vitiligo. *J Invest Dermatol* 2001;**117**(2):326–32.
130. Hazneci E, et al. A comparative study of superoxide dismutase, catalase, and glutathione peroxidase activities and nitrate levels in vitiligo patients. *Int J Dermatol* 2005;**44**:636.
131. Rocha IM, et al. Lipopolysaccharide and cytokines induce nitric oxide synthase and produce nitric oxide in cultured normal human melanocytes. *Arch Dermatol Res* 2001;**293**:245.
132. Nieman LK. Clinical manifestations of adrenal insufficiency in adults. In: Martyn KA, editor. *UpToDate*. Waltham, MA: UpToDate; 2010.

出典

- 図 1.3 Based on Woodward T, Best TM, The painful shoulder: part 1, clinical evaluation. *Am Fam Phys* 2000; 61(10): 3079−3088.
- 図 1.4, 1.10 Based on Firestein GS, Budd RC, Harris ED et al., *Kelley's Textbook of Rheumatology*, 8th edn, Philadelphia: WB Saunders, 2008; Figs 42-24, 35-9A and B.
- 図 1.21, 1.33, 1.36, 1.38, 1.54 Firestein GS, Budd RC, Harris ED et al., *Kelley's Textbook of Rheumatology*, 8th edn, Philadelphia: WB Saunders, 2008; Figs 47-10, 72-3, 82-5, 47-12, 66-5.
- 図 1.7 Based on Ferri FF, *Ferri's Clinical Advisor*, Philadelphia: Elsevier, 2011; Fig 1-223.
- 図 1.8, 1.9 Based on DeLee JC, Drez D, Miller MD, *DeLee and Drez's Orthopaedic Sports Medicine*, 3rd edn, Philadelphia: Saunders, 2009; Figs 20B2-27, 20B2-28.
- 図 1.11, 1.44 Goldman L, Ausiello D, *Cecil Medicine*, 23rd edn, Philadelphia: Saunders, 2007; Figs 287-3, 285-9.
- 図 1.13 James WD, Berger T, Elston D, *Andrews' Diseases of the Skin: Clinical Dermatology*, 11th edn, Philadelphia: Saunders, 2011; Fig 26-12.
- 図 1.14 Mann JA, Ross SD, Chou LB, Foot and ankle surgery. In: Skinner HB, *Current Diagnosis & Treatment in Orthopedics*, 4th edn, Fig 9-8.
- 図 1.15 Based on Jeffcoate WJ, Game F, Cavanagh PR, *Lancet* 2005; 366: 2058−2061.
- 図 1.16 Based on Multimedia Group LLC, Occupation Orthopedics. Available: http://www.eorthopod.com/eorthopodV2/index.php?ID=7244790ddace6ee8ea5da6f0a57f8b45&disp_type=topic_detail&area=6&topic_id=4357b9903d317fcb3ff32f72b24cb6b6 [28 Feb 2011].
- 図 1.17 Based on Frontera WR, Silver JK, Rizzo Jr TD, *Essentials of Physical Medicine and Rehabilitation*, 2nd edn, Philadelphia: Saunders, 2008: Fig 24-2.
- 図 1.18, 1.34, 1.49 Habif TP, *Clinical Dermatology*, 5th edn, Philadelphia: Mosby, 2009: Figs 17-20, 17-21, 8-23, 17-30.
- 図 1.24 Floege J et al., *Comprehensive Clinical Nephrology*, 4th edn, Philadelphia: Saunders, 2010: Fig 64-13.
- 図 1.28, 1.45 DeLee JC, Drez D, Miller MD, *DeLee and Drez's Orthopaedic Sports Medicine*, 3rd edn, Philadelphia: Saunders, 2009: Figs 22C1-5, 17H2-16.
- 図 1.35 Kumar V, Abbas AK, Fausto N, Aster J, *Robbins and Cotran Pathologic Basis of Disease, Professional Edition*, 8th edn, Philadelphia: Saunders, 2009: Fig 11-28.
- 図 1.37 Tyring SK, Lupi O, Hengge UR, *Tropical Dermatology*, 1st edn, London: Churchill Livingstone, 2005: Fig 11-16.
- 図 1.40 Hochberg MC et al., *Rheumatology*, 5th edn, Philadelphia: Mosby, 2010: Fig 144-7.
- 図 1.47, 1.48 Jupiter JB, Arthritic hand. In: Canale TS, Beaty JH, *Campbell's Operative Orthopaedics*, 11th edn, Philadelphia: Elsevier, 2007: Figs 70-13, 70-14.
- 図 1.53 Goldstein B, Chavez F, *Phys Med Rehabil State Art Rev* 1996; 10: 601−630.
- 図 1.55 Shields HM et al., *Clin Gastroenterol Hepatol* 2007; 5(9): 1010−1017.
- 図 1.58 Harish HS, Purushottam GA, Wells L, Torsional and angular deformities. In: Kliegman RM et al., *Nelson Textbook of Pediatrics*, 18th edn, Philadelphia: Saunders, 2007: Fig 674-8.
- 図 1.59 Adam A, Dixon AK (eds), *Grainger & Allison's Diagnostic Radiology*, 5th edn, New York: Churchill Livingstone, 2008: Fig 67.13.
- 図 1.61 Based on Pettit RW et al., *Athletic Training Edu J* 2008; 3(4): 143−147.
- 図 2.1 Based on West JB, *West's Respiratory Physiology*, 7th edn, Philadelphia: Lippincott Williams & Wilkins, 2005: Fig 8-1.
- 図 2.3, 2.12 http://what-when-how.com/acp-medicine/ventilatory-control-during-wakefulness-and-sleep-part-2/.
- 図 2.5 Khayat R et al., Sleep-disordered breathing in heart failure: identifying and treating an important but often unrecognized comorbidity in heart failure patients. *Journal of Cardiac Failure* 2013; 19(6): Fig 4. Elsevier 2013.
- 図 2.6 Goodman CC, Snyder TE. *Differential Diagnosis for Physical Therapists: Screening for Referral*, 4th edn, Philadelphia, PA: WB Saunders/Elsevier, 2007. In: Goodman CC, Screening for gastrointestinal, hepatic/biliary, and renal/urologic disease. *Journal of Hand Therapy* 2010; 23(2): 140−157. © 2010.
- 図 2.7 Accuracy of the physical examination in evaluating pleural effusion. *Cleveland Clinic Journal of Medicine* 2008; 75(4).
- 図 2.9 Based on Aggarwal R, Hunter A, *BMJ*. Available: http://archive.student.bmj.com/issues/07/02/education/52.php [28 Feb 2011].
- 図 2.11, 2.16 McGee S. *Evidence Based Physical Diagnosis*, 3rd edn, St Louis: Elsevier, 2012: p. 151, Figs 18-2, 28-2.
- 図 2.13 Casas-Mendez LF et al., Biot's breathing in a woman with fatal familial insomnia: is there a role for noninvasive ventilation? *J Clin Sleep Med* 2011; 7(1): 89−91.

☒ 2.14 Swartz MH, *Textbook of Physical Diagnosis: History and Examination*, 6th edn, St Louis: Mosby, 2004.

☒ 2.17 Kanchan Ganda, http://ocw.tufts.edu/Content/24/lecturenotes/311144/312054_medium.jpg. © 2006.

☒ 2.20 Chung KF, Management of cough. In: Chung KF, Widdicombe JG, Boushey HA（eds）, *Cough: Causes, Mechanisms and Therapy*. Oxford: Blackwell, 2003: 283-297.

☒ 2.21 Rebick G, Morin S, The thinker's sign. *Canadian Medical Association Journal* 2008; 179（6）: 611, Fig 1A. © 2008.

☒ 2.22 Based on Manning HL, Schwartzstein RM, *N Engl J Med* 1995; 333（23）: 1547-1553.

☒ 2.24 Sun X-G et al., Exercise physiology in patients with primary pulmonary hypertension. *Circulation* 2001; 104: 429-435; Fig 4. AHA 2001.

☒ 2.25 Shamberger RC, Hendren WH III, Congenital deformities of the chest wall and sternum. In: Pearson FG, Cooper JD et al.（eds）, *Thoracic Surgery*, 2nd edn, Philadelphia: Churchill Livingstone, 2002: 1352.

☒ 2.27 Douglas G, Nicol F, Robertson C, *Macleod's Clinical Examination*, 13th edn, Edinburgh: Elsevier, 2013: Fig 7.14C.

☒ 2.28 Kliegman RM, Behrman RE, Jenson HB, Stanton BF: *Nelson Textbook of Pediatrics*, 18th edn, Philadelphia: Elsevier, 2004: Fig 195-1.

☒ 2.29 Johnston C, Krishnaswamy N, Krishnaswamy G, The Hoover's sign of pulmonary disease: molecular basis and clinical relevance. *Clin Mol Allergy* 2008; 6: 8.

☒ 2.30 Goldman L, Ausiello D, *Cecil Medicine*, 23rd edn, Philadelphia: Saunders, 2007: Fig 189-2.

☒ 2.32 Based on Gardner WN, *Chest* 1996; 109: 516-534.

☒ 2.36 Parrillo JE, Dellinger RP, *Critical Care Medicine: Principles of Diagnosis and Management in the Adult*, 4th edn, St Louis: Elsevier 2014: Fig 64.1.

☒ 2.38, 2.39 Cheng TO. Platypnea-orthodeoxia syndrome: etiology, differential diagnosis and management. *Catheterization and Cardiovascular Interventions* 1999; 47: 64-66.

☒ 2.41 Roberts JR, Hedges JR, *Clinical Procedures in Emergency Medicine*, 5th edn, Philadelphia: Saunders, 2009: Fig 10-12.

☒ 2.42 Girnius AK, Ortega R, Chin LS. Subcutaneous emphysema of the eyelid on emergence from general anesthesia after a craniotomy. *Journal of Clinical Anesthesia* 2010; 22（5）: Fig 1. Elsevier.

☒ 3.2 Based on Chatterjee K, Bedside evaluation of the heart: the physical examination. In: Chatterjee K et al.（eds）, *Cardiology. An Illustrated Text/Reference*, Philadelphia: JB Lippincott, 1991: Fig 48.5.

☒ 3.3 Based on Vender JS, Clemency MV, Oxygen delivery systems, inhalation therapy, and respiratory care. In: Benumof JL［ed］, *Clinical Procedures in Anesthesia and Intensive Care*, Philadelphia: JB Lippincott, 1992: Fig 13-3.

☒ 3.4 Surawicz B, Knilans TK, *Chou's Electrocardiography in Clinical Practice*, 6th edn, Elsevier 2008, Fig 17.1.

☒ 3.5A Ragosta M, *Cardiac Catheterization*, Philadelphia: Saunders, 2010; Ch 6, 58-74. © 2010 Saunders.

☒ 3.5B Mark JB, *Atlas of Cardiovascular Monitoring*. New York: Churchill Livingstone, 1998: Figs 3-3, 18-10.

☒ 3.7 Andreoli TE, Benjamin IJ, Griggs RC, Wing EJ. In: *Andreoli and Carpenter's Cecil Essentials of Medicine*, 8th edn, Philadelphia: Elsevier, 2011: Ch 4, 32-45, Fig 4.2.

☒ 3.8 Stephens NA, Fearon KCH. Anorexia, cachexia and nutrition, *Medicine* 2007; 36（2）: Fig 3.

☒ 3.12 Marx JA, Hockberger RS, Walls RM et al.（eds）, *Rosen's Emergency Medicine*, 7th edn, Philadelphia: Mosby, 2009: Fig 29.2.

☒ 3.15 Williams RC, Autoimmune disease etiology - a perplexing paradox or a turning leaf? *Autoimmun Rev* 2007-03-01Z, 6（4）: 204-208, Fig 2. Copyright © 2006.

☒ 3.16 Douglas G, Nicol F, Robertson C, *Macleod's Clinical Examination*, 13th edn, Fig 3.6.

☒ 3.17, 3.18 McMullen SM, Ward P. Cyanosis. *The American Journal of Medicine* 2013; 126（3）: 210-212, Figs B, A.

☒ 3.21, 3.23 Based on Yanoff M, Duker JS（eds）, *Ophthalmology*, 3rd edn, St Louis: Mosby, 2008: Figs 6-15-2, 6-20-2.

☒ 3.22 Effron D, Forcier BC, Wyszynski RE, Chapter 3: Funduscopic findings. In: Knoop KJ, Stack LB, Storrow AB, Thurman RJ, *The Atlas of Emergency Medicine*, 3rd edn, McGraw-Hill.

☒ 3.27 Based on Mandell GL, Bennett JA, Dolin R, *Mandell, Douglas, and Bennett's Principles and Practice of Infectious Diseases*, 7th edn, Philadelphia: Churchill Livingstone, 2009: Fig 195-15.

☒ 3.31 Chiaco C, The jugular venous pressure revisited. *Cleveland Clinic Journal of Medicine* 2013; 80（10）: 641, Fig 2.

☒ 3.33 Ragosta M, *Cardiac Catheterisation an Atlas and DVD*, Saunders, 2009: Fig 6-30.

☒ 3.34 Abrams J, *Synopsis of Cardiac Physical Diagnosis*, 2nd edn, Butterworth-Heinemann, 2001: 25-35. In: *Braunwald's Heart Disease: A Textbook of Cardiovascular Medicine*, 10th edn, Philadelphia: Elsevier, 2015.

☒ 3.35 Modified from Lorell BH, Grossman W, Profiles

図 in constrictive pericarditis, restrictive cardiomyopathy and cardiac tamponade. In: Baim DS, Grossman W (eds), *Grossman's Cardiac Catheterization, Angiography, and Intervention*, 6th edn, Philadelphia: Lippincott Williams & Wilkins, 2000: 832.

図 3.36, 3.55 Goldman L, Ausiello D, *Cecil Medicine*, 23rd edn, Philadelphia: Saunders, 2007: Figs 77-11, 76-2.

図 3.37 Mann DL et al., *Braunwald's Heart Disease: A Textbook of Cardiovascular Medicine*, 10th edn, Philadelphia: Elsevier 2015, Fig 63.40. (Modified from O'Rourke RA, Crawford MH, The systolic click-murmur syndrome: clinical recognition and management. *Curr Probl Cardiol* 1976; 1: 9.)

図 3.38 Ait-Oufell H. Mottling score predicts survival in septic shock. *Intensive Care Medicine* 2011; 37: 803.

図 3.39, 3.41, 3.71 Talley N, O'Connor S, *Clinical Examination*, 6th edn, Sydney: Elsevier Australia, 2009: Figs 4.48A, 4.46A, 4-42.

図 3.43, 3.48, 3.53 Keane JF et al. (eds), *Nadas' Pediatric Cardiology*, 2nd edn, Philadelphia: Saunders, 2006: Figs 31-6, 33-20, 35-3.

図 3.44 Libby P et al., *Braunwald's Heart Disease: A Textbook of Cardiovascular Medicine*, 8th edn, Philadelphia: Saunders, 2007: Fig 11.9B.

図 3.45 Based on Pennathur A, Anyanwu AC (eds), *Seminars in Thoracic and Cardiovascular Surgery* 2010; 22(1): 79-83.

図 3.46 Adapted from Avery ME, First LP (eds), *Pediatric Medicine*, Baltimore: Williams & Wilkins, 1989.

図 3.51 Based on Talley N, O'Connor S, *Clinical Examination*, 6th edn, Sydney: Elsevier Australia, 2009: Fig 4.45A.

図 3.52 Blaustein AS, Ramanathan A, Tricuspid valve disease. *Cardiology Clinics* 1998; 16(3): 551-572.

図 3.54 Adsllc_commonswiki, https://en.wikipedia.org/wiki/Patent_ductus_arteriosus#/media/File:Patent_ductus_arteriosus.svg.

図 3.56, 3.64 Marik et al. Surviving sepsis: going beyond the guidelines. *Annals of Intensive Care* 2011; 1(1): Figs 4, 1.

図 3.58 Rangaprasad L et al., Itraconazole associated quadriparesis and edema: a case report. *Journal of Medical Case Reports* 2011; 5: 140.

図 3.63, 3.66 Gunn SR, Pinsky MR, Implications of arterial pressure variation in patients in the intensive care unit, MD. *Current Opinion in Critical Care* 2001; 7: 212-217, Fig 2.

図 3.65 Marik et al. Hemodynamic parameters to guide fluid therapy. *Annals of Intensive care* 2011, 1: 2. Critical Care/Current Science Ltd.

図 3.68 Based on Lip GYH, Hall JE, *Comprehensive Hypertension*, 1st edn, Elsevier, 2007: Fig 11-3.

図 3.69 Wu LA, Nishimura RA. Pulsus paradoxus. *New England Journal of Medicine* 2003; 349: 666.

図 3.74 Sack DA, Sack RB, Nair GB, et al., Cholera. *Lancet* 2004; 363: 223-233. Kleigman et al., *Nelson Textbook of Pediatrics*, Chapter 201, 1400-1403.e1: Fig 201.2. © 2016 Elsevier.

図 3.75 Adams JG, Wallace CA, *Emergency Medicine*, Elsevier 2013. Courtesy Marc E. Grossman, MD, FACP.

図 3.77 Based on McGee S, *Evidence Based Physical Diagnosis*, 2nd edn, St Louis: Science Direct, 2007: Fig 36.1.

図 3.80 Rakel RE, *Textbook of Family Medicine*, 7th edn, Philadelphia: Saunders, 2007: Fig 44-66.

図 4.1 Forbes CD, Jackson WF, *Color Atlas and Text of Clinical Medicine*, 3rd edn, London: Mosby, 2003.

図 4.3 Adapted from Falk S, Dickensen AH. Pain and nociception: mechanisms of cancer-induced bone pain. *Journal of Clinical Oncology* 2014; 32(16): Fig 2. American Society of Clinical Oncology.

図 4.4 Based on Swanson TA, Kim SI, Flomin OE, *Underground Clinical Vignettes Step 1: Pathophysiology I, Pulmonary, Ob/Gyn, ENT, Hem/Onc*, 5th edn, Lippincott, Williams & Wilkins, 2007; Fig 95-1.

図 4.5 Talley N, O'Connor S, *Clinical Examination* 7th edn, Elsevier, 2013: Fig 38.4B.

図 4.6, 4.7, 4.14 Little JW, Falace DA, Miller CS, Rhodus NL, *Dental Management of the Medically Compromised Patient*, 7th edn, St Louis: Mosby Elsevier, 2008: Figs 25-9, 25-16, 24-6.

図 4.8 Libby P, Bonow R, Zipes R, Mann D, *Braunwald's Heart Disease: A Textbook of Cardiovascular Medicine*, 8th edn, Philadelphia: Saunders, 2007: Fig 84-1.

図 4.9 Sidwell RU et al., *J Am Acad Dermatol* 2004; 50(2, Suppl 1): 53-56.

図 4.10 Stern TA, Rosenbaum JF, Fava M, Biederman J, Rauch SL, *Massachusetts General Hospital Comprehensive Clinical Psychiatry*, 1st edn, Philadelphia: Mosby, 2008: Fig 21-17.

図 4.11 Grandinetti LM, Tomecki KJ, Nail abnormalities and systemic disease. In: Carey WD, *Cleveland Clinic: Current Clinical Medicine*, 2nd edn, Philadelphia: Saunders, 2010: Fig 4.

図 4.12 Ho ML, Girardi PA, Williams D, Lord RVN, J *Gastroenterol Hepatol* 2008; 23(4): 672.

図 4.13 World Articles in Ear, Nose and Throat website. Available: http://www.entusa.com/oral_photos.htm [9 Feb 2011].

図 4.16 Katz JW, Falace DA, Miller CS, Rhodus NL, *Comprehensive Gynecology*, 5th edn, Philadelphia: Mosby, 2007: Fig 15-13B.

図 5.1, 5.12, 5.17, 5.18, 5.20, 5.33, 5.36, 5.38, 5.41, 5.50, 5.69, 5.70, 5.71, 5.78, 5.80, 5.83, 5.96,

5.98, 5.106, 5.117, 5.135, 5.136 Daroff RB, Bradley WG et al., *Neurology in Clinical Practice*, 5th edn, Philadelphia: Butterworth-Heinemann, 2008: Figs 74-7, 78-4, 12A-1, 12A-3, 54C-8, 74−9, 12A-1, 6-3, 17-6, 74-1, 15-9, 15-11, 82-4, 39-3, 30-3, 74-13, 74-16, 39-1, 14-3, 12A-1, 12A-4.

☒ 5.2, 5.3, 5.4, 5.6, 5.22, 5.47, 5.61, 5.62, 5.64, 5.65, 5.68, 5.73, 5.77, 5.99, 5.100, 5.103, 5.104, 5.115, 5.116 Yanoff M, Duker JS, *Ophthalmology*, 3rd edn, St Louis: Mosby, 2008: Figs 9-14-4, 9-15-1, 9-19-5, 11-10-2, 9-11-3, 12-5-4, 11-10-2, 11-10-1, 9-15-1, 9-14-2, 9-23-1, 9-19-5, 9-17-4, 11-10-4, 9-15-1, 9-13-4, 2-6-7, 6-16-6, 9-2-3.

☒ 5.5 Based on Dyck PJ, Thomas PK, *Peripheral Neuropathy*, 4th edn. Philadelphia: Saunders, 2005: Fig 9-1.

☒ 5.7, 5.8 Bromley SM, *Am Fam Physician* 2000; 61(2): 427−436: Figs 2A, 2B.

☒ 5.9 Aziz TA, Holman RP, *Am J Med* 2010; 123(2): 120−121.

☒ 5.10, 5.23, 5.48, 5.59, 5.63, 5.81, 5.105, 5.121 Goldman L, Ausiello D, *Cecil Medicine*, 23rd edn, Philadelphia: Saunders, 2007: Figs 450-2, 430-6, 450-5, 450-2, 449-2, 430-3.

☒ 5.11, 5.27, 5.29, 5.31, 5.55, 5.101 Barrett KE, Barman SM, Boitano S et al., *Ganong's Review of Medical Physiology*, 23rd edn. Modified from Kandel ER, Schwartz JH, Jessell TM (eds), *Principles of Neural Science*, 4th edn, McGraw Hill, 2000.

☒ 5.13 Bertorini TE, *Neuro-muscular Case Studies*, 1st edn, Philadelphia: Butterworth-Heinemann, 2007: Fig 76-1.

☒ 5.14 Benzon H et al., *Raj's Practical Management of Pain*, 4th edn, Philadelphia: Mosby, 2008: Fig 10-1.

☒ 5.15, 5.16, 5.24, 5.82 Rodriguez-Oroz MC, Jahanshahi M, Krack P et al., Initial clinical manifestations of Parkinson's disease: features and pathophysiological mechanisms. *Lancet Neurol* 2009; 8: 1128−1139: Figs 2, 3.

☒ 5.19 Purves D, Augustine GJ, Fitzpatrick D et al. (eds), *Neuroscience*, 2nd edn, Sunderland (MA): Sinauer Associates, 2001: Fig 10.4.

☒ 5.21 Browner BD, *Skeletal Trauma*, 4th edn, Philadelphia: Saunders, 2008: Fig 25-7.

☒ 5.25 University of California, San Diego, A Practical Guide to Clinical Medicine. Available: http://meded.ucsd.edu/clinicalmed/neuro2.htm

☒ 5.26 O'Rahilly R, Muller F, Carpenter F, *Basic Human Anatomy: A Study of Human Structure*, Philadelphia: Saunders, 1983: Fig 46-8.

☒ 5.28 LeBlond RF, DeGowin RL, Brown DD, *DeGowin's Diagnostic Examination*, 10th edn, Fig 14.13.

☒ 5.30 Townsend CM, Beauchamp RD, Evers BM, Mattox K, *Sabiston Textbook of Surgery*, 18th edn, Philadelphia: Saunders, 2008: Fig 41-13.

☒ 5.32 Stern TA et al., *Massachusetts General Hospital Comprehensive Clinical Psychiatry*, 1st edn, Elsevier Health Sciences, 2008: Fig 72-7.

☒ 5.34, 5.74 Dyck PJ, Thomas PK, *Peripheral Neuropathy*, 4th edn, Philadelphia: Saunders, 2005: Figs 50-4, 9-5.

☒ 5.35 Timestra JD, Khatkhate N, *Am Fam Phys* 2007; 76(7): 997−1002.

☒ 5.39, 5.40, 5.49, 5.79, 5.119 Flint PW et al., *Cummings Otolaryngology: Head and Neck Surgery*, 5th edn, Mosby, 2010: Figs 128-6, 163-1, 122-8, 30-9, 166-4.

☒ 5.42 Albert ML, Articles, *Neurology* 1973; 23(6): 658. doi:10.1212/WNL.23.6.658; doi:10.1212/WNL.23.6.658 1526-632X.

☒ 5.43 Based on Neurocenter. Available: http://neurocenter.gr/N-S.html [5 Apr 2011].

☒ 5.44, 5.118 Canale ST, Beaty JH, *Campbell's Operative Orthopaedics*, 11th edn, St Louis: Mosby, 2007: Figs 59-39, 32-5.

☒ 5.45 Drake R, Vogl AW, Mitchell AWM, *Gray's Anatomy for Students*, 2nd edn, Philadelphia: Churchill Livingstone, 2009: Fig 8-164.

☒ 5.46 Fernandez-de-las-Penas C, Cleland J, Huijbregts P (eds), *Neck and Arm Pain Syndromes*, 1st edn, London: Churchill Livingstone, 2011: Fig 9-1.

☒ 5.51 Duong DK, Leo MM, Mitchell EL, *Emerg Med Clin N Am* 2008; 26: 137−180, Fig 3.

☒ 5.52, 5.66 Marx JA, Hockberger RS, Walls RM et al., *Rosen's Emergency Medicine*, 7th edn, Philadelphia: Mosby, 2010: Fig 38-5.

☒ 5.53 Palay D, Krachmer J, *Primary Care Ophthalmology*, 2nd edn, Philadelphia: Mosby, 2005: Fig 6-9.

☒ 5.54, 5.76, 5.95, 5.122 Clark RG, *Manter and Gatz's Essential Neuroanatomy and Neurophysiology*, 5th edn, Philadelphia: FA Davis Co, 1975.

☒ 5.56 Miley JT, Rodriguez GJ, Hernandez EM et al., *Neurology* 2008; 70(1): e3−e4: Fig 1.

☒ 5.57 Adapted from Medscape, Overview of vertebrobasilar stroke. Available: http://emedicine.medscape.com/article/323409-media [5 Apr 2011]. Courtesy B D Decker Inc.

☒ 5.58 Walker HK, Hall WD, Hurst JW, *Clinical Methods: The History, Physical, and Laboratory Examinations*, 3rd edn, Boston: Butterworths, 1990: Fig 50.2.

☒ 5.60 Libby P, Bonow RO, Mann DL, Zipes DP, *Braunwald's Heart Disease: A Textbook of Cardiovascular Medicine*, 8th edn, Philadelphia: Saunders, 2007: Fig 87-7.

- 5.67 Isaacson RS, Optic atrophy. In: Ferri FF, *Clinical Advisor* 2011. Philadelphia: Mosby, 2011: Fig 1-220.
- 5.72 Murphy SM et al., *Neuromuscular Disorders* 2011; 21(3): 223–226, Copyright © 2010 Elsevier B.V.
- 5.75 Based on McGee S, *Evidence Based Physical Diagnosis*, 2nd edn, Philadelphia: Saunders, 2007: Fig 57.1
- 5.94 Based on http://virtual.yosemite.cc.ca.us/rdroual/Course%20Materials/Physiology%20101/Chapter%20Notes/Fall%202007/chapter_10%20Fall%202007.htm [5 Apr 2011].
- 5.97 Rué, V. et al., Delayed hypoglossal nerve palsy following unnoticed occipital condyle fracture. *Neurochirurgie* 2013; 59(6): 221–223. Copyright © 2013 Elsevier Masson SAS.
- 5.102 Based on Scollard DM, Skinsnes OK, Oropharyngeal leprosy in art, history, and medicine. *Oral Surg, Oral Med, Oral Pathol, Oral Radiol, Endodontol* 1999; 87(4): 463–470.
- 5.107 Based on the Scottish Sensory Centre, Functional assessment of vision. Available: http://www.ssc.education.ed.ac.uk/courses/vi&multi/vmay06c.html [5 Apr 2011].
- 5.120 Lewandowski CA, Rao CPV, Silver B, Transient ischemic attack: definitions and clinical presentations. *Ann Emerg Med* 2008; 52(2): S7–S16: Fig 7.
- 6.1 James Heilman, MD (2011). CC BY-SA 3.0.
- 6.3, 6.4 Schrier R, Pathogenesis of sodium and water retention in high output and low output cardiac failure, nephrotic syndrome, cirrhosis and pregnancy. First of 2 parts. *NEJM* 1988; 319(16), Figs 1, 3.
- 6.5 Moller S et al., Ascites: pathogenesis and therapeutic principles. *Scandinavian Journal of Gastroenterology* 2009; 44: 901–911, Fig 1. Informa PLC.
- 6.7 Saxena R, *Practical Hepatic Pathology: A Diagnostic Approach*, Philadelphia: Saunders, 2011: Fig 6-4.
- 6.8 Based on Talley NJ, O'Connor S, *Clinical Examination: A Systematic Guide to Physical Diagnosis*, 5th edn, Marrickville, NSW: Churchill Livingstone Elsevier, 2006: Fig 5.20.
- 6.9 Bolognia JL, Jorizzo JL, Rapini RP, *Dermatology*, 2nd edn, St Louis: Mosby, 2008: Fig 71-12.
- 6.13 Harris S, Naina HVK, *Am J Med* 2008; 121(8): 683.
- 6.14 Kliegman RM et al., *Nelson Textbook of Pediatrics*, 18th edn, Philadelphia: Saunders, 2007: Fig 659-2.
- 6.16 Feldman M, Friedman LS, Brandt LJ, *Sleisenger and Fordtran's Gastrointestinal and Liver Disease*, 9th edn, Philadelphia: Saunders, 2010: Fig 58-3.
- 6.17 Wales JKH, Wit JM, Rogol AD, *Pediatric Endocrinology and Growth*, 2nd edn, Philadelphia: Elsevier/Saunders, 2003: 165.
- 6.18 Walker B, *Davidson's Principles and Practice of Medicine*, 22nd edn, Elsevier 2014: Fig 7.7.
- 6.21, 6.44 Kumar V, Abbas AK, Fausto N, Aster JC, *Robbins and Cotran Pathologic Basis of Disease, Professional Edition*, 8th edn, Philadelphia: Saunders, 2009: Figs 18-4, 24-43.
- 6.22 Liu M, Cohen EJ, Brewer GJ, Laibson PR, *Am J Ophthalmol* 2002; 133(6): 832–834.
- 6.23 Adapted from Suvarna JC, Kayser-Fleischer ring. *J Postgrad Med* 2008; 54: 238–240.
- 6.24, 6.25 Habif TP, *Clinical Dermatology*, 5th edn, St Louis: Mosby, 2009: 964, Fig 25-44.
- 6.26 McGee S, *Evidence Based Physical Diagnosis*, 3rd edn, St Louis: Elsevier, 2012.
- 6.27 Malik A et al., Dengue hemorrhagic fever outbreak in children in Port Sudan. *Journal of Infection and Public Health* 2010; 4(1): Fig 6.
- 6.28 Kanski JJ, *Clinical Diagnosis in Ophthalmology*, 1st edn, Philadelphia: Mosby, 2006: Fig 10-45.
- 6.29 James WD, Berger TG, Elston DM (eds), *Andrews' Diseases of the Skin: Clinical Dermatology*, 11th edn, Philadelphia: Saunders, 2011: Fig 7.
- 6.32 Goldman L, Ausiello D, *Cecil Medicine*, 23rd edn, Philadelphia: Saunders, 2007: Fig 149-5.
- 6.37 Weston WL, Lane AT, Morelli JG, *Color Textbook of Pediatric Dermatology*, 4th edn, London: Mosby, 2007: Fig 14-46.
- 6.39 Stern TA, Rosenbaum JF, Fava M, Biederman J, Rauch SL, *Massachusetts General Hospital Comprehensive Clinical Psychiatry*, 1st edn, Philadelphia: Mosby, 2008: Fig 21-17.
- 6.40 Brenner S, Tamir E, Maharshak N, Shapira J, *Clinics Dermatol* 2001; 19(3): 290–297.
- 6.41 Talley NJ, O'Connor S, *Clinical Examination*, 6th edn, Sydney: Churchill Livingstone, 2009: Fig 6-10.
- 6.45 Yanoff M, Duker JS, *Ophthalmology*, 3rd edn, St Louis: Mosby, 2008: Fig 7-32.
- 7.1 Weston WL, Lane AT, Morelli JG, *Color Textbook of Pediatric Dermatology*, 4th edn, London: Mosby, 2007: Fig 17-62.
- 7.3 Kanski JJ, *Clinical Diagnosis in Ophthalmology*, 1st edn, Philadelphia: Mosby, 2006: Fig 13-78.
- 7.6, 7.36B Besser CM, Thorner MO, *Comprehensive Clinical Endocrinology*, 3rd edn St Louis, Mosby, 2002.
- 7.8 Kumar V, Abbas AK, Fausto N, Aster JC, *Robbins and Cotran Pathologic Basis of Disease, Professional Edition*, 8th edn, Philadelphia: Saunders, 2009: Fig 24-43.
- 7.11, 7.12, 7.18 Yanoff M, Duker JS, *Ophthalmology*, 3rd edn, London: Mosby, 2008: Figs 6-19-1, 6-19-2, 12-12-15.

図 7.13 Goldman L, Ausiello D, *Cecil Medicine*, 23rd edn, Philadelphia: Saunders, 2007: Fig 449-16.

図 7.15 Little JW, Falace DA, Miller CS, Rhodus NL, *Dental Management of the Medically Compromised Patient*, 7th edn, St Louis: Mosby, 2008: Fig 1-12.

図 7.16 Rakel RE, *Textbook of Family Medicine*, 7th edn, Philadelphia: Saunders, 2007: Fig 44-27.

図 7.19 Haught JM, Patel S, English JC, *J Am Acad Dermatol* 2007; 57(6): 1051-1058.

図 7.20 James WD, Berger TG, Elston DM (eds), *Andrews' Diseases of the Skin: Clinical Dermatology*, 11th edn, Philadelphia: Saunders, 2011: Fig 24-3.

図 7.22 Adapted from Klein I, Ojamaa K. Thyroid hormone and the cardiovascular system. *New England Journal of Medicine* 2001; 344(7): 501-509, Tables 1 and 2.

図 7.23 Eichenfield LF et al., *Neonatal Dermatology*, 2nd edn, Philadelphia: Saunders, 2008: Fig 27-11.

図 7.24 Swartz MH, *Textbook of Physical Diagnosis*, 6th edn, Philadelphia: Saunders, 2009: Fig 15-15.

図 7.25, 7.34, 7.35 Habif TP, *Clinical Dermatology*, 5th edn, Philadelphia: Mosby, 2009: Figs 25-29, 20-17, 7-33.

図 7.26 McGee S, *Evidence Based Physical Diagnosis*, 2nd edn, Philadelphia: Saunders, 2007: Fig 22-6.

図 7.27 Based on Radulescu D, Parv A, Pripon S et al., *Endocrinologist* 2010; 20(2): 72-74.

図 7.28 Hoffbrand V, Pettit JE, Vyas P, *Color Atlas of Clinical Hematology*, 4th edn, Philadelphia: Elsevier, 2010: Fig 15.3.

図 7.29 Lennard TWJ, *Endocrine Surgery*, 5th edn, Philadelphia: Elsevier, 2014: Fig 3.14.

図 7.31, 7.32 Besser CM, Thorner MO, *Comprehensive Clinical Endocrinology*, 3rd edn, St Louis, Mosby, 2002. In: Ferri FF, *Ferri's Color Atlas and Text of Clinical Medicine*, Saunders, 2009.

図 7.37 Marx JA, Hockberger RS, Walls RM et al. (eds), *Rosen's Emergency Medicine*, 7th edn, Philadelphia: Mosby, 2009: Fig 95-4.

図 7.39 Anderson DM, *Dorland's Dictionary*, 30th edn, Philadelphia: Elsevier, 2003.

和文索引

【数字】

Ⅰ音
　減弱　284
　正常　282
　増強　283
1回拍出量低下　296
1型糖尿病　671
Ⅰ度房室ブロック　218, 284
Ⅱ音
　増強　285
2型糖尿病　648
Ⅲ音　286
Ⅳ音　287

【A】

Abadie(アバディ)徴候　675
ACL損傷　2, 27
Addison(アジソン)病　680, 687, 707, 714
Adie(アディー)緊張性瞳孔　347, 451
AIDS　327, 408, 411, 467, 609, 660
AION　462, 486, 521
ALS　361, 401, 437, 448
Alzheimer(アルツハイマー)型認知症(病)　351, 368, 406, 408, 409, 411, 467, 547
Apley(アプレー)圧迫テスト　3
Apley(アプレー)スクラッチテスト　4
AR　165, 238, 244, 246
Argyll Robertson(アーガイル・ロバートソン)瞳孔　354, 451
ASD　135, 227, 295
Austin Flint(オースチン・フリント)雑音　246
AVM　56, 357, 363, 368, 371, 378, 379, 386, 387, 389, 398, 406, 410, 416, 424, 430, 433, 443, 456, 468, 480, 486, 493, 495, 504, 506, 510, 514, 516, 521, 547
A型肝炎　597
a波　217

【B】

Babinski(バビンスキー)反射　363
Ballet(バレー)徴候　675
Bankart(バンカート)骨折　6, 7
Basedow(バセドウ)病(Graves(グレーブス)病)　669, 670, 672, 674, 704, 714
Becker(ベッカー)徴候　246
Beckwith-Wiedemann(ベックウィズ・ヴィーデマン)症候群　690
Behçet(ベーチェット)病　609
Bell(ベル)麻痺　383, 398
Biot(ビオー)呼吸　86
Blount(ブラウント)病　65, 66, 67
Bouchard(ブシャール)結節　8
Broca(ブローカ)失語　368, 409
Broca(ブローカ)野　409
Brown-Séquard(ブラウン・セカール)症候群　371
Brudzinski(ブルジンスキー)徴候　374
Budd-Chiari(バッド・キアリ)症候群　562, 574, 597
Buerger(バージャー)徴候　183
Buerger(バージャー)病　42
B型肝炎　630, 671

【C】

C5神経根症　19
Campbell(キャンベル)徴候　148
Carvello徴候　240
Charcot-Marie-Tooth(シャルコー・マリー・トゥース)病　66, 361, 418
Charcot(シャルコー)足　16
Cheyne-Stokes(チェーン・ストークス)呼吸　78, 189
Chvostek(クボステック)徴候　657
Clostridium tetani 感染症　433, 504
CMT病　66, 361, 418
COPD　75, 85, 95, 102, 105, 106, 108, 119, 124, 128, 132, 135, 139, 140, 148, 150, 153, 568
COPD急性増悪　99
Corrigan(コリガン)徴候　246
Courvoisier(クールボアジェ)徴候　579
CREST(クレスト)症候群　42, 47
Crigler-Najjar(クリグラー・ナジャー)症候群　599
Crohn(クローン)病　572, 576
Crouzon(クルーゾン)症候群　665
Cullen(カレン)徴候　581, 585
Cushing(クッシング)症候群　317, 637, 648, 655, 659, 676, 697, 700, 703, 707
Cushing(クッシング)病　680
Cushing(クッシング)様症状　659
C型肝炎　630, 671
c波　217

【D】

Dahl(ダール)徴候　105
Dalrymple(ダルリンプル)徴候　673, 675
de Musset(ド・ミュッセ)徴候　246
de Quervain(ドケルバン)腱鞘炎　20
DI　699, 700
Down(ダウン)症候群　690
Duchenne(デュシェンヌ)型筋ジストロフィー　361, 529
Duroziez(デュロチー)徴候　246

【E】

Ebstein(エブスタイン)奇形　196, 240
Ehlers-Danlos(エーラス・ダンロス)症候群　6, 7, 288, 651
Eisenmenger(アイゼンメンジャー)現象　196
Eisenmenger(アイゼンメンジャー)症候群　196, 251
empty-canテスト　53
Epstein-Barr(エプスタイン・バー)ウイルス　597
Ewart(エワート)徴候　200

【F】

FABER(フェーバー)テスト　36
Fallot(ファロー)四徴症　196, 197, 251, 279
Felty(フェルティ)症候群　632
Finkelstein(フィンケルシュタイン)テスト　20
Fowler(ファウラー)徴候　7
Frank-Starling(フランク・スターリング)仮説　174
Frank-Starling(フランク・スターリング)機序　165
Frank-Starling(フランク・スターリング)曲線　266
Friedreich(フリードライヒ)運動失調症　357, 387, 389, 391, 443, 514
Friedreich(フリードライヒ)徴候　227

【G】

G6PD欠乏症　319
Gaucher(ゴーシェ)病　66, 632
Gerhardt(ゲルハルト)徴候　246
Gerstmann(ゲルストマン)症候群　406
Gilbert(ジルベール)症候群　599
Goodpasture(グッドパスチャー)症候群　113, 590

Gottron(ゴットロン)丘疹　21
Graham Steell(グラハム・スティール)雑音　248
Graves(グレーブス)病(Basedow(バセドウ)病)　669, 670, 672, 704, 714
Grey Turner(グレイ・ターナー)徴候　585
Griffith(グリフィス)徴候　675
Guillain-Barré(ギラン・バレー)症候群　436, 441, 533

【H】

Harrison(ハリソン)溝　114
Hawkins(ホーキンス)インピンジメントテスト　22
HbSC病　632
Heberden(ヘバーデン)結節　8
Heschl(ヘシュル)回　413
Hill-Sachs(ヒル・サックス)骨折　6, 7
Hill(ヒル)徴候　247
HIV　308, 609, 632
HIV/AIDS脳症　518
HIV感染症　193, 206, 398, 711
HLA-B27脊椎関節症　36, 45
Hodgkin(ホジキン)リンパ腫　310, 605, 620, 671, 711
Hoffman(ホフマン)徴候　424
Hoover(フーバー)徴候　116
Horner(ホルネル)症候群　347, 426, 484, 531
HSV角膜炎　472
Huntington(ハンチントン)病　353
Hurler(ハーラー)症候群　665
Hutchinson(ハッチンソン)徴候　432
Hutchinson(ハッチンソン)瞳孔　430

【I】

IgA腎症　590

【J】

Janeway(ジェインウェイ)病変　211, 255, 280, 289

【K】

Kallmann(カルマン)症候群　351, 587
Kayser-Fleischer(カイザー・フライシャー)輪　603
Kernig(ケルニッヒ)徴候　450
Klinefelter(クラインフェルター)症候群　587, 652
Kussmaul(クスマウル)呼吸　122
Kussmaul(クスマウル)徴候　213, 276

【L】

L5 神経根症　418
Lachman(ラックマン)テスト　27
Leber(レーベル)遺伝性視神経症　463
Legg-Calve-Perthes(レッグ・カーブ・ペルテス)病　60
Leser-Trélat (レーザー・トレラ)徴候　323
Lewy(レビー)小体型認知症　353, 408, 411
Lyme(ライム)病　398

【M】

Mallory-Weiss(マロリー・ワイス)症候群　577, 608
Marcus Gunn(マーカスガン)瞳孔　486
Marfan(マルファン)症候群　6, 7, 28, 111, 134, 244, 251
Mayne(メイン)徴候　247
McBurney(マクバーニー)点の圧痛　607, 613
McMurray(マクマレー)テスト　3, 31
Melkersson-Rosenthal(メルカーソン・ローゼンタール)症候群　576
MEN Ⅱ型　620
Ménière(メニエール)病　413
Muehrcke(ミュルケ)線　610
Müller(ミュラー)徴候　247
Murphy(マーフィー)徴候　611
Myerson(マイヤーソン)徴候　408

【N】

Neer(ニア)インピンジメントテスト　32
NF-κB 転写因子　16
non-Hodgkin(非ホジキン)リンパ腫　310, 671
Noonan(ヌーナン)症候群　716

【O】

obturator(オブチュレーター)徴候　612
Ogilvie(オジルビー)徴候　570
Oliver(オリバー)徴候　148
Ortner(オルトナー)症候群　421
Osler(オスラー)結節　211, 255, 280, 289
O 脚　67

【P】

P2 増強：Ⅱ音の肺成分　285
Paget(パジェット)病　14, 66, 651
Pancoast(パンコースト)腫瘍　393, 421, 427
Parkinson(パーキンソン)症候群　367
Parkinson(パーキンソン)病　353, 365, 381, 408, 467, 470, 471, 489
Parkinson(パーキンソン)病様振戦　471
Parkinson(パーキンソン)病様歩行　470
Patrick(パトリック)テスト　36
Pemberton(ペンバートン)徴候　694
Perthes(ペルテス)病　66, 67
Pfeiffer(ファイファー)症候群　665
Phalen(ファレン)徴候　37
Pickwickian(ピックウィッキアン)症候群　78
Plummer(プランマー)爪　693
PR 間隔の延長　284
PR 間隔の短縮　283
psoas(ソウアス)徴候　613, 622

【Q】

Quincke(クインケ)徴候　247

【R】

Ramsay Hunt(ラムゼイ・ハント)症候群　398
RANK リガンド　16
Raynaud(レイノー)症候群／現象　41, 42, 199, 322
Reiter(ライター)症候群　244
Riesman(リースマン)徴候　675
Rinne(リンネ)試験　413
Romberg(ロンベルグ)試験　491
Roth(ロス)斑　211, 280, 289
Rovsing(ロブシング)徴候　613, 626
Rubinstein-Taybi(ルビンシュタイン・テイビ)症候群　665
Russell-Silver(ラッセル・シルバー)症候群　665

【S】

Scheuermann(ショイエルマン)病　25
Shy-Drager(シャイ・ドレーガー)症候群　86
Simmonds-Thompson(シモンズ・トンプソン)テスト　49
Sister Mary Joseph(シスター・メアリー・ジョセフ)の小結節　629
Sjögren(シェーグレン)症候群　42, 309, 699
SLAP 損傷　50, 68
SLE　12, 14, 28, 38, 42, 56, 138, 181, 244, 255, 289, 326, 564, 609, 714
Sneddon(スネッドン)症候群　28
spasticity 痙縮　504
Speed(スピード)テスト　50
Stellwag(ステルワーグ)徴候　675
superior vena cava(SVC)閉塞症　273, 697

【T】

Tay-Sachs(テイ・サックス)病　518
Terry(テリー)爪　605
Thomas(トーマス)テスト　58
Tinel(ティネル)徴候　59
Todd(トッド)麻痺　533
Toll(トール)様受容体　609
Tolosa-Hunt(トロサ・ハント)症候群　375, 464
Traube(トラウベ)徴候　247
Trendelenburg(トレンデレンブルグ)徴候　60
Trendelenburg(トレンデレンブルグ)歩行　529
Trousseau(トルソー)徴候　334, 712
Turner(ターナー)症候群　716

【V】

Valsalva(バルサルバ)手技　209, 229, 235
Venturi(ベンチュリー)効果　178
Venturi(ベンチュリー)の原理　170
Von Graefe(フォン・グレーフェ)徴候　673, 675
VZV 感染症　432
V 徴候　63
v 波　217

【W】

Wallenberg(ワレンベルグ)症候群　393, 404, 421, 427, 495, 516, 531
Weber(ウェーバー)試験　413
Wegener(ウェゲナー)肉芽腫症　113
Wernicke(ウェルニッケ)失語　409, 546
Wernicke(ウェルニッケ)脳症　342, 518
Wernicke(ウェルニッケ)野　409
Whipple(ウィップル)病　635
Wilm's(ウィルムス)腫瘍　654
Wilson(ウィルソン)病　603
Woltman(ウォルトマン)徴候　685

【X】

x 谷　217

【Y】

Yergason(ヤーガソン)徴候　68
y 谷　217

【ギリシャ文字】

β- サラセミア　313, 633
β(受容体)遮断薬　42, 181, 476, 477
γ- アミノ酪酸　592

【ア】

アイゼンメンジャー現象　196
アーガイル・ロバートソン瞳孔　354
亜急性細菌性心内膜炎　280
アキレス腱断裂　49
アキレス腱反射遅延　685
悪液質　186
悪性腫瘍　113, 140, 192, 259, 325, 583, 590, 599, 648, 671
悪性新生物　608
悪性貧血　714
アクロコルドン　710
あざ　655
アステリキシス　568
アセトアミノフェン　599, 600
亜脱臼　6
圧外傷　145
圧迫性単神経障害　437, 495
アディー緊張性瞳孔　347
アデノイド　141
アテローム性動脈硬化症　361
アナフィラキシー　121, 615
アバディ徴候　675
アフタ性潰瘍　609
アプリヘンション-リロケーションテスト　7
アプリヘンションテスト　6
アプレー圧迫テスト　3
アプレースクラッチテスト　4
アヘン剤　90
アマンタジン　28
アミオダロン　181
アミロイドーシス　309, 597, 654, 690, 700
アムロジピン　671
アメーバ性肝嚢胞　581
アルコール　599
アルコール依存症　81, 628, 697
アルコール関連肝疾患　630
アルコール性肝障害　568
アルコール多飲　90
アルコール中毒　389
アルツハイマー型認知症(病)　351, 411
アロプリノール　671
アンジオテンシン変換酵素阻害薬　100
アンドロゲン増加(外因性)　711
鞍鼻　44
アンモニア仮説　592

【イ】

異栄養性　14

異栄養性石灰沈着症　14
胃炎　577, 608
胃がん　328, 334
医原性　14, 351
萎縮性精巣　652
萎縮性舌炎　309
異常タンパク血症　623
異常ヘモグロビン症　651
胃食道逆流症　100
異所性心室調律　218
石綿肺　193
胃腸炎　572
一過性滑膜炎　11, 35
一酸化炭素中毒　190
遺伝性　605
遺伝性球状赤血球症　319, 633
遺伝性筋ジストロフィー　707
遺伝性出血性毛細血管拡張症　56, 113
胃捻転　273
いびき呼吸　141
異物の吸入　99
飲酒　78
インターロイキン-1β　16
咽頭反射　403
咽頭扁桃の肥大　141

【ウ】

ウィップル病　635
ウイルス性肝炎　599
ウイルス性喉頭炎　393, 421
ウイルス性髄膜炎　374, 449, 450
ウィルソン病　603
ウィルムス腫瘍　654
ウェゲナー肉芽腫症　113
ウェーバー試験　413
ウェルニッケ失語　409, 546
ウェルニッケ脳症　342, 518
ウェルニッケ野　409
ウォームショック　270
ウォルトマン徴候　685
右脚ブロック　294
烏口肩峰間の空間　22
右左シャント　135
右室拡大　163, 240
右室拡張障害　215
右室梗塞　213, 227
右室収縮障害　215
右室肥大　220, 279
右室ヒーブ　279
右側大量胸水　163
うっ血性心不全　75, 78, 102, 112, 124, 129, 133, 149, 163, 186, 190, 199, 239, 259, 562, 597, 605
うっ血性心不全増悪　99
うめき　112
運動　296
運動失調症　514
運動失調性呼吸　86
運動性失語　368
運動ニューロン疾患　361

【エ】

栄養欠乏　308
腋窩神経麻痺　19
エストロゲン製剤　630
壊疽性膿皮症　623
エチレングリコール中毒　122
エプスタイン・バーウイルス　597
エプスタイン奇形　196, 240
エーラス・ダンロス症候群　6, 288, 651
エルシニア症　583
エワート徴候　200
遠位指節間関節　8
炎症性関節症　10
炎症性筋疾患　38
炎症性サイトカイン　16
炎症性腸疾患　45, 117, 193, 583, 609, 623, 635, 638, 714
延髄外側症候群　393, 404, 421, 427, 433, 495, 504, 516, 531

【オ】

横隔膜疲労　127
横隔膜ヘルニア　273
横隔膜麻痺　127, 128
黄色腫　298
横側頭回　413
黄疸　599
横断性脊髄炎　493, 495
黄斑浮腫　662
オーグメンチン　600
オジルビー症候群　570
オースチン・フリント雑音　246
オスラー結節　211, 255, 280, 289
オピオイド　476
オピオイドの長期乱用　86
オブチュレーター徴候　612
オープニングスナップ　250
折りたたみナイフ現象　378
オリバー徴候　148
オルトナー症候群　421
音響フィルター　91

【カ】

下位運動ニューロン　361
壊血病　318
カイザー・フライシャー輪　603
外傷　11, 36, 44, 66, 208, 240, 289, 351, 368, 398, 493, 570, 609, 610, 652, 671, 690, 693
外傷性脳損傷　190
回旋筋腱板インピンジメント　22, 32
回旋筋腱板炎　22
回旋筋腱板損傷　4, 6, 7
外転神経(第Ⅵ脳神経)麻痺　342
回内運動　480
外反膝　64
外反変形　64
外反母趾　64
解剖学的脚長不等　61
海綿静脈洞症候群　342, 375, 383, 427, 457, 510, 513
海綿静脈洞部頚動脈瘤　342, 375
潰瘍性大腸炎　572, 623
化学受容体　106
下顎反射　447
化学療法　587
過換気　119, 196, 657, 712
下丘　413
過凝固状態　28
核間性眼筋麻痺　445
覚醒物質　296
顎前突症　706
喀痰　140
拡張型心筋症　149, 163
角膜炎　472
角膜剥離　472
角膜反射　383
下肢挙上　256
過剰摂取(野菜)　678
下垂体機能低下症　652
下垂体巨大腺腫　524
下垂体卒中　375
家族性　8
家族性本態性振戦　395
下大静脈閉塞　574
片側性の肺疾患　149
肩関節唇損傷　4
肩関節前方亜脱臼　52
肩関節前方脱臼　4, 52
片麻痺　192
喀血　113
滑車神経麻痺　510
褐色細胞腫　296
滑膜炎　10
化膿性関節炎　11, 35
カフェイン　700
カプトプリル　587
鎌状細胞ヘモグロビンC(HbSC)病　632
鎌状赤血球形質／症　700
鎌状赤血球指炎　45
鎌状赤血球性貧血　45, 319, 320
カルシウム拮抗薬　181, 587
カルシフィラキシス　28
カルチノイド症候群　56, 239, 240, 251, 252, 620, 697
カルベジロール　476
カルマン症候群　351, 587
加齢　685
加齢黄斑変性症　487, 524
加齢変性　244
肝炎　597
感音性難聴　415
眼外傷　638
感覚性失語　546
感覚喪失　495
感覚レベル　493
眼窩周囲の腫脹　675
眼窩先端(部)症候群　342, 383, 458, 464, 513, 521
眼窩肉芽腫　464
肝がん　328
換気血流不均衡　196
眼球後出血　464
眼球突出　464, 675
眼筋麻痺性片頭痛　456
肝頚静脈反射　201
眼瞼下垂　483
眼瞼挙筋腱膜離開　484
眼瞼結膜の蒼白　315
肝硬変(症)　56, 561, 574, 587, 599, 605, 635, 652
肝細胞がん　581, 596, 597
肝疾患　81, 119, 193, 259, 568, 666, 678
間質性腎炎　590, 615
間質性肺疾患　100, 102, 194
肝腫大　597
環状肉芽腫　671
肝静脈こま音　596
肝性口臭　595
肝性脳症　592
肝臓の羽ばたき振戦　568
眼性片頭痛　456, 521
関節窩の損傷　6, 7

和文索引　735

関節血腫　11, 35
関節拘縮　5
関節症　18
関節唇損傷　6, 7, 18
関節リウマチ　10, 11, 18, 35, 38, 42, 51, 54,
　　　62, 65, 66, 138, 326, 327, 616, 671
乾癬　39, 693
感染　11, 693
感染症　570, 610, 638, 652, 671
肝前性黄疸　319
感染性肝炎　620
乾癬性関節炎　36, 45, 65, 66
感染性心内膜炎　117, 193, 237, 240, 251,
　　　280
感染性仙腸関節炎　36
乾癬性爪異栄養症　39
完全房室ブロック　219
完全房室ブロックに伴う房室乖離　218
肝内出血　581
肝嚢胞　597
肝膿瘍　597
肝肺症候群　135
柑皮症　678
肝不全　261, 595
顔面筋麻痺(片側性)　397
顔面神経麻痺　383, 398, 476
寒冷曝露　199

【キ】

奇異呼吸　128
奇異性腹部運動　127
機械的受容体　106
気管牽引　148
気管原性がん　193
気管支炎　99, 102, 113, 119, 121, 140, 194
気管支拡張症　100, 194
気管支呼吸音　94
気管支軟化症　142
気管支の収縮　106
気管支の攣縮　106
気管軟化症　99, 142
利き手　412
気胸　75, 82, 132, 145, 150
起坐呼吸　124
起坐低酸素血症　135
偽性女性化乳房　587
偽性腸閉塞　570
偽性副甲状腺機能低下症　657, 712
偽痛風　11, 35
喫煙　351
基底核出血　470, 471

基底細胞母斑症候群　665
気道異物　113, 121, 142, 153
気道感染症　153
気道損傷　113
気道閉塞　128
企図振戦　443
キニン　28
機能的脚長不等　5
奇脈　273
脚長不等　5, 61
キャンベル徴候　148
吸引　99, 142
吸気性ラ音　102
吸収不良症候群　635
急性咳嗽　99
急性灰白髄炎(ポリオ)　361, 401, 436, 441,
　　　533
急性肝不全　592
急性胸痛　286
急性呼吸窮迫症候群　135
急性心筋梗塞　273
急性尿細管壊死　615
急性白血病　632
急性閉塞隅角緑内障　347, 350
胸郭出口症候群　215
胸腔内疾患　163
凝固異常　11, 113
胸鎖乳突筋の筋力低下　506
橋出血　476
共振　132
胸水　82, 94, 95, 273
胸水貯留　131, 150, 151
胸像型右胸心　163
橋中心性髄鞘崩壊症　448
強直性脊椎炎　25, 36, 45, 244
強皮症(全身性硬化症)　14, 42, 47, 56, 289
胸部大動脈瘤　393, 421, 427
胸膜炎　138
強膜黄疸　627
胸膜腫瘍　193
胸膜摩擦音　138
共鳴　130, 132
共鳴亢進　130, 132
棘下筋　22, 32
棘上筋　19, 22, 32
棘上筋インピンジメント　53
棘上筋腱炎　53
棘上筋損傷　53
棘上筋テスト　53
虚血　570
虚血性心疾患　237, 298

虚血性変化　287
巨細胞性動脈炎　342
拒食症　678, 685
巨赤芽球性貧血　632
巨舌症　690
巨大血管腫　596
巨大な動脈管開存症　176
ギラン・バレー症候群　436
気流　91
近位　8
近位筋ミオパチー　38, 707
近位筋力低下　38
筋萎縮　360
筋萎縮性側索硬化症（ALS）　361, 401, 437,
　　448
筋強剛　489
筋強直　454, 625
筋強直性ジストロフィー　38, 455, 484
筋緊張低下　441
筋骨格異常　82
筋ジストロフィー　529
筋消耗　360
金製剤　671
銀線動脈　205
緊張性気胸　94, 163, 273, 586
筋廃用　360
筋力低下　533

【ク】

クインケ徴候　247
空胞化　21
クスマウル徴候　213
口すぼめ呼吸　139
クッシング症候群　317, 637, 648, 655, 703
クッシング様症状　659
グッドパスチャー症候群　113, 590
くも状血管腫　56, 630
くも膜下出血　133, 374, 472, 480
クラインフェルター症候群　587, 652
クラックル　102, 194
グラハム・スティール雑音　248
クリオグロブリン血症　28
クリグラー・ナジャー症候群　599
グリコサミノグリカン　18
グリフィス徴候　675
グルココルチコイド誘発性ミオパチー　529
グルコース-6-リン酸脱水素酵素欠損症
　　633
グルコン酸カルシウムの注射　14
クルーゾン症候群　665
くる病　65, 66, 114, 134

クループ　99, 121, 142
クールボアジェ徴候　579
グレイ・ターナー徴候　585
クレスト症候群　42
グレーブス病（バセドウ病）　669, 670, 672,
　　704, 714
クロニジン　476
クローヌス　379
グロムス腫瘍　383, 404, 516
クローン病　572

【ケ】

経口避妊薬　583, 630
脛骨　61
頸静脈圧　212
　　Kussmaul（クスマウル）徴候　213
　　上昇　215
　　正常波形　217
頸静脈圧波形異常
　　a波-大砲脈　218
　　a波-突出または巨大　220
　　Friedreich（フリードライヒ）徴候　227
　　v波-巨大　222
　　x谷-欠如　223
　　x谷-突出　224
　　y谷-欠如　225
　　y谷-突出　227
頸動脈海綿静脈洞瘻　375
頸動脈解離　427, 508
頸動脈狭窄症　188
頸動脈血管雑音　188
頸部外傷　78
頸部穿通性外傷　393
頸部翼状片変形　716
鶏歩　418
外科的気腫　144
血液悪性腫瘍　623, 654
血液透析シャント　192
血液量減少症　173, 184, 264
結核　45, 113, 140, 193, 327, 583, 690
結核性指炎　45
血管運動性鼻炎　351
血管炎　28, 42, 99, 317, 577, 590, 638
血管腫　597, 690
血管性認知症　388
血管内皮増殖因子　117, 193
血管浮腫　393
血胸　82
結合組織疾患　6, 7, 42, 65, 240, 244, 251
血腫　597
血小板減少症　316

和文索引　737

血小板由来増殖因子　117, 192
血性嘔吐　577
結石　615
結節性紅斑　583
血栓性血小板減少性紫斑病　28
血尿　590
結膜浮腫　675
下痢　122
ケルニッヒ徴候　450
ゲルハルト徴候　246
肩甲上神経麻痺　19
肩甲腓骨型筋ジストロフィー　418, 420
肩鎖関節損傷　4
原発性高アルドステロン症　699, 700
原発性硬化性胆管炎　599, 620, 635
原発性進行性失語　368, 410, 547
原発性胆汁性肝硬変　298, 599, 603, 620, 635
原発性副甲状腺機能亢進症　14
原発性網状皮斑　28
腱板炎　32
腱反射亢進　683
腱反射低下　685
肩峰下インピンジメント　19
肩峰下滑液包炎　32

【コ】

誤飲　82
高インスリン血症　648
構音障害　387
口蓋垂偏倚　516
口角炎　308
高カルシウム血症　14, 699, 700
高カロチン血症　678
交感神経興奮状態　165
口腔カンジダ症　308
口腔内潰瘍　609
高血圧(症)　166, 203, 204, 205, 206, 207, 208, 287, 687
高血圧性網膜症　203, 487, 662
　銀線動脈　205
　小動脈瘤　207
　動静脈狭窄　204
　動静脈交差　204
　銅線動脈　205
　綿花様白斑　206
　網膜出血　208
膠原病　583, 693
後交通動脈瘤　347, 456
交互脈　174
抗コリン薬　699

高コレステロール血症　298
虹彩炎　638
交叉性内転筋反射　386
高脂血症　298
拘縮を伴う熱傷　66
甲状腺がん　669
甲状腺眼症　463, 464, 672
甲状腺機能亢進症　38, 270, 296, 474, 587, 616, 620, 683, 684, 693, 696, 697, 707
甲状腺機能亢進症に伴う振戦　684
甲状腺機能低下症　38, 90, 181, 563, 620, 667, 678, 685, 687, 690, 707
甲状腺疾患　193
甲状腺腫　669, 694
甲状腺中毒(症)　165, 188, 286, 401, 630, 635
甲状腺皮膚障害　704
甲状腺ミオパチー　529
高心拍出状態　270, 283
叩打性ミオトニア　454
高炭酸ガス血症　81
高タンパク質の経管栄養　700
高張性脱水　184
後天性免疫不全症候群　327, 408, 609, 660
喉頭蓋炎　121, 141, 142
喉頭痙攣　393
喉頭血管腫　142
喉頭軟化症　142
後頭葉出血　524
更年期　697
後鼻漏　99
後腹膜出血　581, 585
高プロラクチン血症　666
鉤ヘルニア　347, 350, 430, 456
硬膜外脳膿瘍　493
高リン酸血症　14
抗リン脂質抗体症候群　28
高齢　28, 270, 287
鼓音　130
コカイン　44
股関節　58, 60, 61, 65, 66
股関節屈曲拘縮　58
股関節形成異常　66
股関節疾患の後遺症　60
呼気性ラ音　102
呼吸音　91
　気管支呼吸音　94
　減弱　95
呼吸器疾患　135
呼吸窮迫　85

呼吸困難　106, 148
呼吸性アルカローシス　657, 712
呼吸不全　90, 106
呼吸補助筋　74
黒色タール便　608
黒色表皮腫　648
ゴーシェ病　632
コースクラックル　102
骨 Paget（パジェット）病　651
骨格異常　163
骨髄異形成症候群　280
骨髄炎　66
骨折　18, 61
骨粗鬆症　25
骨粗鬆症性脊柱後弯症　25
骨痛　310
ゴットロン丘疹　21
骨軟骨症　65
骨破壊性疾患　14
骨摩擦音　18
骨溶解　16
固定姿勢保持困難　568
孤発性本態性振戦　395
コーヒー残渣様嘔吐　577
鼓膜穿孔　413
コリガン徴候　246
孤立性右胸心　163
コリン作動性中毒　401
コリン性中毒　476
コレステロール黄色斑　298
コレステロール塞栓症候群　28
昏睡　404
コンパートメント症候群　495

【サ】

細菌感染　308
細菌性心内膜炎　211, 244, 255, 289, 632
細菌性髄膜炎　374, 449, 450
サイトメガロウイルス　632
再発性多発軟骨炎　44
再発性の肩甲上腕関節の亜脱臼あるいは脱臼　6, 7
細胞低酸素　181
左脚ブロック　292
サクシニルコリン　401
鎖骨下動脈狭窄　277
坐骨神経麻痺　418
鎖骨頭蓋形成不全症　66, 665
さじ状爪　322
左室拡大　163
左室機能低下　284

左室駆出率　178
左室コンプライアンス低下　284
左室肥大　163
左室ペーシング　294
左室容量動脈圧　209
左室隆起　166
左心不全　194
嗄声　421
サーモンパッチ　39
サリチル酸中毒　122
サルカス徴候　52
サルコイド指炎　45
サルコイドーシス　45, 193, 353, 398, 576, 583, 597, 693, 707
サルファ剤　583
サルファヘモグロビン血症　196
三脚姿勢　105
三尖弁逆流音　240
三尖弁逆流症（三尖弁閉鎖不全症）　222, 223, 286
三尖弁狭窄音　252
三尖弁狭窄症　213, 220, 221, 225
三尖弁閉鎖症　196
三尖弁閉鎖不全症（三尖弁逆流症）　222, 223, 286
三倍体症候群　690
三峰性拍動　164

【シ】

ジェインウェイ病変　211, 280, 289
シェーグレン症候群　42, 309, 699
指炎　45
耳下腺腫脹　313
色素沈着過多　680
ジギタリス　587
子宮外妊娠　581
子宮頸がん　328
子宮体がん　328
糸球体腎炎　590, 615
軸方向のアライメント不良　5
シクロスポリン　600
耳硬化症　413
耳垢栓塞　413
囁語法　413
自己免疫　42
自己免疫性肝炎　599
自己免疫性溶血性貧血　319
脂質異常症　678
脂質正常　298
思春期　637
視神経萎縮　462

和文索引 739

視神経炎 468, 486, 521
シスター・メアリー・ジョセフの小結節 629
指節間関節 8
指節間関節の変形性関節症 8
死戦期呼吸 76
持続性吸息 77
持続性心尖拍動 166
肢帯型筋ジストロフィー 529
肢端硬化 42, 47
膝蓋骨アプリヘンションテスト 34
膝蓋大腿関節不安定症 34
膝蓋跳動 35
失調性歩行 357
失明 675
歯肉増殖症 318
歯肉肥大 318
紫斑 316
脂肪肝 597
脂肪便 635
シマリス様顔貌 313
シメチジン 587
シモンズ・トンプソンテスト 49
シャイ・ドレーガー症候群 86
尺骨動脈における動静脈奇形 192
尺側偏位 62
視野欠損 523
視野障害 675
シャルコー・マリー・トゥース病 361
シャルコー足 16
縦隔気腫 145
周期性麻痺 696
周期的呼吸 133
住血吸虫症 632
収縮性心外膜炎 213, 214, 215, 227, 273
収縮性心内膜炎 257
収縮中期陥凹 176
収縮中期クリック 229
重症筋無力症 38, 436, 441, 445, 484, 533
重症三尖弁狭窄症 218
重症心不全 172, 213, 574
重症僧帽弁狭窄症 279, 284
重症僧帽弁閉鎖不全症 222, 279
十二指腸潰瘍穿孔 581
重拍 173
重拍脚 168
重拍切痕 168
羞明 472
手根管症候群 37, 59, 361, 437, 495, 533
酒さ 12
手掌オトガイ反射 467

手掌紅斑 616
出血 586
出血斑 316
術後イレウス 570
腫瘍 11, 35, 66, 150, 151, 252, 357, 421, 427, 577, 615, 694
腫瘍壊死因子-α 16, 187, 593
腫瘍浸潤 215
腫瘍随伴性高カルシウム血症 14
腫瘍随伴性小脳変性(症) 357, 387, 389, 391, 443, 514
腫瘍熱 329
腫瘍崩壊症候群 14
シュワン細胞腫 383, 398, 404, 413
循環血液量減少性ショック 172, 264
循環血液量低下 266
ショイエルマン病 25
上咽頭閉塞 141
小円筋 22
小顎症 78
消化性潰瘍疾患 577, 608
松果体腫瘍 451, 510, 518
上眼瞼後退 673, 675
上眼瞼遅滞 673
上気道感染症 99, 351, 583
上気道腫瘍 135
上行脚 168
上行脚隆起波 171
上行性テント切痕ヘルニア 476
ジョウゴグモの毒 401
硝子体出血 486
上大静脈(SVC)閉塞(症) 273, 697
小遅脈 178
上殿神経麻痺 60
小動脈瘤 207
小児の重症喘息 114
小児の慢性呼吸器疾患 134
小脳橋角部腫瘍 342, 383, 404
小脳橋腫瘍 516
小脳梗塞 357, 387, 389, 391, 443, 514
上部消化管出血 577, 608
上方肩関節唇前後損傷 50, 68
小脈 178
静脈機能不全 259
静脈閉塞 199
上腕骨頭の損傷 6, 7
上腕二頭筋腱炎 4, 50, 68
触診可能腎 654
食道運動障害 42
食道炎 577, 608
食道がん 328

食道静脈瘤　577, 608
食道破裂　145
食物に対する過敏性　572, 609
徐呼吸　90
女性化乳房　587
触覚振盪　150
ショック　264
ショック状態　232
徐脈　181
ショール徴候　48
ジョルトサイン　449
自律神経障害　135
自律性機能亢進症　669
視力　520
ジルベール症候群　599
心因性多飲症　699, 700
腎炎症候群　590
心音の分裂　290
　奇異性(逆)分裂　292
　生理的分裂　291
　広い分裂　294
　広がった固定性分裂　295
心外膜炎　258
心拡大　163
腎がん　328
伸吟　112
心筋炎　181
心筋梗塞　181, 296
心筋サルコメア　209
心筋症　163, 173, 237
真菌性髄膜炎　374, 449, 450
心筋肥大　163
神経換気解離　107
神経筋疾患　108
神経原性の筋力低下　19
神経膠腫　141
神経根症　360, 401, 436, 495, 533
神経サルコイドーシス　354, 451
神経障害　82
神経線維腫　690
神経線維腫症　651
神経長依存性末梢神経障害　418
腎結石　590
心原性の中枢性チアノーゼ　197
進行型 HIV/AIDS　411, 467
進行型 HIV/AIDS 認知症　408
進行した左心不全　174
進行性核上性麻痺　366, 381, 470, 471, 489, 518
進行性多巣性白質脳症　448
腎細胞がん　654

心雑音　233
心雑音(拡張期)
　Graham Steell(グラハム・スティール)雑音　248
　オープニングスナップ　250
　三尖弁狭窄音　252
　僧帽弁狭窄音　249
　大動脈弁逆流音　244
　肺動脈弁逆流音　251
心雑音(持続性)
　動脈管開存音　253
心雑音(収縮期)
　三尖弁逆流音　240
　心室中隔欠損音　242
　僧帽弁逆流音　237
　大動脈弁狭窄音　234
　肺動脈弁狭窄音　239
心室中隔欠損音　242
心室中隔欠損症　165, 242, 283
心室頻拍　218, 294
真珠腫性中耳炎　398, 413
腎腫大　654
滲出性中耳炎　413
浸潤性疾患　654
腎障害　122
新生児呼吸窮迫症候群　112, 121
新生児乳汁漏出症　668
真性赤血球増加症　620, 632
心尖拍動　162, 164, 167
　左室隆起　166
　三峰性拍動　164
　持続性心尖拍動　166
　心尖部圧負荷　166
　二峰性拍動　164
　拍動亢進　165
　偏位　163
　容量負荷　165
心尖部圧負荷　166
心臓悪液質　186
心臓内シャント　135
心臓ブロック　181
心臓弁膜症　163
靱帯損傷　18
靱帯の弛緩　5
心タンポナーデ　172, 215, 224, 225, 228, 273, 274
腎動脈血栓症　615
心内膜炎　193
腎乳頭梗塞　590
心嚢液貯留　94, 200, 215, 224
心拍出量低下　199

心拍動　162
深部静脈血栓症　28
心不全　106, 108, 112, 173, 196, 215, 259,
　　264, 286, 296, 597, 614, 615
腎不全　81, 259, 587, 655, 668, 713
心房細動　223, 227, 269
心房性期外収縮　218
心房粗動　218, 219
心房中隔欠損症　135, 227, 295
心膜ノック音　257
心膜摩擦音　138, 258

【ス】

膵炎　206, 585, 657, 712
髄外造血　665
髄外造血巣　313
膵がん　328, 334
水腎症　654
膵臓がん　599, 629
膵臓瘻　122
垂直性注視麻痺　518
水槌脈　246
水頭症　344, 451, 468, 510, 518, 527
膵頭部がん　579
水泡音　102
髄膜炎　86, 353, 413, 472
髄膜腫　351
ステルワーグ徴候　675
ステロイドざ瘡　711
ステロイド治療　637
ストライダー　142
ストリキニーネ中毒　433, 504
ストレス　609
ストロークテスト　11
スネッドン症候群　28
スピロノラクトン　587
スワンネック変形　54

【セ】

声音振盪　150
精索静脈瘤　652
脆弱X症候群　665
正常異形　710
正常気管支音　94
性腺機能低下症　587, 666
精巣がん　328
精巣腫瘍　587
声帯機能不全　142
声帯共鳴　151
声帯ポリープ　393
青銅色肌　680

声門下狭窄症　142
生理的振戦　474
脊髄亜急性連合変性症　491
脊髄空洞症　428, 495
脊髄瘤　378, 533
脊髄性筋萎縮症　38, 401, 437
脊髄損傷　363, 379, 386, 424, 433, 436,
　　493, 495, 504
脊髄癆　491
脊柱後弯症　25
脊椎関節症　45
脊椎後側弯症　82
脊椎症　436, 544
咳反射　99
石灰沈着(症)　14, 42
舌下神経麻痺　508
赤血球増加症　697
接合部性期外収縮　218
舌偏倚　508
セリアック病　193, 635, 707
セロトニン症候群　379, 433, 504
線維束性収縮　401
腺がん　323, 629
前脛骨粘液水腫　704
全失語　409
腺腫　669
前十字靱帯損傷　2, 27
線状出血　39, 211, 280, 289
全身性エリテマトーデス(SLE)　12, 14, 28,
　　38, 42, 56, 138, 181, 244, 255, 289,
　　326, 564, 609, 714
全身性硬化症(強皮症)　14, 42, 47, 56, 289
全身性疾患　38
全身性変形性関節症　8
喘息　75, 99, 102, 119, 124, 140, 153, 273
仙腸関節炎　36
穿通性外傷　371, 506
前庭神経炎　413, 491
先天異常　587
先天性横隔膜ヘルニア　111
先天性関節欠損　6, 7
先天性胸壁異常　111
先天性三尖弁閉鎖症　252
先天性疾患　61
先天性脊柱後弯症　25
先天性僧帽弁狭窄症　249
先天性大動脈弁狭窄症　235
先天性二尖弁　235
先天性梅毒　44, 665
先天性パラミオトニア　455
先天性副腎過形成　676

先天性ミオトニア　455
先天的奇形　251
先天的拍動間変動　175
蠕動音　569
　過活動　572
　金属音　573
前頭側頭型認知症　408, 411, 467
前頭部隆起　665
前部虚血性視神経症（AION）　462, 486, 521
前部ぶどう膜炎　347, 472
前方引き出しテスト　2
喘鳴　125, 153
前立腺異常　332
前立腺炎　332
前立腺がん　310, 325, 328, 332, 334
前立腺肥大症　332

【ソ】

ソウアス徴候　613, 622
造影剤　700
爪甲下の過角化　39
爪甲の陥凹　39
爪甲白斑症　605
爪甲剥離症　39, 693
増殖性網膜症　662
相対的瞳孔求心路障害　486
総動脈幹症　196
総肺静脈還流異常症　196
総腓骨神経ニューロパチー　418
総腓骨神経麻痺　544
僧帽筋の筋力低下　506
僧帽弁逸脱症　229, 237
僧帽弁顔貌　231
僧帽弁逆流音　237
僧帽弁逆流症（僧帽弁閉鎖不全症）　165, 284, 286
僧帽弁狭窄音　249
僧帽弁狭窄症　167, 220, 231, 249, 250, 264, 283, 294, 697
僧帽弁粘液腫　283
僧帽弁閉鎖不全症（僧帽弁逆流症）　165, 284, 286
掻痒症　619
掻痒性の擦過痕　619
側臥位呼吸　149
塞栓症　28
測定障害　391
続発性 LR　28
続発性 Raynaud 症候群　43
側弯　163
ソーセージ様指　45

【タ】

第 1 伸筋コンパートメント　20
第 3 期梅毒　354, 491
体位変換手技　209
体液過剰　215
体幹失調　514
大血管転位症　196
対光近見反応解離　354, 451
代謝障害症候群　690
代謝性アシドーシス　119
代謝性アルカローシス　90
代謝性ケトアシドーシス　122
代謝性ミオパチー　529
体重増加　637
帯状疱疹　432, 671
大腿骨　61
大腿骨頭すべり症　60, 66
大腸がん　334
大動脈解離　244
大動脈弓部の大動脈瘤　148
大動脈縮窄症　277, 278
大動脈二尖弁　244
大動脈弁逆流音　244
大動脈弁逆流症　165, 238, 244, 246, 270, 286
大動脈弁狭窄音　171, 234
大動脈弁狭窄症　163, 164, 166, 171, 178, 235, 264, 287, 292
大動脈弁疾患　174
大動脈弁閉鎖不全症　165, 176, 238, 270, 286
大脳皮質基底核変性症　366, 381, 470, 471, 489
胎便吸引　112
大量出血　122
多飲症　699
ダウン症候群　690
唾液腺症　628
多音　153
高安動脈炎　244
濁音　130, 131
多系統萎縮症　366, 381, 470, 471, 489
多血症　697
打診　130
　共振（共鳴）　132
　共鳴亢進　132
　濁音　131
脱臼　61
脱水　288, 615
脱調整　108

タッピング　167
脱分極麻酔薬　401
ターナー症候群　716
ダニ麻痺症　437, 441
多尿症　700
　　Cushing(クッシング)症候群　703
多嚢胞性腎(症)　590, 654
多嚢胞性卵巣症候群　648, 676
多発筋炎　38, 42
多発血管性肉芽腫症　44
多発性筋炎　529, 707
多発性硬化症　65, 354, 357, 363, 371, 378,
　　379, 386, 387, 389, 391, 424, 433, 443,
　　445, 448, 451, 462, 493, 504, 510, 514,
　　518, 524, 533, 620
多発性骨髄腫　28, 310, 603
多発性内分泌腫瘍症(MEN)II型　620
多毛症　676
ダルリンプル徴候　673
単音　153
胆管肉腫　579, 599
胆汁うっ滞　599
胆汁瘻　122
単純ヘルペスウイルス(HSV)角膜炎　472
弾性線維性仮性黄色腫　651
胆石(症)　579, 599
胆道閉塞　599, 620
胆嚢炎　611
胆嚢がん　328
タンパク同化ステロイド　652
タンパク漏出性胃腸症　605
短母指外転筋腱　20

【チ】

チアノーゼ　195
　中枢性　196
　末梢性　199
チアノーゼ性心疾患　117
チアミン(ビタミンB$_1$)欠乏　309
チェーン・ストークス呼吸　78
蓄積症　597
遅脈　178
致命的な家族性不眠症　86
チモロール　476
中咽頭閉塞　141
中手指節関節　62
中心索損傷　10
虫垂炎　607, 612, 622, 625, 626
中枢神経障害　119
中枢性α$_2$(受容体)作動薬　476
中枢性睡眠時無呼吸　78

中枢性チアノーゼ　196
中枢性難聴　415
中大脳動脈　409
中殿筋筋力低下　60
中毒性多結節性甲状腺腫　669
腸管虚血　581
腸管閉塞　570, 572, 573
腸管膜虚血　570
蝶形紅斑　12
腸脛靱帯症候群　58
腸疾患関節炎　36, 45
聴神経腫瘍　383, 398, 404, 413
腸蠕動音　570
腸閉塞　570
長母指外転筋腱　20
腸腰筋徴候　613, 622
腸腰筋膿瘍　622
聴力障害　413
直腸がん　333
直腸腫瘍　333

【ツ】

椎間板ヘルニア　436
椎骨動脈解離　357, 387, 389, 391, 443
椎骨動脈循環不全　531
椎体骨折　25
痛風　11, 35, 45
爪乾癬　39
爪基部の損傷　605

【テ】

テイ・サックス病　518
低アルブミン血症　259, 261, 562, 605, 610
低栄養状態　628
低カリウム血症　533, 570, 696, 700
低カルシウム血症　657, 712
低換気　95
低血圧症　687
低血糖　474, 533
低酸素血症　280, 296
低体温　28, 90, 685
低ビタミンD　657, 712
低マグネシウム血症　657, 712
低流量換気　95
デクスメデトミジン　476
鉄欠乏　309
鉄欠乏性貧血　322, 609, 620
デュシェンヌ型筋ジストロフィー　361, 529
デュロチー徴候　246
テリー爪　605
転移性　14

転移性腫瘍　597
伝音性難聴　415
電解質異常　181
点状出血　316
伝染性単核球症　597, 632

【ト】

頭蓋咽頭腫　524
頭蓋内圧亢進　90, 468, 521
頭蓋内出血　280
動眼神経（第Ⅲ脳神経）麻痺　347, 456, 484
凍結肩　4
洞結節疾患　181
瞳孔括約筋痙攣　347
瞳孔括約筋麻痺　347
瞳孔散大筋麻痺　347
統合失調症　700
瞳孔不同　346
橈骨－大腿遅延　278
橈骨－橈骨遅延　277
橈骨手根関節　62
動作緩慢　365
動静脈奇形　56, 188
動静脈狭窄　204
動静脈交差　204
動静脈瘻　176
洞性頻脈　296
洞性不整脈　180
透析　587
銅線動脈　205
疼痛　119
糖尿病　16, 206, 207, 208, 280, 298, 418, 458, 496, 544, 605, 620, 628, 661, 662, 671, 678, 692, 699, 700, 710, 711
糖尿病性足潰瘍　17
糖尿病性筋萎縮症　661
糖尿病性神経障害　495
糖尿病性増殖性網膜症　662
糖尿病性単神経障害　342, 398, 456, 510, 516
糖尿病性尿崩症　699, 700
糖尿病性網膜症　487, 662
糖尿病性リポイド類壊死症　692
橙皮状皮膚　330
洞房結節疾患　181
洞房結節不全　296
動脈管開存音　253
動脈管開存症　165, 253
動脈硬化　298
動脈症　28

動脈拍動　168
　交互脈　174
　重拍　173
　上行脚隆起波　171
　小遅脈　178
　洞性不整脈　180
　二段脈　172
　二峰性脈　176
動脈閉塞　199
動揺性歩行　529
兎眼　675
特発性過形成　690
特発性顔面神経麻痺　383
特発性頭蓋内圧亢進症　344, 468, 521
特発性肺線維症　119
特発性網状皮斑　28
吐血　577
ドケルバン腱鞘炎　20
トッド麻痺　533
ドーパミン拮抗薬　365
ド・ミュッセ徴候　246
トラウベ徴候　247
トルソー徴候　334, 712
トール様受容体　609
トレンデレンブルグ歩行　529
トロサ・ハント症候群　375
ドロップアームテスト　19

【ナ】

ナイアシン欠乏　309
内因性のアンドロゲン増加　711
内頚動脈解離　404, 509, 516
内頚動脈瘤　508
内臓逆位　163
内側膝状体　413
内反股　66
内反膝　67
内反変形　66
内反母趾　67
内分泌性筋疾患　38
波の反射　168
軟骨損傷　18
軟骨内骨化　8
軟性線維腫　710
軟性白斑　206
軟部組織の適応短縮　5

【ニ】

ニアインピンジメントテスト　32
肉芽腫性口唇炎　576
ニコランジル　609

二次性副甲状腺機能亢進症　15
二段脈　172
二峰性拍動　164
二峰性脈　176
乳がん　310, 323, 330
乳酸アシドーシス　122
乳汁漏出症　666, 667
乳頭筋機能不全　240
乳頭浮腫　468
乳糜性腹水　564
乳房膿瘍　330
尿管外傷　590
尿管閉塞　654
尿細管性アシドーシス　122
尿素結晶析出　713
尿毒症　122
尿濃縮障害　700
尿路がん　323
尿路閉塞解除後の利尿　700
妊娠　119, 259, 583, 616, 630, 637

【ヌ】
ヌーナン症候群　716

【ネ】
熱傷　14, 615
ネフローゼ症候群　259, 260, 562, 678
粘液腫様変性　237
粘液水腫　331, 562
捻髪音　102
年齢　288

【ノ】
脳炎　78
脳幹外傷　78
脳幹損傷　77
脳血管障害　436
脳血管性認知症　368, 406, 408, 409, 411, 447, 467, 546
脳梗塞　203, 363, 378, 379, 386, 397, 406, 409, 416, 424, 430, 433, 480, 495, 504
脳死　383
脳出血　363, 368, 378, 379, 386, 397, 406, 409, 416, 424, 433, 480, 495, 504, 533, 546
脳腫瘍　190, 342, 363, 368, 371, 378, 379, 386, 387, 389, 391, 398, 406, 410, 416, 424, 430, 433, 443, 456, 468, 480, 486, 493, 495, 504, 506, 508, 510, 514, 521, 547, 620

脳静脈洞血栓症　344, 521
脳性麻痺　65, 378
脳卒中　78, 86, 133, 190, 568, 620
脳損傷　90
脳底動脈領域梗塞　514
脳動静脈奇形(AVM)　357, 363, 368, 371, 378, 379, 386, 387, 389, 398, 406, 410, 416, 424, 430, 433, 443, 456, 468, 480, 486, 493, 495, 504, 506, 510, 514
脳動脈瘤　342, 374
脳膿瘍　342, 363, 368, 371, 378, 379, 386, 387, 389, 391, 398, 406, 410, 416, 424, 430, 433, 443, 456, 480, 486, 495, 504, 506, 508, 514, 521
嚢胞性線維症　114, 140, 193

【ハ】
把握性ミオトニア　454
把握反射　411
肺うっ血　102
肺炎　75, 82, 94, 99, 102, 106, 112, 113, 119, 121, 128, 131, 138, 140, 150, 151, 194, 196
肺がん　102, 117, 138, 310, 323, 328, 334
肺気腫　88, 95, 116
敗血症　112, 122, 172, 173, 232, 614, 615
敗血症性血栓症　375
敗血症性ショック　232, 270
肺血栓塞栓症　75, 99, 113, 119, 135, 138
肺高血圧(症)　109, 113, 215, 220, 221, 222, 231, 248, 251, 279, 285
肺実質性疾患　697
肺腫瘍　149
肺静脈瘻　196
肺水腫　194
肺性心　201
肺切除術後　135
肺線維症　82, 102, 106, 114, 193
背側橋梗塞　445
肺塞栓(症)　213, 273, 274, 279, 296
背側中脳病変　451
肺動静脈シャント　136
肺動脈弁逆流音　251
肺動脈弁逆流症　248
肺動脈弁狭窄音　239
肺動脈弁狭窄症　220, 221, 294
梅毒　16, 244, 327, 690
梅毒性指炎　45
肺内シャント　135, 196
肺の過膨張　116
肺胞呼吸音　91

廃用性萎縮 361
パーキンソン症候群 367
パーキンソン病 353, 365, 381, 408, 467, 470, 471, 489
拍動亢進 165
白斑(症) 324, 714
歯車様筋強剛 381
橋本甲状腺炎 714
橋本病 669
バージャー徴候 183
バージャー病 42
播種性血管内凝固症候群 28, 280
播種性淋菌症 45, 255
破傷風 433, 504
バセドウ病(グレーブス病) 669, 670, 672, 674, 704, 714
ばち指 192
白血病 280, 318, 327, 597, 620, 671
ハッチンソン徴候 432
ハッチンソン瞳孔 430
バッド・キアリ症候群 562, 597
鳩胸 134
パトリックテスト 36
鼻の手術 44
バニオン手術の合併症 66
パニック発作 119
羽ばたき振戦 81, 568
バビンスキー反射 363
歯磨き粉 609
ハーラー症候群 665
針穴瞳孔 475
ハリソン溝 114
バルサルバ手技 209
バルジテスト 11
バルビツール酸 90
バルプロ酸 600
バレー徴候 675
反回神経麻痺 393, 421
バンカート骨折 6
半月板損傷 3, 18, 31
パンコースト腫瘍 393
反射減弱 436
反射亢進 433, 448
反射消失 436
斑状皮膚 232
半側無視症候群 416
反跳痛 624
ハンチントン病 353
パンヌス 10
反応性関節炎 36, 45
反復拮抗運動不全 389

【ヒ】

ビア樽状胸 88
ビオー呼吸 86
皮下気腫 144
皮下結節 51
膝関節 61
膝関節液貯留 11
膝関節腫脹 11
膝関節の外反 64
脾腫 632
微小血管梗塞 342, 398, 456, 510, 516
微小血管障害 28
微小血管障害性溶血性貧血 28
微小血管性溶血性貧血 319
肥大型心筋症 176, 177, 264, 287
非対称性の胸郭拡張 82
肥大性肺性骨関節症 117, 193
ビタミン B_1 欠乏 309
ビタミン B_6 欠乏 309
ビタミン B_{12} 欠乏 309, 609
ビタミン D 過剰 14
ビタミン D 欠乏 15
ビタミン E 欠乏 309
ピックウィッキアン症候群 78
非同期性呼吸 85
ヒト免疫不全ウイルス 308, 609
ヒト免疫不全ウイルス(HIV)感染症 193, 206, 398, 711
非敗血症性血栓症 375
脾破裂 581
皮膚筋炎 12, 14, 24, 28, 38, 42, 48, 56, 63, 529, 707
皮膚弛緩症 484
皮膚石灰沈着症 14
皮膚線条 637
皮膚ツルゴール 288
鼻閉 141
非ホジキンリンパ腫 310, 671
ピボットシフトテスト 27
肥満 78, 637, 648
肥満細胞症 56
肥満低換気症候群 78
百日咳 99
表皮の萎縮 21
ピリドキシン欠乏 309
ヒル・サックス骨折 6
ヒル徴候 247
ピロリン酸カルシウム結晶沈着症 11, 35
貧血 106, 108, 165, 188, 286, 296, 315, 655

頻呼吸 146
頻脈 296

【フ】

ファイファー症候群 665
ファインクラックル 102
ファウラー徴候 7
ファレン徴候 37
ファロー四徴症 196
不安 106, 119, 296
フィンケルシュタインテスト 20
フェーバーテスト 36
フェルティ症候群 632
フォン・グレーフェ徴候 673, 675
副甲状腺機能亢進症 38, 707
副甲状腺機能低下症 657, 712
複雑型片頭痛 368, 427, 429
複視 675
副腎がん 328
副神経麻痺 506
副腎腫 697
副腎腫瘍 676
腹水 560
腹直筋鞘血腫 581
腹部感染症 586
腹部頸静脈反射 201
腹部大動脈瘤破裂 581
腹膜炎 586, 624, 625
腹鳴 572
ブシャール結節 8
浮腫性白斑 206
不随意的な防御 625
不整脈 269
普通感冒 99
不適合義歯 308
ブドウ膜炎 638
フーバー徴候 116
ブラウン・セカール症候群 371
ブラウント病 67
ブラジキニン 616
プラダー・ウィリー症候群 652
プラティプニア 135
フランク・スターリング仮説 174
フランク・スターリング機序 165
フランク・スターリング曲線 266
プランマー爪 243
フリードライヒ運動失調症 357, 387, 389, 391, 443, 514
フリードライヒ徴候 227
フルクロキサシリン 600
ブルジンスキー徴候 374

ブルセラ症 632
フレイルチェスト 82, 128
ブローカ失語 368

【ヘ】

ヘアリー細胞白血病 632
閉鎖筋徴候 612
閉塞性睡眠時無呼吸 78, 181
閉塞性肥大型心筋症 164, 166, 209, 286
閉塞性肥大型心筋症による雑音 209
ヘシュル回 413
ベーチェット病 609
ベッカー徴候 246
ベックウィズ・ヴィーデマン症候群 690
ヘバーデン結節 8
ヘモクロマトーシス 181, 322, 597, 680
ヘリオトロープ疹 24
ヘリコバクター・ピロリ感染症 309
ペルテス病 67
ベル麻痺 383
ヘロイン 476
弁逸脱 240
変形性関節症 8, 11, 18, 25, 35, 36, 60, 65
片頭痛 472, 546
片側性横隔膜麻痺 82
ベンゾジアゼピン 90
弁置換術後 173
扁桃周囲膿瘍 142
扁桃肥大 78
扁平呼吸 135
扁平上皮がん 324, 393, 423

【ホ】

崩壊脈 246
膀胱がん 328
放射線療法 587
傍腫瘍症候群 24
乏尿 614
ホーキンスインピンジメントテスト 22
ホジキンリンパ腫 310, 605, 671
ボタン穴変形 9
発作性夜間呼吸困難 129
ボツリヌス症 437, 441
骨の圧痛 310
ポリオ（急性灰白髄炎） 361, 401, 436, 441, 533
ホルネル症候群 347
ポルフィリン症 678
本態性血小板血症 632
本態性振戦 395

【マ】

マイヤーソン徴候　408
マーカスガン瞳孔　486
マクマレーテスト　3
麻酔薬　90
末梢血管疾患　183, 184, 360
末梢循環不良　184
末梢神経障害　360, 436, 441, 707
末梢浮腫　259
末端肥大症　648, 651, 654, 665, 667, 690, 706, 710
マット様毛細血管拡張　57
マトリックスメタロプロテアーゼ　18
麻痺性イレウス　570
麻薬中毒　78
マラリア　319, 597
マルファン症候群　6, 28, 111, 244
マロリー・ワイス症候群　577, 608
慢性アレルギー性鼻炎　351
慢性炎症　10
慢性活動性肝疾患　603
慢性肝炎　616
慢性肝不全　592
慢性気管支炎　88
慢性骨髄性白血病　632
慢性視神経炎　462
慢性腎盂腎炎　700
慢性腎不全　14, 605, 619, 620
慢性のアルコール依存症　697
慢性閉塞性肺疾患（COPD）　75, 85, 95, 102, 105, 106, 108, 119, 124, 128, 132, 135, 139, 140, 148, 150, 153, 568
慢性リンパ球性白血病　632
マンニトール投与　700

【ミ】

ミオパチー　361, 418, 533
眉間タップ　408
ミトコンドリアミオパチー　529
脈圧　263
　開大　270
　狭小化　264
脈圧の変動　266
脈波　168
ミュラー徴候　247
ミュルケ線　610

【ム】

無気肺　94, 194, 200
無嗅覚症　351
無菌性髄膜炎　374, 449, 450
無血管性壊死　66
無呼吸　78
ムコ多糖症Ⅰ型　665
ムコール真菌症　375, 464
無尿　614

【メ】

メイン徴候　247
メタボリック症候群　650
メチルドパ　587
メデューサの頭　574
メトヘモグロビン血症　196, 197
メニエール病　413
メラノーマ　323
メルカーソン・ローゼンタール症候群　576
メレナ　608
綿花様白斑　206

【モ】

毛細血管拡張　42, 56
毛細血管拡張性運動失調症　56
毛細血管還流減少　184
毛細血管還流遅延　184
毛細血管再充満時間　185
網状皮斑　28
網膜芽細胞腫　486
網膜色素線条症　651
網膜色素変性症　524
網膜出血　208
網膜静脈分枝閉塞症　206
網膜静脈閉塞　208
網膜中心静脈閉塞症　206
網膜中心動脈閉塞症　488, 524
網膜動脈閉塞　208
網膜剥離　486
モルヒネ　476
モルヒネ投与　190
門脈圧亢進症　574, 596

【ヤ】

ヤーガソン徴候　68
薬剤　42, 181, 296
薬剤性　635, 671, 693
薬剤性肝障害　600
薬剤の副作用　28, 259, 570
薬剤誘発性　599
薬剤誘発性胆汁うっ滞　620
薬剤誘発性ループス　12
薬物毒性　389

和文索引　749

薬物療法　711
野菜の過剰摂取　678

【ユ】

有機リン中毒　401, 476
輸液過剰　700
揺さぶられっ子症候群　280
癒着性関節包炎　4
油滴　39

【ヨ】

溶血性黄疸　319
溶血性尿毒症症候群　28
葉酸欠乏（症）　309, 609
腰神経叢障害　661
ヨウ素欠乏症　669
腰椎神経根症　60
翼状頚　716
抑制性神経伝達物質　593
予防接種　671

【ラ】

ライター症候群　244
ライム病　398
ラ音　102, 194
ラクナ梗塞　363, 366, 379, 381, 386, 398, 424, 433, 447, 470, 471, 480, 489, 495, 504, 533, 535
ラックマンテスト　27
ラムゼイ・ハント症候群　398
卵円孔開存　135
卵巣がん　310, 325, 328, 629
卵巣腫瘍　676
ランブル鞭虫感染症　635
卵胞膜細胞増殖症　676

【リ】

リウマチ性疾患　623
リウマチ性心疾患　234, 237, 239, 240, 249, 251, 252
リウマチ性僧帽弁疾患　284
リウマチ性多発筋痛症　38, 707
リウマチ性弁疾患　244
リウマチ熱　241
リウマトイド結節　51
リーシュマニア　632
リースマン徴候　675

リパーゼ阻害薬　635
リフィーディング症候群　587
粒子の吸入　99
両側後頭葉梗塞　521
両側後頭葉出血　521
両側性横隔膜脱力　127
両側性横隔膜麻痺　124
両側性腎細胞がん　654
両側性水腎症　654
両側脳梗塞　448
緑内障　462, 472
淋菌性関節炎　11, 35
リンネ試験　413
リンパ管腫　690
リンパ管閉塞　635
リンパ球浸潤　21
リンパ腫　193, 327, 597, 620, 654
リンパ節腫脹　325

【ル】

ルビンシュタイン・テイビ症候群　665
ループス　12

【レ】

レイノー現象／症候群　41, 199, 322
レイル　194
レーザー・トレラ徴候　323
レッグ・カーブ・ペルテス病　60
レビー小体型認知症　353
レーベル遺伝性視神経症　463
連鎖球菌　583

【ロ】

老化　351
老人性　616
老人性縮瞳　476
老人性難聴　413
狼瘡ループス　12
漏斗胸　111, 163
ロス斑　211, 280, 289
肋間陥凹　121
ロブシング徴候　613

【ワ】

ワイプテスト　11
ワレンベルグ症候群　393, 531

欧文索引

【A】

Abadie's sign 675
abdominal infection 586
abdominal paradox 127
abdominojugular reflux 201
abducens nerve(CN Ⅵ)palsy 342
abductor pollicis longus tendon 20
abscess 342, 357
absent 570
acanthosis nigricans: AN 648
accessory muscle breathing 74
accessory nerve(CN Ⅺ) palsy 506
ACE(angiotensin-converting enzyme) inhibitor side effect 100
achilles tendon rupture 49
ACL(anterior cruciate ligament) injury 2, 27
acoustic schwannoma 383
acquired immunodeficiency syndrome: AIDS 327, 408, 411, 467, 609, 660
acrochordon 710
acromegaly 648
acromioclavicular joint injury 4
acute angle closure glaucoma 347
acute chest pain 286
acute cough 99
acute liver failure 592
acute myocardial infarction 273
acute respiratory distress syndrome: ARDS 135
adaptive shortening of soft tissue 5
Addison's disease 680
adenocarcinoma 323
adenoid hypertrophy 141
adenomatous 669
adenotonsillar hypertrophy 78
adhesive capsulitis 4
Adie's tonic pupil 347, 451, 452
adrenal cancer 328
adrenal tumours 676
advanced HIV/AIDS 411
advanced left ventricular failure 174
age-related macular degeneration 487
agonal respiration 76
AIDS 327, 408, 411, 467, 609, 660
AION 462, 486, 521
airflow 91
alcohol 78
alcohol intoxication 389
alcohol-related liver disease 568
alcoholism 81, 628
ALS 361, 401, 437, 448
altered foot mechanic 5
Alzheimer's dementia disease 351, 368, 406, 408, 409, 411, 467, 547
amantadine 28
amiodarone 181
ammonia hypothesis 592
amoebic liver cyst 581
amyloidosis 309, 654
amyotrophic lateral sclerosis: ALS 361, 401, 437, 448
AN 648
anacrotic limb(upstroke) 168
anacrotic pulse 171
anaemia 108, 165, 315, 655
anaesthetic agent 90
anaphylaxis 121
anatomic leg length inequality 61
aneurysm 342
angioedema 393
angioid streak 651
angiotensin-converting enzyme(ACE)inhibitor side effect 100
angular stomatitis 308
anisocoria 346
ankylosing spondylitis 25, 244
anorexia nervosa 678
anosmia 351
anterior cruciate ligament injury 2
anterior drawer test 2
anterior ischaemic optic neuropathy: AION 462, 486, 521
anterior shoulder dislocation 4
anterior shoulder subluxation 52
anterior uveitis 347
antiphospholipid syndrome 28
anuria 614
anxiety 106
aortic dissection 244
aortic regurgitation: AR 165, 238, 244, 246
aortic regurgitation murmur 244
aortic stenosis 163
aortic stenotic murmur 171, 234
aortic valve disease 174

apex beat 162
  displaced 163
  double impulse 164
  hyperdynamic apical beat 165
  left ventricular heave 166
  pressure-loaded apex 166
  sustained apical impulse 166
  tapping 166
  triple impulse 164
  volume-loaded 165
aphthous ulcer 609
Apley's grind test 3
Apley's scratch test 4
apneustic breathing 77
apnoea 78
apparent leg length inequality 5
appendicitis 607
apprehension-relocation test 7
apprehension test 6
AR 165, 238, 244, 246
ARDS 135
areflexia 436
Argyll Robertson pupils 354, 451
arrhythmias 269
arterial obstruction 199
arterial pulse 168
  anacrotic pulse 171
  bigeminal 172
  dicrotic 173
  pulsus alternans 174
  pulsus bisferiens 176
  pulsus parvus et tardus 178
  sinus arrhythmia 180
arteriopathy 28
arteriovenous fistula 176
arteriovenous malformation: AVM 56, 357, 363, 368, 378, 379, 386, 387, 389, 398, 406, 410, 416, 424, 430, 433, 443, 456, 468, 480, 493, 495, 504, 506, 510, 514, 516, 521, 547
arthropathy 18
ascites 560
ASD 135, 227, 295
aseptic meningitis 374
aseptic thrombosis 375
aspiration 99, 142
asterixis 81, 568
asthma 75, 273
asymmetrical chest expansion 82
asynchronous respiration 85
ataxic (Biot's) breathing 86

ataxic gait 357
atelectasis 94, 194, 200
atherosclerosis 298, 361
atrial fibrillation 223
atrial flutter 218
atrial premature beat 218
atrial septal defect: ASD 135, 227, 295
atrophic glossitis 309
atrophic testicle 652
atrophy 360
Austin Flint murmur 246
autonomic neuropathy 135
autonomous hyperfunction 669
AV dissociation and complete heart block 218
AV malformation 188
AV nodal disease 181
AVM 56, 357, 363, 368, 378, 379, 386, 387, 389, 398, 406, 410, 416, 424, 430, 433, 443, 456, 468, 480, 493, 495, 504, 506, 510, 514, 516, 521, 547
axial malalignment 5
axillary nerve palsy 19

【B】

Babinski response 363
bacterial endocarditis 211, 632
bacterial meningitis 374
Ballet's sign 675
ballotable kidney 654
Bankart's fraction 6, 7
barbiturate 90
barotrauma 145
barrel chest 88
basal cell naevus syndrome 665
basal ganglia haemorrhage 470
Basedow's disease 669, 672, 674, 704, 714
basilar artery territory infarction 514
Becker's sign 246
Beckwith-Wiedemann syndrome 690
Behçet's disease 609
Bell's palsy 383, 398
benign 172
benign prostatic hypertrophy: BPH 332
benzodiazepine 90
beta blocker 42, 181
beta thalassaemia 313, 633
biceps tendonitis 50
bicipital tendonitis 4
bicuspid aortic valve 244

bigeminal　172
bilateral cerebral infarction　448
bilateral diaphragm paralysis　124
bilateral diaphragm weakness　127
bilateral hydronephrosis　654
bilateral occipital lobe haemorrhage　521
bilateral occipital lobe infarction　521
bilateral renal cell carcinoma　654
bilateral Trendelenburg gait　529
biliary fistula　122
Biot's breathing　86
bladder cancer　328
bleeding　586
bloody vomitus　577
Blount's disease　65, 66, 67
bone pain　310
bone tenderness　310
borborygmus　572
botulism　437
Bouchard's nodes　8
boutonnière deformity　9
bow-leggedness　67
bowel obstruction　570
bowel sound　569
　absent　570
　borborygmus　572
　hyperactive　572
　tinkling　573
BPH　332
bradycardia　181
bradykinesia　365
bradypnoea　90
brain death　383
brain tumour　190
brainstem injury　77
branch retinal vein occlusion　206
breast abscess　330
breast cancer　310
breath sounds　91
　bronchial breath　94
　reduced or diminished　95
Broca's aphasia　368, 409
bronchial breath　94
bronchiectasis　100, 194
bronchiomalacia　142
bronchitis　99, 194
bronzing　680
Brown-Séquard syndrome　371
Brudzinski sign　374
bruising　655
Budd-Chiari syndrome　562, 574, 597

Buerger's disease　42
Buerger's sign　183
bulge test　11
burn　14
butterfly rash　12

[C]

C5 radiculopathy　19
cachexia　186
calcinosis　14
calcinosis cutis　14
calcium channel blocker　181
calcium gluconate injection　14
calcium pyrophosphate deposition disease
　11
calcyphylaxis　28
Campbell's sign　148
cancer of the head of the pancreas　579
capillary refill time: CRT　185
capillary return decreased　184
capillary return delay　184
caput medusae　574
carbon monoxide poisoning　190
carcinoid syndrome　239, 697
cardiac cachexia　186
cardiac impulse(apex beat)　162
cardiac sarcomere　209
cardiac tamponade　172
cardiomyopathy　163
carotenoderma　678
carotid artery aneurysm　508
carotid artery stenosis　188
carotid bruit　188
carpal tunnel syndrome　37, 361
cartilaginous injury　18
Carvello's sign　240
cavernous carotid artery aneurysm　342,
　375
cavernous-carotid sinus fistula　375
cavernous sinus syndrome　342, 375
cellular hypoxia　181
central hearing loss　415
central pontine myelinolysis: CPM　448
central retinal artery occlusion　488, 524
central retinal vein occlusion　206
central sleep apnoea: CSA　78
central slip extensor tendon injury　10
cerebellar infarction　357
cerebellopontine angle tumour　342
cerebellopontine tumour　516
cerebral haemorrhage　363

cerebral infarction 203, 363
cerebral palsy 378
cerebral venous thrombosis 344
cerebrovascular disease: CVA 436
cervical cancer 328
cervical trauma 78
Charcot foot 16
Charcot-Marie-Tooth disease 66, 361, 418, 420
cheilitis granulomatosa 576
chemoreceptor 106
chemosis 675
chest hyperinflation 116
Cheyne-Stokes breathing 78, 189
CHF 75, 163, 259, 562
chipmunk face 313
cholangiosarcoma 579
cholecystitis 611
cholelithiasis 579
cholesteatoma 398
cholesterol embolisation syndrome 28
chronic active liver disease 603
chronic alcoholism 697
chronic allergic rhinitis 351
chronic bronchitis 88
chronic inflammation 10
chronic liver disease 616
chronic liver failure 592
chronic obstructive pulmonary disease: COPD 75, 85, 95, 102, 105, 106, 108, 119, 124, 128, 132, 135, 139, 140, 148, 150, 153, 568
chronic optic neuritis 462
chronic pyelonephritis 700
chronic renal failure 14, 605
Chvostek's sign 657
chylous ascites 564
cigarette smoking 351
clasp-knife phenomenon 378
cleidocranial dysostosis 665
CLL 632
clonus 379
Clostridium tetani 433, 434, 504
clubbing 192
CML 632
CMV 632
CNS disorders 119
coagulopathy 11, 113
coarctation of the aorta 277
coarse crackle 102
coeliac disease 635, 707

coffee ground vomiting 577
cogwheel rigidity 381
cold exposure 199
colon cancer 334
colorectal cancer 325
common cold 99
common peroneal nerve neuropathy 418
compartment syndrome 495
complete heart block 219
compression mononeuropathy 437
conductive hearing loss 415
congenital absence of glenoid 6
congenital adrenal hyperplasia 676
congenital aortic stenosis 235
congenital bicuspid valve 235
congenital chest wall abnormality 111
congenital diaphragmatic hernia 111
congenital kyphosis 25
congenital malformation 251
congenital mitral stenosis 249
congenital syphilis 665
congenital tricuspid atresia 252
congestive heart failure: CHF 75, 163, 259, 562
conjunctival pallor 315
connective tissue disease 240
constrictive pericarditis 213, 257
COPD 75, 85, 95, 102, 105, 106, 108, 119, 124, 128, 132, 135, 139, 140, 148, 150, 153, 568
copper wiring 205
cor pulmonale 201
coracoacromial space 22
corneal abrasion 472
corneal reflex 383
Corrigan's sign 246
corticobasal degeneration 366, 381
cotton wool spot 206
cough reflex 99
Courvoisier's sign 579
coxa vara 66
CPM 448
crackle 102, 194
craniopharyngioma 524
crepitus 18
Crigler-Najjar syndrome 599
Crohn's disease 572
crossed-adductor reflex 386
croup 99
Crouzon syndrome 665
CRT 185

cryoglobulinaemia 28
CSA 78
Cullen's sign 581
Cushingoid habitus 659
Cushing's syndrome 317, 637, 648, 655, 659, 676, 697, 700, 703, 707
CVA 436
cyanosis 195
  central 196
  peripheral 199
cyanotic heart disease 117
cystic fibrosis 114
cytomegalovirus: CMV 632

【D】

dactylitis 45
Dahl's sign 105
Dalrymple's sign 673, 675
de Musset's sign 246
de Quervain's tenosynovitis 20
deconditioning 108
decreased peripheral perfusion 184
deep vein thrombosis: DVT 28
degenerative joint disease 25
dehydration 184, 288
delayed ankle jerk 685
dermatochalasis 484
dermatomyositis 12, 529, 707
destructive bone disease 14
dextrocardia 163
DI 699, 700
diabetes insipidus: DI 699, 700
diabetes mellitus 16, 206, 418, 605, 661
diabetic amyotrophy 661
diabetic foot ulcer 17
diabetic ketoacidosis 122
diabetic mononeuropathy 342, 456
diabetic neuropathy 495
diabetic retinopathy 487, 662
diaphragmatic fatigue 127
diaphragmatic hernia 273
diaphragmatic paralysis 127
diarrhoea 122
DIC 28, 280
dicrotic 173
dicrotic limb 168
dicrotic notch 168
dilatation of the heart 163
dilated cardiomyopathy 163
DIP (distal interphalangeal) joint 8
diplopia 675

disseminated gonorrhoea 45, 255
disseminated intravascular coagulation: DIC 28, 280
distal interphalangeal joint 8
disuse atrophy 361
dopamine antagonist 365
dorsal midbrain lesion 451
dorsal pontine infarction 445
double impulse 164
Down syndrome 690
dropped arm test 19
drug 181, 351
drug-induced liver injury 600
drug-induced lupus erythematosus 12
drug side effect 28
drug toxicity 389
Duchenne's muscular dystrophy 361
dullness 130
Duroziez's sign 246
DVT 28
dynamic manoeuvre 209
dysarthria 387
dysdiadochokinesis 389
dysmetria 391
dyspnoea 106
dystrophic 14
dystrophic calcinosis 14

【E】

Ebstein's anomaly 196, 240
EBV 597
ecchymosis 316
ectopic pregnancy 581
Ehlers-Danlos syndrome 6, 7, 288, 651
Eisenmenger physiology 196
electrolyte imbalance 181
elevated intracranial pressure 468
embolisation 28
EMH 313
emphysema 88
empty-can test 53
encephalitis 78
endochondral ossification 8
endocrine myopathy 38
enteropathic arthritis 36
epidermal atrophy 21
epidural abscess 493
epiglottitis 121
Epstein-Barr virus: EBV 597
erythema nodosum 583
essential tremor 395

ethylene glycol poisoning 122
Ewart's sign 200
expiratory crackles 102
expressive aphasia 368
extensor pollicis brevis tendon 20
extramedullary haematopoiesis: EMH 313, 665
eye trauma 638

【F】

FABER test 36
facial muscle weakness 397
facial nerve palsy 383
familial 8
familial essential tremor 395
fasciculation 401
Felty's syndrome 632
fibrosing alveolitis 119
fine crackle 102
Finkelstein's test 20
first degree heart block 218
first extensor synovial compartment 20
first heart sound
　　accentuated 283
　　diminished 284
　　normal 282
flail chest 82
folate deficiency 609
foreign body 82
foreign body inhalation 121
fourth heart sound 287
Fowler's sign 7
fracture 18
fragile X syndrome 665
Frank-Starling curve 266
Frank-Starling mechanism 165
Frank-Starling theory 174
Friedreich's ataxia 357
Friedreich's sign 227
frontal bossing 665
frontotemporal dementia 408
frozen shoulder 4
functional leg length 5
fungal meningitis 374
funnel chest 111

【G】

G6PD deficiency 319, 633
GABA 592, 593
gag reflex 403
galactorrhoea 666, 667

gallbladder cancer 328
gamma-aminobutyric acid: GABA 592, 593
gastritis 577
gastro-oesophageal reflux disease: GORD (GERD) 100
gastrointestinal haemorrhage/bleed 608
Gaucher's diseas 632
generalised osteoarthritis 8
genetic muscular dystrophy 707
genu valgum 64
genu varum 67
GERD 100
GERD(GORD) 100
Gerhardt's sign 246
Gerstmann's syndrome 406
giant cell arteritis 342
giardia lamblia infection 635
Gilbert's syndrome 599
gingival hyperplasia 318
glabellar tap 408
glaucoma 462, 472
glenoid defect 6
glenoid labrum injury 6
glioma 141
global aphasia 409
glomerulonephritis 590
glomus tumour 383
glucocorticoid-induced myopathy 529
glucose-6-phosphate dehydrogenase (G6PD) deficiency 319, 633
gluteus medius muscle weakness 60
glycosaminoglycan 18
goitre 669
gonococcal arthritis 11
Goodpasture's syndrome 113, 590
GORD 100
GORD(GERD) 100
Gottron's papule 21
gout 11
Graham Steell murmur 248
granuloma annulare 671
grasp reflex 411
Graves' disease 669
Graves' ophthalmopathy 464, 672
Grey Turner's sign 585
Griffith's sign 675
grunting 112
guarding 586
Guillain-Barré syndrome 436
gum hypertrophy 318
gynaecomastia 587

【H】

H. pylori infection 309
haemangioma 690
haemarthrosis 11, 35
haematemesis 577
haematological malignancy 623, 654
haematuria 590
haemochromatosis 181, 322, 597, 680
haemoglobinopathy 651
haemolytic-hepatic jaundice 319
haemolytic uraemic syndrome 28
haemoptysis 113
haemothorax 82
hallux valgus 64
hallux varus 67
hand dominance 412
Harrison's groove 114
Harrison's sulcus 114
Hashimoto's disease 669
Hashimoto's thyroiditis 714
Hawkins' impingement test 22
hearing impairment 413
heart block 181
heart failure 108, 173, 196
Heberden's nodes 8
heliotrope rash 24
hemineglect syndrome 416
hepatic disease 119
hepatic encephalopathy 592
hepatic failure 595
hepatic flap 568
hepatic foetor 595
hepatic venous hum 596
hepatitis B 630, 671
hepatitis C 630, 671
hepatocellular carcinoma 581
hepatojugular reflux 201
hepatoma 596
hepatomegaly 597
hepatopulmonary syndrome 135
hereditary haemorrhagic telangiectasia: HHT 56, 113
hereditary spherocytosis 319, 633
herpes simplex virus cerebellitis: HSV 357
herpes zoster 671
HHT 56, 113
high stepping gait 418
Hill-Sacks fracture 6
Hill's sign 247

hip flexion contracture 58
hirsutism 676
HIV 206, 308, 327, 609, 632
HIV/AIDS encephalopathy 518
HLA-B27 spondyloarthropathy 36
hoarseness 421
HOCM 209, 286
Hodgkin's lymphoma 310, 605, 671
Hoffman's sign 424
Hoover's sign 116
Horner's syndrome 347, 426
HPOA 117, 193
HSV 357
HSV keratitis 472
human immunodeficiency virus: HIV 308, 609
Huntington's disease 353
Hurler syndrome 665
Hutchinson's pupil 430
Hutchinson's sign 432
hydrocephalus 344
hydronephrosis 654
hyper-resonance 130
hyperactive 572
hypercalcaemia 14, 699
hypercapnia 81
hypercarotinaemia 678
hypercholesterolaemia 298
hypercoagulable state 28
hyperlipidaemia 298, 678
hypernephroma 697
hyperparathyroidism 38, 707
hyperphosphataemia 14
hyperpigmentation 680
hyperprolactinaemia 666
hyperreflexia 433, 683
hypertension 166, 687
hypertensive retinopathy 203, 487
 arteriovenous (AV) nicking 204
 copper wiring 205
 cotton wool spot 206
 microaneurysm 207
 retinal haemorrhage 208
 silver wiring 205
hyperthecosis 676
hyperthyroid 616
hyperthyroid tremor 684
hyperthyroidism 38, 270, 474, 587, 683
hypertrophic cardiomyopathy 176
hypertrophic obstructive cardiomyopathy 164

hypertrophic obstructive cardiomyopathy murmur 209
hypertrophic pulmonary osteoarthropathy: HPOA 117, 193
hypertrophy of the muscle 163
hyperventilation 119, 657
hypoalbuminaemia 259, 562
hypocalcaemia 657
hypoglossal nerve (CN XII) palsy 508
hypoglycaemia 474
hypogonadism 587, 666
hypokalaemia 533, 570, 700
hypomagnesaemia 657
hypoparathyroidism 657
hypopituitarism 652
hyporeflexia 436, 685
hypotension 687
hypothermia 90
hypothyroidism 38, 90, 181, 563, 678
hypotonia 441
hypovolaemia 184
hypovolaemic shock 172, 264
hypoxia 280

【I】

iatrogenic 14, 351
idiopathic facial nerve palsy 383
idiopathic hyperplasia 690
idiopathic intracranial hypertension: IIH 344, 468, 521
idiophathic LR 28
IgA nephropathy 590
IIH 344, 468, 521
iliotibial band syndrome 58
immunological-mediated haemolytic anaemia 319
impacted cerumen 413
infant respiratory distress syndrome 112
infection 11, 570, 638, 652
infectious mononucleosis 632
infectious sacroiliitis 36
infective endocarditis 117, 237, 280
inferior vena cavaobstruction 574
infiltrative disease 654
inflammatory arthropathy 10
inflammatory bowel disease 45, 117, 583, 714
inflammatory cytokine 16
inflammatory myopathy 38
infraspinatus muscle 22
inhaled foreign body 99

inhaled particles 99
Inherent beat-to-beat variability 175
INO 445
inspiratory crackles 102
intention tremor 443
intercostal recession 121
interleukin-1β 16
internal carotid artery dissection 404
internuclear ophthalmoplegia: INO 445
interphalangeal osteoarthritis 8
interstitial lung disease 100, 194
interstitial nephritis 590
intervertebral disc herniation 436
intestinal obstruction 570
intra-thoracic disorder 163
intracardiac shunt 135
intracranial haemorrhage 280
intrahepatic haemorrhage 581
intrapulmonary right to left shunt 135
involuntary guarding 625
iodine deficiency 669
iritis 638
iron deficiency 609
iron deficiency anaemia 322
ischaemic bowel 581
ischaemic change 287
ischaemic heart disease 237
isolated dextrocardia 163
IVC (inferior vena cava) obstruction 574

【J】

Janeway lesion 211
jaundice 599
jaw jerk reflex 447
joint contracture 5
jolt accentuation 449
Jugular venous pressure: JVP 212
junctional premature beat 218
JVP waveform variations
 a-wave-cannon 218
 a-wave-prominent or giant 220
 Friederich's sign 227
 v-wave-large 222
 x-descent-absent 223
 x-descent-prominent 224
 y-descent-absent 225
 y-descent-prominent 227
JVP 212
 Kussmaul's sign 213
 raised 215
 the normal waveform 217

欧文索引　759

【K】

Kallmann's syndrome　351, 587
Kayser-Fleischer ring　603
keratitis　472
Kernig's sign　450
kidney stones　590
Klinefelter's syndrome　587, 652
knee effusion　11
knee swelling　11
knee valgus　64
koilonychia　322
Kussmaul's breathing　122
Kussmaul's sign　213
kyphoscoliosis　82
kyphosis　25

【L】

L5 radiculopathy　418
labral injury　18
labral tear　4
Lachman's test　27
lactic acidosis　122
lacunar infarction　363
lagophthalmos　675
large haemangioma　596
large patent ductus arteriosus　176
large right pleural effusion　163
laryngeal haemangiomas　142
laryngomalacia　142
laryngospasm　393
lateral medullary syndrome　393, 531
LBBB　292
LBD　353, 408, 411
Leber's hereditary optic neuropathy　463
left bundle branch block: LBBB　292
left heart failure　194
left ventricular enlargement　163
left ventricular hypertrophy　163
left ventricular pacing　294
Legg-Calve-Perthes disease　60
length dependent peripheral
　neuropathy　418
Leser-Trélat sign　323
leucoplakia　324
leukaemia　280, 318, 671
leukonychia　605
levator aponeurosis dehiscence　484
Lewy body dementia: LBD　353, 408, 411
lid lag　672, 673
ligamentous injury　18

ligamentous laxity　5
light-near dissociation　354, 451
limb girdle muscular dystrophy　529
livedo reticularis: LR　28
liver cancer　328
liver cirrhosis　561, 652
liver disease　81, 259, 568, 666
low flow state　95
low transmission state　95
LR　28
lumbar plexopathy　661
lumbar radiculopathy　60
lung cancer　102, 310
lupus　12
Lyme disease　398
lymphadenopathy　325
lymphangioma　690
lymphocytic infiltration　21
lymphoma　327, 654

【M】

macroglossia　690
macular oedema　662
MAHA　28
malar rash　12
malaria　319, 597
malignancies　583
malignancy　259, 325, 648
Mallory-Weiss tear　577, 608
Marcus Gunn pupil　486
Marfan's syndrome　6, 28, 111, 244
mat telangiectasias　57
matrix metalloproteinase: MMP　18
Mayne's sign　247
McBurney's point tenderness　607
McMurray's (grind) test　3, 31
MCP (metacarpophalangeal) joint　62
mechanoreceptor　106
meconium aspiration　112
medial medullary syndrome　433
melaena　608
melanoma　323
Melkersson-Rosenthal syndrome　576
Ménière's disease　413
meningioma　351
meningitis　86, 353
meniscal injury　3
mesenteric ischaemia　570
metabolic acidosis　119
metabolic alkalosis　90
metabolic disorders　690

metabolic myopathy　529
metabolic syndrome　650
metacarpophalangeal joint　62
metastatic　14
methaemoglobinaemia　196
microaneurysm　207
microangiopathic anaemia　319
microangiopathic haemolytic anaemia: MAHA　28
microangiopathy　28
micrognathia　78
microvascular infarction　342
mid-systolic click　229
mid-systolic dip　176
migraine　368, 472
mitochondrial myopathy　529
mitral face　231
mitral regurgitation　165, 284
mitral regurgitation murmur　237
mitral stenosis　167, 697
mitral stenotic murmur　249
mitral valve prolapse　229
MMP　18
monophonic　153
morphine administration　190
motor neuron disease　361
mottling　232
mouth ulcer　609
mucormycosis　375
Muehrcke's line　610
Müller's sign　247
multiple myeloma　28, 310, 603
multiple sclerosis　354, 363
multisystem atrophy　366
murmurs　233
murmurs-continuous
　patent ductus arteriosus murmur　253
murmurs-diastolic
　aortic regurgitation murmur　244
　Graham Steell murmur　248
　mitral stenotic murmur　249
　opening snap: OS　250
　pulmonary regurgitation murmur　251
　tricuspid stenotic murmur　252
murmurs-systolic
　aortic stenotic murmur　234
　Carvello's sign　240
　mitral regurgitation murmur　237
　pulmonary stenotic murmur　239
　tricuspid regurgitation murmur　240
　ventricular septal defect murmur　242

Murphy's sign　611
muscle disuse　360
muscle wasting　360
muscular dystrophy　529
musculoskeletal abnormality　82
myasthenia gravis　38, 436
myelodysplastic syndrome　280
myelopathy　378
Myerson's sign　408
myocardial infarction　181
myocarditis　181
myopathy　361
myotonia　454
myotonia congenita　455
myotonia-grip　454
myotonia-percussion　454
myotonic dystrophy　38, 455
myxoedema　331, 562
myxomatous degeneration　237

【N】

nail pitting　39
necrobiosis lipoidica diabeticorum: NLD　692
Neer's impingement test　32
neoplasm　608
neoplastic fever　329
nephritis syndrome　590
nephrotic syndrome　259, 562
neurofibromatosis　651, 690
neurogenic weakness　19
neuromuscular disorder　108
neuropathy　82
neurosarcoidosis　354
neuroventilatory dissociation　107
newborn galactorrhoea　668
NLD　692
non-Hodgkin's lymphoma　310, 671
Noonan syndrome　716
normal ageing　351
normal over trachea　94

【O】

obesity　78, 648
obesity hypoventilation syndrome　78
obesity-related hypoventilation syndrome　78
obstructive sleep apnoea: OSA　78, 181
obturator sign　612
ocular migraine　521
oculomotor nerve(CN Ⅲ) palsy　456, 484

oesophageal cancer 328
oesophageal dysmotility 42
oesophageal rupture 145
oesophageal varices 577, 608
oesophagitis 577
Ogilvie syndrome syndrome 570
oil drop 39
oliguria 614
Oliver's sign 148
onycholysis 39, 693
opening snap: OS 250
ophthalmoplegic migraine 456
opiates 78, 90
optic atrophy 462
optic neuritis 468
oral candidiasis 308
orbital apex syndrome 342, 464
orbital granuloma 464
orthodeoxia 135
orthopnoea 124
Ortner's syndrome 421
OS 250
OSA 78, 181
Osler's node 255
osteoarthritis 8
osteolysis 16
osteoporosis 25
osteoporotic kyphosis 25
otitis media with effusion 413
otosclerosis 413
ovarian cancer 310
ovarian tumours 676

[P]

Paget's disease 14, 65, 66
Paget's disease of bone 651
palmar erythema 616
palmomental reflex 467
Pancoast's tumour 393
pancreatic cancer 328
pancreatic fistula 122
pancreatitis 206, 585, 657
panic attacks 119
pannus 10
papillary infarction 590
papillary muscle dysfunction 240
papilloedema 468
paradoxical abdominal movement 127
paradoxical respiration/breathing 128
paradoxical (reverse) splitting 292
paramyotonia congenita 455

paraneoplastic cerebellar degeneration 357
paraneoplastic hypercalcaemia 14
paraneoplastic syndrome 24
paraproteinaemia 623
parenchymal lung disease 697
Parkinsonian gait 470
Parkinsonian tremor 471
Parkinson's disease 353
Parkinson's plus syndrome 367
parotid gland enlargement 313
paroxysmal nocturnal dyspnoea: PND 129
passive leg raise 256
patellar apprehension test 34
patellar tap 35
patellofemoral instability 34
patent ductus arteriosus 165, 253
patent foramen ovale: PFO 135
Patrick's test 36
PCOM 347, 456, 458
PCOS 648, 676
PDGF 117, 192
peau d'orange 330
pectus carinatum 134
pectus excavatum 111, 163
Pemberton's sign 694
penetrating trauma 371
peptic ulcer disease 577, 608
percussion 130
    dullness 131
    hyper-resonance 132
    resonance 132
perforated duodenal ulcer 581
pericardial effusion 94, 200
pericardial knock 257
pericardial rub 138, 258
pericarditis 258
periodic breathing 133
periodic paralysis 696
peripheral neuropathy 360, 436, 707
peripheral oedema 259
peripheral vascular disease 183, 360
peritonism 586
peritonsillar abscess 142
pernicious anaemia 714
Perthes' disease 66, 67
pertussis 99
petechiae 316
Pfeiffer syndrome 665
PFO 135
phaeochromocytoma 296
Phalen's sign 37

photophobia 472
physiological splitting 291
physiological tremor 474
Pickwickian syndrome 78
pigeon chest 134
pinealoma 451
pinpoint pupils 475
PIP(proximal interphalangeal) joint 8
pituitary apoplexy 375
pivot-shift test 27
platelet-derived growth factor: PDGF 117, 192
platypnoea 135
PLB 139
plethora 697
pleural effusion 82, 273
pleural friction rub 138
pleurisy 138
Plummer's nail 693
PML 448
PND 129
pneumomediastinum 145
pneumonectomy 135
pneumonia 75, 194
pneumothorax 75
poliomyelitis 361
polycystic kidney disease 654
polycystic kidneys 590
polycystic ovary syndrome: PCOS 648, 676
polycythaemia 697
polydipsia 699
polymyalgia rheumatica 38, 707
polymyositis 38, 529, 707
polyphonic 153
polyuria 700
　Cushing's syndrome 703
porphyria 678
portal hypertension 574, 596
post valve replacement surgery 173
posterior communicating artery aneurysm: PCOM 347, 456, 458
postnasal drip 99
postoperative ileus 570
Prader-Willi syndrome 652
pre-hepatic jaundice 319
pre-tibial myxoedema 704
pregnancy 119
presbyacusis 413
pressure-loaded apex 166
primary biliary cirrhosis 298, 603, 635
primary hyperaldosteronism 699

primary hyperparathyroidism 14
primary LR 28
primary progressive aphasia 368
primary sclerosing cholangitis 635
prognathism 706
progressive multifocal leukoencephalopathy: PML 448
progressive supranuclear palsy 366, 381
prolapse 240
proliferative diabetic retinopathy 662
proliferative retinopathy 662
pronator drift 480
proptosis 675
prostate(abnormal) 332
prostate cancer 310
protein-losing enteropathies 605
proximal interphalangeal joint 8
proximal myopathy 38, 707
proximal weakness 38
pruritic scratch mark 619
pruritus 619
pseudo-obstruction 570
pseudogout 11
pseudogynaecomastia 587
pseudohypoparathyroidism 657
pseudoxanthoma elasticum 651
psoas abscess 622
psoas sign 622
psoriasis 39, 693
psoriatic arthritis 36
psoriatic nail dystrophy 39
psoriatic nails 39
PSP 518
psychogenic polydipsia 699
pterygium colli deformity 716
ptosis 483
pulmonary arteriovenous shunt 136
pulmonary disease 135
pulmonary embolism 75
pulmonary embolus 213, 273
pulmonary fibrosis 82
pulmonary hypertension 109, 215
pulmonary oedema 102, 194
pulmonary regurgitation murmur 251
pulmonary stenosis 220, 294
pulmonary stenotic murmur 239
pulse pressure 263
　narrow 264
　widened 270
pulse pressure variation 266
pulse wave 168

pulsus alternans 174
pulsus bisferiens 176
pulsus paradoxus 273
pulsus parvus et tardus 178
pupillary constrictor muscle spasm 347
purpura 316
pursed-lip breathing: PLB 139
pyoderma gangrenosum 623

[Q]

Quincke's sign 247
quinine 28

[R]

radial-radial delay 277
radiculopathy 360
radio-femoral delay 278
radiocarpal joint 62
rale 102, 194
Ramsay Hunt syndrome 398
RANK ligand 16
RAPD 486
rate of ejection of blood from the left ventricle 178
Raynaud's syndrome/phenomenon 41, 42, 322
RBBB 294
re-feeding syndrome 587
reactive arthritis 36
rebound tenderness 624
receptive aphasia 546
rectal cancer 333
rectal mass 333
rectus sheath haematoma 581
recurrent laryngeal nerve palsy 393
reduced or diminished 95
Reiter's syndrome 244
relapsing polychondritis 44
relative afferent pupillary defect: RAPD 486
renal cancer 328
renal cell carcinoma 654
renal failure 81, 259, 587, 655
renal tubule acidosis: RTA 122
resonance 130
respiratory alkalosis 657
respiratory distress 85
respiratory tract infections 153
retinal artery occlusion 208
retinal detachment 486
retinal haemorrhage 208
retinal vein occlusion 208

retinitis pigmentosa 524
retinoblastoma 486
retrobulbar haemorrhage 464
retroperitoneal bleeding 581
rheumatic fever 241
rheumatic heart disease 234
rheumatic mitral valve disease 284
rheumatoid arthritis 10, 138, 326, 616, 671
rheumatoid nodules 51
rheumatological disease 623
rickets 66, 114
Riesman's sign 675
right bundle branch block: RBBB 294
right ventricular diastolic failure 215
right ventricular dilatation 240
right ventricular enlargement 163
right ventricular heave 279
right ventricular hypertrophy 220
right ventricular infarction 213
right ventricular systolic failure 215
rigidity 489, 625
Rinne test 413
Romberg's test 491
rosacea 12
rotator cuff impingement 22, 32
rotator cuff injury 4
rotator cuff tendonitis 22
Roth spot 280
Rovsing's sign 613, 626
RTA 122
Rubinstein-Taybi syndrome 665
ruptured abdominal aortic aneurysm 581
ruptured spleen 581
Russell-Silver syndrome 665

[S]

S1(first heart sound)
　accentuated 283
　diminished 284
　normal 282
S2(second heart sound) 285
S3(third heart sound) 286
S4(fourth heart sound) 287
sacroiliitis 36
saddle nose deformity 44
salicylate poisoning 122
salmon patch 39
sarcoid dactylitis 45
sarcoidosis 45, 353, 576, 597, 693
sausage-shaped digits 45
scapuloperoneal muscular dystrophy 418

SCC 324, 393
SCFE 60, 66
Scheuermann kyphosis 25
schizophrenia 700
sciatic nerve palsy 418
scleral icterus 627
sclerodactyly 42, 47
scleroderma 14, 289
scoliosis 163
scurvy 318
second heart sound 285
secondary hyperparathyroidism 15
secondary LR 28
secondary Raynaud's syndrome 43
sensorineural hearing loss 415
sensory level 493
sensory loss 495
sepsis 112, 172, 614
septic arthritis 11
septic shock 232
septic thrombosis 375
sequelae of hip joint pathology 60
serotonin syndrome 379
severe heart failure 172, 574
severe mitral regurgitation 222, 279
severe mitral stenosis 279
severe tricuspid stenosis 218
shaken baby syndrome 280
shawl sign 48
shock 264
sialadenosis 628
sickle cell anaemia 45, 319
sickle cell dactylitis 45
sickle cell trait (disease) 700
silver wiring 205
Simmonds-Thompson test 49
sino-atrial node dysfunction 296
sinus arrhythmia 180
sinus node disease 181
sinus tachycardia 296
Sister Mary Joseph nodule 629
situs inversus 163
Sjögren's syndrome 42, 309, 699
skin tag 710
skin turgor 288
SLAP (superior labral tear from anterior to posterior) lesion 50
SLE 12, 14, 28, 38, 42, 56, 138, 181, 244, 255, 289, 326, 564, 609, 714
slipped femoral capital epiphysis: SCFE 60
Sneddon's syndrome 28

sound filtering 91
Speed's test 50
spider naevus 56, 630
spinal cord injury 363
spinal muscular atrophy 38, 401
splenomegaly 632
splinter haemorrhage 39, 289
splitting heart sounds 290
 paradoxical (reverse) splitting 292
 physiological splitting 291
 widened splitting 294
 widened splitting-fixed 295
spondyloarthropathy 45
spondylosis 436
sporadic essential tremor 395
sputum 140
squamous cell carcinoma: SCC 324, 393
steatorrhoea 635
Stellwag's sign 675
sternocleidomastoid muscle weakness 506
steroid acne 711
stertor 141
stomach cancer 328
striae 637
stridor 142
stroke 78, 190, 568
stroke test 11
strychnine toxicity 433
subacromial bursitis 32
subacromial impingement 19
subacute bacterial endocarditis 280
subacute combined degeneration of the cord 491
subarachnoid haemorrhage 133, 374
subclavian stenosis 277
subcutaneous emphysema 144
subcutaneous nodules 51
subglottic stenosis 142
subluxation 6
subungual keratosis 39
sulcus sign 52
sulfhaemoglobinaemia 196
superior gluteal nerve palsy 60
superior labral tear from anterior to posterior 50
suprascapular nerve palsy 19
supraspinatus 19, 22
supraspinatus impingement 53
supraspinatus tear 53
supraspinatus tendonitis 53

supraspinatus test 53
surgical emphysema 144
SVC obstruction 273, 697
sympathetic nervous system activation 165
synovitis 10
syphilis 16, 244, 327, 690
syphilitic dactylitis 45
syringomyelia 428
systemic disorder 38
systemic lupus erythematosus: SLE 12, 14, 28, 38, 42, 56, 138, 181, 244, 255, 289, 326, 564, 609, 714
systemic sclerosis 14

【T】

tabes dorsalis 491
tachycardia 296
tachypnoea 146
tactile fremitus 150
Takayasu disease 244
tapping 167
Tay-Sachs disease 518
telangiectasia 42, 56, 94, 163, 273
teres minor 22
Terry's nail 605
tertiary syphilis 354
testicular cancer 328
testicular tumours 587
Tetralogy of Fallot 196
third heart sound 286
Thomas' test 58
thoracic aortic aneurysm 393
thoracic outlet syndrome 215
thrombocytopenia 316
thrombotic/thrombocytopenic purpura: TTP 28
thyroid adenoma 669
thyroid carcinoma 669
thyroid dermopathy 704
thyroid eye disease 463
thyroid myopathy 529
thyrotoxicosis 165, 401, 630, 635
tick paralysis 437
Tinel's sign 59
tinkling 573
TLR 609
TNF-α 16, 187, 593
Todd's paralysis 533
Toll-like receptor: TLR 609
Tolosa-Hunt syndrome 375
tongue deviation 508

total anomalous pulmonary venous return 196
toxic multinodular goitre 669
tracheal tug 148
tracheomalacia 99
transcription factor NF-κB 16
transient synovitis 11
transposition of the great arteries 196
transverse gyri of Heschl 413
transverse myelitis 493
trapezius muscle weakness 506
Traube's sign 247
trauma 11, 208, 351, 570, 652
trauma to the urinary tract 590
traumatic brain injury 190
Trendelenburg gait 529
Trendelenburg's sign 60
trepopnoea 149
tricuspid atresia 196
tricuspid regurgitation 222
tricuspid regurgitation murmur 240
tricuspid stenosis 213
tricuspid stenotic murmur 252
triple impulse 164
triploid syndrome 690
tripod position 105
trochlear nerve (CN Ⅳ) palsy 510
Trousseau's sign 334, 712
true leg length inequality 61
truncal ataxia 514
truncus arteriosus 196
TTP 28
tuberculosis 45, 113, 327, 583, 690
tuberculosis dactylitis 45
tumour 11, 252, 342, 357, 577, 694
tumour invasion 215
tumour lysis syndrome 14
tumour necrosis factor-α: TNF-α 16, 187, 593
Turner syndrome 716
tympanic membrane perforation 413
tympany 130
type 1 diabetes mellitus 671
type 2 diabetes mellitus 648

【U】

ulcerative colitis 572
ulnar deviation 62
uncal herniation 347
unilateral diaphragm paralysis 82
upper airway tumour 135

upper gastrointestinal bleeding 577
upper respiratory tract infection: URTI 99, 351, 583
upstroke 168
uraemic frost 713
ureteric obstruction 654
urinary tract cancer 323
URTI 99, 351, 583
uterine cancer 328
uveitis 638
uvular deviation 516

[V]

V-sign 63
vacuole 21
valgus deformity 64
valvular heart disease 163
varicocoele 652
varus deformity 66
vascular dementia 368
vascular endothelial growth factor: VEGF 117, 193
vascular ischaemia 570
vasculitis 28, 99, 317, 577
vasomotor rhinitis 351
VEGF 117, 193
venous insufficiency 259
venous obstruction 199
ventricular ectopic 218
ventricular septal defect: VSD 165, 242
ventricular septal defect murmur 242
ventricular tachycardia 218
ventricular volume arterial pressure 209
Venturi 178
Venturi principle 170
vertebral artery dissection 357
vertebral artery insufficiency 531
vertebral body fracture 25
vertical gaze palsy 518
vesicular breath 91
vestibular neuritis 413
viral laryngitis 393
viral meningitis 374

visual acuity 520
visual field defect 523
vitamin B_{12} deficiency 609
vitamin D deficiency 15
vitiligo 714
vitreal haemorrhage 486
vocal cord dysfunction 142
vocal cord polyp 393
vocal fremitus 150
vocal resonance 151
volume deplete status 266
volume-loaded 165
volume overload 215
volvulus of the stomach 273
Von Graefe's sign 675
VSD 165, 242, 283

[W]

waddling gait 529
Wallenberg's syndrome 393, 531
warm shock 270
wave reflection 168
weakness 533
webbed neck 716
Weber test 413
Wegener's granulomatosis 44, 113
Wernicke's aphasia 546
Wernicke's encephalopathy 342
wheeze 125, 153
Whipple's disease 635
white puffy patch 206
Wilm's tumour 654
Wilson's disease 603
wipe test 11
Woltman's sign 685

[X]

xanthelasmata 298

[Y]

yellow plaques of cholesterol 298
Yergason's sign 68
yersiniosis 583

【監訳者略歴】

内藤俊夫　順天堂大学医学部総合診療科学講座　教授

1994年	名古屋大学医学部卒業
1994年	順天堂大学医学部附属順天堂医院　内科臨床研修医
1997年	順天堂大学医学部総合診療科学講座　専攻生
1998年	東京医科歯科大学医学部微生物学教室　研究生
2000年	米国テンプル大学神経ウイルス学・癌生物学センター　留学(助手)
2003年	順天堂大学医学部総合診療科学講座　講師
2007年	順天堂大学医学部総合診療科学講座　准教授
2008年	米国メイヨークリニック感染症科　留学
2013年	順天堂大学医学部総合診療科学講座　先任准教授
2015年	現職

身体所見のメカニズム　A to Z ハンドブック　原書2版
　　──電子書籍(日本語・英語版)付

2019年12月20日　原書2版初刷　発行
2020年 4月20日　原書2版2刷　発行

原著者　Mark Dennis, William Talbot Bowen, Lucy Cho
監訳者　内藤　俊夫
発行所　エルゼビア・ジャパン株式会社
　　　　〒106-0044　東京都港区東麻布1-9-15　東麻布1丁目ビル3階
　　　　編集：電話 03-3589-5024／FAX 03-3589-6364
発売所　丸善出版株式会社
　　　　〒101-0051　東京都千代田区神田神保町2-17
　　　　神田神保町ビル6階
　　　　営業：電話 03-3512-3256／FAX 03-3512-3270
　　　　https://www.maruzen-publishing.co.jp

©2019 Elsevier Japan KK. Printed in Japan
本書の複製権・上映権・譲渡権・公衆送信権(送信可能化権を含む)はエルゼビア・ジャパン株式会社が保有します。
本書のコピー、スキャン、デジタル化等の無断複製は著作権法上の例外を除き禁じられています。違法ダウンロードはもとより、代行業者等の第三者によるスキャンやデジタル化はたとえ個人や家庭内での利用であっても一切認められていません。著作権者の許諾を得ないで無断で複製した場合や違法ダウンロードした場合は、著作権侵害として刑事告発、損害賠償請求などの法的措置をとることがあります。

JCOPY　〈出版者著作権管理機構委託出版物〉
本書の無断複製は著作権法上での例外を除き禁じられています。複製される場合は、そのつど事前に、出版者著作権管理機構(電話 03-5244-5088、FAX 03-5244-5089、e-mail: info@jcopy.or.jp)の許諾を得てください。

本書の内容に関するお問い合わせは、発行所であるエルゼビア・ジャパン株式会社へご連絡下さい。
組　版　Toppan Best-set Premedia Limited
印刷・製本　大日本印刷株式会社

ISBN 978-4-621-30414-3　C3047　　　　　Printed in Japan